DICTIONNAIRE

DES

SCIENCES DENTAIRES.

LAGNY. — Imprimerie et Stéréotypie de Giroux et Vialat.

DICTIONNAIRE

DES

SCIENCES DENTAIRES

OU

RÉPERTOIRE GÉNÉRAL

DE TOUTES LES CONNAISSANCES NECESSAIRES AU DENTISTE

DEUXIÈME ÉDITION

REVUE ET CONSIDÉRABLEMENT AUGMENTÉE

PAR

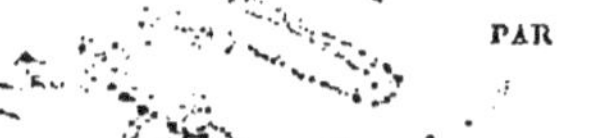

WILLIAM ROGERS

AUTEUR DE L'ENCYCLOPÉDIE DU DENTISTE, DU MANUEL D'HYGIÈNE DENTAIRE, DE L'ESQUISSE SUR LES OSANORES.

Membre de plusieurs Sociétés savantes, etc., etc., etc.

PARIS

P.-H. KRABBE, ÉDITEUR,

12, RUE DE SAVOIE.

ET CHEZ L'AUTEUR, RUE SAINT-HONORÉ, 270.

—

1847.

PRÉFACE [*].

La science dentaire, tout le monde le reconnaît, a fait depuis quelques années d'immenses progrès. A la tête de cette régénération marche M. William Rogers qui, par ses inventions et ses doctrines, s'est acquis une renommée européenne ; si nous voulions considérer seulement M. Rogers comme professeur de prothèse, nous montrerions en quoi l'art du dentiste est redevable à son talent de procédés merveilleux qui ont simplifié et considérablemont amélioré l'Odontotechnie ; mais en ce

---

(*) Nous avons cru que la meilleure préface du *Dictionnaire des Sciences dentaires*, était une esquisse de la vie de notre auteur que nous avons puisée dans la *Biographie des hommes du jour*, par MM. G. Sarrut et B. Saint-Edme, 13ᵉ volume. La rapidité avec laquelle s'est écoulée la première édition de ce dictionnaire, ne nous laisse aucun doute sur la manière dont le public accueillera cette nouvelle édition, que nous avons acquise, et qui a été revue, corrigée et considérablement augmentée par l'auteur.　　　　　　　　　　　　　　(*Note de l'Éditeur.*)

moment nous voulons surtout envisager le célèbre dentiste comme auteur. En effet, ses ouvrages ont un si grand retentissement que nous croyons plaire à nos lecteurs en portant à leur connaissance les doctrines du grand dentiste.

Inventeur des Osanores, ou râteliers à succion , M. Rogers, non content d'avoir mérité par cette découverte la reconnaissance publique, a écrit plusieurs ouvrages dont quelques extraits suffiront pour prouver d'une manière incontestable qu'il ne s'est pas borné à la pratique matérielle de la prothèse, mais qu'il a étudié tous les secrets de la science dentaire.

Originaire de Londres, compatriote des Fox, des Hunter, Beedmore, Downing, Faller et autres célèbres dentistes, M. William Rogers se sentit, dès son enfance, une vocation irrésistible vers l'étude des sciences dentaires. A un âge où le commun des hommes cherche à deviner le secret de sa vocation, il avait fait dans cette profession de très grands progrès. Tout autre que lui se serait contenté de ces premiers travaux qui le mettaient à même de lutter avantageusement avec les plus habiles praticiens de son pays : il pensa autrement, quitta sa patrie pour aller compléter ses études dans les écoles de la Hollande et dans les universités d'Allemagne ; il vint ensuite en France, terre classique des améliorations et du progrès.

Isolé d'abord dans notre grande capitale, il eut besoin de toutes les ressources de son courage pour y acquérir droit de bourgeoisie parmi nos dentistes les plus célèbres. Cependant la lutte ne fut pas longue , car M. Rogers avait reçu de la nature le don des inventions avec lequel tout homme arrive à la célébrité.

Nous allons faire connaître quelques-unes de ses principales découvertes :

Les *Obturateurs*, ou palais artificiels-Rogers , sont regardés par les praticiens comme un chef-d'œuvre d'O_ dontotechnie. En effet, les plus fameux dentistes , Fox lui-même, croyait qu'il était impossible de remédier à cette difformité de la bouche ; cependant les palais artificiels-Rogers, à l'instar des *Osanores* , tiennent par la pression atmosphérique, et l'on conçoit qu'il est facile de les ôter, de les remettre et de les nettoyer.

Les *Dentifrices*, qui sont des moyens non-seulement de calmer, mais de prévenir les affections dentaires, ont été l'objet de l'attention particulière de M. Rogers. Composés de substances végétales, ils ne renferment aucun des ingrédients empruntés à la minéralogie, qui blanchissent pour un instant les dents, mais qui corrodent, dissolvent l'émail et prédisposent à la carie.

L'eau Rogers , guérit radicalement les odontalgies les plus aiguës, raffermit les gencives et arrête la carie dans les cas les plus rebelles.

L'odeur de ce dentifrice est des plus agréables.

L'Eau anti-scorbutique-Rogers est précieuse surtout pour les gonflements de gencives ; lorsque l'air est humide et vicié, ou que l'on a une prédisposition au scorbut.

M. Rogers est aussi l'inventeur d'une brosse qui

porte son nom et dont personne n'a nié la supériorité. Les bords sont garnis de crins fins ; les crins du milieu offrent seuls de la consistance. On comprendra sans peine qu'avec une brosse si habilement confectionnée, on peut aisément se nettoyer les dents sans avoir besoin de prendre les précautions que nécessitent les brosses ordinaires avec lesquelles on est sans cesse exposé à déchausser les gencives.

Le *Régulateur*, inventé par M. Rogers, est un petit instrument à l'aide duquel on peut facilement redresser les dents qui ont pris ou qui tendent à prendre une fausse direction.

M. Rogers a reçu, à l'occasion du Régulateur, les éloges les plus flatteurs des dentistes et des médecins français et étrangers. Cet instrument est si ingénieux, que chacun peut le faire fonctionner, et suivre journelement la marche progressive de son opération.

Nous n'en finirions pas si nous voulions énumérer toutes les autres découvertes de M. Rogers, et les divers instruments de toute sorte par lesquels il a simplifié et perfectionné la prothèse dentaire.

Nous mentionnerons encore l'inappréciable *Ciment-Rogers*, mode nouveau qui permet de plomber à froid, sans *douleur*, sans *pression*.

M. Rogers, dont l'activité est infatigable, a cru devoir faire connaître, par plusieurs écrits, l'importance de ces améliorations et les faire entrer ainsi à jamais dans le domaine de la science.

Toutefois, ces nombreux perfectionnements apportés à la prothèse dentaire, tout en commandant au plus grand nombre un certain repect pour leur auteur, n'ont pas laissé d'exciter chez quelques-uns ces sentiments de jalousie qui trop souvent s'attachent aux personnes d'un talent supérieur.

Dans le siècle où nous vivons, la jalousie n'est-elle pas la conséquence presque inévitable des plus utiles découvertes? En effet, le savant ou l'artiste qui invente, perfectionne, soulève des haines, et la routine, repoussée honteusement, ne manque pas de s'armer du poignard de la calomnie.

Loin de s'arrêter à ces attaques, M. Rogers a constamment travaillé : ainsi, pendant que ses adversaires faisaient des efforts inutiles pour détourner la confiance publique, qu'il méritait à juste titre, lui, réunissait les matériaux de plusieurs ouvrages.

En tête de tous se place naturellement l'*Encyclopédie du Dentiste*.

Ce répertoire général de toutes les connaissances médico-chirurgicales, est sans contredit ce qu'il y a de plus complet sur l'anatomie et la pathologie dentaires. On y remarque un traité parfait sur les deux dentitions, et surtout la partie de l'ouvrage où se trouvent développés, avec le plus grand fruit pour le lecteur, les conseils aux mères, aux nourrices, aux gens du monde, sur les soins de la bouche, et les moyens de conserver les dents saines et belles.

A son apparition, l'*Encyclopédie du Dentiste* a reçu du public l'accueil le plus flatteur.

Nous extrairons un seul passage de l'*Encyclopédie*, qui fera connaître combien il a fallu d'études pour arriver aux résultats obtenus par M. Rogers.

« Passionné pour mon art, que j'exerce avec con-
« science et amour, dit-il, j'ai voulu connaître les opi-
« nions de tous les auteurs qui ont écrit sur les dents,
« depuis les temps les plus reculés jusqu'à nos jours ;
« j'ai entrepris ces recherches avec courage, et les
« moments de loisir que me laisse ma nombreuse et
« brillante clientelle, je les consacre à des travaux sur
« les sciences dentaires. Je me suis convaincu que la
« plupart des ouvrages sont incomplets, parce que les
« auteurs n'y ont traité que des spécialités. L'idée m'est
« alors venue de réunir, dans un seul livre, toutes les
« connaissances relatives à l'art du dentiste. J'ai fouillé
« dans toutes les bibliothèques, j'ai traduit les ouvrages
« anglais, allemands, hollandais, espagnols et italiens ;
« j'ai fait un tableau synoptique de toutes les inven-
« tions, de toutes les opinions émises, de tous les pro-
« cédés. Ces matériaux une fois réunis, j'ai commencé
« mon ouvrage que j'ai intitulé : l'*Encyclopédie du Den-*
« *tiste*, parce que je crois n'avoir omis aucune branche
« des sciences dentaires. Après quinze années de recher-
« ches, je livre aujourd'hui mon livre au public, pour
« que mes confrères y trouvent réunis les documents
« dont ils ont besoin chaque jour, pour que les gens du
« monde le consultent comme un guide sûr qui leur

« indiquera les moyens les plus simples pour conserver
« les dents, et en prévenir les maladies. »

Rendant compte de *l'Encyclopédie*, un auteur, après
avoir cité ce même passage, dit :

« On peut juger, par cette simple citation, du carac-
« tère et du savoir de M. Rogers. Ce n'est pas là le
« demi-savant dans l'art qu'il exerce, redoutant une
« concurrence qui effraie toujours le faible en présence
« du fort ; c'est au contraire l'homme convaincu de sa
« supériorité, qui donne largement à ses confrères le
« produit de ses veilles, de ses travaux ; c'est l'homme
« sûr de son mérite réel, qui sait ce qu'il vaut et qui ne
» craint point de protéger d'une égide puissante tous
« ceux qui désirent exercer ou qui exercent déjà la
« même profession que lui. »

L'*Encyclopédie du Dentiste* est aujourd'hui trop
connue dans le monde scientifique pour qu'il soit nécessaire de faire une plus ample analyse ; qu'il nous
suffise de dire que cet ouvrage répond à son titre dans
toute la rigueur du mot, c'est-à-dire qu'il est un *com-
pendium* de toutes les connaissances dentaires, depuis
l'antiquité la plus reculée jusqu'à nos jours, un exposé
clair et succint des moyens les plus approuvés et les plus
efficaces pour conserver les dents saines et belles, et
pour arrêter la perte de celles déjà atteintes par la maladie.

Ce tribut payé à la science, M. Rogers aurait laissé
son œuvre incomplète, s'il n'avait fait suivre la publi-

cation de son *Encyclopédie* d'un autre ouvrage, abrégé de ses doctrines, où seraient exposés, pour chaque circonstance de la vie, pour chaque âge, pour chaque profession, les soins qu'il convient de prendre pour conserver le don d'une belle dentition.

La nombreuse clientelle de M. Rogers le mettait à même, par la diversité des cas qu'il rencontrait dans la pratique journalière, d'observer et de signaler les causes auxquelles il faut attribuer la beauté ou la perte des dents.

Ce devoir de tout praticien en renom, M. Rogers n'a pas tardé à le remplir ; il vient de faire paraître le *Manuel de l'Hygiène dentaire*, à l'usage de toutes les classes et professions.

Cet ouvrage a un but d'utilité pratique qu'on ne saurait contester ; aussi ne doutons-nous point qu'il n'obtienne un succès populaire en très peu de temps. Il n'est pas d'homme, en effet quel que soit le rang qu'il occupe dans la société, qui n'y trouve des préceptes particuliers.

La réputation des *Osanores* (1) est européenne ; cette invention, a déjà fait oublier les autres modes de prothèse, tant par la matière parfaite dont les nouveaux

---

(1) Que l'auteur cependant a si supérieurement perfectionnées comme on le verra dans le courant de ce *Dictionnaire.*

(Note de l'Éditeur.)

râteliers sont composés, que par le mode simple et facile de les poser.

Nous ne décrirons pas leur supériorité : elles ont eu tout ce qui donne la renommée : les poètes les ont chantées, et leurs détracteurs s'efforcent, mais en vain, de les contrefaire.

Dans un petit ouvrage (1), simple et court, par lequel il débuta dans le monde scientifique, M. Rogers fait connaître les avantages des râteliers à succion sur tous les autres procédés connus d'Odontotechnie.

Nous allons laisser M. Rogers révéler lui-même le secret de sa découverte :

« Je m'étais ému, dit-il, en considérant : et la ma-
« tière impropre employée pour les dents, et surtout
« le mode barbare de les assujétir ; je me livrai à des
« recherches bientôt couronnées de succès, et décou-
« vris une substance que je puis dire sans égale. Légè-
« reté, solidité, transparence, animation, elle réunis-
« sait tout ! Au lieu de la plaque et de dents isolées,
« je n'avais plus qu'une seule pièce ; avec la même
« facilité, je pouvais y tailler un râtelier, un demi-râ-
« telier, une fraction moindre encore. Dans le cas où
« il aurait fallu conserver une ou plusieurs dents, je
« n'avais qu'à ouvrir sur ma pièce une alvéole ou un
« plus grand nombre, le tout s'emboîtait alors avec
« une harmonie parfaite. Sculptées sur le socle même,

____

(1) Publié en 1838.

« mes dents ne pouvaient me faire craindre pour leur
« peu de fixité. D'un autre côté, n'étais-je pas très ras-
« suré pour la ressemblance, quand je pouvais tailler
« l'ensemble selon les règles d'une précision mathé-
« mathique?

« Toutefois, la tâche que je m'étais imposée n'était
« pas remplie jusqu'au bout; la principale difficulté
« était vaincue sans doute; la matière propre à faire
« les dents était trouvée; mais il restait encore à dé-
« couvrir le moyen de les fixer.

« Après bien des veilles, des expériences, des dépen-
« ses infructueuses, je me réveille une nuit en sur-
« saut..... Un jeu de mon enfance m'avait frappé...

« Quelle était, me disais-je, la force qui tenait ce
« caillou qu'aux jours heureux du collège nous mon-
« trions dans nos promenades anx paysans ébahis, et
« qui demeurait suspendu à un cuir mouillé, sans que
« personne pût y assigner de lien visible?

« En ce moment la puissance de la pression atmos-
« phérique s'était révélée à moi, je décidai que mes
« râteliers n'auraient pas d'autres moyens d'attache.
« Plein d'ardeur et d'espoir, je pris le socle d'un de mes
« râteliers; pour donner plus de surface, j'en creusai
« la partie inférieure. La solidité de la matière me per-
« mettait de le faire jusqu'à l'épaisseur près d'une feuille
« de papier; je l'adaptai à une mâchoire factice en
« plâtre, je le retouchai jusqu'à ce qu'il s'y emboîtât
« parfaitement, et bientôt, ô prodige ! la mâchoire et

« mon râtelier ne firent qu'un seul corps. Si ce râtelier,
« dis-je, reste adhérent sur un marbre poreux et sec, que
« ne sera-ce pas sur une mâchoire chaude et humide ?

« Comme on le pense bien, je ne fus pas longtemps
« sans en faire l'essai. Dès ce jour l'art du dentiste a
« subi une révolution complète. Désormais plus de
« liens, plus de douleur, plus de malpropreté. Chacun
« peut à volonté placer et déplacer un râtelier et deve-
« nir son propre dentiste. »

M. Rogers a déjà beaucoup fait, mais il est jeune encore ; l'art du dentiste attend de lui de nouvelles améliorations, de nouveaux ouvrages. Depuis quelques années
il marche à grands pas vers la célébrité ; tout nous porte
à croire qu'il ne s'arrêtera pas en si beau chemin (1).

Pour terminer cette appréciation critique, nous dirons, après avoir lu attentivement le *Manuel d'Hygiène
dentaire*, que cet ouvrage se trouvera bientôt dans toutes
les bibliothèques, et deviendra le conseiller habituel de
toutes personnes connaissant le prix d'une belle dentition. Nous lui garantissons un favorable acceuil du
public ; et comment en serait-il autrement, lorsqu'on
lira sur le frontispice le nom du savant docteur Lalle-

---

(1) Nous apprenons que M. Rogers prépare un grand ouvrage
qui ne pourra qu'ajouter à sa réputation scientifique. L'auteur a
tenu parole par la publication de son *Dictionnaire* dont aujour-
d'hui nous donnons au public une nouvelle édition.

(*Note de l'Éditeur.*)

mand (de Montpellier), membre de l'Institut, qui a accordé son patronage à M. Rogers en lui adressant la lettre suivante :

« Monsieur,

« Convaincu de l'utilité que le public retirera de vo-
« tre *Manuel d'Hygiène dantaire*, c'est avec plaisir que
« j'en accepte la dédicace.

« J'ai l'honneur, etc.,

« **LALLEMAND.** »

DICTIONNAIRE

DES

SCIENCES DENTAIRES.

***

ABAISSEUR. Nom générique donné à plusieurs muscles du corps humain et qui en désigne l'usage. Les abaisseurs qu'il convient spécialement aux dentistes de connaître sont au nombre de trois.

1° Abaisseur de l'aile du nez ou myrtiforme. C'est un petit muscle ou faisceau charnu, de forme irrégulière, placé au-dessous de l'aile du nez et de la lèvre supérieure. Il s'implante par de courtes aponévroses, près de l'épine nasale antérieure, dans une fossette spéciale, nommée la fossette myrtiforme. De là, ses fibres montent, les unes obliquement, les autres verticalement vers la région postérieure de l'aile du nez, pour se confondre avec celles du muscle élévateur commun de l'aile du nez et de la lèvre supérieure et avec celles du muscle orbiculaire des lèvres. — Ce muscle est en rapport par sa face postérieure avec l'os maxillaire supérieur sur lequel il est couché et par sa face antérieure avec le muscle élévateur commun et avec la membrane muqueuse de la bouche. Ses usages sont d'abaisser l'aile du nez et, selon le professeur Cruveilhier, il concourt à l'élévation de la lèvre supérieure.

2° Abaisseur de la commissure des lèvres ou muscle triangulaire. Ce muscle est situé à la partie inférieure de la face. Il est mince, aplati et triangulaire, et s'attache par son bord inférieur à la ligne maxillaire externe depuis le muscle masseter jusqu'au trou mentonnien. Cette insertion a lieu par de courtes fibres aponévratiques et à celles-ci succèdent les fibres charnues qui montent en convergeant vers les commissures des lèvres, les moyennes en suivant une direction verticale et les antérieures et les postérieures une direction oblique. Le muscle ainsi rétréci à son sommet se confond avec les fibres du grand zygomatique de l'orbiculaire des lèvres et du canin. Ce muscle est en rapport par sa face externe avec la peau à laquelle elle adhère fortement, tandis que sa face interne est couchée sur les muscles peaucier-buccinateur et carré de la lèvre inférieure auquel elle est unie. L'usage de ce muscle est, comme son nom l'indique, d'abaisser l'angle des lèvres. Il est antagoniste des muscles canin et grand zygomatique, avec les fibres desquelles il semble se continuer.

3° Abaisseur de la lèvre inférieure ou carré. Ce muscle est situé en dedans du précédent, c'est-à-dire plus près de la ligne médiane du corps. Sa forme est plutôt losangique que carrée. Il naît de la ligne oblique externe de la mâchoire inférieure, en confondant ses fibres, en cet endroit, avec celles du peaucier. Il se porte obliquement en haut et en dedans, dans une direction opposée à celle du muscle précédent, pour se perdre dans les fibres du muscle orbiculaire des lèvres. En haut, il se confond avec son homonyme du côté opposé. Ses rapports sont, par sa face antérieure, avec la peau à laquelle il est fortement adhérent, et avec le muscle triangulaire; par sa face postérieure, il est en rapport immédiat avec l'os maxillaire inférieur; avec les nerfs et les vaisseaux mentonniers et avec la houppe du menton. Il abaisse et élargit la lèvre inférieure.

ABAISSEUR de la langue. On désigne par ce mot un instrument employé par les dentistes pour déprimer la langue, de manière à pouvoir plus facilement examiner les différentes parties de l'intérieur de la bouche et de la gorge. Il est aussi désigné sous les noms de glosso-catadre et speculum oris... (Voyez ces mots.)

ABCÉDER. Expression employée par les pathologistes

pour désigner la formation du pus. Ainsi : la tumeur abcède, veut dire que le pus se forme.

ABCÈS. On désigne par le mot abcès une collection de pus qui s'est formée dans le sein de nos tissus. L'abcès est une des terminaisons les plus fréquentes du phlegmon, ou inflammation du tissu cellulaire. Les abcès ont reçu plusieurs dénominations, selon l'endroit où ils siégent, selon l'intensité des symptômes inflammatoires qui ont précédé leur formation. — Selon qu'ils se forment dans le lieu même du phlegmon ou loin de la partie qui fournit le pus, etc. Ainsi on dit qu'un abcès est *idiopathique* quand il est borné à un endroit limité et que la matière purulente s'amasse dans le lieu même du phlegmon. Il est *symptomatique* quand il fait pressentir l'existence d'une autre maladie, comme la fistule à l'anus, dans la phthisie pulmonaire. On le dit *spécifique* quand il est évidemment lié à quelque maladie constitutionnelle ou cachexie de l'individu sur lequel il se développe, tels que la syphilis, le scorbut, les scrofules, etc. Les abcès *chauds*, ou par *fluxion*, sont toujours la suite d'un phlegmon aigu du tissu cellulaire sous-cutané ou sous-muqueux. — On juge de la formation du pus dans la tumeur, quand la douleur violente du phlegmon, qui est *pulsative*, devient *gravative*. Quand le malade éprouve des *frissons*. Quand les symptômes de *fièvre générale tombent*. Quand *la tumeur se ramollit* et se lève en pointe et que la peau, à son sommet, commence à blanchir. Le malade, dans ce moment, éprouve une sensation de pesanteur dans la partie, et le praticien peut facilement découvrir *la fluctuation* du liquide qu'elle contient, en plaçant la face palmaire de quelques-uns de ses doigts sur un côté de la tumeur, tandis qu'avec les doigts de l'autre main il exerce une légère percussion sur son côté opposé. *Les abcès froids* n'affectent guère que les individus scrophuleux et scorbutiques. — On ne les observe que dans le tissu cellulaire et dans les ganglions lymphatiques du cou de la région sous-maxillaire, etc. Ils se développent, comme les tumeurs qui les précèdent, très lentement. — Cette tumeur est, en général, dure, à base large, circonscrite, immobile, sans chaleur, sans douleur, ni sans changement de couleur à la peau; enfin ils n'arrivent à leur maturité qu'après un laps de temps très-considérable, et le pus qui en échappe est mal lié et séreux. Quoi qu'il en soit, dès que du pus s'est formé dans un tissu, il devient un corps étranger pour l'économie qui cherche à s'en débarrasser, en le dirigeant vers la surface cutanée ou la surface muqueuse, qui est la plus proche du foyer, et quand l'abcès est laissé à lui-même, cette surface, comme nous l'avons dit, se lève en pointe, se blanchit à son sommet et s'ouvre par crevasse ou par absorption moléculaire de l'épiderme, pour laisser échapper le contenu de l'abcès, les parois duquel s'affaissent, contractent des adhérences avec les tissus sousjacents, et la guérison entière, dans un grand nombre de cas, ne tarde pas à s'effectuer. Cela cependant n'est pas toujours le cas, et dans les innombrables abcès qui se forment dans l'épaisseur des joues, des lèvres, des gencives ou qui ont leur origine dans l'irritation du périoste des os maxillaires et de la membrane des alvéoles, le dentiste doit se souvenir que tant que la racine ou la dent cariée, qui est le point de départ de tout le mal, reste en place, il peut s'attendre à une continuation ou à une répétition de la maladie purulente. Aussi est-il de son devoir de l'extraire, en se souvenant de l'ancien axiôme: « *Sublatâ causâ tollitur effectus.* » Le pus aussi engendre du pus. Cela est aujourd'hui une vérité connue, et quand, par des moyens anti-phlogistiques, émollients et révulsifs, il ne réussit pas à faire avorter le phlegmon, ou phlogose, qui précède l'abcès, et que celui-ci menace de se former, il doit lui prêter aide et secours en le recouvrant de cataplasmes et d'onguents maturatifs, de manière à hâter la formation du pus, et, dès que la fluctuation commence à se faire sentir, il lui ouvrira un passage avec le bistouri ou la lancette, en ayant soin de choisir, pour l'incision, un point déclive, et d'éviter les endroits occupés par les nerfs et les vaisseaux sanguins de la partie.

ABCISION (de *abscindere*, couper.) Retranchement d'une partie corrompue ou trop volumineuse.

ABLATION. Signifie le retranchement d'une partie quelconque du corps, d'un membre, d'une tumeur, d'une dent.

ABLUANT (participe du verbe *abluere*, nettoyer, laver.) Se dit des médicaments employés pour extraire les impuretés adhérentes à la surface de certains tissus. Les dentifrices, les élixirs sont des abluants.

ABLUTION. Ce mot, qui signifiie action de laver, est synonime de lotion.

ABRACADABRA. Ce mot bizarre, le nom d'une ancienne divinité des Syriens, fut autrefois employé comme charme contre les maux de dents, comme contre les douleurs des autres parties du corps et l'état fébrile qui en était le résultat. Ses effets furent variés selon la manière dont il fut prononcé, et selon le nombre de fois que la personne souffrante le répéta. Quelquefois ou le portait suspendu au cou, sur une amulette, avec les lettres disposées ainsi en pyramide renversée. (Voyez *Antiquités médicales*.)

ABRACADABRA
ABRACADABR
ABRACADAB
ABRACADA
ABRACAD
ABRACA
ABRAC
ABRA
ABR
AB
A

ABRASION (*abrasio* de *abradere*), *racler*, ou ulcération superficielle des membranes qui se détachent par petits fragments : on dit abrasion des gencives, de la muqueuse.

ABSINTHE. L'absinthe est une plante de la famille des synauthérées et du genre armoise, dont l'odeur est forte et la saveur amère et aromatique. Elle contient une matière azotée et une résine qui sont toutes les deux d'une amertume très marquée, et, en outre, une huile volatile verte.—Cette plante jouit des propriétés stimulantes et toniques, et, donnée à doses modérées, elle porte dans toute l'économie une influence fortifiante, énergique... On ne saurait trop recommander son usage dans les affections scorbutiques des gencives et dans les faiblesses et désordres de l'estomac, qui portent leur triste influence sur les dents et les autres organes de la bouche.

ABSORBANTS. 1° Ce mot est employé par les thérapeutistes pour désigner une classe de médicaments qui ont la propriété d'absorber ou plutôt de neutraliser les acides qui se développent spontanément dans l'estomac par suite de la faiblesse des voies digestives. Les rapports intimes qui existent entre ces dernières et les organes qui sont plus spécialement du domaine du dentiste, doivent rendre les médicaments absorbants un objet d'intérêt particulier pour lui. Les acides que l'on trouve le plus communément dans les estomacs débiles, sont les acides pectique, lactique, chlorhydrique et acétique, qui peuvent y exister seuls ou diversement combinés les uns avec les autres. Les médicaments employés pour combattre leurs effets sont la craie, les coquilles et les os de sèche en poudre, la magnésie calcinée et le bi-carbonate de soude qui forme la base des pastilles de Vichy. La puissance absorbante que le charbon en poudre exerce sur les exhalaisons méphytiques qui se développent assez communément, fait qu'il est journellement employé et à juste titre pour corriger la fétidité de l'haleine.

2° Le mot *absorbants* est également employé en physiologie pour désigner l'ensemble des vaisseaux et des ganglions chylifères et lymphatiques, au moyen desquels le corps animal pompe à sa surface dans son canal alimentaire et dans la profondeur des organes, les molécules qui peuvent contribuer à la reconstitution du sang. Ces vaisseaux sont largement distribués dans toutes les parties du corps, excepté dans le cerveau, la moelle épinière, l'œil et le placenta. Ils affectent deux plans, l'un superficiel, et l'autre profond. Il en est de même des ganglions qui se trouvent sur leur trajet, et que l'on croit exercer une sorte d'élaboration sur la lymphe qui les traverse. Tous ces vaisseaux viennent en dernier lieu se rendre à deux canaux principaux qui sont : *le canal thoracique,* dont l'extrémité inférieure, renflée, porte le nom de réservoir de Pecquet, *et la grande veine lymphatique droite,* qui, l'un et l'autre, versent leur contenu dans les deux veines sous-clavières.

ABSORPTION. Par ce mot est entendu l'importante fonction exercée par les vaisseaux absorbants dont nous venons de parler. On le divise :

1° En *absorption cutanée*, au moyen de laquelle l'eau des bains et les médicaments étendus sur la surface du corps pénètrent dans l'économie;

2° En *absorption intestinale*, exercée par les chylifères sur la partie lactérante du bol alimentaire;

3° En *absorption pulmonaire*, au moyen de laquelle l'air atmosphérique est dépouillé de son oxygène;

4° Et en *absorption intersticielle*, qui, s'exerçant dans la profondeur de nos organes sur les molécules qui ont déjà fait leur temps, et qui doivent céder leur place à de nouvelles particules portées par les extrémités artérielles pour le renouvellement de nos parties.

Il importe au dentiste consciencieux de donner une attention sérieuse aux ressources thérapeutiques que cette fonction lui offre. Que de fois avons-nous vu des névralgies dentaires s'éteindre par l'absorption d'un sel de morphine mis en contact avec les gencives, et des engorgements blancs des parties sous-maxillaires et des gencives se dissiper par des frictions continues avec des préparations d'iode, qui semble donner, plus que tout autre médicament extérieur, de l'activité à cette fonction.

ACCIDENTS. Le dentiste doit entendre, par ce mot, tout ce qui lui arrive de fâcheux dans les opérations qu'il est obligé de faire sur les dents et sur les autres parties de la cavité buccale. Bien que ces accidents puissent être le résultat d'un défaut d'habitude ou un défaut d'adresse de la personne qui opère, d'un défaut d'instruments convenables pour faire l'opération, ou du mauvais état des instruments employés, il est toutefois vrai que, soit par l'indocilité du malade, soit par l'état maladif des parties sur lesquelles on opère, soit par des adhésions anormales qui existent entre ces mêmes parties, et que le dentiste ne peut pas prévoir, soit par le calibre excessif des vaisseaux qui y portent le sang, ces accidents arrivent quelquefois dans les opérations les mieux conçues et le plus savamment faites. Nous allons en énoncer les principaux. Il peut y avoir :

1° La fracture d'une dent, ce qui peut dépendre de la friabilité morbide dont elle est atteinte, et, de plus, de la fracture du bord de l'alvéole dont on cherche à l'extraire, et la contusion de la gencive. Tout cela, bien que fâcheux, n'a jamais de suites graves ; et, de tous les tissus de l'économie, le tissu gencival, quand il est sain, est celui qui est le plus prompt à se cicatriser et à effacer les effets des lésions qu'il peut avoir accidentellement éprouvés.

2° Fracture d'une portion considérable du bord alvéolaire avec déchirement de la gencive. C'est ordinairement la paroi externe de l'alvéole qui se casse, et cet accident arrive le plus ordinairement dans l'extraction des grosses molaires. Il peut être dû à l'ineptie de l'opérateur qui, au lieu d'appliquer le crochet de son instrument à la base de la couronne, l'enfonce entre la gencive et la face interne de l'alvéole, qu'il dénude, ou bien il empiète sur la gencive même. Mais, dans un grand nombre de cas, cet accident est dû à l'état *barré* des dents, c'est-à-dire à l'écartement , la tortuosité et la vicieuse conformation des racines, ou bien à une soudure qui s'est opérée entre la racine et les parois de l'alvéole. Dans ces derniers cas le mouvement de circumduction imprimé au manche de la clé fait éclater une portion de l'os maxillaire; et, si l'on ne s'arrête pas à temps , l'esquille détachée sort avec la dent, en réduisant en lambeaux la gencive qui la recouvrait. La conduite à tenir en pareil cas est d'examiner, autant que cela est possible, l'étendue et l'épaisseur de l'esquille adhérente à la dent, et, dans le cas où elle n'est pas considérable, d'en opérer à tout prix l'extraction en s'aidant du davier et de légers débridements. Mais, dans le cas contraire , la plupart des dentistes se contentent de luxer l'ostéide, ce qui suffit souvent pour opérer la rupture du nerf dentaire, et pour faire cesser la douleur dont il était le siége. Une légère pression produit la coaptation de la pièce séparée, et, après quelques jours de repos et de collutoires calmants, une nouvelle adhésion s'opère entre elle et le corps de la mâchoire.

3° L'ébranlement, la luxation ou même l'arrachement d'une dent saine ne peut être dû qu'à la gaucherie ou à l'inattention de la personne qui est chargée de l'opération. Quand un pareil malheur arrive, il faut se hâter de remettre la dent en place et l'y soutenir pendant quelque temps, l'expérience ayant prouvé que, dans un grand nombre de cas, elle peut contracter ses anciennes adhérences avec l'alvéole.

4° L'hémorragie. Les hémorragies qui ont lieu à la suite de l'extraction des dents et qui sont quelquefois très alarmantes, sont dues le plus souvent à un état variqueux ou anévrysmatique des extrémités vasculaires qui se trouvent au fond de l'alvéode. Quelquefois il suffit d'un gargarisme un peu acidulé pour faire cesser l'écoulement du sáng. Mais le dentiste doit avoir toujours près de lui quelques substances hémostatiques plus énergiques, telles que le tannin, l'alun calciné, la créosote, l'extrait de Saturne qu'il introduit dans la cavité laissée par la dent, en s'aidant avec des boulettes de coton et des tampons d'agaric, qu'il aura soin de tenir longtemps en place. Si, malgré ce moyen, le sang persiste à couler, il faut se hâter de chauffer au blanc un cautère coudé et pointu, que l'on porte sans délai et à plusieurs reprises, au bas-fond de l'alvéole. Les hémorrhagies qui résistent à ce dernier moyen sont heureusement d'une rareté extrême. Mais les auteurs en citent des exemples, et en pareil cas, il faudrait avoir recours aux révulsifs sur le canal intestinal, et sur les membres inférieurs, à une saignée assez brusquement faite pour produire la syncope, ou, comme M. le professeur Piorry fut obligé de le faire il y a quelques mois (voyez *Gazette des Hôpitaux*), dans un cas d'épistaxes qui avait duré plus de douze heures, en menaçant la vie du malade, exercer d'abord une compression sur l'artère carotide qui est du côté du mal, et si cela ne suffit pas, les comprimer toutes deux. Il est inutile d'observer que les artères dentaires elles-mêmes, et celles d'où elles émanent directement, sont hors de la portée du dentiste.

ACCIDENTS de la première et de la deuxième dentition. Ce mot est aussi employé dans l'art du dentiste pour exprimer une série de phénomènes morbides, qui se développent chez l'enfant pendant la durée des deux dentitions, et qui sont produites par elles. Ces accidents sont : la salivation, les convulsions, la toux, la constipation, les irritations gastrique et pulmonaire, le dévoiement, la frayeur, l'agitation, l'insomnie... Ils sont souvent produits par la disposition vicieuse des alvéoles, et par le trop de résistance que le tissu gencival oppose à la sortie de la dent. Mais pour de plus amples détails, nous renvoyons le lecteur à chacun de ces mots.

ACÉTATES. Les acétates forment un genre de sels qui résultent de la combinaison de l'acide acétique avec une base alcaline. Les seuls acétates qui pourraient offrir quelque intérêt au dentiste sont : l'acétate d'ammoniaque, ou esprit de

Minderius, qui est employé comme stimulant et sudorifique; l'acétate de morphine, employé quelquefois pour calmer les douleurs dentaires, et le sous-acétate de plomb, ou extrait de Saturne qui, étendu d'eau, forme l'excellente lotion astringente et répercussive, connue sous le nom d'eau de Goulard.

ACIDE. Le mot acide est employé pour désigner toute substance solide, liquide ou gazeuze dont la saveur est aigre, et qui a la propriété de neutraliser les alcalis, en se combinant avec eux, et de rougir l'infusion bleue de tournesol. Les acides résultent de la combinaison de l'oxygène de l'air ou de l'hydrogène avec un autre corps simple. Le nombre en est très grand, mais nous ne parlerons que de quelques-uns qui doivent être connus du dentiste.

ACIDE chlorhydronitrique, *Aqua regia* ou eau régale. Ainsi nommé par les anciens alchimistes, parce que c'était le seul des acides qui avait la propriété de dissoudre l'or que, dans leur langage bizarre, ils nommaient le *rex metallorum*. Il n'est pas, proprement parlant, un acide, mais un corps qui résulte d'un mélange en proportion déterminée des deux acides chlorhydrique et nitrique, dans lequel une portion de chlore devient libre et se combine avec l'or métallique qu'on y met pour former un précipité rouge brunâtre qui n'est qu'un perchlorure d'or. Son action sur le platine est à-peu-près semblable, et, à part ces deux opérations, c'est un mélange qui offre peu d'utilité ou d'intérêt aux dentistes.

ACIDE électrique. Cet acide, nommé aussi azotique, ne peut exister sans eau; c'est un liquide qui, quand il est pur, est parfaitement incolore, mais on le voit ordinairement jauni par un peu d'acide hypoazotique qui se forme surtout quand il est exposé aux rayons solaires. Son odeur est très piquante, et, exposé à l'air, il donne des vapeurs blanches. Il rougit fortement la teinture de tournesol. Il entre en ébullition à 86°, et, exposé à un froid de 50° au-dessous de 0, il se convertit en une masse de consistance butyreuse. On peut se procurer une chaleur artificielle de 50° en faisant un mélange d'une partie d'eau pure avec deux parties d'acide nitrique concentrées. On reconnaît facilement cet acide, en le versant sur un peu de limaille de cuivre, par la couleur *bleue* de l'oxyde qui se forme, et par les vapeurs rouges qui s'échappent du mélange. L'acide nitrique, découvert par l'espagnol Raymond de Lulle, dans le XIIIe siècle, est préparé en chauffant du salpêtre ou nitrate de potasse avec de l'acide sulfurique. Il y a, dans cette opération, une fermentation de sulfate de potasse qui reste dissoute, et un dégagement d'acide azotique ou nitrique, qui passe par une alonge dans un ballon préparé pour le recevoir. L'acide nitrique tache la peau en jaune quand il est concentré ; c'est un caustique des plus puissants qui désorganise promptement les parties qu'il touche : aussi, un pinceau imbibé de cet acide et bien égoutté peut-il être utilement appliqué par le dentiste sur les ulcères de mauvaise nature, sur les fongus et sur les excroissances morbides, dont les gencives et les autres parties de la bouche sont souvent le siége. Quand cet acide est étendu d'une grande quantité d'eau et donné sous forme de limonade, c'est un excellent stimulant pour l'économie et il peut être avantageusement ajouté aux collutoires pour relever le ton et la couleur des gencives dans l'atonicité de ces organes.

ACIDE hydrochlorique. Cet acide résulte de la combinaison du chlore avec de l'hydrogène. A son état normal, c'est un gaz incolore, d'odeur piquante, et plus dense que l'air. Il rougit fortement la teinture de tournesol, éteint les corps en combustion et répand d'épaisses vapeurs blanches à l'air. Son avidité pour l'eau est tellement grande qu'un litre de cette dernière peut dissoudre cinq cents litres de ce gaz. Son caractère spécifique est de donner avec le nitrate d'argent dissous, un précipité blanc et caillebotté qui n'est soluble que dans l'ammoniaque. Cet acide est obtenu en

traitant le sel marin ou chlorure de sodium, par l'acide sulfurique. Dans ce cas, une portion de l'eau de la dissolution
est décomposée, son oxygène s'unit au sodium pour former
de la soude qui se combine avec l'acide sulfurique, tandis
que son hydrogène s'unit au chlore du sel marin pour former
l'acide hydrochlorique, qui passe par une alonge dans un ballon contenant de l'eau. L'acide hydrochlorique est journellement employé par le dentiste pour former des gargarismes et
des collutoires acidulés. Seul, ou mélangé d'un peu de miel,
c'est un excellent tonique contre les aphtes de la bouche. Il
est également employé à froid ou bouillant, pour décrasser
et rendre le brillant aux pièces de dents minérales, montées
en or ou en platine, qui ont été ternies par l'action du chalumeau, et par les autres parties du mouvement. C'est au
moyen de cet acide, que les dentistes qui font des dents
et des dentiers en hippopotame, dissolvent la couche dure
d'émail qui recouvre la défense de ces animaux.

ACIDULES. On qualifie par ce mot certaines substances
employées à titre de médicaments, de condiments et d'aliments qui sont doués d'une saveur plus ou moins acerbe et
aigrelette : tels sont la pulpe des romarins, la crême de
tartre, les mets vinaigrés et les fruits, citrons, groseilles,
pommes, poires et autres, surtout quand ils sont non mûrs
et chargés d'acides acétique, malique, etc. Nous sommes
loin de nier l'utilité évidente de l'emploi des acides comme
moyen curatif momentané dans quelques affections de la bouche et des gencives, mais nous ne pouvons que condamner
l'usage habituel des substances aigres qui tendent plus ou
moins à décolorer et à détruire l'émail que la nature a fourni
aux dents pour leur embellissement, leur solidité et la pro-
tection de leur pulpe.

ACUPUNCTURE. Nom d'une opération fort en vogue
parmi les peuples de la Chine, du Japon et des Indes.
Cette opération, préconisée par le professeur Jules Cloquet,
consiste à introduire une aiguille fine en or, en argent

ou en platine dans les différentes parties du corps. Ces aiguilles, dont la finesse est extrême, ont pu être introduites impunément dans nos organes les plus importants, soit en les tournant entre les doigts, soit en les frappant d'un petit maillet en ivoire. C'est principalement contre les tics, les névralgies faciales et dentaires que l'on a employé l'acupuncture; elle agit, dit-on, en soutirant l'excès de fluide nerveux dont la partie irritée est chargée; mais aujourd'hui elle est reconnue peu utile au médecin, et n'offre guère d'intérêt thérapeutique au dentiste.

ADHÉRENCE. Ce mot indique en pathologie la réunion anormale de parties qui, dans leur état naturel, doivent être séparées l'une de l'autre. Les adhérences sont quelquefois la suite des accidents et quelquefois le résultat d'un vice de conformation congéniale. Les deux maladies de cette classe qui doivent le plus intéresser le dentiste sont : 1° l'adhérence des bords libres des lèvres; et 2° l'adhérence de la langue aux parois de la bouche. Quant à la première, elle peut être *complète ou incomplète*, elle peut être *congéniale ou accidentelle*. Quand elle est incomplète, on introduit par l'aperture qui reste, une sonde cannelée dans la rainure de laquelle on fait marcher un bistouri dont le bord tranchant, dirigé du côté du mal, divise, dans la direction et dans l'étendue voulues, les tissus qui ont été anormalement confondus. On panse séparément et à plat les lèvres de l'incision, en ayant soin d'interposer entre elles un corps gras, qui empêche leur recollement. Quand la réunion est complète, on fait avec précaution, dans le sillon extérieur qui marque les limites des lèvres, une incision ou ouverture suffisante pour admettre l'introduction de la sonde cannelée, et le reste de l'opération se fait comme dans le cas précédent. On touche avec un bouton de feu les petites artérioles qui peuvent donner du sang.

2° Adhérence de la langue avec les parois de la bouche. Cette maladie est presque toujours congéniale et due à des brides ou des languettes résistantes qui unissent le couteau de la langue à la face des joues ou des gencives. Quand on n'y porte pas remède la succion est pénible, sinon impossible; mais si la succion se fait, l'enfant, arrivé à l'âge de parler, ne le peut pas. On y porte facilement remède en coupant ces brides avec des ciseaux. Souvent, au lieu des brides et de membranes latérales, c'est la face inférieure de la langue qui adhère à la paroi inférieure de la bouche. L'adhérence, dans ce cas, est de deux sortes. Quelquefois on voit entre ces deux parties un bourrelet rouge ou tumeur sub-linguale charnue, qui ferait croire à une langue double; et d'autres fois il y a une adhérence plate et une médiale entre les deux parties. Pour guérir dans les deux cas, on écarte les mâchoires avec un morceau de liége placé entre les molaires ou entre les places qu'elles doivent occuper. Alors saisissant la pointe de la langue entre le pouce et l'indicateur de la main gauche, on incise profondément le bourrelet charnu ou l'on dissèque graduellement l'adhérence plate jusqu'à ce que la partie antérieure de la langue soit suffisamment libre. Avec un stylet rougi au feu, on cautérise les vaisseaux qui donnent du sang, ou bien on saupoudre la plaie avec une substance astringeante. Les mucosités et la salive de la bouche suffisent pour empêcher le recollement des parties.

ADULTE. Ce mot se dit d'un individu entre l'adolescence et la vieillesse ; cet âge s'étend, pour l'homme, depuis la vingt-cinquième jusqu'à la soixante-cinquième année de sa vie, et pour la femme depuis la vingt et unième jusqu'à la cinquantième. Pour l'homme arrivé à l'âge adulte, le système dentaire n'a plus d'évolution à éprouver, et les dents, hors les cas de maladie de ces organes, n'ont qu'à attendre leur chute définitive par le progrès de l'âge.

AFFECTION. Ce mot est employé dans la pathologie dentaire comme dans la pathologie générale, comme synonyme de maladie. (Voyez ce mot.)

AFFUSION. Les affusions d'eau froide, d'eau salée et d'eau aromatique, peuvent être utilement conseillées par le dentiste dans les affections rachitiques qui influent d'une manière si nuisible sur les organes de la dentition.

AGACEMENT. L'agacement des dents est une sensation particulière plus incommode que douloureuse de ces organes, produite le plus souvent par le contact des acides, et l'usage de mets acidulés et de fruits verts. Les auteurs ne sont pas d'accord sur les moyens par lesquels ces substances impriment aux dents cette sensation d'agacement. Quelques-uns pensent que ce sont les gencives qui sont d'abord impressionnées et qui transmettent sympathiquement l'irritation à la pulpe nerveuse contenue dans le canal de la dent. D'autres encore supposent une transmission directe de la matière acide jusqu'aux filets nerveux de la racine. Cette transmission a lieu par une sorte d'imbibition de la matière acide, qui tend toujours plus ou moins à ramollir l'émail et l'ivoire qu'elle traverse. L'agacement peut se faire sentir dans toutes les dents, mais c'est particulièrement dans celles de la partie antérieure de la bouche qu'on l'éprouve. Pour faire cesser l'agacement qui, le plus souvent, se dissipe de lui-même, on conseille de mâcher des feuilles de pourpier, de tenir un linge chaud entre les dents, et d'humecter la bouche avec une liqueur alcaline, telle qu'un peu de bicarbonate de soude dans du lait.

AGARIC. L'agaric de chêne est une sorte de champignon appartenant à la cryptogamie de Linnée. Nous en parlerons à l'article *Amadou*.

AGES. On entend par le mot âges, une série d'époques dans laquelle la durée totale de la vie de l'homme a été divisée. Cette division est fondée sur les changements qui ont lieu dans le corps et dans les facultés de l'être humain, depuis le commencement de son existence extra-utérine jusqu'à sa mort. La classification du célèbre Hallé est celle qui est aujourd'hui la plus généralement adoptée.

1° La première enfance ou *infantia*, s'étend depuis l'instant de la naissance jusque vers la septième année. On y établit trois subdivisions, dont la première se termine au septième mois, moment où les dents commencent à paraître. — La seconde, à deux ans, où les dents de lait sont toutes sorties; et la troisième, à sept ans, moment où ces dernières commencent à faire place aux dents permanentes.

2° La deuxième enfance ou *pueritia*, s'étend depuis la septième jusqu'à la quinzième année, c'est-à-dire un espace de huit ans, pendant les cinq premiers desquels l'individu acquiert toutes ses dents permanentes, à l'exception de la dent de sagesse, ou dernière grosse molaire, de chaque côté de la mâchoire, qui ne paraît que dans l'époque suivante. L'agrandissement graduel des arcades dentaires, pendant la durée de cette époque, change complètement la forme de la face et imprime une nouvelle expression à la physionomie.

3° L'adolescence, ou *adolescentia*, comprend l'espace parcouru entre la quinzième et la vingt-cinquième année. — Pendant la première partie de cette époque surtout, les mâchoires augmentent d'étendue et de force en imprimant aux traits un caractère plus prononcé ; mais l'apparition des dents de sagesse, pour compléter les trente-deux dents de l'homme fait, est le seul phénomène dont le dentiste ait à s'occuper.

4° L'âge adulte, ou *virilitas*. Cette époque s'étend, pour l'homme, depuis la vingt-cinquième jusqu'à la soixante-troisième année, et pour la femme, depuis la vingt-et-unième jusqu'à la cinquantième. Hallé a subdivisé cette époque en virilité croissante, virilité conformée et virilité décroissante; mais nous n'allons pas le suivre là-dessus dans ses dissertations. Il suffit, pour le dentiste, de savoir que les dents, pendant cet espace de la vie, n'éprouvent pas d'évolution naturelle ni de changement, à moins que ce ne soient ceux que la maladie ou les accidents leur apportent.

5° La vieillesse, ou *senectus*. C'est ici où tout, dans l'homme, commence à dépérir et où les dents arrivent à leur chute définitive. Le cordon nerveux et la pulpe auxquels elles devaient leur vitalité, s'atrophient et s'absorbent.— Le canal dentaire disparaît et la cavité de l'alvéole se resserrant de plus en plus, chasse la dent, qui n'est plus, pour l'économie, qu'un corps étranger. — Aucune loi, dit M. le professeur Cruveilher ne préside à leur chute, ni sous le rapport du temps, ni sous le rapport de l'ordre suivant lequel leur expulsion de l'alvéole s'effectue.

AGITATION. On entend par ce mot un état d'irritabilité nerveuse, accompagné de mouvements continuels, de défaut de sommeil, et de cris dont quelques enfants sont atteints avant et pendant la durée de la première dentition. Cet état, qui est excessivement nuisible à la sortie régulière des dents, est souvent dû à la difficulté que ces dernières éprouvent à percer le tissu gencival qui les recouvre. Le dentiste y portera une attention spéciale, et, tout en cherchant à calmer l'agitation de l'enfant au moyen de légers laxatifs, de potions calmantes et de bains ; il cherchera, par des topiques émollients sur les gencives, et même, par de légères incisions, à faciliter la sortie de la dent ou des dents qu'il croit être la cause du mal.

AIGRES. Ce mot, dans l'hygiène et dans la pathologie dentaires, porte à-peu-près la même signification que les mots acide et acédule, auxquels nous renvoyons le lecteur. Comme hygiéniste, il devrait proscrire l'usage habituel des substances aigres, âpres ou acidulées ; comme pathologiste, il trouvera au mot *Absorbant* les moyens de faire cesser *les renvois aigres* que l'on voit souvent chez les personnes dont l'estomac est irrité ou débile ; ces aigreurs de l'estomac ont une influence des plus pernicieuses sur les dents.

AIGRE. Ce mot est aussi employé dans la partie mécanique de notre art, comme chez les métallurgistes, pour désigner un défaut de malléabilité ou de ductilité des métaux dont on se sert. Cet état aigre des métaux vient de ce qu'ils n'ont pas été suffisamment purifiés ou purgés des matières hétérogènes dont leur minerai était imprégné. Ainsi le fer, par exemple, qui contient un peu de phosphore, devient très-cassant à froid, et à chaud quand il contient dans sa

masse un peu de soufre, d'arsenic ou de cuivre. Remarquons aussi que les plaques et les crochets métalliques,
dont quelques dentistes se servent, ne devraient jamais être
refroidis brusquement, ni plongés dans l'eau froide après
avoir été exposés au feu du fourneau ou du chalumeau,
voici pourquoi : quand on chauffe un métal, il s'agrandit
dans toutes ses dimensions par l'introduction du calorique,
qui écarte ses molécules les unes des autres. Si le métal se
refroidit lentement, l'émission lente du calorique permet aux
molécules de revenir graduellement à leur ancienne position,
serrée et compacte; mais si le refroidissement est brusque,
les molécules sont comme surprises dans leurs positions écartées, et le métal se brise sous le moindre choc du marteau.

AIMANT. L'aimant est une sorte de minerai de fer amor-
phe que l'on trouve dans plusieurs contrées de l'Europe,
mais particulièrement dans l'île d'Elbe. Il a la singulière propriété d'attirer le fer pur ou *doux* et le fer carboné ou *acier;*
il leur communique même sa puissance attractive qui, pour
le fer doux, cesse dès l'instant où l'on fait cesser son contact
avec l'aimant. Il n'en est pas ainsi du fer carboné, ou *acier*,
qui retient la puissance attractive que l'aimant lui a commu-
niquée, et devient ce que l'on appelle *aimant artificiel.* Ce
n'est pas notre dessein de faire ici l'histoire physique de ce
corps curieux, ni des phénomènes extraordinaires que les savants y trouvent. Nous devons l'envisager seulement sous
le point de vue de son utilité dans notre art, et comme moyen
thérapeutique dans les souffrances que le dentiste est souvent appelé à soulager. Dans nos ateliers, le barreau aimanté
est quelquefois employé pour séparer les particules de fer en
limaille d'avec la limaille des autres métaux, ou pour extraire les parcelles de fer qui peuvent pénétrer sous les
paupières, de ceux qui le travaillent. Comme remède *ou moyen
curatif*, l'aimant en poudre fut très anciennement employé
comme emménagogue, etc. Ses succès ne furent que ceux
qu'auraient produits des pastilles de fer dans les mêmes cas.

Dans le siècle passé, l'abbé Lenoble donna à l'aimant et à ses plaques aimantées une vogue européenne. Ses adeptes les employaient surtout contre les douleurs rhumatismales et névralgiques; aujourd'hui même il se trouve des personnes qui ont de la confiance dans leurs effets.

AIR. L'air atmosphérique est une masse de fluide élastique qui entoure le globe à une hauteur de seize ou dix-huit lieues. Il est invisible, étéodore et élastique. Il est essentiellement constitué d'un mélange de 21 parties d'oxygène avec 79 d'azote. L'air libre, cependant, est rarement pur, et contient toujours des quantités variables d'acide carbonique et de vapeur d'eau. Avant le temps de Pascal, on regardait l'air comme un corps impondérable; aujourd'hui on sait que chaque litre d'air pèse un gramme. L'air, qui conduit mal l'électricité quand il est sec, devient excellent conducteur de ce fluide quand il est chargé d'humidité. L'air atmosphérique, le *pabulum vitæ* des anciens, ou plutôt son élément, raréfiant l'oxygène, est l'agent essentiel de la vie, et c'est par son absorption à la surface pulmonaire que le sang veineux du corps humain devient rouge, rutilant et artériel. L'influence générale que l'air exerce sur l'état de notre santé et sur les organes de la bouche, varie beaucoup, selon l'état dans lequel il se trouve. Quand il est *modérément frais et sec*, et sa densité grande, la quantité d'oxygène consumé par les organes respiratoires est plus considérable. L'hématose se fait activement, la circulation s'accomplit avec régularité et force, l'appétit est vif, la puissance musculaire semble s'accroître, et l'homme se trouve alerte, dispos et actif. Les irritations inflammatoires de la bouche, des gencives et de l'arrière-gorge, que l'on voit pendant cet état de l'atmosphère, ne sont nullement dues à lui, mais aux courants d'air et aux transitions brusques de température auxquelles l'imprudence des malades les expose. Rien ne contribue plus qu'un air *froid et humide* au développement des affections scorbutique, rachitique et scrofuleuse; et à la langueur générale de toute l'économie s'ajoutent la décoloration et le déchaussement des dents , la bouffissure anémique des lèvres et des gencives, avec les aphthes et sécrétions pultacées qui recouvrent l'intérieur de la bouche. L'air *chaud et sec* épuise les forces de l'homme par l'abondance de la transpiration cutanée qu'il provoque, par la moindre quantité de matières azotées que nous consumons ; le corps s'amaigrit, et, chez quelques personnes prédisposées, le système nerveux acquiert une prépondérance qui les expose à des irritations névralgiques et dentaires continuelles. Dans un air *chaud et humide* tout s'affaisse, les forces sont anéanties, mais son action directe sur les organes masticatoires est peu marquée ; les dents cependant, et leurs annexes, ne peuvent que souffrir dans les fièvres bilieuses, muqueuses et adynamiques que cet état de l'atmosphère engendre. Quant aux moyens prophylactiques et curatifs que le dentiste doit employer dans des circonstances semblables, on les trouvera dans les autres parties de ce volume.

ALATERNE, ou **Rhamnus alaternus**. Plantes dont les feuilles furent autrefois très employées pour faire des gargarismes détersifs et astringents dans les inflammations des gencives et de la gorge.

ALCOOL. Ce mot, qui est d'origine arabe, et qui veut dire *très subtil*, est employé aujourd'hui pour désigner l'esprit de vin. C'est un liquide incolore, plus léger que l'eau, d'une saveur chaude et d'une odeur piquante et aromatique. Il est obtenu en faisant épouver aux pommes de terre, aux céréales et au jus de raisin la fermentation vineuse, et en distillant le produit. Celui que l'on vend dans le commerce, pour être employé à la lampe, marque environ 34° par l'aréomètre de Beaumé. *L'eau-de-vie* peut être regardée comme un mélange en parties égales d'alcool et d'eau. Chauffé en proportions déterminées avec les acides sulfurique, nitrique, etc., il constitue les corps connus sous le nom d'*éther*. Il brûle en se transformant en eau et en acide carbonique. Il joint à la propriété de dissoudre toutes les huiles essentielles, beaucoup d'huiles fixes, la résine, le camphre, la créosote, et autres substances végétales. On met à profit cette propriété de l'alcool dans les pharmacies, pour préparer les essences, les teintures et les liqueurs dentifrices dont le dentiste se sert si souvent.

ALCOOLAT. Ce mot est équivalant aux mots *teinture alcoolique*, auxquels nous renvoyons le lecteur.

ALCOOLOMÈTRE. Nommé aussi *aréomètre* et *pèse-liqueur*. C'est un petit instrument dont le dentiste se sert pour connaître la force des alcools et des essences qu'il emploie habituellement dans son atelier et dans son cabinet. L'aréomètre de Beaumé et celui de M. Gay-Lussac sont ceux que l'on emploie ordinairement. L'aréomètre est un tube de verre, fermé aux deux extrémités mais, dont l'une est renflée en boule et contient un peu de mercure liquide pour lester l'instrument.—Un corps flottant s'enfonce toujours plus dans un liquide qui est spécifiquement plus léger que l'eau, qu'il ne le fera dans l'eau même. C'est sur ce principe que Beaumé a construit son aréomètre; sur le côté du tube, se trouve une échelle graduée, et l'on juge de la force de la liqueûr d'après le degré d'enfoncement du tube. Ainsi, dans du bon alcool, il devrait descendre jusqu'au chiffre 34 ou 36.

ALIMENT. On donne le nom d'aliment à toute substance solide ou liquide, qui, introduite dans les voies digestives, sert à la nutrition, à l'accroissement du corps et à réparer ses pertes. La classification des aliments la plus généralement répandue aujourd'hui, est celle qui est basée sur la nature de la substance dont l'aliment se compose. Elle offre les classes suivantes : 1° *Aliments féculents*. La fécule elle-même, quand elle est pure, nourrit complètement. Elle laisse à peine d'excrément ; mais on la trouve diversement modifiée dans les aliments dont elle forme la base. Dans le riz, l'orge, le sagou, le maïs et dans le gros et petit millet, on ne trouve guère que de *la fécule seule*. — Dans l'avoine, les haricots, les pois, les vesces, les lentilles et les châtaignes, la fécule est *unie à un principe sucré*, et c'est principalement à ce dernier, qui subit dans le canal intestinal une sorte de fermentation, qu'est dû le développement des gaz qui rendent ces aliments venteux. Dans la pomme-de-terre, la fève de marais et les graines de seigle, la fécule est unie à un mucilage visqueux. Dans le froment, elle est *unie au gluten*. Ce dernier est azoté et c'est à lui que la pâte faite avec la farine de froment doit sa propriété de lever.

ALIMENTS fibrineux. La fibrine n'existe jamais seule, elle est toujours unie à la gélatine, à l'ozmazome et à la graisse. Quand ces dernières ont été enlevées par une ébullition trop prolongée, la fibrine devient coriace et indigeste. *La gélatine* des jeunes animaux est gluante, visqueuse et légèrement laxative (bouillon de veau); à mesure que l'animal vieillit, elle prend de la consistance et forme un aliment léger et digeste. *L'ozmazone* est tonique, stimulante et stomachique; on ne la trouve guère que dans les animaux avancés en âge. C'est à elle que les chairs doivent leur coloration plus ou moins intense et leurs puissantes propriétés nutritives. *La graisse*, quand elle est unie aux principes précédents, rend la chair fondante et légère; mais quand elle est seule, ou en trop grande quantité, elle devient indigeste et occasione des rapports aigres et brûlants. L'absence totale, ou la quantité peu considérable, d'ozmazone qui se trouve dans les chairs des jeunes animaux et des poissons, les rendent précieux pour les estomacs faibles et pour les convalescents. Les chairs de bœuf, de mouton, de canards, d'oies et de pigeon, sont colorées et nutritives par l'ozmazone qu'elles contiennent, mais à un moindre degré que celles du chevreuil, du sanglier, du lièvre, de la caille, etc., où la coloration est très intense et la puissance nutritive au maximum.

ALIMENTS albumineux. C'est dans cette classe que l'on place les œufs des gallinacées, des palmipèdes et les œufs de certains poissons. On ne se sert guère que des premiers qui, quand ils sont modérément cuits, forment un aliment léger, agréable et digeste. On trouve aussi dans cette classe les acéphales bivalves, moules, huîtres, etc. Dans les *aliments caséeux*, on trouve le lait, le fromage et la crême.

L'usage trop exclusif des aliments farineux, caséeux ou trop salés, favorise le développement des scrofules, des mauvaises digestions et des échauffements, qui ne peuvent que nuire à la beauté et à la santé des organes de la dentition.

ALIMENTAIRE. Ce mot (en hygiène) est équivalent à nutritif. Ainsi on dit substance alimentaire pour toute substance dont l'homme peut se nourrir. (En anatomie) on dit également canal intestinal et canal alimentaire.

ALIMENTATION. Dans le langage de notre art, ce mot s'applique particulièrement à la manière dont les aliments variés sont fournis à l'enfant pendant tout le temps que dure la dentition, ce devrait être pour le dentiste un objet d'étude spéciale. Il trouvera au mot *allaitement* les considérations qui doivent le guider pendant la période de la lactation. Quand le sevrage a lieu, il veillera à ce que les nouveaux aliments ne diffèrent pas trop de celui que l'enfant a puisés dans le sein de la mère. La semoule, l'arrow-root, les biscottes, etc., cuits dans du lait, doivent le remplacer, et ce n'est que quand l'enfant prend des années qu'on lui permettra des bouillons de poulets et autres matières animales.

ALLAITEMENT. Ce mot exprime l'action de nourrir les enfants avec du lait. On admet généralement quatre sortes d'allaitement, qui sont : 1° l'allaitement maternel ; 2° l'allaitement par une femme qui n'est pas la mère de l'enfant ; 3° l'allaitement par la femelle d'un animal domestique, 4° l'allaitement artificiel, ou l'introduction du lait dans les voies digestives de l'enfant, au moyen d'une cuiller, d'un biberon, etc. Il importe beaucoup au dentiste d'être à même d'offrir des conseils utiles aux parents pendant toute la durée de l'allaitement de leurs enfants; car rien n'influe plus que la quantité et la qualité du lait sur le progrès de la dentition et sur l'état de santé des dents et de leurs annexes. L'allaitement maternel est certainement le plus naturel, mais le dentiste ne devrait le conseiller que dans le cas où la femme est exempte de toute maladie constitutionnelle, qu'elle est passablement robuste et fournit un lait abondant et riche en globules. La nourrice qu'il recommande doit être nouvellement accouchée, habitante des champs, brune, fortement constituée et d'un caractère égal; sa dentition doit être saine et régulière. Il est rare que l'on remplace le lait de femme par celui des animaux; mais, en tout cas, celui de l'ânesse ou de la jument s'en rapproche le plus par sa composition et ses qualités. On ne doit avoir recours à l'allaitement artificiel que dans les cas de nécessité absolue. L'allaitement avec une cuiller doit être complètement proscrit; car, dans ce cas, le lait est, en quelque sorte, jeté tout cru dans l'estomac de l'enfant.

ALLIAGES. On donne le nom d'alliages aux combinaisons des métaux entre eux. Parmi les quarante métaux connus des chimistes, il n'en est que douze qui soient susceptibles d'un emploi réel et étendu, tandis que le nombre d'alliages utiles est bien plus considérable. Les alliages formés de deux métaux cassants, sont eux-mêmes cassants. Ceux qui sont formés d'un métal ductile et d'un métal cassant, surtout si ce dernier domine, sont aussi cassants. L'alliage même qui résulte de la fusion de deux métaux ductiles, peut être cassant, et l'on conclut *en général*, que le propre des alliages est de donner de l'*aigre*. Les alliages sont plus fusibles que le métal le moins fusible qui entre dans leur composition. Les alliages diffèrent des amalgames, en ce que ces derniers contiennent du mercure. Parmi les principaux alliages, ou trouve le bronze, le métal de cloches et le tamtam qui résultent d'une fusion en proportions différentes de *cuivre* et *d'étain.* Les caractères d'imprimerie sont formés de plomb, d'antimoine et d'une fraction de cuivre. Le laiton résulte d'une réunion de cuivre et de zinc. L'alliage pour la monnaie d'argent en France est composé de 9 d'argent et 1 de cuivre. Celui destiné à faire la monnaie d'or, se compose de 9 parties de ce dernier métal et 1 partie de cuivre. L'alliage fusible de Darcet, dont quelques dentistes se servent pour l'obturation des dents cariées, est composé de bismuth, de plomb et d'étain. Pour les alliages employés comme soudure de plomb, d'argent et d'or, nous renvoyons le lecteur au mot *soudure.*

ALOÈS. L'aloès est le suc épaissi d'une plante de la famille des liliacées. L'aloès succotin, qui est le meilleur, est en morceaux d'un brun foncé, friables et à cassure brillante. Il a une odeur aromatique particulière et une saveur très amère. Il donne, à l'analyse, un principe savonneux amer, de la résine et de l'acide gallique. Il est soluble dans l'eau. Cette substance est souvent employée comme drastique. le dentiste trouvera l'aloès utile, à petites doses, pour corriger les états viciés des digestions, si nuisibles aux dents; et pour rétablir la menstruation chez quelques femmes qui sont tourmentées d'odontalgies et d'aphthes dès que cette importante fonction se rallentit ou se supprime.

ALTÉRANTS. On désigne par ce mot une classe de médicaments qui ont la propriété de changer, d'une manière graduelle, l'état vicié des solides et des liquides de l'économie dans quelques maladies constitutionnelles. C'est souvent dans les organes de la bouche, que les premiers symptômes de ces maladies paraissent. Les dents vacillent et se déchaussent. Les gencives saignent et s'ulcèrent, et des exostoses et des tumeurs indolentes peuvent avoir leur siége dans cette cavité. Ces altérants sont pour la syphilis, le mercure et ses préparations; pour les scrofules, le brome, l'iode et leurs sels.

ALTÉRATION. Le mot altération veut dire viciation, détérioration ou destruction; il n'est employé chez les dentistes que par rapport à l'émail des dents. Cette belle couche vitreuse, qui prête à ces dernières tant d'éclat, peut être décolorée, rendue friable ou ramollie par des causes internes, telles que les maladies; par des défauts de propreté qui permettent l'accumulation du tartre et son introduction entre les gencives et le collet de la dent; par l'usage trop fréquent de mets et de fruits aigres et acides; par l'emploi de dentifrices de corail et autres substances calcaires; par les lésions produites par les cure-dents métalliques; par la pernicieuse habitude d'employer, comme cure-dents, les canifs, les aiguilles, les épingles, etc. Le contact des aliments et des boissons, trop chaudes ou trop froides, contribue aussi à produire cet effet.

ALUN. Ce sel, qui est un sulfate d'alumine et de potasse, se trouve abondamment dans la nature. Il cristallise en octaèdres transparents, incolores et efflorescents. Sa saveur est douceâtre et il est très astringent. Quand il est chauffé, il fond dans son eau de cristallisation et forme une masse connue sous le nom d'alun de roche. Quand il est chauffé plus fortement, il se boursoufle, perd son eau et devient opaque. Il constitue, dans ce dernier état, l'alun calciné. Le dentiste peut s'en servir comme hémostatique dans les hémorragies qui font suite à l'extraction des dents, pour saupoudrer les ulcères atoniques de la bouche, et pour former des collutoires et des gargarismes astringents.

ALVÉOLAIRE. Ce mot désigne tout ce qui appartient aux alvéoles. Voyez les mots, *arcade, artère, veine, nerf* et *buccinateur*.

ALVÉOLES. On appelle alvéoles les cavités pratiquées sur le bord de l'une et l'autre mâchoires et qui sont destinées à loger les racines des dents. Le plus ordinairement, il y a chez l'adulte, seize alvéoles à chaque mâchoire. Leurs figures et leurs dimensions varient selon les dents, et lorsque celles-ci ont plusieurs racines, les alvéoles sont divisées

en autant de cavités secondaires, par des cloisons particulières. Les alvéoles sont simples et coniques pour les
dents incisives et canines. Elles sont aussi uniloculaires
pour les petites molaires et multiloculaires pour les grosses.
Toutes ces cavités sont percées à leur sommet de petites ouvertures pour le passage des vaisseaux et des nerfs qui se
distribuent aux dents. Les alvéoles des canines et des petites
molaires de la mâchoire supérieure, s'ouvrent quelquefois
dans le sinus maxillaire, et cette disposition des alvéoles est
quelquefois mise à profit pour vider le pus qui se forme dans
ce sinus.

AMADOU. L'amadou comme l'agaric que le dentiste emploie pour arrêter les hémorragies, n'est que la chair d'un
champignon connu sous le nom de *boletus igniarius*, qui
croît sur les chênes. Cette chair, coupée par tranches, battue
à plusieurs reprises et desséchée, constitue l'agaric. Quand
elle est trempée dans une dissolution de nitrate de potasse,
avant le dessèchement, elle forme ce que l'on appelle l'a-
madou.

AMBIDEXTRE. Ce mot se dit du dentiste qui se sert des
deux mains avec la même facilité dans les opérations. Celse
dit que tout opérateur doit être ambidextre : *Non minus
sinistrâ quam dextrâ promptus.*

AMERS. Les médicaments amers sont presque tous tirés
du règne végétal. Ils sont pour la plupart énergiquement
toniques, ils relèvent le ton des organes, fortifient la puissance digestive de l'estomac, et font disparaître la pâleur blafarde de la muqueuse gencivale et autres symptômes de la
faiblesse des organes de la bouche. Parmi les meilleurs amers
se trouvent la gentiane, le houblon, le quassia, le junaranba
et le quinquina.

AMERTUME. Ce mot désigne la saveur particulière qui
est propre aux substances amères dans la pathologie dentaire. L'amertume de la bouche, est le signe d'un mauvais
état de l'estomac, et doit fixer l'attention du dentiste, car

les désordres fonctionnels de cet organe, nuisent toujours à la santé comme à la beauté des dents.

AMMONIAQUE. Ce gaz, qui est connu aussi sous le nom d'*alcali volatil*, résulte de la combinaison de trois parties d'hydrogène avec une partie d'azote ; il est transparent et doué d'une odeur piquante qui lui est propre ; sa saveur est urineuse. L'eau absorbe près de quatre cent cinquante fois le volume de ce gaz pour constituer l'*ammoniaque liquide* : il est peu employé chez les dentistes ; cependant un flacon de cette substance peut être utile dans le cabinet pour appliquer aux narines des personnes que la vue des instruments, du sang ou la peur de l'opération fait tomber en syncope.

AMYGDALES. Les amygdales ou tonsilles sont deux corps glanduleux de forme ovaire, qui se trouvent logés entre les piliers du voile du palais. Elles présentent deux extrémités dont la plus grosse est tournée en haut, et quatre faces dont celle postérieure est en rapport avec le muscle pharyngo-staphilin, l'antérieure avec le muscle glosso-staphilin. (Ces deux muscles sont logés dans les piliers du voile et lui impriment des mouvements.) La face externe adhère au muscle constricteur supérieur du pharinx, tandis que la face interne, qui est libre, regarde dans le gosier et présente une surface converge et comme bosselée. Les amygdales qui ne sont qu'un amas de cryptes macépares sont divisées en plusieurs lobes réunis entre eux par du tissu cellulaire. Les orifices excréteurs de leurs follicules ou cryptes sont assez larges ; leur usage est de sécréter un mucus qui lubrifie l'isthme du gosier. Les artères qui s'y trouvent sont fort petites mais fort nombreuses, et proviennent pour la plupart de la lingule, de la palatine inférieure et de la maxillaire interne. Ces organes sont très exposés à s'enflammer et à former des abcès, et leurs engorgements chroniques sont quelquefois dus à la sourde irritation entretenue par la présence de dents cariées.

ANALEPTIQUES. Ce mot qui s'applique également aux médicaments et aux aliments, veut dire ce qui est en même temps nutritif et tonique ; pour les jeunes enfants délicats, le salep, le tapioca et le chocolat sont d'excellents analeptiques pour ceux dont l'estomac peut les supporter. Les meilleurs analeptiques, sont les boissons amères et les grillardes de chairs fort chargées d'osmazome. Nous renvoyons le lecteur à l'article *Aliment.* Il importe beaucoup aux dentistes de pouvoir combattre, par un régime analeptique et tonique bien dirigé, les tendances aux scrofules et au rachitisme, deux grands ennemis de la santé de la bouche et de la belle formation des dents.

ANALYSE des cendres. On trouvera, au mot *lavage*, les moyens mis en usage pour débarrasser les cendres fournies par la combustion des balayures de l'atelier, des matières charboneuses et terreuses qu'elles renferment. Les procédés d'analyse que nous allons indiquer n'ont pour but que d'extraire parmi les particules métalliques de diverses natures contenues dans ces cendres, l'or, l'argent et le platine qui s'y trouvent mêlés. Quelques dentistes commencent cette opération en promenant dans les matières métalliques lavées et séchées un barreau aimanté, de manière à leur enlever toutes les parcelles de fer qui s'y trouvent. Nous trouvons cela inutile, et les procédés d'analyse suivants nous ont toujours paru les plus simples et les plus satisfaisants.

1° On met toute la masse dans de l'acide sulfurique affaibli, qui dissout avec effervescence tout le fer et le zinc. On décante et on jette comme inutile les sels salubres ainsi formés.

2° On fait bouillir les métaux qui restent dans de l'acide nitrique qui dissoudra en même temps le cuivre, le bismuth, le plomb et l'argent, et qui fera précipiter l'étain, s'il y en a, sous forme d'une poudre blanche. On décante de nouveau tous les métaux dissous ; l'argent est le seul qui a quelque valeur, et pour l'extraire, on verse dans la solution une certaine quantité d'acide chlorhydrique : ce métal est précipité sous forme de chlorure blanc, caillebotté insoluble et bleuissant à la lumière. Pour avoir l'argent pur, on décante le liquide, on sèche le chlorure, et on le met dans un creuset avec un poids égal au sien de nitrate de potasse et d'un peu de borax : le tout est mis au four et tenu au rouge pendant trente minutes, au bout duquel temps on trouvera le culot ou bouton d'argent au fond du creuset.

3° La partie des cendres qui a échappé à l'action de l'acide nitrique ne peut contenir que de l'or et du platine et, pour extraire l'or, voici ce que l'on fait : on met le tout dans un matras avec de l'eau régale ; on chauffe légèrement, et quand les métaux sont bien dissous, on étend la solution avec de l'eau pour pouvoir mieux filtrer. On verse alors dans le liquide filtré une dissolution de sulfate de fer, et, au bout de deux jours de repos, on trouvera l'or en poudre fine au fond du vase. On décante, et, pour s'assurer qu'il n'y a plus d'or dans le liquide, on y ajoute une nouvelle quantité de sulfate de fer ; on lave la poudre ainsi obtenue, d'abord avec de l'eau acidulée, puis avec de l'eau pure : on la sèche sur le filtre et on la met dans le creuset avec le nitre et le borax comme ci-dessus. On met le tout au four, on le tient au rouge pendant une demi-heure, après quoi on laisse refroidir. Le culot d'or solide qui se trouve au fond du creuset est pur, c'est-à-dire en carats.

Pour extraire le platine de la liqueur précédente, on y plonge plusieurs lames de platine qui, par leur contact avec les matières contenues dans la dissolution, jouent le rôle d'une pile et précipitent le platine à l'état de poudre noire. Quand on s'est assuré que tout le platine est précipité, on passe une brosse sur les lames de zinc pour faire tomber la poudre de platine qui y adhère ; on lave cette poudre, on la dissout de nouveau dans six fois son poids d'eau régale. Quand elle est complètement dissoute, on évapore à siccité pour enlever l'excès d'acide; on dissout le tout dans une certaine quantité d'eau, on filtre et on y verse une dissolution concentrée de chlorhydrate d'ammoniaque (sel ammoniacal) jusqu'à ce que le mélange ne donne plus de précipité. Celui-ci, qui est de couleur jaune, est un chlorhydrate de platine et d'ammoniaque. On décante le liquide, on met la poudre précipitée sur un filtre, on la lave, on la sèche, on chauffe cette poudre *seule* au four, dans un creuset; la décomposition du sel est opérée quand on voit sortir une fumée épaisse et blanche de l'appareil. En retirant le creuset, on trouve dedans une masse métallique spongieuse : c'est du platine pur.

ANALYSE des alliages. Ce que l'on connaît dans le commerce sous les noms d'argent et dor, dont le dentiste fait un si grand usage pour les besoins de la prothèse, n'étant que des alliages qui résultent de la fusion de ces métaux avec d'autres qui ont moins de valeur, nous croyons devoir indiquer les moyens de déterminer d'une manière exacte la quantité d'argent ou d'or pur contenue dans chacune d'elles. Cette analyse devient inutile pour les monnaies non-seulement de France, mais des autres pays de l'Europe, dont le titre est connu et dont nous avons donné un tableau dans une autre partie de cet ouvrage. L'argent du commerce est un mélange d'argent et de cuivre ; l'or du commerce est formé d'or, d'argent et d'un peu de cuivre. L'analyse de ces alliages, par coupellation, nous paraît la plus simple : nous allons la décrire ici.

ANALYSE de l'argent (du commerce.) On introduit dans une coupelle (*Voyez* ce mot) une certaine quantité de plomb; on met la coupelle au fourneau, et quand le plomb est fondu, on y ajoute un poids connu de l'alliage dit argent. Le plomb favorise la fusion du cuivre, et ces deux métaux s'oxydent au contact de l'air. Les oxydes de cuivre et de plomb fondent, se volatilisent en partie sous forme de fumée, et sont en partie absorbés par les parois de la coupelle. A la fin de l'opération, l'argent pur reste seul dans la coupelle et forme un bouton brillant au fond de celle-ci. On le laisse refroidir et on le pèse pour voir combien il est diminué de poids.

ANALYSE de l'or (du commerce). On commence cette opération comme dans le cas précédent, mais il faut ici mettre dans la coupelle, avec l'or qu'on essaie, une certaine quantité d'argent. Nous avons expliqué aux mots *Départ* et *Quartation* l'objet de cette particularité. Quand les oxydes de plomb et de cuivre ont été absorbés par les parois de la coupelle, il reste au fond un bouton composé d'argent et d'or. On traite ce bouton par l'acide nitrique qui dissout l'argent et laisse l'or pur au fond du vase. En pesant cet or pur, on voit combien en contenait la quantité d'or de commerce qu'on a mis dans la coupelle.

ANALYSE par la pierre. (Voyez les mots *Essai* et *Pierre*.) Ajoutons à ce que nous venons de dire sur ces différents moyens d'analyse, que le dentiste qui achète des cendres ou qui donne les siennes à des laveurs, peut savoir approximativement de la manière suivante la valeur de ce qu'il vend ou de ce qu'il achète. On prend avec une sonde, dans les différentes parties de la masse des cendres dont il s'agit, une quantité minime et pesée, on la soumet aux manipulations indiquées aux mots *Lavage* et *Analyse des cendres* pour en extraire l'or, l'argent et le platine qu'elle contient. On aura alors la proportion suivante : l'échantillon des cendres est à la masse totale, camme la quantité de métal fourni par l'échantillon est à celle contenue dans toute la masse.

ANAPEUSIS. Ce mot est employé dans les écrits d'Hippocrate et de Paul Égine, pour exprimer l'ébranlement d'une esquille qui va se détacher de l'os maximillaire ou de tout autre os, et pour désigner l'état vacillant des dents carriées et caduques.

ANATOMIE. On entend par ce mot l'étude et la connaissance exacte de toutes les parties dont le corps de l'homme est constitué. On la divise en : 1° Anatomie descriptive, qui apprend le nom de chaque organe; sa nature, sa situation, son volume, ses parties, ses rapports et son usage. 2° Anatomie topographique qui est aussi appelée *chirurgicale* ou *des régions*, qui divise la surface du corps en un certain nombre de régions pour les disséquer couche par couche et avoir une idée exacte de la nature des parties que ces régions offrent, et les rapports de ces parties les unes avec les autres; 3° en Anatomie des peintres et autres divisions que nous n'allons pas énumérer. Bien que l'organisation de la bouche, celle des organes qui en font partie et d'autres qui ont un rapport plus ou moins direct avec elle, doive être pour le dentiste un objet d'étude spéciale; toutefois ses premiers pas dans son art devraient être précédés de connaissances assez étendues sur l'organisation totale de l'homme.

ANCYLOGLOSSE. On désignait autrefois sous ce nom une maladie dans laquelle la langue ne peut librement se mouvoir à cause des adhérences qu'elle a contractées avec la paroi inférieure de la bouche. Elle peut être congéniale et dépendre d'une longueur anormale du filet de la langue, qui se prolonge jusqu'à la pointe de cet organe. (Voyez les mots *Frein* et *Adhérence*)

ANÉMIE. Le mot anémie est donné à un état maladif de l'économie, caractérisé par une grande diminution dans la masse du sang et dans la quantité de ses globules; elle ne diffère guère dans sa nature de la chlorose, qui attaque spécialement les femmes. Les personnes anémiques sont pâles, faibles et tourmentées de névralgies dentaires et autres que l'on ne saurait guérir qu'en conseillant l'usage continu des sels de fer, et un régime analeptique.

ANÉVRISME. Ce mot veut dire distension, et désigne en pathologie une tumeur formée par la dilatation anormale d'une artère. La seule sorte d'anévrisme qui tombe dans le domaine du dentiste est celle des vaisseaux capillaires, qui constitue ce que l'on appelle les tissus érectiles, et dont nous parlerons à l'article telangiectasie.

ANGLE. En langage exact, ce mot indique l'espace compris entre deux lignes droites qui se coupent. On le rencontre souvent dans les descriptions anatomiques. En parlant des lèvres, il est équivalent au mot commissure, et l'angle de la mâchoire inférieure résulte de la réunion de la base de cet os avec son bord parotidien.

ANGULAIRES. On emploie ce mot dans quelques traités de chirurgie dentaire pour désigner *les dents canines;* non pas à cause de leur forme, mais à cause de leur position à l'angle ou à la commissure des lèvres.

ANKYLOGLOSSE. Ce mot est quelquefois écrit *ancyloglosse.*—Voyez ce dernier mot.

ANKYLOMÉRISME. Mot employé pour désigner des adhésions morbides qui se forment entre des parties qui sont normalement distinctes. — Voyez plus haut, le mot *Adhérence..*

ANKYLOSE. Par rapport aux articulations diarthradiales, ce mot indique une absence totale ou une très grande diminution du mouvement naturel des pièces osseuses les unes sur les autres. Cette maladie, qui est due à la soudure des surfaces articulaires des os ou à la raideur et au dessèchement des parties fibreuses et ligamenteuses qui entourent l'articulation, n'arrive jamais dans l'articulation temporomaxillaire, et on ne saurait l'appliquer à la soudure des dents avec leurs alvéoles ou avec les racines des dents voisines.

ANODIN. Les remèdes ou médicaments anodins, sont ceux que l'on emploie pour calmer les douleurs locales, telles que celles qui sont produites par la carie des dents. Les substances anodines les plus employées sont les poudres et les extraits aqueux ou alcooliques de ciguë, de belladone, de jusquiame et d'opium.— Le laudanum liquide de Rousseau ou de Sydenham. — La créosote et les sels de morphine peuvent être rangés dans la même classe. Ils réussissent souvent

à calmer la douleur dentaire et même à la faire cesser entièrement.

ANOMAL. Ce mot est employé dans la pathologie dentaire dans le sens d'insolite. Ainsi, une dent est anomale
quand elle est surnuméraire. — Il peut se développer des
phénomènes *anomaux* pendant la dentition et qui lui sont
dus.

ANOMALIE. On entend par anomalie, dans notre art,
quelques particularités dans le nombre, l'ordre d'apparition,
la forme et l'organisation des dents et des mâchoires qui
sont hors de la règle générale que la nature observe dans la
formation et dans l'emplacement de ces parties. On trouve
des anomalies *par défaut*, dans les cas d'absence totale de
dents cités par Fox et Sabatier, et dans l'absence de quelques-unes d'elles ; cas que l'on voit de temps en temps dans
la pratique. Ce sont ordinairement les molaires et les dents
de sagesse qui manquent. Souvent cette absence n'est qu'apparente, car, en réalité, ces dents existent ; mais elles restent
à l'état rudimentaire dans l'épaisseur de la mâchoire. — Les
anomalies *par excès*, consistent dans l'apparition d'un plus
grand nombre de dents que d'ordinaire, à l'une ou à l'autre
mâchoire, ou bien aux deux mâchoires à la fois. Les dents
surnuméraires peuvent, dans ce cas, être alignées avec
les dents normales, ou être derrière ou devant elles. On
cite des cas d'un double et même d'un triple rang de dents.
On trouvera dans mon *Encyclopédie du dentiste* des exemples de personnes auxquelles les dents de lait avaient complètement manqué, et d'autres chez qui ces dernières avaient
persisté et suppléé aux dents de la deuxième dentition pendant toute la durée de leur vie. C'est à ces écarts de la manière d'être générale des dents, et à une multitude d'autres
cas semblables, que les dentistes appliquent le mot *anomalie*.

ANTAGONISME. Ce mot se dit des muscles qui agissen en sens contraire.

ANTAGONISTE. Les muscles antagonistes sont ceux qui, attachés à un même os, tendent à le faire mouvoir en sens opposé. — Ainsi, les muscles temporal et masseter qui élèvent la mâchoire inférieure, peuvent être regardés généralement comme les antagonistes des muscles des régions hyoïdiennes supérieure et inférieure qui se contractent pour l'abaisser.

ANTHÉMORRAGIQUE. Ce mot est synonyme d'hémostatique.—Voyez ce dernier mot.

ANTI-ACIDES. Pour les remèdes de ce genre, nous renvoyons le lecteur au mot *Absorbants.*

ANTILEPTIQUE. On nomme ainsi les remèdes qui empêchent la dissolution putride du corps. Dans le scorbut et autres affections des gencives; on emploie, avec succès, comme antileptiques : les *acides,* les *toniques,* les *astringents,* les *amers,* les *aromatiques,* les *spiritueux* ou alcooliques, les *acidules,* etc,

ANTRE. Quelques auteurs donnent ce nom au *sinus maxillaire* (Voir ce mot.)

ANTI-SCORBUTIQUES. Ce mot est employé pour désigner les médicaments et les moyens généraux que l'on met à contribution pour combattre l'état scorbutique de l'économie et l'état maladif des dents et des gencives dont il est toujours accompagné. Ces médicaments agissent en accélérant les mouvements organiques, en stimulant les tissus, en excitant en eux des contractions fibrillaires et en fournissant au sang de nouveaux éléments. Parmi les plus utiles, on trouve *les substances âcres et volatiles,* telles que le raifort sauvage, le cochléaria, le cresson de fontaine et la moutarde blanche. *Les substances amères, toniques et analeptiques,* telles que le quinquina, le houblon, le quassia et la viande grillée. Les *stimulants diffusibles,* tels que le bon vin. — L'action de ces substances peut être puissamment secondée par l'exercice en plein air, l'insolation, les infusions et les bains de mer.

ANTITRAGUES. C'est une petite éminence conique faisant partie du pavillon de l'oreille. L'antitragues est aplati, dirigé en dehors et situé en même temps derrière et vis-à-vis du tragues, au-dessous de l'anthelex dont il semble dépendre. Nous le citons ici parce que quelques dentistes prétendent avoir fait cesser des odontalgies rebelles en le cautérissant avec un stylet rougi.

ANTODONTALGIQUES. Ce mot et le mot *Antodontique* ont été employés pour désigner les remèdes inventés contre les douleurs provenant de la carie des dents. Nous parlerons de ces remèdes au mot *odontalgie*.

APHÉRÈSE. C'est un mot dérivé du grec et qui veut dire ablation. On ne le trouve guère que dans les anciens traités de chirurgie. — Béclard cependant le préférait au mot *exérèse*, qui le remplace aujourd'hui et auquel nous renvoyons le lecteur.

APHORISMES. Les aphorismes sont des définitions ou des sentences concises dans lesquelles on présente, en peu de mots, les vérités les plus générales et les circonstances les plus importantes à connaître sur une chose. Les aphorismes les mieux connus, dans l'art de guérir, sont ceux d'Hippocrate.

APHTHES. Ce mot, dans les écrits d'Hippocrate, ne porte pas la même signification qu'il porte dans les écrits et dans le langage d'aujourd'hui. Les aphthes étaient pour lui les ulcérations de natures diverses qui se formaient dans l'intérieur de la bouche. Dans la pathologie dentaire moderne, ce mot désigne une éruption pustuleuse de la membrane muqueuse buccale et de son prolongement pharyngien. D'après des recherches récentes, on croit que ce sont les follicules mucipares de cette membrane qui sont l'élément anatomique lésé dans cette affection. — Les aphthes sont des pustules blanchâtres et superficielles, tantôt discrètes et tantôt con-

fluentes, bornées, le plus souvent, aux gencives et à la surface interne des joues, mais pouvant descendre très profondément dans les voies digestives et aériennes. On a longtemps
confondu et l'on confond encore aujourd'hui l'éruption aphtheuse avec une autre maladie propre aux enfants, mieux
connue sous les noms de *Muguet* et de *Blanchet*, et à laquelle
Bateman a très improprement donné le nom d'*Aphtha infantium*. Nous verrons cette dernière maladie à l'article *Muguet*, et nous nous bornons ici à parler des aphthes proprement
dits. — *Les causes* réelles des aphthes sont peu connues;
elles sont endémiques dans quelques localités froides et
marécageuses des Pays-Bas et de la Zélande. Chez nous, on
les observe principalement vers la fin de l'automne, quand
la température est lourde et humide. Ils se développent
spécialement chez les personnes jeunes, de constitution lymphatique et chez les vieillards. Les femmes, dans les saisons
qui sont marquées par l'humidité tiède de l'atmosphère, en
souffrent beaucoup, surtout pendant la quinzaine qui précède
l'apparition des règles. Au reste, la malpropreté habituelle
de la bouche et la nature des aliments dont on se sert, peuvent contribuer beaucoup à leur développement. Le plus
souvent, chez les adultes, les aphthes sont discrets et peu
nombreux, et leur apparition et leur marche sont assez
constantes pour pouvoir être divisées en quatre périodes
distinctes. Dans une *première période*, qui n'est pas constante, la personne éprouve, pendant vingt-quatre ou qua-
rante-huit heures, une sorte de malaise général, accompagné
de légers symptômes de gastrite ou de chaleur à la bouche.
Dans la *deuxième période*, on voit apparaître sur les gencives
et sur la face interne des joues et des lèvres, de petits points
qui proéminent sur la muqueuse et qui sont entourés d'une
auréole rouge; ces points s'élargissent et l'épithélium qui les
recouvre crève à son sommet, pour laisser sortir une matière
blanchâtre et puriforme; après quoi les aphthes passent à
leur *troisième période*, qui est celle d'ulcération. Celle-ci

s'étend du centre à la circonférence. Les pustules s'affais-sent pour être remplacées par des ulcères superficiels, arron-dis et dont les bords sont coupés à pic ; leur fond est souvent couvert d'une matière blanche et pultacée abondante. *La quatrième période* est celle de cicatrisation. Dans celle-ci les points malades s'alstergent, la muqueuse se cicatrise, se re-couvre d'un nouvel épithelium et l'éruption aphtheuse dispa-raît sans laisser une trace de son existence. — Les moyens thérapeutiques que le dentiste doit employer contre les aph-thes, varient beaucoup. Souvent il suffit de moyens hygiéni-ques, tels qu'une nourriture azotée, de vêtements chauds et un gargarisme légèrement tonique, pour empêcher leur for-mation ou pour les faire avorter. Chez quelques femmes, ils ne disparaissent qu'avec l'apparition des règles, et l'on devra chercher à régulariser cette fonction. Quand les aphthes sont peu nombreux, on doit les toucher avec le nitrate d'ar-gent ou avec un pinceau imbibé d'un mélange d'acide chlo-rhydrique et de miel, ou bien encore avec un peu de chlorure de soude, étendu d'eau. Quant à ceux qui se développent assez fréquemment chez les enfants à la mamelle, on doit se-conder les effets des moyens précédents par le lait d'une bonne nourrice.

APONÉVROSES. Les anatomistes se servent de ce mot pour désigner des membranes d'un tissu fibreux, qui sont blanchês, luisantes, élastiques et résistantes qui servent à contenir les muscles, à prévenir leur déplacement, et quel-quefois à leur fournir des points d'attache. Les deux aponé-vroses qu'il importe le plus au dentiste de connaître sont, les aponévroses massetérine et du buccinateur. *La première* est une lame mince qui revêt le muscle masseter, se continuant en bas avec l'aponévrose cervicale et se divisant en arrière en deux lames, dont l'une passe en dehors de la glande pa-rotide, et l'autre en dedans d'elle pour la séparer du muscle. Les abcès qui se forment en dehors de cette aponévrose, s'ouvrent toujours à la peau. *La seconde* est une lame fibreuse qui recouvre le buccinateur, et qui lui adhère fortement. On la regarde comme un épanouissement de la gaine fibreuse du canal de sténon. Il s'épaissit en arrière pour former la corde fibreuse que l'on appelle aponévrose buccinato-pharyngienne, parce qu'en avant, elle donne attache au muscle buccinateur, et en arrière au muscle constricteur supérieur du pharynx. Les abcès qui se forment en dehors de cette lame ne s'ouvrent jamais dans la bouche, et elle empêche les maladies de la muqueuse buccale de se propager au dehors.

APOPHYSE. Les apophyses sont des éminences qui se forment à la surface et aux extrêmités des os, et qui servent à l'insertion des muscles. Un grand nombre d'elles, dans les premiers temps de la vie, sont séparées du corps de l'os et portent le nom d'épiphyses. Les apophyses que le dentiste ne doit pas ignorer sont : 1° L'*Apophyse coronoïde* de la mâchoire inférieure qui est triangulaire et qui donne attache par son sommet au muscle temporal, et par son bord antérieur au muscle buccinateur. Il est à remarquer que chez quelques individus, la dent de sagesse supérieure, en se développant, se heurte contre cette apophyse, et produit de la gêne dans la mastication. On y remédie en faisant l'extraction de la dent. 2° *Les apophyses geniennes*, au nombre de quatre, qui se trouvent sur la ligne médiane de la face interne du corps de l'os maxillaire inférieur. Les deux supérieures donnent attache aux muscles genio-glosses et les deux inférieures, aux muscles genio-hyoïdiens. 3° L'*Apophyse montante de l'os maxillaire supérieur* qui donne attache à quelques muscles qui agissent sur la lèvre supérieure. 4° L'*Apophyse palatine du même os,* dont la surface inférieure qui est rugueuse et comme chagrinée, constitue en grande partie la portion osseuse de la paroi supérieure de la bouche.

APOSTÈME. Mot autrefois employé dans le sens de tumeurs et d'abcès. (Voyez ces mots.)

APPAREIL. Ce mot est employé pour désigner l'ensemble des organes ou des pièces mécaniques qui concourent à l'accomplissement d'une fonction ou d'un effet que l'on veut produire. Ainsi, l'appareil de la mastication est formé des trente-deux dents qui incisent, déchirent et broyent les matières alimentaires introduites dans la bouche; des mâchoires, des muscles abaisseurs, élévateurs et diducteurs de la mâchoire inférieure, qui font agir les dents, de la langue enfin qui ramasse les particules échappées à la trituration pour les placer de nouveau entre les molaires, en les préparant ainsi à l'insalivation. Dans la partie opératoire de notre art, on dit aussi *appareil pour le plombage, appareil pour le redressement,* etc., des dents.

APPLICATA. Ce mot est connu en hygiène pour désigner les choses qui sont dans un contact habituel ou fréquent avec le corps, telles que les vêtements, les bains, les cosmétiques, etc.

APPLICATION. C'est-à-dire, l'action d'appliquer une chose sur une autre. Ainsi, on dit appliquer un bandage, un appareil, un vésicatoire. Appliquer l'émail sur une pièce artificielle, etc. Pour ce dernier, voyez *émailler.*

APPOSITION. Est employé quelquefois pour dire coaptation et même pour le mot prothèse dont nous parlerons plus tard.

ARCADE. On donne le nom d'arcades aux parties du corps qui affectent une direction courbe, ou qui sont courbées en arc. On trouvera des exemples aux deux mots suivants qui intéressent le dentiste.

ARCADES *alvéolaires.* Ces arcades sont formées par la série des alvéoles, disposées en arc sur le bord libre de l'une et l'autre mâchoires. Ces arcades sont en quelque sorte festonnées, surtout en avant, par des saillies qui répondent aux alvéoles, et par des dépressions qui répondent aux cloisons interalvéolaires. On doit remarquer que l'arcade alvéolaire supérieure décrit une courbe plus grande que celle de la mâchoire inférieure; aussi, les dents incisives d'en bas sont elles toujours débordées, quand la bouche est bien fermée, par les dents d'en haut.

ARCADES DENTAIRES. Elles sont formées par les dents, rangées en deux courbes paraboliques semblables à celles qui sont représentées par les arcades alvéolaires. Les dents, chez l'homme seul, représentent une courbe régulière et continue; car dans tout autre animal, elles sont d'une longueur inégale et laissent souvent entre elles des espaces vides. *La face antérieure* de ces arcades est convexe, et présente une apparence festonnée dans le voisinage des gencives. *La face postérieure* est concave et le bord libre, qui est mince et tranchant à son milieu, devient épais et tuberculeux sur les côtés et en arrière. Nous avons déjà remarqué qu'à cause de la grande courbe ou arc, que décrit l'arcade alvéolaire supérieure, les incisives d'en haut glissent sur la face antérieure des incisives d'en bas. Ajoutons aussi que les tubercules externes des molaires d'en bas, au lieu de correspondre aux tubercules externes des molaires d'en haut, se mettent dans la rainure qui sépare ces derniers tubercules internes, de manière qu'au lieu d'un simple contact, il y a un véritable engrènement.

ARCHET. C'est un instrument employé dans nos ateliers pour la perforation des rondelles d'hippopotame, d'ivoire et des plaques métalliques. Il consiste dans une tige de bois flexible, de baleine ou d'acier, dont les extrémités sont rapprochées au moyen d'une corde en boyau, de manière à former un arc. Cette corde est introduite dans la rainure de la poulie d'un foret, et le va-et-vient imprimé par la main de l'ouvrier à l'extrémité de l'archet, fait tourner le foret dont le bout aiguisé effectue la perforation voulue.

AREC. C'est une plante de la famille des palmiers, dont il y a plusieurs espèces. L'arec de l'Inde, *areca cathusa* de Linnée, croît abondamment aux îles Moluques et à Ceylan. L'amande de son fruit est semblable en apparence à la noix muscade, mais elle est plus grosse et plus dure qu'elle, et sa saveur est amère et astringente. Elle entre dans la composition d'un masticatoire fort en vogue dans toute la partie équatoriale de l'Asie, et dont nous parlerons à l'article *Betel*.

ARÉOMÈTRE. Voyez pour ce mot ce que nous avons dit à l'article *Alcoolomètre*.

ARGENT. L'argent est un métal qui fait partie de la cinquième section de la classification du baron Thenard. Il est solide, d'un blanc brillant, très ductile, très malléable et peu dur; il est dix fois et demie plus pesant que l'eau; il entre en fusion à la chaleur rouge cerise 20° du pyromètre de Urdgewood, et cristalise par le refroidissement lent en pyramide quadrangulaire. Il se combine avec plusieurs corps, tels que le soufre, le phosphore et le chlore; l'acide nitrique, l'oxyde, en se décomposant en partie, et forme avec l'oxyde un nitrate d'argent. L'argent n'est guère employé aujourd'hui par les dentistes qu'à l'état de soudure. (Voyez ce mot.)

ARMOISE. L'armoise est une plante de la famille des corymbifères, que l'on regarde comme stimulante, tonique et emenagogue. On le recommande dans quelques cas où la suppression ou l'irrégularité de la menstruation produit chez quelques femmes des névralgies dentaires et des agacements.

ARMURE. C'est un nom qui est donné à des lames de fer doux appliquées contre les aimants, près de leurs pôles, pour en augmenter la puissance attractive.

AROMATES. On désigne par le mot aromates certaines substances odoriférantes, trouvées dans le règne végétal, et qui doivent leur propriété aux huiles volatiles qu'elles contiennent. Les dentistes s'en servent quelquefois pour modifier la saveur, l'odeur et les propriétés de leurs élixirs odontalgiques, antiscorbutiques et autres. Parmi les substances aromatiques, on trouve la cannelle, le gingembre, la muscade, les clous de girofle, etc.

AROMATISER. Ce mot se dit de l'action d'ajouter une

substance aromatique à un élixir, à un gargarisme ou à un collutoire.

ARRACHEMENT. On emploie dans le vulgaire ce mot comme synonyme d'avulsion ou d'extraction. (Voyez ce dernier.)

ARRIÈRE-BOUCHE. Pour la signification de ce mot, voyez son équivalent *Pharynx*.

ARRIÈRE-DENT. Ainsi nommée à cause de la position qu'elle occupe dans la bouche, ou à cause de son apparition tardive : c'est la dent de sagesse.

ARRIÈRE-NARINES. Plus exactement nommées *l'ouverture postérieure des narines*. (Voyez *Narines*.)

ARSENIATES. Genre de sels résultant de la combinaison des acides arsénieux et arsénique avec une base, soude, potasse, etc.

ARSENIC. C'est un métal solide, gris, grenu et fragile. On donne vulgairement ce nom à l'oxyde blanc d'arsenic ou acide arsénieux si souvent employé dans les empoisonnements.

ART. Ce mot veut dire un système de préceptes dont l'application tend à un but déterminé. Ce but, dans l'art du dentiste, est de conserver ou de rétablir la santé de la bouche et des dents, et de suppléer, par des moyens artificiels, à la perte que ces dernières ont éprouvées par les accidents ou les maladies.

ARTÈRES. Nom donné par les anatomistes aux vaisseaux qui reçoivent le sang du cœur pour le porter dans tous les organes du corps. Le tronc artériel principal de l'économie est l'aorte, qui part directement du cœur pour décrire *une courbe dans la poitrine* et descendre ensuite le long de la colonne vertébrale pour se terminer à son extrêmité inférieure. Cette courbe dont nous venons de parler se nomme *le crosse de l'aorte*, et c'est d'elle que naissent les artères dont la distribution doit être toujours devant les yeux du dentiste. L'aorte, dans cet endroit, donne quatre branches

qui sont les artères sous-clavières dont nous ne parlerons
pas, et les deux artères carotides primitives. Chacune de
celles-ci monte sur la partie antérieure et latérale du cou
jusqu'au niveau du bord supérieur du larynx, où elle se divise en carotide interne et en carotide externe. La première
qui se porte dans l'intérieur du crâne pour se distribuer dans
les différentes parties de l'encéphale et de l'orbite, ne demande pas à être décrite; aussi, nous nous bornerons à une
description un peu détaillée des ramifications de l'

ARTÈRE carotide externe. Cette artère s'étend depuis le
haut du larynx jusqu'au col du condile de la mâchoire inférieure. Son côté externe est recouvert par les muscles peaucier, digastrique et stylo-hyoïdien et par la glande parotide ;
son côté interne est en rapport avec l'artère carotide interne
et les muscles stylo-hyoïdien et stylo-glosse. Dans ce trajet,
l'artère carotide externe donne six branches, dont deux seules nous intéressent : ce sont *l'artère faciale* et *l'artère linguale* ; arrivée au bout de son trajet, derrière le col du condyle maxillaire, elle se divise en deux branches de terminaison qui sont *l'artère temporale* et *l'artère maxillaire interne*.
Nous allons donc examiner ces quatre branches dont deux
sont latérales et les deux autres terminales.

ARTÈRE faciale. Nommée aussi *labiale* et *maxillaire*
externe. Elle se détache de la carotide externe un peu plus
haut que la précédente, se porte en avant et en dedans pour
gagner un sillon qui est creusé sur la face externe de la base
de l'os maxillaire inférieur, près de son angle. Elle se porte
alors entre le bord antérieur du masseter et le bord postérieur du muscle triangulaire des lèvres, pour passer par la
commissure de celles-ci et se terminer au haut de la face, en
s'anastomosant avec un rameau de l'artère opthalmique. Les
branches qu'elle donne sous la mâchoire sont *la branche palatine inférieure,* qui se perd dans l'amygdale et sur la trompe
d'eustache et *la branche sous-mentale,* qui longe la face interne de la branche de la mâchoire pour se diviser en deux

rameaux, dont l'un s'unit à celui du côté opposé et l'autre s'anastomose au trou mentonnier avec l'extrémité de l'artère dentaire inférieure. Les branches que l'artère faciale donnent *à la face* sont : les *branches externes*, qui se perdent dans les muscles masseter, buccinateur et peaucier ; les *branches internes*, pour les muscles triangulaires et carrés ; la *branche labiale* ou *coronaire inférieure*, qui marche dans l'épaisseur de la lèvre inférieure, plus près de la muqueuse que de la peau ; la *branche labiale supérieure*, qui suit la même route dans la lèvre supérieure : elles s'anastomosent sur la ligne médiane des lèvres avec les branches de l'autre côté. Les *branches dorsales du nez*, qui se perdent dans les parties molles du nez, et les *branches musculaires supérieures* qui se distribuent dans les zygomatiques et autres muscles de la face.

ARTÈRE linguale. Elle naît de la partie inférieure de la carotide externe, et se porte en dedans et en haut pour gagner la base de la langue, en passant entre les muscles hyoglosse et genioglosse. Arrivée là, elle se dirige horizontalement en avant, dans l'épaisseur de la langue, sous le nom *d'artère canine*, et, arrivée près de la pointe de cet organe, elle s'anastomose par arcade avec celle du côté opposé. Elle fournit, dans son trajet, *l'artère dorsale* de la langue qui se perd dans le dos de cet organe, dans les amygdales, et dans le voile du palais et l'artère sublinguale, dont les petites divisions se perdent dans la glande du même nom.

ARTÈRE maxillaire interne. Immédiatement après son origine, elle passe sous le col du condyle de la mâchoire inférieure, passe entre les muscles ptérygoïdien externe et temporal, pour gagner successivement les fosses zygomatiques et spheno-maxillaires, elle suit un trajet qui est très sinueux. Elle donne treize branches, dont les plus importantes, pour le dentiste, sont :

1° *L'artère dentaire inférieure*. Dès sa naissance, elle se porte en bas, entre la face interne de la branche de la mâchoire et le muscle ptérygoïdien interne, pour pénétrer dans le canal dentaire par son orifice supérieur. Elle marche indivise dans le canal jusqu'au niveau des petites molaires, où elle se partage en deux branches, dont l'une, nommée *mentonnière*, sort par le trou mentonnier, pour s'anastomoser avec l'artère sous-mentale, tandis que l'autre, nommée *incisive*, continue son trajet dans le canal jusqu'au niveau de la symphyse du menton. Dans tout son trajet, cette artère donne des *rameaux dentaires* en nombre égal à celui des dents correspondantes, qui pénètrent dans chaque alvéole, et de là, dans l'ouverture que présente le sommet de la racine.

2° L'*artère alvéolaire*, nommée aussi dentaire supérieure. Elle descend sur la tubérosité maxillaire en faisant des contours nombreux, et se divise en deux ordres de rameaux qui sont les *rameaux gencivaux et périostiques* et les *rameaux dentaires postérieurs*. Les premiers descendent sur l'os maxillaire supérieur jusqu'au bord des alvéoles, et pénètrent dans ceux-ci pour se perdre dans le périoste alvéo-dentaire. Les deuxièmes traversent la tubérosité maxillaire en passant par les petits canaux dont cet os est criblé, pour pénétrer dans les alvéoles des grosses et des petites molaires, et se diviser en autant de ramuscules qu'il y a de racines à ces dents.

3° L'*Artère sous-orbitaire*. Après son origine, elle pénètre dans le canal sous-orbitaire, le parcourt et sort par le trou sous-orbitaire, pour se diviser dans les muscles de la face. Avant de quitter le canal, elle donne un *rameau dentaire* qui parcourt le conduit dentaire antérieur, pour se distribuer aux dents canines et incisives supérieures.

ARTÈRE temporale. Cette artère, recouverte d'abord par la glande parotide, passe sous l'arcade zygomatique, et se divise dans les muscles et les téguments du crâne, dans son trajet, elle donne une seule branche qui nous intéresse, c'est l'*artère transversale de la face*, qui gagne la face en croisant la direction du col du condyle et du muscle masseter, et, en marchant, parallèle au canal de Sténon qui est un peu au-dessous de lui. Ses rameaux se perdent dans le tissu musculaire de la face.

ARTICULATION. Ce mot est employé dans l'anatomie dentaire pour désigner la réunion de deux os l'un avec l'autre. Les articulations sont divisées en deux grandes classes, c'est-à-dire les articulations immobiles ou *synarthroses,* et les articulations mobiles ou *diarthroses.* Les articulations qui intéressent le plus le dentiste sont l'articulation temporo-maxillaire et celles des dents avec leurs alvéoles.

ARTICULATION temporo-maxillaire. Quelques anatomistes veulent que cette articulation soit une arthrodie, c'est-à-dire formée par jonction des surfaces planes ou presque planes ; tandis que M. Cruveilher l'a dit une double articulation condylienne. Quoi qu'il en soit, les surfaces en rapport sont du côté de l'os maxillaire inférieur, deux condyles encroutés de cartilages et alongés transversalement, leur direction est oblique de dehors en dedans et d'avant en arrière. Du côté de l'os temporal on remarque la *cavité glénoïde* dont la moitié antérieure seule concourt à l'articulation, et la *racine transverse de l'apophyse zygomatique* qui borne en avant la cavité. Un cartilage encroûte en même temps la face postérieure de cette racine transverse et la portion articulaire de la cavité glénoïde. Les moyens d'union et de glissement de cette articulation sont un cartilage inter-articulaire, un ligament latéral externe et deux membranes synoriales. Le cartilage inter-articulaire est une lentille dont le milieu est mince et percé, et les bords épais. Sa face inférieure est concave pour recevoir le condyle de la mâchoire. Sa face supérieure alternativement convexe pour s'adapter à la cavité glénoïde, et concave pour recevoir le bord postérieur de l'apophyse transverse. Le ligament latéral externe est une forte bande fibreuse dont l'attache au temporal se fait au tubercule de la bifurcation zygomatique, et dont l'attache à l'os maxillaire inférieur se fait sur le côté externe du col du condyle. Ce ligament recouvre immédiatement le condyle qu'il sépare de la peau. Quant aux deux synoviales, l'inférieure, après avoir coiffé le condyle, se réfléchit sur la face inférieure du cartilage inter-articulaire, tandis que la supérieure, après avoir revêtu la portion articulaire du temporal, se réfléchit sur la face supérieure de ce même cartilage. Il n'y a pas besoin de ligament latéral interne dans ce cas, car les deux articulations temporo-maxillaires sont solidaires. — Cette articulation jouit des mouvements d'abaissement, d'élévation, d'un mouvement en avant et des mouvements latéraux. Quand l'abaissement est porté trop loin par des coups sur le menton ou par des bâillements exagérés, il peut y avoir luxation de l'os maxillaire inférieur, mais chez les adultes seuls et pour cette raison. Chez eux, l'axe de mouvement de cet os passe par le milieu des bronches, et, lorsque l'abaissement est trop considérable, le condyle franchit la racine transverse et se porte dans la fosse zygomatique, tandis que chez l'enfant, à cause de l'obliquité de la bronche, l'axe de mouvement passe par les condyles mêmes.

ARTICULATION des dents. L'implantation des dents dans leurs alvéoles a reçu le nom de gomphose, mot grec qui veut dire clou, à cause de l'analogie qui existe entre l'enfoncement d'un clou ou cheville dans un trou, et l'insertion de ces ostéides dans le bord de la mâchoire. Quelques anatomistes, qui ne voient dans la dent qu'une papille nerveuse et vasculaire, revêtue d'un étui calcaire privé d'organisation et de vitalité, refusent le nom d'articulation à cette implantation des dents dans leurs alvéoles. Pour eux, la dent est en tout temps un corps étranger que l'alvéole, en se resserrant, cherche à expulser, et qui ne se tient en place que parce que l'alvéole est exactement moulée sur elle. Ils admettent cependant, comme moyen d'union, la gencive et la membrane alvéo-dentaire, et font remarquer la facilité avec laquelle les dents tombent dans le squelette et chez les individus atteints de scorbut.

ARTICULATION de cire. On donne ce nom ou celui de *morsure* à un morceau épais et aplati de cire molle, dans lequel on fait mordre le malade, pour avoir une idée exacte de la manière dont ses arcades dentaires se rencontrent l'une avec l'autre. La cire dégagée avec précaution de la bouche, et portant sur chacune de ses faces les empreintes des dents et des gencives est mise dans de l'eau froide pour durcir. On verra à l'article suivant l'usage auquel elle sert.

ARTICULATION des modèles. Quand les deux modèles en plâtre ont été parés, et avant de les tremper dans la cire liquide, on fait à la partie postérieure du modèle d'en haut deux ou trois fortes rainures verticales, et sur le modèle d'en bas, et au même endroit, quelques trous ou entailles, dans une direction quelconque. Ces rainures et ces entailles faites, et les modèles cirés, on fait entrer les dents incisives et les canines du modèle d'en haut dans les creux correspondants de la face supérieure de l'articulation de cire. (Voyez l'article précédent.) On fait également entrer les mêmes dents du modèle d'en bas, dans les creux correspondants qu'offre la face inférieure de la cire. On fait entrer, en pressant, les dents des modèles dans la cire jusqu'à ce que les couronnes des dents molaires des deux modèles soient en contact parfait. On est alors sûr que les modèles sont placés, l'un par rapport à l'autre, dans la même position que les arcades dentaires de l'individu. Quand les deux modèles sont ainsi coaptés, on met entre eux un morceau de cire ou toute autre chose, pour les soutenir dans la position qu'on leur donne ; on passe un pinceau imbibé d'huile sur toute la partie des deux modèles qui présente les rainures, les trous et les entailles dont nous avons déjà parlé. On entasse alors, sur cette partie, une quantité de plâtre battu, qu'on laisse sécher et durcir sur les modèles. Ce plâtre devenu dur, porte le nom de *dos* ou *queue* de l'articulation, et se sépare assez facilement des modèles, à cause de la couche d'huile dont on a enduit ces derniers. On verra à l'article suivant l'usage de cette articulation et de la queue qui en fait partie.

ARTICULATION des pièces. Après qu'un bloc d'hippopotame a été incrusté, qu'on a enlevé avec la lime l'excédant de son contour, et qu'on lui a évidé le centre, on commence à *l'articuler* de la manière suivante. Nous supposerons que ce soit une pièce d'en haut. On rougit d'avance le tranchant des dents du modèle inférieur qui est encore adhérent à la queue; on met la pièce sur le modèle d'en haut qui a servi à l'incruster, et on le glisse de haut en bas dans les rainures de la queue jusqu'à ce que la pièce incrustée vienne en contact avec les dents du modèle d'en bas, et qu'elle soit rougie par le contact. On enlève alors la pièce avec le modèle, et au moyen d'une échoppe on emporte toutes les parties de l'hippopotame qui ont été rougies. On fait glisser de nouveau le modèle sur la queue, jusqu'à ce que la pièce soit de nouveau rougie; on enlève ces nouvelles marques rouges avec l'échoppe, et on agit ainsi de suite, jusqu'à ce que la face supérieure du modèle soit parfaitement sur le même plan que le bord supérieur de la queue. Il faut remarquer qu'en enlevant le rouge avec l'échoppe on dirige l'instrument du dehors en dedans, c'est-à-dire dans la direction du centre évidé du bloc. Car il faut observer que toute l'étendue du bloc qui se trouve comprise entre le bord extrême et le centre doit être réduit à une lame mince qui s'applique contre le palais de la bouche. On polit la pièce ainsi articulée avec une lime fine, et l'on sculpte les dents sur son contour.

ARTIFICIEL. Dents et palais artificiels; nous omettons pour le moment cet article.

ASSA FOETIDA. Cette substance qui, pour les gastronomes de la Perse et d'autres provinces asiatiques, est une sorte d'ambroisie, est pour nous autres Européens, une drogue détestable à laquelle on a donné le nom de *stercus diaboli*. C'est une gomme résine de couleur rousseâtre qui découle des incisions que l'on fait à la tige du *ferula assa fœtida*.

Elle est remplie de grumeaux blanchâtres, douée d'une saveur amère et âcre, et d'une odeur d'ail insupportable. Cette substance est rarement employée par les dentistes ; cependant, c'est un excellent résolutif à l'extérieur, et les propriétés antispasmodiques dont elle jouit à un très haut degré pourraient être utilement employées pour combattre certain état d'irritabilité générale, si productives d'agacement des dents et de névralgies dentaires.

ASTRINGENTS. On donne ce nom à une classe de médicaments qui ont la propriété de resserrer les tissus avec lesquels ils sont mis en contact ; quand on les emploie pour arrêter l'écoulement du sang provenant de la lésion des vaisseaux capillaires d'une partie, on leur donne le nom de *styptiques*. Outre leur effet de resserrement fibrillaire, ils jouissent de propriétés toniques passagères. Leur action trop prolongée sur une partie du corps, tend à émousser sa sensibilité et à rendre les tissus plus denses. Les astringents végétaux doivent tous leur propriété au tannin et à l'acide gallique qu'ils contiennent. Parmi eux se trouvent le cachou, le sang-dragon, la noix de Galle, le ratauhia, le bistorte, la rose de Provins, etc. ; on les emploie à l'état de décoction, d'infusion et de rinçure, pour former les gargarismes et les collutoires. Parmi les astringents minéraux, on trouve l'acide sulfurique, le sulfate de zinc, l'eau de chaux et le sous-acétate de plomb liquide, qui n'est employé qu'à l'extérieur comme résolutif et répercussif.

ATAXIE. Ce mot introduit dans le langage médical, par Sydenham, désigne un désordre dans les fonctions cérébrales, une irritation du système nerveux, qui apparaît comme symptôme prédominant dans quelques fièvres de mauvaise nature, et qui peut se montrer par suite de la difficulté de la dentition chez quelques enfants.

ATAXIQUE. Il est dérivé du mot précédent et caractérise quelques maladies accompagnées d'irritation cérébrale, d'incohérence dans les idées et de mouvements convulsifs.

Pinel a appliqué ce mot à l'une des formes de la fièvre typhoïde.

ATHÉROME (*atheroma*). Tumeur ankystée, contenant une matière épaisse, semblable à de la bouillie : ces tumeurs se forment ordinairement dans les glandes engorgées, à l'époque des deux dentitions, et à la suite d'odontalgies violentes.

ATROPHIE. On entend par ce mot, dans notre art, une sorte de dépérissement spontané des dents, accompagnée d'une destruction de la couleur et de la consistance de l'émail, dont la surface paraît traversée chez certains sujets, de crêtes saillantes et onduleuses ; chez d'autres par des rainures profondes et d'excavations noires et pointillées. Cette maladie qui agit sur toute la substance des dents et qui les rend inégales, informes et noires, est incurable. Elle est due le plus souvent à une maladie héréditaire ou à un vice de constitution, contracté pendant la vie intra ou extra-utérine de l'enfant, et se montre généralement après la période de la deuxième dentition.

AVULSION. Ce mot est employé dans le même sens que le mot *extraction*, auquel nous renvoyons le lecteur.

BAILLEMENT. Ce mot, dit-on, vient du verbe latin *balare*, bêler. C'est une inspiration plus longue et plus profonde qu'une inspiration ordinaire. Il est presque involontaire et accompagné d'un grand écartement des mâchoires. Ce mouvement inspiratoire est suivi d'une expiration prolongée, plus ou moins sonore. Le bâillement est dû, le plus souvent, à l'ennui, à la fatigue, au défaut de sommeil, à la faim, etc. ; mais il précède quelquefois les accès d'une fièvre intermittente, des attaques d'hystérie, surtout chez les femmes sujettes à des névralgies dentaires et autres.

BAIN. On entend par le mot bain l'immersion un peu prolongée du corps entier ou d'une de ses parties dans un liquide qui est, ou bien de l'eau simple, ou de l'eau chargée de substances aromatiques et médicinales. Le bain est *général* quand l'eau recouvre tout le corps; *local,* quand une partie du corps ou l'un des membres seul s'y trouve. Parmi les bains locaux, on range les *demi-bains,* où l'eau ne monte qu'à la ceinture; les *bains de siége,* où elle ne vient qu'aux hanches; les *pédilaves,* ou bains de pieds, et les *manulaves,* ou bains des mains et des avant-bras. Les bains agissent sur le corps par : 1° *le poids du liquide*; quelques personnes sont obligées de renoncer aux bains généraux à cause du sentiment d'oppression qu'ils leur font éprouver; 2° par *l'absorption de l'eau :* on sait que l'on est obligé d'uriner en sortant d'un bain. Quand l'eau manque, dans les voyages de long cours, les matelots étanchent leur soif en nageant, et l'on a calculé que, dans un bain, le corps d'un adulte absorbe 750 grammes d'eau par heure et 3° *par leur température.* En général, un bain est *froid* quand sa température est au-dessous de 20°; il est tempéré à 25°, et chaud à 30° et au-dessus. Les *bains froids* sont toniques et exercent leur action sédative sur le système nerveux; ils produisent un spasme de la peau et refoulent le sang dans les organes intérieurs; le pouls perd de sa force et de sa fréquence et la respiration est ralentie, pour les personnes dont la constitution jouit d'une force de réaction. Ces bains sont très salutaires; mais les personnes très débiles et les vieillards doivent s'en abstenir; car, chez eux, la réaction ne s'établit pas, et l'effet supersédatif qu'a produit l'eau froide, ne se dissipe que difficilement. Les *bains chauds* produisent une sorte de pléthore artificiel; les liquides de l'économie se dilatent, le corps prend plus de volume, la peau rougit, surtout à la figure, qui est inondée de sueur, le cœur palpite, la respiration devient précipitée, et, chez les personnes trop pléthoriques ou sujettes à des congestions cérébrales, il pourrait y avoir apoplexie. Les *bains tièdes ou tempérés* sont, dans le plus grand nombre de cas, les plus utiles. Ils causent une légère oppression momentanée, surtout à la poitrine; mais bientôt la chaleur se développe, la transpiration et les urines deviennent abondantes. Le pouls, qui était d'abord fréquent, se ralentit, et l'on a plus ou moins de tendance à dormir. Dans le bain tiède, les organes se relâchent, la peau devient souple, la transpiration se fait facilement et l'on éprouve, à la suite de ce bain, un sentiment de bien-être et de calme remarquables. On ajoute à la propriété calmante du bain tiède, par l'addition de la gélatine, de la guimauve ou du son. Le dentiste est souvent obligé de le recommander aux femmes chez qui la susceptibilité nerveuse est la cause des névralgies dentaires qui les tourmentent, et rien n'est plus utile à l'enfant, pendant toute la durée de la première dentition, que le bain tiède, soit pour faciliter la sortie des dents, soit pour calmer les mouvements fébriles, l'agitation et l'insomnie que les difficultés de la dentition produisent presque toujours. Remarquons aussi que l'on doit accoutumer les enfants aux bains de très bonne heure, car l'expérience a prouvé que, par manque de cette précaution, la frayeur du bain a, plus d'une fois, produit chez eux des convulsions mortelles. Les *bains de siége* peuvent être utilement recommandés par le dentiste, dans quelques cas de douleur dentaire, pour produire une rubéfaction révulsive sur le bas du corps, ou pour faciliter l'écoulement des règles, dont le défaut est souvent la cause du mal. — Pour les bains à vapeur, voyez *Étuves*.

BALANCE. La balance est un instrument très connu, employé pour déterminer le poids d'un corps, par sa comparaison avec le poids d'un autre corps, qui est pris pour unité. La balance se compose d'un fléau, aux extrémités duquel sont suspendus librement deux plateaux également pesants. Le fléau est soutenu à son milieu par un axe tranchant, qui s'appuie sur deux tourillons d'acier, et son bord supérieur est surmonté, à son milieu, par une aiguille droite, destinée à rendre plus évidente son inclinaison d'un côté ou de l'autre. Les bras de la balance doivent être parfaitement égaux en longueur, et le point d'appui de l'axe doit se trouver un peu au-dessus du centre de gravité de tout l'appareil; car si ce dernier était au-dessus, dès l'instant qu'il quitterait le plan de l'axe, la balance chavirerait et l'on aurait ce que l'on appelle *la balance folle*. Les balances peuvent être de toutes les grandeurs; ordinairement il en suffit de trois sortes dans un atelier de dentiste : d'adord, de très petites, pour peser des parcelles très fines d'or et de platine, et même pour peser, à un milligramme près, les différentes substances minérales qui entrent dans la composition des dents artificielles. Puis des balances d'une grandeur moyenne pour peser des objets d'un volume plus considérable; et enfin de grandes balances pour peser les substances lourdes, qui vont servir aux travaux.

BALANISTE. On donne ce nom aux fleurs desséchées du grenadier, ces fleurs sont fortement chargées de tannin, et sont très employées comme astringent.

BALAYURES. Ce mot est employé dans les ateliers des dentistes qui se servent beaucoup de métaux, pour indiquer le mélange de poussière, de copeaux, de limaille, etc., qui provient du nettoiement de l'atelier et de l'établi. Le tablier en peau, placé au-dessous de ce dernier, est destiné à recevoir les particules métalliques emportées par les ciseaux ou par la lime; mais il est impossible que quelques-unes de celles-ci n'échappent au soin de l'artiste, pour se perdre dans la poussière du parquet. Les balayures ramassées sont mises de côté jusqu'à ce qu'elles soient en quantité un peu considérable... Elles sont alors soumises à l'action du feu dans un fourneau cylindrique, et réduites en poudre fine. C'est de cette poudre que l'on extrait les métaux perdus, soit par des recherches minutieuses, soit à l'aide de réactifs chimiques qu'il serait trop long d'énumérer ici.

BALEINE. Voyez le mot *Narcohal*.

BALSAMIQUE. Ce mot est employé pour désigner l'odeur suave et agréable de quelques produits végétaux connus sous le nom de baumes, et qui est due à la volatilisation de l'acide benzoïque, et aux huiles essentielles qu'ils contiennent. On désigne aussi par ce mot une foule de préparations pharmaceutiques qui sont pour la plupart de l'alcool chargé des principes résineux, et des huiles volatiles des plantes aromatiques, qui sont complètement dépourvues de baumes.

BANC à tirer. On donne ce nom à une sorte d'établi servant à passer à la filière les fils de métal qu'on veut en même temps récrouir et diminuer de grosseur. C'est un fort banc ou table, d'une hauteur de 65 centimètres, et d'une forme oblongue. Sa surface présente, selon sa longueur, une double coulisse dans laquelle glisse une barre de fer garnie de dents. Cette barre est mise en mouvement au moyen d'un pignon dont les dents laissent engrener celles de la barre, et qu'on fait tourner à l'aide d'une manivelle qui se fixe sur l'axe du pignon. Pour faire fonctionner cette machine, on fixe solidement une filière au bout du banc; on y fait passer l'extrémité du fil qu'on veut tirer pour l'attacher ensuite au bout de la barre du cric. La barre mise en mouvement par les tours de la manivelle glisse dans la coulisse en traînant après elle le fil qui traverse la filière. On peut à la rigueur se passer de cette machine dans un atelier de dentiste, mais elle est utile quand il faut passer les fils à froid dans le dessein de les récrouir.

BANDE. La bande est un lien plat et large, très rarement employé dans notre art, qui sert à envelopper et à serrer quelque partie. Elle est faite avec de la toile, du drap ou toute autre étoffe capable d'offrir une certaine résistance.

BANDELETTE. Ce mot qui veut dire petite bande est employé pour désigner des rubans de toile dont une des faces est enduite d'un emplâtre agglutinatif, et qui servent à tenir rapprochées les lèvres des incisions.

BARÈGES. C'est le nom d'un village dans le département des Hautes-Pyrénées, remarquable par les sources d'eaux minérales sulfureuses et thermales qui s'y trouvent. Ces bains de Barèges pris aux sources, outre leurs effets miraculeux dans les cas de catarrhe et de phthisie, produisent une très grande amélioration dans l'état des personnes atteintes d'atonie générale, d'engorgement scrofuleux, d'amaigrissement dû à une susceptibilité extrême du système nerveux, de douleurs rhumatismales, et d'autres affections semblables qui sont si productives, de névralgies dentaires, d'agacement des dents, de la destruction de leur substance, et de tuméfaction indolente des gencives et des ganglions sous-maxillaires. Le dentiste peut trouver utile de recommander dans quelques cas, les sources minérales de Barèges à ses malades, ou de les soumettre à l'usage des *bains de Barèges artificiels* qui sont préparés en faisant dissoudre dans un bain tiède ordinaire quatre ou cinq onces de *sulfure de potassium*. Ordinairement, pour empêcher l'action trop irritante de ce minéral sur la peau, on verse dans la dissolution un peu d'acide sulfurique ou chlorhydrique qui produit un dégagement d'un gaz puant qui est de l'acide sulfhydrique, une précipitation de soufre qui blanchit le bain, et la formation d'un sel neutre qui reste dissous dans l'eau.

BAROMÈTRE. Cet instrument est formé d'un tube de verre, d'un calibre partout égal, rempli de mercure pur. Une de ses extrémités est fermée à la lampe, l'autre plonge dans une cuvette remplie de mercure également purifié. La pression exercée par l'atmosphère sur le mercure de la cuvette fait monter celui qui est contenu dans le tube à des hauteurs qui diffèrent selon le poids de l'air. L'air sec est toujours plus pesant qu'un air chargé d'humidité. Aussi voit-on dans le beau temps, la colonne barométrique monter, et descendre à l'approche des orages et de la pluie, et c'est dans ce dernier cas que beaucoup de personnes sujettes à des douleurs nerveuses et rhumatismales des dents et des mâchoires savent prédire par l'aspect du baromètre le renouvellement des affections qui les tourmentent.

BARRÉES. Ce mot est employé, dans l'art du dentiste, pour exprimer un état anormal des racines des dents molaires dans lequel celles-ci sont, ou bien soudées avec les racines des dents voisines, ou avec les parois de l'alvéole, ou trop fortement divergentes, ou bien contournées en crochet à leurs pointes, de manière à comprendre dans leur courbure une portion de l'os de la mâchoire. L'avulsion de ces dents est toujours accompagnée de la fracture d'une portion plus ou moins considérable de l'alvéole, dans lequel la dent est implantée.—Voyez le mot *Accidents*.

BARYTE (*chromate de*). On verse, pour l'obtenir, du chromate de potasse dans l'hydrochlorate de baryte.

BASE. Quelques anatomistes désignent par ce mot le bord inférieur de l'os maxillaire inférieur. — Cette base est arrondie, surtout en avant, et plus ou moins mince en arrière; elle est creusée d'un sillon montant, pour loger l'artère faciale, et donne attache, dans presque toute son étendue, aux fibres du muscle peaucier. — En chimie, on entend par le mot base, l'alcali, la terre, ou l'oxyde métallique qui se combine avec l'acide pour la formation d'un sel; ainsi l'ammoniaque, l'alumine et l'oxyde de cuivre, sont les bases des sels d'ammoniaque, d'alumine ou de cuivre. Dans l'art du dentiste, le mot base se dit de l'ingrédient principal qui entre dans la composition des dents artificielles minérales. Le nombre et la quantité de ces ingrédients varient beaucoup, selon la recette du fabricant; mais elles ont toutes pour base le kaolin, qui est une sorte de silicule d'alumine provenant de la décomposition d'une roche, que les géologistes nomment *feld-spath*. Ce kaolin est, en même temps, la base de toutes les porcelaines.

BATITURES. Ce sont des écailles, ou parcelles de métaux, qui se détachent de la masse métallique que l'on travaille sous les coups du marteau.

BATTEMENT. Ce mot est employé pour désigner l'impulsion que les mouvements du cœur impriment aux parois thorachiques, ou le sentiment de soulèvement que les artères impriment aux doigts qui sont placés dessus. Le mot *battement* veut dire aussi les douleurs pulsatives que les malades éprouvent dans les phlegmons de la bouche, des lèvres et des gencives. Le battement, dans ce cas, a lieu quand l'inflammation est très intense, et quand il cesse pour faire place à la douleur gravative, ou sensation de pesanteur dans la partie; le dentiste doit soupçonner la formation de pus dans la tumeur.—Voyez le mot *Abcès*.

BAUME. Les baumes véritables sont des produits naturels de végétaux qui résultent de la réunion des principes résineux de l'arbre, avec l'acide benzoïque. Les baumes contiennent des huiles essentielles, qui aident au dégagement de l'acide benzoïque, qui est le principe volatil auquel ces substances doivent leur odeur suave et vanillée. La saveur des baumes est, en général, un peu amère et piquante. Ils sont tous solubles dans l'alcool et l'éther. Ces dissolutions, traitées par les alcalis, donnent des benzoates qui restent dissous, et la matière résineuse qui s'y précipite. Les cinq baumes connus sont : le baume de Pérou, celui de Tolu, le storax, le styrax et le benjoin. Le mot baume est donné, mais très improprement, à certaines substances résineuses, oléorésineuses et thérébenlacées, qui ne contiennent pas de l'acide benzoïque, tels que les prétendus baumes de Hongrie, de Judée et de copahu. —On donne aussi le nom de baumes à une foule de préparations pharmaceutiques, qui résultent du mélange, entre elles, des huiles essentielles provenant de la distillation des plantes aromatiques ou du mélange de ces dernières avec les teintures alcooliques, aqueuses ou éthérées, de principes résineux des plantes. Ces baumes s'achètent tout préparés dans les bonnes pharmacies. Nous en citerons quelques-uns qui doivent être connus du dentiste.

BAUME de Lelièvre. C'est un médicament qui résulte de la macération prolongée dans l'alcool des substances suivantes : agaric, racine de zédoaire, myrrhe, aloès succotrin, thériaque, rhubarbe, racine de gentiane, safran et sucre. Cette préparation, qui ne diffère guère de celle que l'on appelle l'élixir de Spina, est stomachique, vermifuge, diffusible et diaphorétique, et, donnée à dose convenable, peut être quelquefois utile pendant les difficultés de la première dentition.

BAUME tranquille. Ce baume est formé de l'huile d'olives, tenant en dissolution certains principes de plantes narcotiques, aromatiques et mucilagineuses. Il est utilement employé en frictions, derrière les oreilles et sur le côté de la face, dans les douleurs rhumatismales des dents et des mâchoires.

BAUME de Fioraventi. Pour obtenir ce baume, on fait macérer, dans de l'alcool, plusieurs substances résineuses et balsamiques avec une très grande quantité de matières végétales aromatiques. Le produit de cette macération, distillée au bain-marie, donne *le baume spiritueux* de Fioraventi, qui, employé en frictions, est un excellent stimulant dans les rhumatismes chroniques des mâchoires et dans les odontalgies produites par l'humidité et le froid.

BAUME saxon. Celui-ci résulte du mélange intime des huiles suivantes : huile distillée de lavande, huile de ricin et huiles essentielles de marplaine, d'origan, de sauge, de romarin, de macis, de menthe, de rue, avec l'huile concrète de muscade. — On emploie souvent ce mélange, en frictions, sur les membres et sur les tempes des enfants qui souffrent des douleurs de la première dentition, et on leur en fait avaler, sur un morceau de sucre, quelques gouttes pour remédier à l'atonicité de l'estomac que ces douleurs produisent.

BAUME d'acier. Ce mot est employé, en plaisanterie, pour désigner l'instrument, clé, pince, bistouri ou autres, à l'aide desquels le dentiste débarrasse son malade d'un abcès, d'une dent cariée, etc., qui le tourmente. C'est aussi le nom d'un onguent de couleur rouge-brunâtre, composé d'huile et de tritoxide de fer, que l'on employait autrefois en frictions comme tonique et stimulant dans les artères rhumatismales.

BATONS de corail.—Voyez le mot *Corail.*

BAVER. C'est un mot quelquefois employé pour indiquer l'écoulement involontaire de la salive chez les enfants, les vieillards, et dans quelques maladies de la bouche, accompagnées d'une division des lèvres ou d'une perte de leur substance.

BAVE. C'est la salive qui coule involontairement de la bouche, par suite des maladies ou des déformations de cet organe.

BEC de lièvre. On a donné ce nom à la division, soit traumatique, soit congéniale des lèvres. C'est à la lèvre supérieure que siége ordinairement cette maladie. *Le bec de lièvre traumatique*, ou accidentel, est ordinairement le résultat d'un coup de couteau, de sabre ou autre instrument tranchant. Il se distingue de celui qui est congénial en ce que son contour est irrégulier, en ce que la membrane de la cicatrice est blanchâtre et en ce qu'on n'y trouve pas, comme dans le bec de lièvre congénial, un bouton charnu à l'angle qui fait le bord de la plaie en rencontrant le bord libre de la lèvre. Quand le bec de lièvre accidentel siége à la lèvre inférieure, il y a un écoulement involontaire de salive, dont la perte est très nuisible à l'estomac et aux digestions du malade.

BEC de lièvre congénial. Nous allons suivre l'explication de Tiedmann, sur l'origine de cette maladie. La lèvre est formée d'abord de quatre parties distinctes, dont les deux moyennes se réunissent de bonne heure pour former le tubercule moyen qui correspond et qui est attaché à l'os incisif. Cette réunion des deux parties moyennes, de bonne heure, fait qu'il est très rare de voir *le bec de lièvre medium.* *Le latéral simple* est beaucoup plus commun, et résulte d'un défaut de réunion du tubercule moyen avec l'une ou l'autre des parties latérales. Dans ce cas, l'os incisif peut être régulièrement enclavé entre les apophyses palatines de l'os maxillaire supérieur. Mais le *bec de lièvre latéral double*, où ni l'une ni l'autre des parties latérales ne se réunit au tubercule moyen, est toujours accompagné d'une déformation de la voûte palatine, dont les deux moitiés restent écartées, tantôt en avant seulement, et tantôt dans toute leur étendue. Dans ce dernier cas, le vomer est toujours fixé à l'une des moitiés de l'os maxillaire; et l'os incisif, par un engrenage de sa face supérieure, est attaché au bord inférieur du vomer, tandis que la voûte du palais est divisée dans toute son étendue et la luette est bifide. — Dans tous les cas de bec de lièvre congénial, les bords de la division sont parfaitement réguliers et unis, et la pellicule qui les recouvre est rouge ou vermeille, comme celle des lèvres. — Cette maladie, pour être guérie, exige toujours une opération, qui consiste dans la réunion des bords de l'incision, au moyen de la soudure entortillée que nous décrirons. L'opinion générale est, que l'on ne devrait procéder à cette opération avant que l'enfant ne soit âgé de quatre ou cinq ans; parce que, dit-on, les tissus résistent mieux à l'action déchirante des aiguilles, et l'enfant a alors assez de bon sens pour observer le calme et le silence qui sont nécessaires pour le succès de l'opération. — L'expérience cependant prouve l'inutilité d'un pareil retard, et nous partageons pleinement l'opinion du célèbre professeur d'accouchement, M. le baron Paul Dubois, qui fait toujours cette opération dans les premiers jours qui suivent la naissance. Les tissus sont alors plus vasculaires, et la cicatrisation se fait plus vite. Ils sont plus extensibles et se prêtent mieux à l'alongement que l'opération demande, et le déchirement de ce tissu, par les aiguilles, n'est qu'une chimère; car les cris les plus forts de l'enfant ne le produisent pas. Au reste, l'on est toujours à même de parer à cette difficulté, en empêchant l'enfant de dormir pendant quelque temps avant l'opération ou en lui faisant avaler quelques petites cuillerées d'une potion narcotisée. *Voici l'opération:*

l'enfant est placé sur les genoux d'un aide, ou l'adulte assis sur une chaise, avec sa tête appuyée contre la poitrine d'un assistant; dans les deux cas, l'opérateur commence par aviver les bords de la division avec un bistouri ou avec des ciseaux bien évidés, c'est-à-dire il enlève les côtés de la division qui sont recouverts de la pellicule rouge ou de la cicatrice blanche. Alors, prenant des aiguilles courbes, au nombre de deux ou de trois, selon la longueur de la division, il tend, avec le pouce et l'index de la main gauche, la portion gauche de la lèvre, tandis que la première aiguille, dirigée par la main droite, pénètre dans la peau, à deux lignes au-dessus du bord libre de la lèvre, et à deux lignes en dehors de la plaie. Cette aiguille traverse les tissus, dans une direction courbe, de manière à sortir sur la face saignante, tout près de la muqueuse labiale. L'opérateur tend alors la portion droite de la lèvre, dans le bord saignant de laquelle il fait entrer la pointe de l'aiguille, tout près de la muqueuse, pour la faire sortir à la peau, à l'endroit correspondant à celui auquel elle est entrée dans la portion gauche; quand les deux autres aiguilles sont placées de la même manière, on fait décrire, avec un fil ciré, un huit de chiffre, autour de chacune d'elles, qui sont ainsi tenues solidement en place. A cause du gonflement plus ou moins considérable qui doit survenir, il faut avoir la précaution de ne pas trop serrer les fils. On coupe les extrémités des aiguilles, ou on les entoure de petites compresses pour les empêcher de blesser le malade, et l'opération est terminée. Vers le cinquième jour, on retire, avec précaution, les aiguilles. Quand le bec de lièvre est double, on fait les deux opérations le même jour. Quant à la division de la voûte palatine, elle se guérit peu-à-peu d'elle-même après la cicatrisation de la lèvre.

BELLADONE. C'est une plante de la famille des solanées, dont l'odeur est vireuse, et la saveur nauséabonde et un peu âcre. Elle croît en France, le long des chemins, dans les décombres, et dans les vieux murs. Elle fleurit dans le mois de juin, et se fait reconnaître par ses fleurs larges dont les pétales sont d'une couleur rouge de vin. Son fruit ressemble à une cerise par la forme. Il est successivement vert, rouge et noir. Sa saveur est fade et sucrée; toutes les parties de la plante contiennent un alcali végétal, nommé atropine, auquel elle doit ses propriétés. Cette plante, qui est une des solanées vireuses, est un poison narcotico-âcre des plus terribles; elle agit principalement sur le système cérébro-spinal, et amène la mort à la suite de vertiges, d'hallucinations et de convulsions; elle a la singulière propriété de dilater tous les sphincters de l'économie, et on l'emploie journellement dans la coarctation morbide de ces parties. — L'oculiste s'en sert dans l'opération de la cataracte pour produire la dilatation de la pupille, et pour empêcher l'iris de contracter des adhérences avec la capsule du cristallin. L'extrait de belladone, incorporé dans l'axonge, et employé en friction le long du trajet des nerfs dentaires et des nerfs de la face, est un moyen très efficace pour calmer les douleurs de ces derniers. On peut également faire agir la poudre de belladone par la méthode endermique (voyez ce mot), les nerfs souffrants. Quand les névralgies dentaires et fa-sur ciales résistent à ces moyens, on donne communément l'extrait de belladone à la dose d'un centigramme ou cinquième de grain, toutes les deux heures, de manière à produire des vertiges ou un commencement de délire; mais ce dernier moyen est très dangereux, et ne devrait être employé que dans les cas extrêmes, et quand la névralgie est idiopathique et ne dépend pas de la carie dentaire ou d'aucune autre maladie de la bouche.

BEN. C'est le nom d'un arbre de grandeur moyenne qui croît aux Indes Orientales; son fruit est une gousse dont les graines, connues sous le nom de noix de ben, fournissent par l'expression *une huile très fine qui ne rancit pas en vieillissant.* Les parfumeurs emploient cette huile pour conserver l'arôme de certaines fleurs, telles que les résédas, les

tubéreuses et les jasmins. — On s'en sert dans la fine horlogerie, et elle peut être utile au dentiste dans la partie mécanique de son art. C'est de cette huile que je me sers, pour
entretenir les mouvements et faciliter l'engrènement mutuel
des pièces dont se compose mon *Régulateur-Rogers* (Voyez
ce mot).

BENJOIN. C'est une substance balsamique qui contient
beaucoup d'acide benzoïque, et dont nous avons parlé à
l'article *baumes;* le benjoin a une apparence résineuse, il
est fragile, et d'une odeur agréable. — On le trouve tantôt
en masse brunâtre, tantôt sous forme d'une agglomération
de morceaux blanc-brunâtre ou jaune sale. Le plus pur est
celui qui est connu dans le commerce sous le nom d'*amyg-
daloïde*, parce qu'il est divisé en petits pains de la forme
d'une amande. On s'en sert dans les églises, où il remplace
l'encens. Les parfumeurs aussi le font entrer dans leurs
compositions les plus odorantes. L'acide benzoïque qu'on
en retire par la sublimation, porte le nom de fleurs de benjoin, et il fait la base de la célèbre préparation cosmétique
connue sous le nom du *lait virginal* dont nous parlerons
plus tard.

BENZOÏQUE. L'acide benzoïque existe dans le benjoin
et les autres baumes, dans la vanille, dans la cannelle, et
dans l'urine des enfants et des animaux herbivores. Il
cristallise en aiguilles blanches et satinées, qui sont légèrement ductiles. Quand il est parfaitement pur, il est inodore; mais, en contact avec un peu d'huile volatile, il se
volatilise, et donne la douce odeur d'encens qui caractérise
toutes les substances dont il fait partie.

BERGAMOTE. C'est le nom d'une petite orange douée
d'une odeur et d'une saveur des plus délicieuses et qui lui
sont spéciales. — L'huile odoriférante qu'elle fournit offre
au dentiste un ingrédient utile pour la composition des
élixirs et des dentifrices de bon aloi.

BÉTEL. On donne ce nom à une espèce de poivre, le

piper-bétel, qui est cultivé dans les Indes Orientales. C'est une plante grimpante qui s'enlace, comme les branches sarmenteuses des vignes, sur les arbres qui l'avoisinent ou sur les supports qu'on lui donne. La préparation masticatoire, connue sous le nom de *bétel,* et qui est tant en usage parmi les peuples asiatiques, est formée en partie des feuilles du *piper-bétel* qui servent d'enveloppe à un mélange de chaux vive qui forme presqu'un quart du poids total de la préparation, et enfin de la noix de l'arec qui en constitue la moitié. Quelques personnes prétendent que l'on y fait entrer du tabac. Parmi les avantages que les Orientaux attribuent au bétel, se trouve celui de diminuer l'abondance de la transpiration produite par le soleil des tropiques, et qui les épuise. On sait qu'il communique à la salive un teint rouge-brique ou safrané, mais les voyageurs ne sont nullement d'accord sur les effets que ce masticatoire produit sur les gencives et sur les dents. Quelques-uns veulent qu'il soit aussi innocent pour ces organes que l'est le tabac pour les dents de nos chiqueurs européens; d'autres prétendent que son seul effet est d'accumuler dans leurs intervalles et à la base de leurs couronnes des incrustations tartreuses qui les noircissent; mais nous croyons plus près de la vérité ceux qui assurent que le bétel corrode les dents, au point que les personnes qui en font un usage habituel sont privées, avant l'âge de quarante ans, de toute la partie de ces organes qui n'est pas recouverte par les gencives. Nous avons émis une opinion contraire dans notre *Encyclopédie du Dentiste;* mais, quelques faits qui sont venus depuis peu à notre connaissance, ont considérablement modifié nos idées sur ce sujet. D'ailleurs, il est impossible qu'une substance aussi corrosive, qu'un alcali aussi fort que la chaux vive, n'agisse, par son contact continuel, en déterminant la décomposition chimique des silicates et des phosphates calcaires dont ces ostéides sont principalement composées.

BEURRE. Le beurre est un corps mou, d'une couleur

jaune ou blanche, dont la saveur est agréable, et l'odeur légèrement aromatique. Il n'existe que dans le lait des femelles des mammifères. Il est plus pesant que l'eau; il se fond à une chaleur modérée. Insoluble dans l'eau, il se dissout dans l'acool bouillant. Il rancit facilement à l'air, surtout en été. Quand il est frais, il est nourrissant et relâchant; mais, quand il est rance, il est indigeste, irritant pour l'estomac, et donne lieu à des aigreurs. Le beurre est obtenu en battant ou en agitant fortement la crême qui s'est séparée spontanément de la matière caséuse du lait.

BEURRE de Cacao. C'est une substance blanche, grasse et solide, que l'on extrait des amandes d'une plante de la famille des malvacées, nommée le *théobroma-cacao*. Pour avoir ce beurre, on dépouille les amandes de leur écorce et de leur germe; puis on les broye, pour les soumettre ensuite à l'action de l'eau bouillante. Le beurre contenu dans les amandes se liquéfie et vient surnager à la surface, d'où il passe dans des moules où il se solidifie en se refroidissant. — C'est une substance médicamenteuse, relâchante et émolliente, et qui entre quelquefois dans la formation des pommades. Un peu de beurre de cacao est une excellente addition à la cire en fusion, que le dentiste convertit en gâteaux, et qui doit lui servir dans la prise de ses empreintes. Le mot beurre désigne aussi, dans le langage des anciens chimistes, des corps qui résultent de la combinaison du chlore avec plusieurs métaux : c'est ainsi qu'on dit les *beurres* d'antimoine, d'arsenic, de bismuth, de zinc et d'étain, pour les chlorures de ces métaux.

BÉZOARD. Ce mot désigne une sorte de concrétion calésineuse qui se forme dans l'estomac et dans les intestins des animaux. Le bézoard oriental, que les médecins arabes vantaient comme une panacée contre toutes les douleurs et toutes les souffrances du corps, se trouvait dans le quatrième estomac ou caillette de l'antilope cervicapra ou gazelle des Indes. La difficulté de se procurer des bézoards vrais, fit fabriquer aux apothicaires de l'Europe des bézoards factices, composés de médicaments stimulants, toniques et aromatiques pour les remplacer. Ils sont aujourd'hui abandonnés.

BICUSPIDE. Le nom de dents bicuspides a été donné par le célèbre professeur Chaussier, aux dents petites molaires pour les distinguer des grandes molaires, dont la couronne, au lieu d'avoir deux tubercules seules, en est surmontée de quatre ou cinq.

BIÈRE. Cette liqueur prise dans son état de fraîcheur, conserve la blancheur des dents et la santé de la bouche, en fortifiant l'économie en général. Pour avoir de la bonne bière, on fait germer de l'orge pour convertir sa fécule en principe sucré. On la torréfie pour donner à la liqueur de la couleur et de l'amertume, et on la soumet à la fermentation. On augmente son amertume et son arôme en y ajoutant du houblon. La bonne bière est nourrissante, tonique, stimulante pour l'estomac et diurétique. Elle produit des effets excellents chez les personnes dont les organes de la bouche souffrent de la diathèse scorbutique ou scrofuleuse dont leur constitution est atteinte.

BIFURCATION. Ce mot est employé par les anatomistes pour désigner la division d'un vaisseau sanguin, soit veineux ou artériel, en deux branches; ou bien pour désigner l'endroit du vaisseau où cette division a lieu. Dans notre art le mot bifurcation n'est employé qu'en parlant des racines des deux petites molaires dont le sommet est quelquefois, mais pas toujours bifurqué.

BIGORNE. C'est le nom d'une petite enclume portative qui se fixe dans un trou pratiqué dans l'établi à droite de l'ouvrier, ou que l'on peut fixer à volonté en la serrant dans un étau. On s'en sert pour marteler les plaques et les crochets d'or, pour river les tiges d'argent, etc., qui lient des dents minérales aux socles d'or, de platine, ou d'hippopotame, et pour d'autres ouvrages semblables.

BISCUITS. On nomme ainsi des gâteaux faits avec de la

pâte sans levain et fortement cuits au four, pour servir de pains aux matelots pendant leurs voyages. Les pâtissiers font aussi des biscuits de facile digestion pour les convalescents et pour les enfants, et qui sont confectionnés avec des œufs battus, de la farine, du sucre et des aromates. On fabrique également chez tous les pharmaciens des biscuits médicamenteux dont quelques-uns doivent être connus du dentiste, tels que : *les biscuits purgatifs* formés avec du julep, du sucre, de la farine et des œufs. Un seul suffit pour produire une légère évacuation alvine chez l'enfant d'environ sept ans, qui éprouve une irritation gencivale, et de la fièvre au moment de l'éruption des dents permanentes. *Biscuits vermifuges* faits d'après la formule de M. Cadet de Gassicourt. Ils sont faits d'un mélange de sucre, de farine, de semen-contra en poudre et d'œufs; à ces ingrédients, on ajoute quelques gouttes d'essence de citron. Les affections vervineuses des enfants qui sont souvent intimement liées aux difficultés de la première dentition, rendent nécessaires l'emploi de ces biscuits dont on peut, dans les cas ordinaires, donner un le matin et un le soir.

BISMUTH. C'est un métal de la quatrième classe de M. Thénard. Il est solide, blanc, jaunâtre et fragile. Il est dix fois plus pesant que l'eau. Il fond à une température de 250° et refroidit lentement; il se cristallise en cubes qui se disposent les uns par rapport aux autres, de manière à former une pyramide quadrangulaire. Le bismuth fait partie de l'alliage fusible de Darcet, dont quelques dentistes se servent pour l'obturation des dents cariées. Le chlore gazeux forme avec lui le chlorure ou beurre de bismuth. L'acide nitrique forme avec ce métal le nitrate de bismuth, qui traité par l'eau froide précipite une poudre blanche, connue sous le nom de magistère de bismuth ou *blanc de fard*, très employé comme cosmétique. (Voyez ce mot.)

BISTORTE. Nom donné à la racine du polygonum bistortum ou renoué, plante qui croît dans les endroits marécageux de la France et de l'Allemagne. Cette racine dont la couleur est d'un brun foncé, prend son nom de sa forme doublement tordue : ses propriétés sont toniques et astringentes. Sa décoction peut fournir au dentiste un bon ingrédient pour la formation de ses gargarismes et de ses collutoires.

BISTOURI. C'est le nom d'un instrument chirurgical qui a la forme d'un petit couteau, et qui est composé d'une lame tranchante et d'un manche ou châsse. Il prend son nom de la ville de Pistori en Italie, qui était autrefois très connue pour la bonne confection de ce genre d'instruments. La lame du bistouri est mobile sur le manche; mais tous les instruments de cette sorte que l'on fait aujourd'hui sont solidement assujettis par un ressort qui les empêche de se fermer, sans la volonté de la personne qui s'en sert. Les principaux bistouris sont : le *bistouri concave*, dont la lame est concave sur le tranchant, et convexe sur le dos. Le *bistouri convexe*, dont la lame est convexe sur le tranchant et concave sur le dos. Le *bistouri droit* qui présente une lame plus ou moins large, tantôt ronde, tantôt effilée à sa pointe; mais dont le dos et le tranchant sont également droits. Le *bistouri boutonné*, qui au lieu d'être pointu ou aiguisé à son extrémité, se termine par un petit bouton ou renflement qui empêche l'instrument de léser les organes qui sont situés au-delà de la partie que l'on veut inciser. Il y a plusieurs autres formes de bistouris que nous croyons inutile de mentionner. Les deux derniers suffisent aux besoins du dentiste, car, pour lui, comme pour tout autre opérateur, le succès d'une opération dépend beaucoup moins de la forme de l'instrument, qu'il ne dépend de la dextérité de la main qui le dirige.

BLANC. Ce mot est appliqué dans les arts à plusieurs substances de couleur blanche, mais dont la nature et les propriétés sont fort différentes. Ainsi, le *blanc de baleine* est une matière grasse composée d'adipocire que l'on extrait de la tête des cachalots, et surtout de l'espèce connue sous le nom de *physeter macrocephalus*. Cette substance qui porte aussi le nom de spermaceti, n'est employée aujourd'hui que dans la composition de quelques pommades. Le *blanc de fard* est un sous nitrate de bismuth, employé comme cosmétique pour embellir le teint, et pour rendre plus douce, la peau du visage. Il est bien à regretter que nos dames d'aujourd'hui soient obligées de songer à de pareils moyens pour effacer les traces que le temps imprime à leurs traits. Mais le mal, dans ce cas, vaut mieux que le remède, car, cette matière comme toutes les autres substances végétales et minérales employées dans le même but, écaille l'épiderme, supprime la transpiration de la partie, en bouchant ses pores, et contribue par son action corrosive sur le derme, à la production des éruptions cutanées et des dartres. Le *blanc d'Espagne* n'est que de la craie, ou carbonate de chaux, lavée pour enlever les impuretés qui s'y étaient mêlées. On le trouve dans le commerce, sous la forme de courts cylindres ou de petits pains.

Le dentiste se sert ordinairement de cette substance pour le nettoiement de ses instruments et de ses cuvettes, pour donner du poli aux pièces artificielles, minérales, métalliques, que la main de l'ouvrier vient de confectionner, et en troisième lieu, pour garantir du feu les parties de ces pièces sur lesquelles il désire que la flamme de la lampe ne joue pas. Dans ce dernier cas, on forme avec le blanc d'Espagne, une pâte que l'on étend par couches sur la face et sur les bords des dents minérales que l'action du feu pourrait faire éclater, sur les points de la pièce qui sont déjà soudés pour empêcher la séparation de ses parties par la refonte de la soudure, sur les crampons dont sont garnies quelques dents minérales pour les empêcher de s'unir aux plaques par l'action de l'alcool ou du fourneau et autour des endroits sur lesquels on dirige la flamme, pour que la soudure liquéfiée ne fuse pas trop loin. Le blanc d'Espagne qui neu-

tralise promptement les acides, doit être mêlé à l'eau qui reçoit les défenses d'hippopotame dont on vient d'enlever
l'émail au moyen de l'acide chlorhydrique, car, à défaut
de ce soin, l'acide s'introduit par imbibition dans le cœur
de cette substance, pour opérer sa décoloration et la décom-
poser.

BLAFARD. Ce mot est employé pour désigner la couleur
blanc-mat et maladive des gencives, qui a souvent pour
cause un état anémique de la constitution totale. On y
remédie par l'emploi intérieur des moyens analeptiques et
reconstituants, et par des gargarismes et des collutoires toniques.

Quand les plaies ou les ulcères qui se forment à la bouche, ou sur les gencives, présentent un aspect blafard à
leur surface, on ranime la vitalité des tissus et l'on hâte la
cicatrisation, en touchant légèrement la surface languissante
avec de l'acidre nitrique, du nitrate acide de mercure, ou
avec du nitrate d'argent.

BLÉME. Ce mot se dit aussi de l'extrême pâleur du tissu
gencival. La cause en est le plus souvent dans le défaut de
santé générale de l'individu, et c'est en rétablissant cette santé
que le dentiste peut espérer de rendre aux gencives le teint
vermeil qui leur est naturel.

BLESSURE. On désigne ainsi toute lésion locale produite
par une violence extérieure. Toutes les parties de la bouche
et de ses dépendances, peuvent être le siége des blessures.
Nous en parlerons plus longuement aux articles accidents,
plaies et maladies.

BOISSON. Le mot boisson veut dire toute substance liquide introduite par la bouche dans les voies digestives,
dans le dessein d'apaiser le sentiment de la soif, ou de réparer les pertes faites aux parties liquides de notre corps,
ou de faciliter l'action digestive de l'estomac sur les aliments solides qui y sont introduits. L'eau simple peut suf-
fire à tous ces besoins; mais l'on demande aux boissons des

propriétés secondaires, nutritives, médicamenteuses et exhilarantes : aussi l'eau est-elle remplacée dans une foule de cas, par le lait, par les limonades, les bières, les vins, les cidres, les liqueurs alcooliques et les infusions de thé, de chocolat, de café et d'autres substances semblables, dont nous parlerons en lieu convenable.

BOITE. Les boîtes dont on se sert dans l'établissement du dentiste sont de plusieurs sortes. Celles destinées à contenir les poudres dentifrices et autres, qu'il livre au public, sont uniloculaires, et formées de carton ou de faïence. Les boîtes d'opération sont à plusieurs compartiments, de manière à présenter de suite à la vue l'objet — cautère — miroir ou instrument tranchant dont il a besoin. Une boîte à division est aussi nécessaire pour distribuer selon leurs nuances, leurs formes ou leurs genres, les dents minérales, et même les dents naturelles dont il peut avoir l'habitude de se servir dans la confection de ses pièces artificielles.

BOL. Dans les pharmacies ce mot est dit d'une masse arrondie de matière médicamenteuse, plus grasse et plus molle que la pilule. Les physiologistes nomment *bol alimentaire,* la masse de matière alimentaire qui vient d'être soumise à la mastication et à l'insalivation, et qui va descendre dans l'estomac. On donne le nom de *bol d'Arménie* à une sorte de terre argileuse, colorée en rouge, par les oxydes de fer qu'elle contient. On la trouve en Arménie comme en Italie, et en France. On l'employait autrefois comme tonique et hémostatique. Elle se délaie dans l'eau et dans l'huile, et pourrait servir au besoin pour remplacer le minicum et le vermillon que quelques dentistes emploient pour rougir les dents du modèle sur lequel on incruste les blocs d'hyppopotame et d'ivoire.

BORAX. C'est un sous borate de soude. A son état brut et impur, il est connu dans le commerce sous le nom de zinckal. Son nom de chrysocolle vient des services que le borax rend dans la soudure de l'or. Il existe à l'état de prismes hexaèdres terminés par des extrémités triédriques. Sa saveur est légèrement sucrée et styptique. Il est efflorescent à l'air ; assez alcalin pour verdir le sirop de violette, et beaucoup plus soluble dans l'eau bouillante que dans l'eau froide.

Le dentiste peut former avec ce sel un collutoire d'un merveilleux effet pour les aphthes des enfants, et dans l'atelier, il est très utile pour souder les métaux dont il favorise singulièrement la fusion. Pour s'en servir dans ce dernier cas, on le frotte sur un plateau de verre ou de faïence dépoli, préalablement mouillé avec quelques gouttes d'eau ; la pâte molle du borax que l'on obtient est alors mélangée à l'aide d'un petit pinceau sur la soudure, et la flamme de l'alcool est dirigée dessus. Le borax colore la flamme de l'alcool en vert.

BOUCHE. La bouche est une cavité ovalaire située entre les deux mâchoires, au-dessous des fosses nasales et au-devant du pharynx. On peut lui considérer six parois qui sont, *en avant* les lèvres, *en arrière* le voile du palais, ses piliers, etc., la luette ; *latéralement* les joues, *en haut* la voûte palatine, et *en bas* la langue. La direction de la bouche est horizontale, sa capacité et ses diamètres sont extrêmement variables, à cause de l'état mobile et de la nature extensible de ses différentes parois. Sa capacité naturelle est énormément augmentée par l'écartement des mâchoires, la projection des lèvres, et par la position bombée des joues. Une seule membrane muqueuse recouvre l'intérieur de la bouche et tous les organes qui y sont renfermés. La bouche a *une ouverture antérieure* ou faciale, et *une ouverture postérieure* ou pharyngienne. La première est formée par les lèvres ; la seconde, qui est quadrilatère, est bornée par la base de la langue, en bas, par le voile du palais et la luette, en haut, et sur les côtés, par les piliers du voile du palais, et par les amygdales. Cette ouverture est nommée tantôt l'arrière-gorge, tantôt l'isthme du gosier. Les organes contenus dans la bouche sont les dents, les gencives, les bords alvéolaires des mâchoires, la langue, la membrane palatine, et les orifères des canaux excréteurs des glandes parotides, sous-maxillaires et sublinguales. La bouche sert à la mastication et à l'insalivation des aliments, à la gustation, à l'expulsion, et à l'articulation des sons.

BOUFFISSURE. Ce mot est employé dans la pathologie dentaire pour désigner l'intumescence molle et nom inflammatoire des tissus, qui peut se développer dans l'intérieur comme à l'extérieur de la bouche. Elle est souvent produite par une accumulation de sérosité dans les mailles des tissus. (Voyez le mot *Fluxion*.)

BOUILLONS. Ce sont des liquides alimentaires et médicinaux préparés en faisant bouillir dans l'eau, de la chair des animaux et de matières végétales, etc. *Bouillon ordinaire*, qui résulte de la décoction de la chair de bœuf; *bouillon de veau médicinal* : 125 grammes de veau pour un litre d'eau bouillante; *bouillon aux herbes*, ou décoction d'oseille, de poirée, de pourprier et de cerfeuil.

BOULE de Nancy. On nomme ainsi une pâte formée d'un mélange de crême de tartre, de limaille de fer et d'eau-de-vie, d'après le nom de la ville ou de la fabrique : c'est une masse en forme de boule, de tartrate de potasse et de fer. Le peuple a une grande confiance dans ses effets dans les cas de contusions. On fait fondre la boule dans de l'eau, et l'on y trempe des compresses dont on recouvre la partie contusionnée.

BOURDONNET. C'est un paquet de charpie en forme d'olive, dont on se sert pour tamponner les plaies, pour absorber le pus qu'elles fournissent, et pour s'opposer au recollement de leurs bords. On s'en sert aussi pour tamponner les ouvertures antérieures et postérieures des fosses nasales dans les hémorrhagies rebelles.

BOURGEONS charnus. Ce sont des granulations rouges, coniques et vasculaires, qui se développent à la surface des plaies, pour produire le pus et pour garantir les parties mises à nu par la blessure contre l'action de l'air. Quand l'inflammation est modérée et salutaire, ces bourgeons sont d'un rouge clair et peu douloureux, et le pus qu'ils forment est crémeux et inodore. Quand l'inflammation est trop forte, la surface de la plaie se dessèche, et les bourgeons charnus sont d'un rouge intense et douloureux : on doit y remédier par la saignée et la diète. Quand l'inflammation languit, les bourgeons charnus deviennent boursoufflés et blafards, et la cicatrisation ne marche pas. Dans ce cas, on ranime la vitalité de la surface, en la touchant avec du nitrate d'argent. Le dentiste a souvent occasion d'observer ces modifications dans les plaies qui se forment dans le voisinage de la bouche.

BOURRACHE. C'est une plante de la famille des boraginées, dont les feuilles contiennent beaucoup de mucilage végétal et de nitrate de potasse. La tisane de bourrache est utile comme émollient, et diurétique dans l'état fébrile produit par l'inflammation de la bouche et des gencives.

BOUTON de feu. C'est un petit cautère formé d'une tige d'acier, dont une des extrémités est roulée ou arrondie. On porte cette extrémité rougie au feu sur la bouche béante des vaisseaux sanguins, dans les hémorragies que le dentiste ne peut arrêter par les poudres hémostatiques ou les gargarismes astringents.

BOUTS d'acier. C'est une expression d'atelier pour désigner de petites tiges rondes ou carrées d'acier trempé, dont le dentiste doit être toujours muni, pour pouvoir en faire au besoin des mandrins, des forets, des équarrisseurs ou des goupilles.

BRAISE. C'est le charbon de bois blanc. La braise de boulanger convient au dentiste ; elle s'allume facilement. Elle ne donne ni flamme ni fumée, et elle ne pétille pas de manière à incommoder l'ouvrier ou déranger les particules de soudure, etc., auxquelles il travaille.

BRANCHES. Les branches de l'os maxillaire inférieur ou

portion verticale de cet os seront décrites au mot *Mâ-choire*.

BRIDES. Ce mot, dans le langage du dentiste, désigne des membranes qui se forment à la suite des brûlures, des ulcères et des inflammations, en établissant des adhésions morbides entre les différentes parties de la bouche qui, dans leur état de santé, sont libres et indépendantes les unes des autres. (Voyez le mot *Adhérences*.)

BROIEMENT. Le mot broiement est employé en pathologie pour exprimer l'état pulpeux, auquel les tissus peuvent être réduits à la suite de contusions violentes. On le dit aussi en parlant de la fracture communitive des os, surtout des os courts; il est alors équivalent au mot écrasement. Mais dans le style du dentiste, ce mot veut dire un moyen thérapeutique qui consiste dans la destruction par broiement ou trituration des filets nerveux, qui sont le siége de la douleur que l'on éprouve dans les dents qui sont affectées de carie. Nous devons dire que bien que quelques dentistes aient préconisé le broiement au lieu de la cautérisation du nerf de la dent, cette opération est justement abandonnée par la grande majorité des dentistes d'aujourd'hui. En effet, comme opération, il présente toutes les difficultés que l'on a à vaincre dans la cautérisation, tandis que ses résultats sont loin d'être aussi sûrs, ou aussi satisfaisants que ceux que l'on obtient de celle-ci, quel que soit l'instrument que l'on emploie pour broyer le nerf, sonde, aiguille ou soie de porc, il est rare qu'il soit assez libre dans le canal de la racine pour opérer par ses mouvements la désorganisation du nerf. On l'agace, on le lacère en faisant beaucoup souffrir le malade, mais on ne le détruit pas; tandis que le cautère le carbonise dès l'instant du contact, et qui plus est, la matière charbonneuse provenant de sa destruction reste dans le canal, et sert de tampon pour garantir le fond de celui-ci de l'air extérieur et du froid. Quoi qu'il en soit, voici l'opération : après avoir, avec une tige métallique, une curette ou une sonde, bien débarrassé le creux de la dent du détritus formé par le progrès de la carie, on s'aide de sa vue et de la position supposée de la racine, pour introduire dans le canal dentaire l'extrémité d'une sonde fine et courbée, ou à son défaut, une aiguille ou une forte soie de porc. L'instrument introduit, on lui imprime des mouvements en tout sens, en cherchant à désorganiser la substance nerveuse, ou bien par des mouvements successifs d'élévation ou d'abaissement, on cherche à la refouler, tout en la détruisant dans le fond du canal. Nous n'allons pas revenir ici sur ce que nous avons dit sur les démérites de cette opération : elle est douloureuse pour le malade; elle réussit rarement, et nous ne pouvons que vouloir en décourager l'emploi.

BROMATOLOGIE. Nom donné par quelques auteurs à la partie de l'hygiène qui traite des aliments.

BROME. C'est le nom d'un corps simple découvert en 1826. Il existe à l'état de bromure dans l'eau de mer, et dans celle de quelques sources salées. Le brôme est liquide, rouge, noirâtre, et deux fois et demi plus pesant que l'eau, son odeur et sa saveur sont fortes et désagréables, il est volatil et bout à 47°, en répandant des vapeurs rouges orangées.

BROMURE de potassium. C'est un corps homogène qui résulte de la combinaison du brôme avec le potassium. Il cristallise des cubes. Sa saveur est piquante. On l'emploie comme l'iode, et ses préparations contre les affections strumeuses, contre les engorgements indolents. Le prix élevé de l'iodure de potassium, depuis quelque temps, porte M. Picard, professeur de clinique à l'hôpital du Midi, à recommander l'emploi de la brômure dont il a mainte fois constaté l'efficacité dans le cas de syphilis constitutionnelle. Le dentiste a souvent occasion d'observer des affections rebelles des dents et de la bouche, qui dépendent de ces vices de l'économie, et la brômure de potassium peut lui être dans ce cas utile.

BRULURE. On entend par ce mot, les lésions produites

sur les différentes parties du corps, par l'action du feu ou des corps échauffés. Dupuytren a établi six degrés de brûlure. Dans la *première,* il y a un simple érythrème ou rubéfaction ; dans la *seconde,* il y a formation de phlyctènes; dans la *troisième,* il y a destruction du corps muqueux de la peau; dans la *quatrième,* le derme même est désorganisé; dans les deux dernières, les tissus sous cutanés, dans toute l'épaisseur de la partie, peuvent être brûlés. Les grandes brûlures arrivent rarement du côté de la bouche, et sont plutôt du domaine de la chirurgie générale; mais il est utile au dentiste de savoir que dans les brûlures un peu graves, il faut avoir recours à la saignée et à la diète, à l'application des topiques froids, eau à la glace, etc., sur la partie lésée l'on remplace ceux-ci par du papier brouillard enduit de cérat saturné, ou par des compresses imbibées du liniment oléa-calcaire qui est un mélange en parties égales d'huile d'olive et d'eau de chaux. — Le mot brûlure est quelquefois employé dans le sens de *cautérisation.* Voyez ce mot.

BROSSES. Les brosses sont des instruments composés de plusieurs faisceaux de crins liés et collés ensemble par une de leurs extrémités, et implantés dans des plaques d'ivoire ou de bois. On s'en sert pour opérer des frictions sur toutes les parties du corps, ou sur une étendue limitée de sa surface, ou bien sur les dents seules. Dans ces trois cas, l'emploi de brosses peut remplir pour le dentiste des indications thérapeutiques et hygiéniques de la plus grande valeur. On sait combien les frictions sèches exercées sur toute la surface cutanée sont utiles pour exciter la vitalité de la peau, en remplissant de sang le réseau capillaire du derme, et pour favoriser la transpiration chez les personnes débiles, lymphatiques et scrofuleuses, et chez qui la pâleur et la bouffissure des gencives, aussi bien que l'aspect terne et maladif des dents, disparaissent à mesure que le ton général de l'économie se rétablit. On sait également les services rendus par ces frictions dans le rhumatisme chronique des dents et des mâchoires, aussi bien que dans celui des autres parties du corps, en provoquant une rubéfaction révulsive sur la peau qui environne les parties souffrantes, et en réveillant son action perspiratoire. Mais les brosses employées au nettoiement des dents et de la bouche forment, dans la partie hygiénique de l'art du dentiste, un article de la première importance, et auquel nous allons donner quelques considérations. On conçoit bien que les brosses à dents diffèrent beaucoup dans leur forme, dans leur grandeur, et dans la nature des crins qui les composent, selon l'âge de l'individu, l'état des gencives, et selon la longueur et la force des dents sur lesquelles elles doivent agir. C'est ainsi que, *pour les enfants,* on se sert de brosses très douces et légèrement garnies; car, si les crins étaient trop forts ou trop épais, ils ne pourraient qu'être nuisibles aux dents dont l'émail qui les recouvre et les gencives qui les entourent sont encore tendres, et loin d'avoir pris toute leur consistance ou toute leur solidité. Il en est de même *pour les personnes* naturellement *débiles* de constitution, chez lesquelles la muqueuse gencivale est très susceptible ou atteinte de scorbut. Nous devons cependant remarquer que les légers saignements des gencives occasionés par la brosse s'arrêtent d'eux-mêmes, et sont, dans un très grand nombre de cas, utiles et salutaires. *Pour les adultes,* les crins qui constituent la brosse doivent être solides et résistants, leurs extrémités libres sur un même plan, et les faisceaux formant trois ou quatre rangs; car, dans ce cas, les dents et les gencives ont acquis toute leur force, et les frictions avec une bonne brosse, tout en les entretenant dans un état de propreté, ne font qu'ajouter à la vitalité du tissu gencival, et à l'éclat et à la solidité de l'émail. Il est impossible de bien préciser le volume ou la largeur de la brosse que le dentiste doit fournir à son client. Cela dépendra évidemment du développement plus ou moins grand des mâchoires, et de la longueur très variable des dents elles-mêmes. Quelquefois, il

suffit d'une brosse à trois rangs de crins pour couvrir les
dents depuis leur racine jusqu'au bord tranchant, tandis
que chez les personnes qui ont ces organes très développés
en longueur, une brosse à cinq et même six rangs suffit à
peine pour les couvrir. Aussi le dentiste doit-il avoir chez
lui un assortiment très arié de ces instruments. Les brosses
faites en Angleterre ont joui pendant longtemps en France
d'une très juste préférence, parce qu'elles étaient supérieures
aux brosses françaises, non-seulement par les matières dont
elles étaient composées, mais aussi par la manière dont elles
étaient faites. Mais aujourd'hui cette différence a disparu,
et les brosses qui sortent des fabriques de Paris sont égales
en tout à celles de Londres. Dans le siècle dernier, on ven-
dait, sous le nom de *brosses-racines*, des frottoirs faits avec
les racines de luzerne, de réglisse, et d'autres plantes fibreuses. On faisait bouillir ces racines, on les battait avec des
marteaux en bois pour ramollir les filaments. Ces derniers
furent ensuite réunis en forme de pinceau, parfumés, colo-
riés en rouge au moyen de la cochenille, et livrés au public.
Ces brosses-racines sont tombées aujourd'hui dans l'oubli.
La brosse à dents à laquelle j'ai donné mon nom, et qui est
connue dans le beau monde sous l'appellation de *Brosse-Rogers*, mérite certainement une place distinguée parmi les
objets les plus utiles d'une toilette hygiénique. Les faisceaux
qui en forment les rangs moyens sont forts, élastiques,
et en tout propres à contribuer à la pureté et à la santé
de l'émail, tandis que les faisceaux qui forment les rangs
limitrophes de la brosse sont doux, délicats et pliants,
de manière que dans les frictions les plus fortement
exercées, on ne court pas la chance d'irriter ou de déchirer la membrane qui recouvre les gencives. Je dirai
en terminant cet article sur les brosses, que la *manière de
s'en servir* n'est pas une chose indifférente pour le dentiste,
ni pour les personnes qui attendent de lui des renseignements à cet égard. Le frottement dirigé uniquement de

droite à gauche, et *vice-versa,* sur la face antérieure de l'arcade dentaire, réussit rarement à enlever dans sa totalité le limon qui peut se cacher dans les interstices et autour des collets des dents, aussi ai-je souvent trouvé beaucoup plus utile d'imprimer à la brosse un mouvement de rotation de haut en bas. De cette manière, on n'exerce pas une pression pénible sur les dents et les parois des alvéoles; et les crins de la brosse pénètrent comme autant de cure-dents dans tous les intervalles, et dans tous les recoins de la surface dentaire pour en opérer la purification complète.

BRUNISSOIR. C'est un instrument très employé dans les ateliers de dentiste, pour donner un haut degré de poli et de luisant aux pièces artificielles en or, en platine ou en hippopotame, que l'on vient de confectionner, et qui sont prêtes à être mises dans la bouche. On emploie, pour opérer le brunissage, les dents connues de certains animaux, tels que loup, tigre, etc., ou bien des tiges d'acier fondu, trempées à sec et parfaitement polies, auxquelles on donne des formes très variées. On brunit les pièces en frottant fortement, et d'une manière continue, toutes les parties de leur surface, avec l'extrémité mousse et unie du brunissoir. Pour les pièces artificielles en hippopotame ou en ivoire, qui sont très hygrométriques, cette opération ne contribue pas seulement à leur embellissement, mais elle rend la couche extérieure de la matière plus compacte, et rend plus difficile l'imbibition des sucs salivaires, qui exercent une action si forte en décolorant et en décomposant cette matière.

BRUXELLES. On donne ce nom à de petites pinces en acier, à deux branches, qui servent à saisir des particules métalliques, etc., qui sont trop minimes pour être facilement prises avec les doigts.

BUCCAL. Ce mot est employé, par les anatomistes, pour désigner les choses qui ont rapport à la bouche. Ainsi, 1° *la cavité buccale* veut dire l'intérieur de la bouche; 2° *la mem-*

brane buccale n'est que la muqueuse qui tapisse cette cavité; au niveau du bord libre des lèvres, elle se continue avec la peau, en se réfléchissant de la peau postérieure des lèvres; pour revêtir la partie antérieure des os maxillaires, elle forme un repli nommé *frein* ou *filet des lèvres*, et arrivée près du rebord alvéolaire, elle change de nature pour constituer les gencives. *En bas*, elle couvre le plancher de la bouche, en envoyant des prolongements dans les conduits excréteurs des glandes salivaires, sous-maxillaires et sublinguales, et passe sur la face inférieure de la langue, en formant le repli appelé *frein de la langue*, d'où elle va ensuite tapisser ses bords et sa face supérieure. De la base de la langue, elle se porte sur l'épiglotte, en formant les trois replis connus sous le nom de ligaments glosso-épiglottiques, et se continue ensuite avec les deux muqueuses pharyngienne et laryngienne. *En haut*, elle revêt la voûte palatane, la face autour du voile du palais, et, derrière lui, se continue avec la membrane muqueuse des fosses nasales, tandis qu'elle s'étend latéralement pour couvrir les piliers du voile du palais et les amygdales. *Sur les côtés* de la cavité buccale, elle tapisse la face interne des joues, envoie des prolongements dans les canaux de Sténon, et derrière les grandes molaires, au bord antérieur de la branche de la mâchoire, elle couvre une glande salivaire qui marque les limites entre les joues et les piliers du voile du palais. Cette membrane couvre, dans différents endroits de son étendue, une très grande quantité de glandes salivaires et de cryptes muqueux, qui s'ouvrent à sa surface. Elle est partout recouverte d'un épiderme ou épythélium que l'on peut rendre évident par la macération et par l'action de l'eau bouillante et des acides. 3° *Les glandes buccales* sont les cryptes muqueux et les glandules salivaires dont nous venons de parler; 4° *L'artère buccale* est une petite branche de l'artère maxillaire interne. Voyez le mot *Artère;* 5° *La veine buccale* : elle correspond à l'artère du même nom et se distribue comme elle; 6° *Le nerf buccal*, ou *bucco-labial;* c'est un rameau du nerf maxillaire inférieur, qui se distribue aux muscles buccamenteux, canin, temporal et à la peau.

BUCCINATEUR. Ce mot, d'origine grecque, qui veut dire sonneur de trompette, désigne un muscle mince aplati et quadrilatère, qui est placé dans l'épaisseur de la joue, dans l'intervalle qui sépare les deux bords alvéolaires. Il s'attache en haut, au bord alvéolaire supérieur, depuis la dernière grande molaire jusqu'à la deuxième petite. En bas, au même endroit du bord alvéolaire inférieur. Au milieu, à l'aponévrose buccinato-pharyngienne dont nous avons parlé au mot *Aponévrose.* De ces divers points d'attache, les fibres charnus se portent en avant pour gagner la commissure des lèvres et se confondre avec celles des muscles voisins, surtout avec celle de l'orbiculaire. Dans leur trajet, les fibres de ce muscle s'entrecroisent de manière que les inférieurs se portent dans la lèvre supérieure, et les supérieurs dans la lèvre inférieure.

Ce muscle, qui constitue spécialement la joue, est recouvert en dehors, chez les personnes grasses, par une épaisse couche de graisse, qui sépare sa face externe de l'apophyse coronoïde du maxillaire inférieur et du muscle masseter. Cette face externe est aussi recouverte, en avant, par les muscles grandi-zygomatique, peaucier, triangulaire et par la peau; sa face interne est en rapport avec la membrane muqueuse de la bouche, et le muscle lui-même, vers son milieu, est traversé obliquement par le canal de Sténon. Ce muscle sert à tirer en arrière la commissure des lèvres ; à repousser, entre les dents molaires, des aliments qui ont échappé à la trituration et à réagir sur l'air qui distend les joues pour le chasser au-dehors, comme dans l'action de souffler avec le chalumeau ou de donner du cor, etc., etc.

BUCCO-LABIAL. Quelques anatomistes nomment ainsi le nerf buccal. Voyez ce dernier mot.

BULBE. Ce mot est quelquefois employé pour désigner

le renflement vasculo-nerveux qui remplit la cavité des dents. Voyez le mot *Pulpe*.

BURIN. C'est le nom d'un poinçon, ou d'une tige d'acier fondu, de forme carrée et plus ou moins épaisse, employée par les graveurs et par les dentistes, pour enlever de petites portions du métal ou de l'ivoire que l'on travaille.

CABALE. Ce mot, d'origine hébraïque, est le nom d'une sorte de magie connue des alchimistes des siècles passés. Au moyen de la cabale hermétique ou médicinale, on savait indiquer, par inspiration et sans pouvoir se tromper, les propriétés les plus occultes des corps et leur action sur l'homme. Paracelse était cabaliste, comme l'étaient, selon lui, Aaron, David, Élie, etc. Mais l'alchimie et l'art cabalistique ont disparu devant les connaissances positives des temps modernes.

CABALLIN. C'est une sorte d'aloès impur, qui n'est employé que par les vétérinaires.

CABARET. C'est une plante de la famille des aristoloches, dont la racine et les feuilles sont émétiques, purgatives et fortement sternutatoires.

CACAO. C'est la graine en amande contenue dans le fruit de l'arbre dont nous allons parler.

CACAOYER. C'est un arbre nommé aussi cacaotier, de la famille des malvacées, qui croît au Mexique, aux Antilles et dans la Guyane. Il est de taille moyenne, et son fruit est une capsule liqueuse et coriace, à cinq loges, remplies d'une pulpe blanchâtre, d'une acidité agréable. C'est au milieu de cette pulpe que se trouvent les graines ou amandes dites cacao. Elles sont au nombre de trente à quarante dans chaque fruit ; leur couleur est à-peu-près celle de la rouille, et elles sont recouvertes d'une pellicule cassante. Broyées et soumises à l'action de l'eau bouillante, elles fournissent *le beurre de cacao*, dont nous avons parlé. Torréfiées, moulues et converties en pâte avec du sucre et des aromates, elles donnent l'excellente substance analeptique connue sous le nom de chocolat. Voyez ce mot.

CACHALOT. C'est un grand mammifère, de la famille des baleines, qui fournit au commerce la matière adiposéreuse connue sous les noms de blanc de balcine, spermaceti et cétine. Voyez le mot *Blanc*.

CACHEXIE. Ce mot, qui veut dire constitution viciée, est employé dans la pathologie générale et dentaire, pour exprimer l'état de dépérissement dans lequel le corps et tous les organes tombent dans la période la plus avancée de quelques maladies chroniques. Dans les cachexies scrofuleuses, scorbutiques, vénériennes et autres, les dents, les alvéoles, leurs membranes et les gencives, sont souvent le siége de maladies nombreuses, qui ont leur point de départ dans le vice organique et constitutionnel dont l'individu est atteint; et c'est en combattant celle-ci que l'on peut espérer d'améliorer l'état des organes de la bouche.

CACHOU. C'est le nom d'une substance végétale que l'on extrait, aux Indes-Orientales, d'une plante de la famille des légumineux, nommée la mimosa-catéchu. Il est rare qu'il arrive en Europe à l'état de pureté, parce que les marchands orientaux, pour en augmenter le poids, le mêlent avec de la terre fine. Le cachou est solide, friable, brun et de cassure brillante. Il est très soluble dans l'eau, inodore, mais d'une saveur amère et astringente qui n'est pas désagréable. Il contient beaucoup de tannin. Selon quelques-uns, il fait partie de la composition masticatoire connue sous le nom de *bétel*. Il entre dans la préparation aphrodisiaque des Indiens nommée *cachundé*. Cette substance, qui est tonique et astringente, peut rendre de grands services au dentiste dans les cas de pâleur et atonie de gencives, et de la muqueuse buccale, dans l'état vacillant des dents et dans les hémorragies passives de la bouche. Il est employé à l'état de gargarisme, de collutoire, ou sous forme de pastilles.

CAFÉ. C'est le nom donné aux graines contenues dans

le fruit du coffea arabica, ou bien à l'infusion ou à la décoction de ces graines quand elles sont torréfiées et réduites en poudre. On a découvert, dans ces derniers temps, une matière azotée dans le café, ce qui lui fait supposer des propriétés nutritives. Pris avec modération, il est tonique, stomachique et imprime au système nerveux une douce stimulation qui ne peut qu'être salutaire. Il n'agit pas sur les dents d'une manière nuisible; mais chez les personnes d'une grande susceptibilité nerveuse, l'usage constant du café concourt à la production des névralgies dentaires dont elles sont souvent atteintes. Nous avons souvent vu des douleurs névralgiques des plus violentes, disparaître comme par enchantement devant une forte infusion de café; mais nous sommes loin de l'offrir à nos lecteurs comme moyen curatif constant; car, chez le plus grand nombre des malades, au lieu de guérir, il ne fait qu'augmenter le mal.

CAJÉPUT. C'est le nom d'une huile verte, transparente et d'odeur camphrée et résineuse, extraite des feuilles d'un arbre qui croît aux Moluques. On l'emploie comme anti-névralgique; mais elle est peu connue en France.

CAILLOT. Ce mot veut dire la masse solide qui se forme, par le repos, dans le sang nouvellement extrait de la veine. Le caillot, qui est aussi appelé insula, est formé par les globules sanguins et par la fibrine du sang. Le sang des personnes atteintes de maladies inflammatoires, donne un caillot épais, consistant et couvert d'une couche blanche de fibrine connue sous le nom de *couenne*. Dans les fièvres essentielles, typhoïde, etc., etc., le caillot est mou et mêlé de sérosité. — Le mot caillot se dit aussi du sang qui se concrète à l'orifice d'un vaisseau déchiré et qui sert de tampon pour faire cesser l'hémorragie; aussi dans les hémorragies qui font quelquefois suite à l'extraction des dents, le dentiste, quand le sang cesse de couler, doit-il respecter le caillot qui se forme dans l'alvéole.

CAL. On nomme ainsi une matière secrétée par les fragments d'un os fracturé, qui forment une couche, d'abord plastique, puis éburnés entre eux pour donner à l'os sa solidité première. On a assimilé le cal à la matière plastique produite par l'irritation adhésive des parties molles, et qui constitue le moyen de guérison dans la cicatrisation des plaies par première intention. Dans ce cas, les surfaces de la fracture se gonflent, la trame des tissus cellulaires qui forme la charpente de l'os, est plus vivante et plus vasculaire et devient le siége d'une sécrétion à laquelle prennent part le périoste, la membrane médulaire et mêmes les parties molles qui entourent la fracture. Chez les sujets jeunes et vivants, la formation et la consolidation du cal sont rapides. Elles sont, au contraires, lentes et imparfaites chez les personnes âgées ou atteintes de maladies constitutionnelles ; c'est dans les cas de fracture de l'os maxillaire inférieur seul, que le dentiste a occasion d'observer la formation et le progrès du cal. Peut-on donner le nom de cal à la matière épanchée entre les fragments d'une dent cassée, pour en opérer la réunion? Les auteurs sont loin d'être d'accord sur ce sujet. Ceux qui disent oui, attribuent à l'ivoire de la dent un certain degré de vitalité et une trame cellulaire capables de sécréter cette matière et qui est analogue à celle des os. Les autres nient cette puissance vitale à l'ivoire, qui, pour eux, n'a pas de trame organique et n'est qu'une couche de substances minérales qui se cristallise, en quelque sorte, sur la membrane de la pulpe qui le produit. Aussi la matière de consolidation, épanchée entre les fragments de la dent, ne vient-elle que de cette membrane. Au reste, ce sont là des recherches plus curieuses qu'utiles, et il suffit au praticien de savoir que, dans la fracture des dents, la nature viendra l'aider dans les efforts qu'il fait pour rétablir l'intégrité de ces beaux organes.

CALAMINE. C'est l'oxide natif de zinc. Les fabricants de métaux l'emploient pour convertir le cuivre rouge en cuivre jaune ou laiton.

CALAMITE. C'est une sorte de storax de qualité inférieure, enfermée dans des tiges de roseaux, qui sert dans la composition de plusieurs parfums et mélanges cosmétiques.

CALCAIRE. On désigne par ce mot toutes les substances salines, à base de chaux, qui se forment naturellement ou accidentellement dans l'économie. Ainsi, les dents, les os et les diverses sécrétions morbides du corps, sont des matières calcaires.

CALCINATION. En langage exact, ce mot veut dire la réduction du carbonate calcaire, craie, marbre, etc., à l'état de chaux, par l'action de la chaleur qui met l'acide carbonique en liberté. Mais on donne aujourd'hui à ce mot et au mot calciné, une extension vicieuse; ainsi l'on dit : alun calciné pour de l'alun comburé et privé de son eau de cristallisation.

CALCULS. On désigne par ce mot diverses concrétions qui se forment dans les différentes parties du corps et qui portent le nom de l'organe où elles se forment. Ainsi, il y a des calculs vésicaux, pulmonaires, biliaires, etc. Les calculs qui intéressent spécialement le dentiste sont : *les calculs salivaires* et *les calculs des amygdales*. Ils sont formés, le plus souvent, de phosphate et de carbonate de chaux, mêlés à du mucus endurci. Les premiers peuvent occuper le corps même des glandes parotides sublinguales ou sous-maxillaires, ou bien le canal de Sténon et les autres conduits. Leurs effets sont différents, selon la place qu'ils occupent ou selon le volume qu'ils ont acquis. Quand ils se trouvent dans les glandes même, à moins qu'ils ne soient très grands, il est difficile de constater leur présence. Quand ils s'arrêtent dans les canaux et qu'ils sont petits, on a de la peine à les apercevoir par le contact à travers les téguments, et leur présence excite la glande, qui verse la salive en plus grande abondance; mais quelquefois ils se développent assez pour gêner ou arrêter le passage de cette dernière, qui s'accumule derrière eux et forme une tumeur salivaire dans les parois de la bouche. La distension des tissus, produite par ces sortes de tumeurs, enflamme les parties et finit par produire une fistule. Dès que le dentiste soupçonne la présence d'un calcul dans ces endroits, il doit promener avec soin le pulpe de son doigt sur le trajet connu du canal pour constater l'existence du corps étranger. S'il le trouve, il doit se hâter de l'extraire à travers une incision pratiquée sur le calcul du côté de l'intérieur de la bouche. — *Les calculs des amygdales* ne peuvent pas être l'objet des indications thérapeutiques. Leur présence provoque quelquefois la formation des abcès dans ces organes, et, quand ces derniers s'ouvrent, les calculs, qui sont très petits, sont entraînés par le pus.

CALIBRE d'épaisseur. On donne ce nom à un disque en acier, percé à sa circonférence de plusieurs rainures, ayant des ouvertures numérotées par grandeur et terminées, vers le centre, par des trous ronds. Cet instrument, qui est aussi connu, dans les ateliers, sous le nom de roue à calibrer, sert à mesurer la grosseur des fils d'or et de platine, aussi bien que des plaques des mêmes métaux qu'on emploie pour former les pièces artificielles pour la bouche.

CALLOSITÉ. On nomme ainsi des excroissances charnues, dures, sèches et indolentes, que l'on peut observer quelquefois dans les plaies anciennes, dans les vieux ulcères et dans les trajets fistuleux. Ils peuvent se présenter, mais rarement, du côté des joues et des gencives, et peuvent quelquefois être dus à la sourde irritation produite par les racines des dents cariées.

CALMANTS. On désigne par ce mot une classe de médicaments qui ont pour objet de calmer l'irritation du système nerveux en général, ou de faire cesser les douleurs de certaines parties produites par l'irritation des rameaux nerveux qui s'y distribuent. Parmi les calmants qui peuvent rendre le plus de services au dentiste, se trouvent : la décoction des têtes de pavots, les extraits aqueux et vineux d'opium, les citrate, acétate, et chlorhydrate de morphine, et les extraits et la poudre de jusquiame et de belladone. Ces substances employées en frictions sur les gencives ou données dans un véhicule convenable, sous forme de collutoires d'élixirs et de gargarismes, réussissent souvent à calmer les douleurs les plus violentes produites par l'irritation des nerfs des dents.

CALOMEL. C'est le proto-chlorure de mercure, poudre blanche insoluble dans l'eau, et par conséquent insipide. Il est rarement employé par le dentiste, si ce n'est pour saupoudrer les ulcères de nature syphilitique qui peuvent se présenter dans la gorge et sur les gencives. Il est donné quelquefois comme léger purgatif aux enfants pendant les difficultés de la première dentition, mais il est bon d'observer que le dentiste doit bien s'assurer que l'on ne fait pas prendre en même temps à l'enfant du looch blanc, du lait amandé ou d'autres calmants contenant de l'acide cyanhydrique, car on a constaté, depuis quelques années, l'empoisonnement de plus d'un enfant produit par la rencontre de ces substances dans les voies digestives. L'acide cyanhydrique ou prussique du looch se combine avec la base du calomel pour former un cyanure de mercure, poison des plus violents, qui tue l'enfant presque instantanément.

CAMOMILLE. Les fleurs de la camomille romaine ou anthevris mobiles sont amères et aromatiques. La camomille en infusion est tonique, stomachique et antispasmodique; aussi le dentiste ne pourra-t-il trop en recommander l'usage dans les cas d'atonie des organes de la bouche, de pâleur des gencives, et des agacements habituels des dents chez les femmes nerveuses.

CAMPHRE. C'est une huile volatile concrète, qui existe dans plusieurs plantes des familles des labéries, des ombellifères, mais qui est principalement extraite du laurus camphoræ. Il est solide, blanc, demi-transparent, et d'une odeur qui est forte, aromatique et désagréable; sa saveur est amère et âcre. Il est gras au toucher, ductile et granuleux; il est presque insoluble dans l'eau, mais soluble dans l'alcool et dans les huiles ; on le mêle à l'eau à l'aide d'un peu de mucillage ou d'un jaune d'œuf. Le camphre irrite légèrement la muqueuse sur laquelle on le dépose, mais il exerce une action sédative très marquée sur le système nerveux. L'huile et l'eau-de-vie camphrées, employées en frictions sur les côtés de la tête et sur les mâchoires, rendent quelquefois de grands services dans les odontalgies rhumatismales, et le camphre même en vapeur, en poudre, ou incorporé dans les collutoires, réussit à calmer des névralgies dentaires très violentes.

CANAL. Ce mot, dans l'anatomie, désigne une cavité étroite et alongée qui donne passage à un vaisseau, à un nerf ou à un liquide. Nous en citerons quelques-uns que le dentiste doit connaître.

CANAL dentaire. C'est un long tuyau osseux creusé dans le corps de l'os maxillaire inférieur, commençant sur la face interne de la branche, et se dirigeant en avant et en dedans sous la ligne myloïdienne. Au niveau de la deuxième petite molaire, le canal se divise en deux branches, dont la plus considérable et la plus courte va s'ouvrir sur la face externe de la base de l'os par une ouverture connue sous le nom de *trou mentonnier,* tandis que l'autre branche, qui est très petite, continue son trajet dans l'épaisseur de l'os jusqu'au niveau de la dent incisive moyenne. Ce canal, par son côté supérieur, communique par un ou par deux trous avec chacune des alvéoles. Remarquons que, toute proportion gardée, ce canal est beaucoup plus développé dans la mâchoire des jeunes enfants que dans celle des adultes. Dans la vieillesse, il est presque oblitéré et se trouve très voisin du bord alvéolaire; chez les adultes, il est à-peu-près au niveau de la ligne myloïdienne; mais, chez les enfants en bas âge, il occupe la portion la plus inférieure du corps de la mâchoire. Son usage est de loger le nerf, l'artère et la veine dentaire, dont les divisions pénètrent dans les alvéoles et dans les racines des dents.

CANAL de Stenon ou conduit parotidien, destiné à porter dans la cavité de la bouche la salive sécrétée par la glande parotide. Ce canal résulte de la réunion successive de petits conduits excréteurs des granulations dont la glande se compose. Son point de départ est la partie moyenne du bord antérieur de la parotide. De là, il se porte en avant au-dessous de l'arcade zygomatique en marchant sur la face externe du masseter pour se courber autour d'un paquet de tissus adipeux qui se trouve au bord antérieur de ce muscle. Il se dirige alors en dedans, pour traverser la graisse de la joue et les fibres du muscle buccinateur, et, après avoir glissé obliquement dans un trajet de quelques lignes entre ce muscle et la muqueuse buccale, il perce cette dernière et s'ouvre dans la bouche au niveau de la deuxième grosse molaire. Au moment de son passage sur la face externe du masseter, il est sous-cutané; mais, dans le reste de son trajet, il est logé dans l'épaisseur de la joue. Il est formé de deux tuniques, dont l'intérieure est une continuation de la muqueuse buccale, et l'extérieure une sorte de tunique fibreuse enveloppée de la graisse qui lui adhère fortement.

CANAL de Wharton. C'est le nom du conduit qui porte dans la bouche la salive sécrétée par la glande sous-maxillaire. Il se détache de l'extrémité antérieure de la glande, au-dessus du muscle myloïdien, pour se porter en haut et en dedans, entre ce dernier muscle et le muscle hyoglosse qui le recouvre. Il glisse ensuite entre le muscle génio-glosse et la face interne de la glande sublinguale, à laquelle il adhère pour gagner le côté du frein de la langue. Il change alors de direction pour se porter directement en avant et s'ouvrir derrière les dents incisives au sommet d'une pupille saillante par un orifice qui est à peine visible à l'œil nu. Le calibre de ce canal est plus considérable que celui du canal de Stenon; ses parois sont excessivement minces, et dans la partie de son étendue qui longe la glande sublinguale, il n’est recouvert que par la muqueuse de la bouche. Il est facile donc de concevoir le volume énorme que ce canal peut acquérir quand le cours de la salive est arrêté par des calculs ou par l’adhésion morbide des côtés de son ouverture, c’est pourquoi la tumeur prédomine dans la bouche.

CANCER. Ce mot désigne une altération des tissus de l’économie animale ou un produit morbide qui se développe en eux et qui, à moins qu’il ne soit arrêté dans sa marche, tue inévitablement l’individu sur lequel il se montre. Le premier degré du cancer est nommé squirre, et se présente sous la forme d’une tumeur dure, indolente et indolore, et souvent si petite à son commencement que l’on n’y porte pas attention. Cette tumeur qui est d’abord mobile et nettement circonscrite, contracte, en s’agrandissant, des adhérences avec les tissus voisins qui s’engorgent à leur tour et présentent à la vue et au toucher une masse compacte, lardacée et irrégulièrement circonscrite, qui devient bientôt le siége de douleurs lancinantes; c’est là ce que l’on appelle le second degré. Dans le troisième, les veines de la partie deviennent gonflées et bleues, les ganglions lymphatiques qui avoisinent la tumeur s’engorgent, la tumeur elle-même devient livide et s’ulcère, et le malade ne tarde pas à tomber dans la cachexie cancéreuse. La peau devient jaune paille et sale, des fièvres hécliques s’allument, les forces s’épuisent, la maigreur est extrême, la sérosité du sang s’accumule dans les cavités du corps et dans les mailles du tissus, et la vie ne tarde pas à s’éteindre. Les cancers qui se développent dans les organes de la bouche, présentent des particularités dans leur marche que nous indiquerons aux mots *maladies*. Les causes du cancer sont peu connues. Elles se montrent le plus souvent entre trente-cinq et cinquante ans, et on les regarde comme incurables; aussi l’ablation de la tumeur quand elle est encore à l’état de squirre ou avant que les globules cancéreuses soient portées dans la masse du sang, est-elle le seul moyen connu pour sauver la vie du malade.

CANINES. *Dents canines.* Épithète donnée aux dents qui sont situées entre les incisives latérales et les petites molaires de chaque mâchoire. Les dents canines portent aussi les noms de lanières, conoïdes et angulaires. Voyez le mot *Dent*.

CANINES. *Les fosses canines* sont deux excavations peu profondes qui se trouvent sur l'os maxillaire supérieur, au-dessus des dents canines et dans lesquelles s'implantent les muscles de ce nom.

CANINS. *Muscles canins* au nombre de deux. Chacun d'eux qui est mince, alongé et quadrilatère, s'insère d'un côté dans la fosse canine correspondante, et de l'autre se confond au niveau de la commissure des lèvres avec les fibres du muscle triangulaire dont il semble être une continuation. Sa face antérieure est recouverte en haut par le muscle élévateur de la lèvre supérieure et par les vaisseaux et les nerfs sous-orbitaires, et en bas par le petit zygomatique et par la peau. Sa face postérieure est appliquée sur l'os maxillaire et sur la muqueuse labiale. Il tire en haut et en dedans la commissure des lèvres et contribue à l'expression moqueuse de la physionomie.

CANNELLE. C'est la seconde écorce des branches et des jeunes pousses d'un arbre de la famille des laurinées, nommé le *laurus curnamorum*, qui croît principalement à l'île de Ceylan. Son odeur est des plus agréables, et sa saveur chaude, piquante et aromatique. Elle est très employée dans l'art culinaire; la médecine s'en sert comme substance stimulante et tonique, et elle offre au dentiste un ingrédient délicieux et utile dans la formation de ses poudres et de ses élixirs dentifrices. La cannelle elle-même, son eau distillée et son huile volatile sont extrêmement utiles pour ranimer la vitalité de la muqueuse buccale, et pour faire disparaître l'aspect de flaccidité pâle que les gencives présentent quelquefois.

CANNELLE blanche, souvent confondue avec l'écorce de

Winter. Les plaques sont roulées sur elles-mêmes, blanches et épaisses. Elle jouit des propriétés stimulantes, stomachiques et antiscorbutiques plus prononcées même que celles de la cannelle précédente.

CAOUTCHOUC. Cette substance, nommée aussi gomme élastique, découle des incisions faites à l'écorce de l'arbre *hevea quianensis* de la famille des tithymales, qui croît dans l'Amérique méridionale. C'est d'abord un suc laiteux qui prend de la consistance en absorbant l'oxygène de l'air. Le caoutchouc pur est blanc; celui du commerce est brun à cause de la fumée à laquelle il est exposé par les Indiens pour le dessécher. Il est solide, mou, fort élastique, flexible et plus léger que l'eau. Il est insoluble dans l'eau et dans l'alcool; l'eau bouillante le ramollit, le gonfle et le rend ainsi soluble dans les huiles volatiles : il n'offre pas un grand intérêt aux dentistes. Quelques-uns d'entre eux cependant se servent d'un ruban de cette substance pour remédier à la trop grande obliquité des dents en avant. Les extrémités du ruban se fixent aux grilles métalliques adaptées aux molaires de chaque côté, et la pression exercée sur la face antérieure des dents incisives et canines par le rétrécissement graduel du caoutchouc, tend à faire prendre à celles-ci une position plus érecte.

CAPELINE. Nom d'un ancien bandage à deux globes, employé autrefois dans les cas d'écartement des sutures crânéennes, dans les plaies avec fraction de la tête, et dans les cas de luxation de la mâchoire inférieure. Il n'est plus employé.

CAPILLAIRES. On donne ce nom en anatomie aux extrémités ténues des artères et des veines. Leur ensemble constitue le système capillaire, qui est intermédiaire aux systèmes artériel et veineux. Les vaisseaux capillaires sont répandus en grande profusion dans tous nos organes, et deviennent, dans les cas de phlegmon, le siége d'un flux sanguin remarquable.

CAPSULE. C'est un creuset en forme de bol et d'une épaisseur partout égale. Les creusets sont faits de poterie, de grès, de faïence, de la terre nommée wedgenvood, de verre dépoli, de cuivre et de platine, suivant l'usage qu'on veut en faire. On se sert de ces capsules dans la fabrication de l'émail tendre employé par quelques dentistes arriérés dans la formation des gencives artificielles.

CARIE. *La carie des os* n'est que l'ulcération de ces organes. Les os de l'une et de l'autre mâchoire peuvent être atteints de carie, et celle-ci peut être due à des violences extérieures ou à des vices de constitution, tels que la syphilis, les scrofules, etc., ou bien à l'extension de l'inflammation chronique des parties molles, ou bien à la présence des racines de dents gâtées dans les alvéoles. La carie de ces os est ordinairement précédée d'une douleur locale de quelque durée : l'os malade se gonfle, la membrane qui tapisse ses cellules sécrète du pus, et celui-ci, au moyen de la communication qui existe entre toutes les cellules, se ramasse en foyer. Ce travail morbide, borné d'abord à l'intérieur de l'os, se communique au périoste, et de là aux parties molles qui le recouvrent, et une fistule ne tarde pas à s'établir. La matière déliée qui échappe de ces sortes de fistules n'a jamais la consistance du bon pus : c'est une sérosité noirâtre, qui est d'abord inodore, mais qui devient plus tard, par le contact de l'air, excessivement infecte. Pour s'assurer d'une manière positive que l'os même est malade, on fait parcourir au trajet fistuleux l'extrémité mousse d'une sonde en acier, et celle-ci, arrivée au siége primitif du mal, fait entendre un bruit de craquement distinct provenant du brisement des lames osseuses amincies de l'os et des fongosités saignantes qui s'y trouvent. Cette maladie peut avoir son siége dans toutes les parties des os maxillaires, et il n'est pas rare de la voir opérer la perforation de la voûte palatine et établir ainsi une communication entre la bouche et les fosses nasales, ou bien entre celle-là et l'intérieur du sinus maxillaire. Dans les maladies de cette espèce, qui attaquent les organes de la bouche, le dentiste doit s'assurer si le mal ne dépend pas d'une maladie générale de l'économie : scrofule, scorbut ou syphilis, et dans les cas où la carie est due à ces états généraux, il se hâtera de les combattre par des moyens appropriés à chacun d'eux. Quand la maladie est purement locale, et quand elle persiste après que le vice constitutionnel qui l'avait produite est guéri, il faut chercher à dessécher, à changer de nature la surface sanieuse de l'os, au moyen des poudres absorbantes, des injections irritantes, telles que les dissolutions de nitrate acide de mercure, de sublimé corrosif, etc., ou, ce qui vaut mieux, quand la chose est possible, c'est de porter sans timidité un stylet ou un cautère quelconque chauffé au blanc sur la surface malade et de brûler radicalement toute la partie cariée.

CARIE dentaire. A proprement parler, le mot carie n'est plus applicable à la destruction lente de la substance calcaire des dents que l'on voit souvent dans l'état maladif de ces organes. Le mot carie suppose dans l'endroit qui en est le siége, la présence d'une trame organique de tissus vivants capables de produire le pus sanieux qui en découle. Mais des recherches récentes sur la nature des dents ont établi, au-delà de doute, que les parties dures de ces ostéides ne sont nullement organisées, pas plus que ne le sont les couches calcaires qui constituent l'écaille de l'huitre, et qui sont simplement le produit d'une matière épanchée par la membrane sécrétoire qu'elles recouvrent. La substance purement minérale qui compose la coque de la dent ne peut donc pas être affectée de carie, mais bien de la *décomposition chimique* des sels qui la forment. Cependant le droit de citer ce mot dans le langage de notre art, est depuis trop longtemps établi pour que nous cherchions à lui substituer un mot de formation nouvelle, d'autant plus qu'il peut servir à exprimer aussi bien que tout autre le fait de la destruction de la matière calcaire des dents, sans préjuger en aucune manière sur la nature de cette dernière. La carie est donc la destruction graduelle de la portion dure des dents. Elle peut avoir son point de départ à l'intérieur comme à l'extérieur, et à la racine comme à la couronne de ces organes; mais les dents molaires sont certainement plus fréquemment affectées de carie que ne le sont leurs voisines les incisives et les canines. Nous rejetons de prime-abord l'absurde division des caries en sèches et humides, qui était autrefois à la mode, et nous croyons rendre à nos lecteurs un service réel, en leur plaçant sous les yeux la classification des différentes sortes de carie dentaire, établie par un auteur qui a rendu les plus grands services à notre art et dont la précision et l'exactitude sont confirmées par les expériences de tous les jours.

Les espèces de carie qu'il a établies sont au nombre de sept, et nous allons ici les énumérer.

1° *Carie calcaire* qui consiste dans une légère dépression circulaire qui se forme auprès de la gencive, et où l'on voit l'émail devenir beaucoup plus blanc qu'il n'est naturellement, et devenir en même temps inégal, friable et d'une sensibilité morbide extrême.

2° *Carie écorçante.* Dans cette espèce, la maladie commence par une tache jaune qui se forme sur l'émail de la couronne. L'émail lui-même, devenu friable, se détache souvent en totalité, et laisse apercevoir l'ivoire plus ou moins altéré, de couleur jaune ou même brune, plus mou que de naturel, et doué d'une sensibilité obscure.

3° *Carie perforante.* Cette espèce commence par une tache plus ou moins foncée sur l'émail qui, avec le temps, dégénère en une petite cavité qui croît en largeur et en profondeur, et dont les parois, qui sont jaunâtres ou noires, sont très sensibles à l'impression du froid ou des corps étrangers et pénétrées d'une humidité fétide.

4° *Carie charbonnée.* Le caractère principal de cette espèce est une tache de couleur noire, circulaire, qui prend son origine dans l'ivoire ou à la face interne de l'émail, et qui est très visible à travers ce dernier, qui, à cet endroit, est transparant et bleuâtre. Peu-à-peu l'émail se détruit, et l'on voit dans l'épaisseur de l'ivoire une cavité à parois sèches, friables et noires, qui s'agrandit rapidement, mais qui ne donne pas d'odeur, et qui est privée de sensibilité.

5° *Carie stationnaire.* La marche de la maladie, dans celle-ci, ne diffère guère de celle qu'elle affecte dans l'espèce précédente, et peut-être n'en est-elle qu'une variété. On y voit la même tache noire suivie d'une excavation à parois insensibles et inodores comme dans le cas précédent, mais qui, loin d'être friables, sont aussi dures et aussi compactes que l'est le tissu naturel de la dent. Après une marche plus ou moins rapide au début, la maladie ne fait que des progrès très lents et semble même cesser complètement, d'où vient ce nom qu'on lui a imposé.

6° *Carie curée.* Cette espèce de carie n'affecte que la couronne des molaires; elle se distingue par une dépression superficielle au milieu de laquelle se trouve une tache jaune ou brune. L'émail, dans cet endroit, est détruit, mais la matière éburnée qui le remplace est aussi consistante et aussi peu impressionnable que l'émail même. L'état poli de la surface de cette substance ferait croire que la dépression n'était que l'effet de l'usure produite par le contact de la dent correspondante de l'autre mâchoire; mais l'examen attentif de celle-ci fera voir que la dépression dont nous parlons ne lui est pas due, et que cet état de la dent n'est que le résultat d'un moyen que la nature a employé pour *curer* ou guérir une autre maladie.

7° *Carie diruptide.* Cette sorte de carie se montre à l'endroit de la dent qui unit la couronne à la racine, mais elle agit principalement sur cette dernière qui devient excessivement sensible au froid, au chaud, aux acides et au moindre contact des corps étrangers. Il y a d'abord une tache jaune et un ramollissement de la partie qui se change ensuite en un sillon de couleur obscure, transversalement dirigé de manière à opérer ou à faciliter la séparation de la couronne d'avec la racine de la dent.

CAROTIDE. C'est le nom de l'artère qui porte le sang envoyé par le cœur aux différentes parties de la tête et du visage. Voyez le mot *Artère*.

CARRÉS. Le mot carrés est appliqué aux muscles abaisseurs de la lèvre, et à la houppe du menton.

CARTHAME. Le *carthamus tinctoria* est une plante de la famille des composées, dont les fleurs contiennent une matière colorante que le dentiste peut utiliser pour donner un beau teint rose ou ponceau à ses préparations dentifrices.

CASCARILLE. C'est l'écorce du *croton cascarilla*, arbrisseau de l'Amérique Méridionale. Elle est en morceaux roulés, d'une couleur gris-blanchâtre dont l'odeur et la saveur sont agréables et aromatiques. Cette écorce est tonique, stimulante et astringente, et peut rendre sous forme de poudre, d'infusion ou de teinture de grands services au dentiste, dans le cas de relâchement, d'atonie et de pâleur de la muqueuse buccale.

CASSE. La casse est la pulpe contenue dans les gousses d'une plante de la famille des légumineuses, nommée *cassia fistula*. Elle est noire, douce et sucrée. Elle est très employée comme laxatif, à la dose de 30 grammes.

CATAPLASME. C'est une bouillie épaisse, faite avec de la fécule, de la mie de pain ou de la farine de graine de lin, et étendue sur un linge. Les cataplasmes sont appliqués en général autour des parties tuméfiées et douloureuses pour y entretenir une douce humidité qui favorise la résolution de la tumeur, ou pour hâter le progrès de la suppuration, si celle-ci commence à se former, ou pour calmer les accidents d'irritabilité nerveuse dont la partie est le siége. Les cataplasmes peuvent être rendus toniques, astringents, rubéfiants, narcotiques, etc., en incorporant avec la bouillie dont ils sont faits, des substances médicamenteuses, propres à leur donner les propriétés voulues, ou bien en répandant ces substances à à l'état liquide ou en poudre sur la surface du cataplasme. Les cataplasmes sont utiles au dentiste dans quelque cas de tumeur maxillaire et de douleurs rhumatismales, et névralgiques des mâchoires.

CATARRHE buccal. Ce mot est donné par quelques auteurs, à l'irritation inflammatoire de la membrane muqueuse de la bouche accompagnée d'une éruption d'aphthes ou la transnudation d'une matière pultacée. Voyez les mots *Aphthe* et *Muquet*.

CATHARTIQUES. Nom donné à une classe de médicaments purgatifs qui agissent d'une manière plus forte que les laxatifs et moins forte que les drastiques.

CAUSES. On entend par ce mot tout ce qui produit les maladies des organes de la bouche comme celles des autres parties du corps, ou tout ce qui concourt à leur production. La division la plus récente des causes des maladies est celle de M. le professeur Chomel ; il en fait trois classes, qui sont :

1° *Causes spécifiques* ou déterminantes, qui agissent d'une manière évidente et qui produisent toujours les mêmes effets ; telles que les substances corrosives, le virus syphilitique ou les préparations mercurielles imprudemment employées.

2° *Causes prédisposantes* qui préparent les organes à être facilement atteints ; telles que l'habitation dans des climats froids et humides ; les prédispositions héréditaires, un trop grand développement des tempéraments lymphatique, nerveux, etc. Toutes ces causes, et autres semblables, laissent l'individu exposé à être atteint par la moindre cause occasionelle de diverses maladies de la bouche et des dents.

3° *Causes occasionelles.* Qui font éclater une maladie à laquelle les organes de l'individu étaient déjà préparés par l'influence des causes prédisposantes sur sa constitution en général. Tels sont : un courant d'air froid, l'exposition à la pluie, un mouvement de frayeur, des coups, des chutes, etc.

CAUSTIQUES. Ce mot porte la même signification que l'expression cautère potentiel, et désigne toutes les substances minérales, telles que les acides, les alcalis et certains sels qui ont la propriété de désorganiser les matières animales et ceux auxquels le dentiste est souvent obligé d'avoir recours pour détruire la surface sanieuse d'un os affecté de carie, pour ranimer les bourgeons charnus indolents de certaines lésions de continuité siégeant au palais, aux gencives et aux autres parties de la bouche; pour faire cesser la destruction, par décomposition chimique, de la portion dure des dents, ou pour détruire les filets nerveux qui parcourent les racines d'une dent gâtée; pour arrêter le développement des aphthes, d'ulcères syphilitiques, etc., etc. Les caustiques le plus souvent employés sont les acides nitrique, sulfurique et chlorydrique; la potasse caustique et la poudre de Vienne, le nitrate d'argent, le nitrate, acide de mercure et autres qu'il serait inutile d'énumérer ici.

CAUTÈRE. On donne le nom de *cautères potentiels* aux substances caustiques dont nous venons de parler; mais le cautère, proprement dit, ou cautère actuel, est le feu même ou un métal rougi au feu et appliqué sur l'endroit malade. Son action est beaucoup plus prompte et plus efficace que celle des substances caustiques. Mais la pusillanimité de la plupart des malades et quelques particularités dans la nature des maladies de la bouche, empêchent qu'il soit toujours employé.

CAUTÉRISATION. Ce mot indique, en général, une opération qui consiste dans l'application des matières caustiques et du cautère pour obtenir les résultats dont nous avons parlé au mot *Caustiques*. La cautérisation, par les caustiques, se fait, en touchant les parties malades d'un pinceau trempé dans une dissolution du caustique dont on se sert ou du coton saturé du même liquide que l'on place dans la cavité de l'organe malade. Quand on emploie le cautère, on a soin préalablement de débarrasser la surface cariée du détritus et de l'humidité qui s'y trouvent, au moyen d'une sonde pointue, d'une curette et du coton. L'extrémité du cautère doit être pointue, mousse, ronde ou olivaire, selon la forme générale de la surface sur laquelle on agit. L'application du cautère doit être prompte et faite de sorte qu'aucune partie de la surface n'échappe à son action. Quand il s'agit de détruire le filet nerveux d'une dent coupée ou affectée de carie, l'extrémité de la sonde doit être mince, effilée et pointue. Avant de l'introduire dans la bouche du malade, l'opérateur doit bien s'assurer de l'ouverture et de la direction du canal qui loge le nerf et que le cautère doit parcourir ; mais une fois le cautère introduit dans l'ouverture, il faut presser hardiment sur le manche de l'instrument, de manière à lui faire parcourir, autant que possible, toute la longueur du pertuis. Une seule application suffit, surtout si l'on a eu la précaution de se servir d'un cautère que j'ai introduit, il y a quelques années, dans la pratique. Il se distingue par un renflement considérable placé à peu de distance de l'extrémité effilée de l'instrument et qui sert de réservoir au calorique qui se propage à l'extrémité incandescente du cautère à mesure que celle-ci perd de sa chaleur par la comburation du filet nerveux et par son contact avec les parois humides du canal.

CAVITÉS. Ce mot se dit de tous les endroits du corps qui présentent un creux ou un espace limité de tous les côtés par des parties osseuses ou molles.

1° *Cavité de la bouche.* Voyez ce dernier mot.

2° *Cavité glénoïde.* C'est une dépression qui existe sur l'os temporal et dont la moitié antérieure seule est encroûtée de cartilage pour s'articuler avec le condyle de l'os maxillaire inférieur. Voyez le mot *Articulation.*

3° *Cavité des dents.* C'est un espace vide qui se trouve dans l'épaisseur de la couronne de ces organes. Elle est destinée à loger la pulpe dentaire et elle se continue en bas avec le pertuis, qui donne passage aux vaisseaux et au nerf de la dent.

CELLULAIRE. On désigne par ce mot le tissu qui forme la trame de tous nos organes. Il est partout répandu dans l'économie animale et sera décrit au mot *Tissu*.

CELLULES. Ce sont de petites cavités résultant de la position qu'affectent les lames de nos tissus les unes par rapport aux autres. Les cellules du tissu cellulaire sous-cutané, sont le siége des infiltrations séreuses qui forment les œdèmes. Elles sont très nombreuses et très distinctes dans le tissu spongieux des os.

CEMENTATION. C'est le nom donné à la conversion du fer doux en acier, au moyen du charbon et de la chaleur.

CENDRES. On entend par ce mot, en langage ordinaire, le résidu salin et terreux qui résulte de la combustion à l'air libre des matières organiques. Dans l'art du dentiste, il veut dire le résultat de la comburation des matières diverses obtenues par le nettoiement fréquent de l'atelier et que l'on soumet à une sorte d'analyse pour en extraire les particules métalliques emportées par l'action de la lime et des ciseaux pendant la confection des pièces artificielles.

CENTAURÉE. La petite centaurée, plante de la famille des composées, très commune dans toute l'Europe, contient dans ses fleurs un principe très amer. L'infusion que l'on en fait est tonique et antiscorbutique.

CENTIGRAMME. C'est un poids qui représente la centième partie d'un gramme et la cinquième partie d'un grain.

CENTILITRE. C'est la centième partie d'un litre et qui équivaut à une cuillerée.

CENTIMÈTRE. La centième partie d'un mètre, ou environ quatre lignes.

CENTRE de gravité. C'est un point situé dans l'intérieur d'un corps par où passe la résultante de toutes les forces qui tendent à entraîner ce corps vers le centre de la terre.

CENTRE de mouvement. C'est le point ou l'axe autour duquel un corps se meut. Le centre de mouvement de la mâchoire inférieure existe, chez les enfants, dans l'articulation même. Chez les adultes, il existe vers le milieu des branches, et explique la possibilité, chez eux, de la luxation de cet os.

CÉPHALALGIE. Ce mot veut dire douleur de tête. Les céphalalgies sont souvent produites et entretenues par les douleurs névralgiques des dents et par la présence de dents cariées dans les alvéoles.

CÉRAT. Substance grasse préparée par les pharmaciens pour oindre les surfaces malades et pour hâter la cicatrisation des plaies. *Cérat simple*, composé de cire, d'huile et d'eau. *Cérat saturné*, c'est le précédent auquel on ajoute un peu de sous-acétate de plomb. *Cérat soufré*, c'est du cérat simple dans lequel on incorpore du soufre. On narcotise le cérat par l'addition de quelques gouttes de laudanum.

CÉRUMEN. C'est le nom de la cire ou matière grasse qui se trouve dans le conduit auditif.

CÉTACÉS. C'est le nom donné à la famille des baleines. Voyez ce mot.

CHALEUR. Ce nom est donné à la sensation produite sur nos organes par l'action du calorique. La chaleur ou calorique est regardée comme un fluide impondérable répandu par tout. Elle est *libre* quand elle chauffe, rougit et dilate les corps en écartant leurs molécules, ou en raréfiant les fluides qui le renferment. Elle est *latente* quand elle est intimement combinée avec certains corps, de manière à ne produire aucune action sur le thermomètre. Ainsi, quelle que soit la quantité de chaleur que l'on cherche à introduire dans un vase d'eau exposé à l'air, on ne parviendra jamais à lui communiquer une chaleur de plus de 100°, le reste se combine avec l'eau, et constitue ce qu'on appelle vapeur. Tant que la vapeur reste telle, la chaleur, qui est un de ses éléments constituants est *latente*, et n'affecte pas le thermomètre; mais, dès qu'une cause de condensation quelconque fait revenir la vapeur à l'état d'eau, le calorique ou chaleur est mis en liberté, et agit comme à l'ordinaire sur cet instrument. Les sources de la chaleur sont les rayons solaires, la combustion des matières végétales et animales, les combinaisons chimiques, le frotte-ment, etc.

CHALUMEAU. C'est un tuyau en cuivre jaune, en argent ou en tôle que l'on emploie pour diriger la flamme d'une lampe à l'huile ou à l'esprit de vin, sur les substances métalliques ou minérales que l'on veut ramollir ou faire fondre. Ce tuyau diminue graduellement de calibre depuis le talon jusqu'à la pointe, près de laquelle il se recourbe en arc de cercle. Le diamètre d'un chalumeau ordinaire est de 28 millimètres ; mais on a besoin quelquefois d'un orifice beaucoup plus étroit pour avoir un jet de flamme très aigu. Quelques chalumeaux sont garnis à leur grande extrémité d'un bout d'ivoire pour empêcher les lèvres d'être en contact avec le métal. D'autres sont renflés en boule dans un point de leur longueur pour empêcher l'humidité, provenant de l'haleine du souffleur, d'être chassée en globules par le courant d'air qui dirige la flamme. Pour bien manier le chalumeau il faut acquérir l'habitude de garder la bouche longtemps fermée, de ne respirer que par les narines, et d'opérer la dilatation et le refoulement des poumons plutôt par les mouvements du diaphragme que par ceux des parois thoraciques.

CHAMÆDRYS. Les feuilles du jencreum chamædrys ou *petit chêne,* ont beaucoup d'amertume et un arôme agréable, et leur infusion est tonique et antiscorbutique.

CHANCRE. C'est un nom donné vulgairement aux ulcères vénériens. On le donne aussi aux ulcères de natures diverses qui se développent aux lèvres, aux joues, aux gencives, à la voûte palatine, au voile du palais, à ses piliers et aux amygdales. Les cancers ulcérés de ces parties, prennent aussi le nom de chancres. Voyez les mots *cancer, ulcère et maladies.*

CHARBON. On désigne par ce mot un produit solide, noir et fixe que l'on obtient en décomposant les matières végétales et animales, à l'aide de la chaleur dans les vaisseaux clos. Le charbon est formé de carbone d'hydrogène et de matières terreuses. Le charbon végétal est poreux, fragile, insipide, et plus pesant que l'eau. Il est très combustible, et forme avec l'oxygène du brûlant de l'acide carbonique, et de l'oxyde de carbone. Le charbon en poudre a le pouvoir d'absorber les gaz, en les condensant dans les pores, de purifier l'eau corrompue, et de clarifier les liqueurs en enlevant leur matière colorante, et les matières pulvérulentes qui s'y trouvent suspendues. C'est une excellente substance antiseptique que l'on peut étendre en poudre sur la surface de vieux ulcères, ou incorporer dans les cataplasmes qui doivent les recouvrir. On en forme des pastilles pour corriger la fétidité de l'haleine ; et, employé seul ou mélangé avec d'autres ingrédients qui contribuent à son efficacité, il est un des dentifrices les plus propres à entretenir la blancheur et la pureté des dents. Ses mérites, sous ce dernier rapport, sont depuis longtemps connus, et un hyppocrate poétique du seizième siècle assure

> Que qui avec charbon de la vigne pucelle
> Dont encore n'a vu aucun fruit sortir d'elle,   ·
> Les cures (c'est-à-dire les dents) mariés au miel triomphant
> Blanches obscurciront celles de l'éléphant.

Il faut remarquer cependant que peu de personnes aiment à employer cette substance comme dentifrice. D'abord, parce qu'il noircit tous les objets qu'il touche, les lèvres de la personne qui s'en sert, aussi bien que la brosse, les linges et autres objets de la toilette ; et puis ses particules et sa poudre s'insèrent tellement dans les interstices de la surface des arcades dentaires qu'il faut des irrigations fréquentes et des frottements soutenus pour pouvoir s'en débarrasser la bouche.

CHARMONS. Les charmons sont des anneaux que l'on soude au-dessus et au-dessous de l'un des bords d'une plaque métallique, et dont l'ensemble compose une charnière.

CHARPIE. La charpie est une substance molle, poreuse et absorbante, que l'on obtient en effilant du vieux linge que l'on a d'abord découpé en petits morceaux, ou bien en le ratissant avec la lame d'un couteau. Par le premier, on obtient la *charpie brute*, par le second, de la charpie rapée. La charpie est employée dans le pansement des plaies, pour couvrir les surfaces de celles-ci dans le dessein de les garantir contre les effets du froid, de l'air et des corps étrangers; et d'absorber l'excès de pus et d'humidité qui se développe à leur surface. On fait de la charpie des plumasseaux ou gâteaux, des bourdonnets, des tentes, des tampons ou des mèches, selon la forme des surfaces et la nature des plaies que l'on est obligé de panser. Le dentiste est quelquefois obligé de se servir de la charpie dans les opérations qu'il fait pour remédier aux accidents, et aux vices de conformation congéniale, dont la bouche et les parties qui la constituent peuvent être le siége.

CHAILOCACE. C'est le nom donné par quelques auteurs à une maladie des lèvres assez commune en Angleterre, et en Écosse. Elle consiste dans le gonflement, l'endurcissement, et la rubéfaction des lèvres sans signes manifestes cependant de phlogose. Cette maladie qui ne se termine jamais par suppuration sévit principalement sur les enfants.

CHAUSSETRAPPE. C'est la *centaurea calcitrappa*, plante de la famille des cinaracéphales qui croît le long des chemins dans toutes les parties de la France. Ses fleurs purpurines sont amères, et éminemment antiscorbutiques.

CHAUX. C'est la protoxide de calcium. La chaux est blanche et très caustique, elle verdit le sirop de violette. Ni la chaleur, ni l'air sec ne l'altèrent, mais elle attire l'humidité et l'acide carbonique de l'air pour se changer en carbonate. Pour avoir *l'eau de chaux* on délaie de la chaux vive dans l'eau. La plus grande partie se dépose, mais l'eau se clarifie, et se trouve chargée d'environ une sept centième de son poids de chaux, ou à-peu-près un gramme et demi par litre. Cette eau mêlée en parties égales avec l'huile d'olive forme le *liniment oléo-calcaire* pour les brûlures. Coupée avec du lait, on la donne dans la diarrhée des enfants. La chaux vive même malaxée avec de la potasse et de l'alcool constitue *la pâte de Vienne*, caustique des plus actifs, qui produit au bout de dix minutes une escarre nettement limitée et profonde. Elle sert à la préparation de la potasse à la chaux. Elle entre pour un quart dans la préparation masticatoire nommée *Bétel*, dont nous avons parlé. On l'emploie combinée avec d'autres substances pour former des pommades chromacomes et épilatoires. Le dentiste peut, dans certains cas, trouver l'occasion de l'utiliser. Dans le langage des anciens chimistes, le mot chaux était équivalent au mot oxyde. Ainsi les chaux d'antimoine, d'arsenic, de cuivre, d'étain, de plomb et de zinc, n'étaient que les oxydes de ces métaux.

CHÊNE. C'est un grand arbre des forêts de l'Europe, appartenant à la famille des amentacées, et dont les variétés fournissent des produits qui rendent des services à la médecine et aux arts. En voici quelques-uns :

1° *Chêne commun* ou *quercus robur*, dont le bois dur forme des établis de dentiste excellents, et dont l'écorce en poudre ou tan est souvent employé pour faire des injections astringentes et des gargarismes.

2° *Le chêne vert* ou *quercus ilex*, et *le chêne ballote* ou quercus ballota dont les glands sont comestibles dans les pays chauds.

3° *Le chêne liége* ou *quercus suber* qui fournit la matière de travail aux fabricants de bouchons.

4° *Le chêne au kermes* ou *quercus coccifera*, dont les feuilles sont couvertes par les insectes connus sous le nom de kermes, et qui fournissent à la teinture une couleur rouge cramoisie des plus belles.

5° *Le chêne de la galle* ou *quercus infectoria*, qui fournit les noix de galle dont la poudre est si employée comme astringent et hémostatique.

6° *Le chêne quercitron* ou *quercus tinctoria*, dont la partie cellulaire de l'écorce donne aux teinturiers une belle matière colorante jaune.

CHEVAUCHEMENT. Ce mot se dit dans notre art d'un défaut de symétrie, ou de régularité dans la disposition de l'une ou de l'autre des arcades dentaires, et qui consiste dans le déplacement graduel des canines ou des incisives latérales, ou de l'une d'elles qui sort de son rang, et vient se placer au-devant de la dent qui l'avoisine, et qui est en partie masquée par elle. En général, cette difformité est due à ce que la mâchoire manque du développement suffisant pour permettre aux dents de se ranger convenablement. Le chevauchement se montre le plus souvent peu de temps après l'éruption complète des dents permanentes. La dent qui doit être déplacée, subissant la pression latérale des molaires, et des dents antérieures, éprouve une sorte de rotation sur son axe qui dirige l'angle de la couronne en devant, et comme la pression ne cesse pas alors, ce dernier est forcé de glisser sur la face antérieure de la dent qui est à côté d'elle, et de la masquer. Le dentiste qui est chargé de surveiller les progrès de la dentition chez un enfant, doit chercher à prévoir et à prévenir une pareille difformité, en opérant l'avulsion de la deuxième petite molaire. Si cette difformité a lieu avant qu'il soit consulté sur ce sujet, la conduite à tenir est la même, car sans ce pas préalable, les efforts de redressement auxquels il pourrait avoir recours ne seraient qu'inutiles, qu'un moyen d'ébranler les autres dents, et une source d'ennui et de tourment pour la personne opérée.

CHEVILLE. Ce mot se dit de la tige métallique, ordinairement en fil d'or, d'argent ou d'acier qui traverse les charnons d'une charnière, et sur laquelle ces charnons doivent tourner.

CHEVELURE. C'est l'ensemble des cheveux qui croissent sur la tête de l'homme, et l'un des plus puissants ingrédients que la nature emploie dans la composition de la beauté féminine. Nous en parlons ici parce qu'elle a des rapports très

intimes dans son état de santé comme dans son état de maladie avec les organes de la bouche. Qui ne sait que l'âge, en
avançant, frappe avec un simultanéité remarquable ces divers organes ; que par son effet la chevelure grisonne et s'a-
mincit en même temps que les dents vacillent et tombent ;
que les affections syphilitiques et autres dessèchent les bulbes
pileux en même temps qu'elles détruisent la pulpe nerveuse
des dents, et corrodent la membrane qui les attache aux
alvéoles, et que les médicaments qui réussissent contre le
délâbrement de ces dernières font cesser d'un même coup
la maladie dont la chevelure est atteinte. On sait également
combien sont communes la décoloration des gencives et la
carie des dents chez les individus à chevelure blonde, et combien, en général, ces organes sont vermeils et sains, chez
ceux dont les cheveux sont foncés ou noirs. Chez les femmes
surtout la section de la chevelure faite mal à propos, et sans
certaines précautions, est une source de névralgies dentaires
des plus atroces. Quant à l'habitude de teindre les cheveux,
qui est aujourd'hui tant à la mode, nous ne pouvons que la
condamner. La couleur que la nature donne à la chevelure,
si elle n'est pas la plus flatteuse, est certainement la plus
saine, et les substances minérales que l'on emploie pour la
teindre, tels que les sulfures noirs de plomb et de mercure,
tout en dégradant la texture des cheveux eux-mêmes, péné-
trent par absorption comme agents toxiques dans l'économie,
et portent en dernier lieu leurs effets délétères sur les organes confiés aux soins du dentiste. Cette dernière considération lui imposera donc le devoir de condamner avec nous
ces teintures, et de conseiller à ses clients d'en rejeter l'emploi.

CHÈVREFEUILLE. C'est une plante très connue de la
famille des caprifoliacées. Ses fleurs, en infusion, sont souvent employées comme gargarisme astringent, et détersif
dans l'inflammation des amygdales.

CHICORACÉES. C'est le nom d'une famille de plantes

dont un grand nombre des individus fournit un suc laiteux qui est amer, astringent et un peu narcotique. Parmi eux se trouvent la laitue sauvage ou *lactuca virosa* qui fournit le thrydace, très connu comme médicament calmant, la bardane, le chardon bénit, le pissenlit et la *chicorée sauvage*. La racine de cette dernière, torréfiée et moulue, fut pendant longtemps employée à la place du café. Les limonadiers d'aujourd'hui en donnent souvent l'infusion pour celle du vrai moka, et dans les familles on la mélange quelquefois avec le café pour modifier la saveur et les propriétés de ce dernier. Comme médicament, la chicorée sauvage est un des meilleurs antiscorbutiques connus, et le dentiste emploie journellement le *sirop composé* de cette plante, comme purgatif et fortifiant chez les enfants, pendant les difficultés de la première dentition.

CHICOT. Ce mot est employé vulgairement pour désigner la partie des dents cariées qui reste dans l'alvéole. Quelques-uns gardent impunément leurs chicots pendant toute la vie; mais leur présence dans les alvéoles est souvent la cause de maladies variées de la bouche et des mâchoires, dont la guérison dépend de l'extraction de ces débris.

CHIMIE. La chimie est la branche des sciences naturelles qui a pour objet de connaître la nature intime des corps, et de déterminer l'action que les corps simples et composés exercent les uns sur les autres. Tout dentiste instruit devrait avoir des connaissances étendues en chimie.

CHIRURGICAL. Ce mot se dit dans notre art, de tous moyens thérapeutiques dentaires qui consistent dans la synthèse, diérèse et exérèse, ou autrement dans la réunion, la division et l'ablation des tissus charnus et osseux qui entrent comme éléments dans la formation de la bouche et de ses dépendances. Ce mot, qui est d'origine grecque, veut dire littéralement un travail de la main; mais la main du dentiste qui opère est armée d'instruments dont on trouvera la description dans les autres parties de cet ouvrage. A personne plus qu'au dentiste ne s'adresse le portrait que le savant Celse a fait d'un bon opérateur. Il doit, selon lui, être jeune ou peu avancé en âge, sa main doit être ferme, adroite et jamais tremblante. Il doit être ambidextre, c'est-à-dire, prêt à se servir de l'une ou de l'autre des mains avec une égale facilité. Il faut qu'il ait la vue perçante et claire, que son âme soit intrépide et souvent impitoyable : qu'il ne se hâte pas plus qu'il ne faut pour le succès de son opération, et qu'il achève celle-ci comme si les plaintes de son malade n'arrivaient pas à ses oreilles.

CHLORE. Le chlore est un gaz verdâtre, d'une odeur forte et désagréable qui lui est propre; il est deux fois et demi plus pesant que l'air. La flamme d'une bougie plongée dans ce gaz pâlit en se grandissant, puis prend un teint rougeâtre et s'éteint. L'avidité de ce gaz pour l'hydrogène est une de ses propriétés les plus remarquables, et c'est à elle qu'est due la puissance désinfectante et décolorante qui lui est tant connue. Il est soluble dans l'eau, et le *chlore liquide* ainsi produit, agit comme le chlore gazeux en détruisant les miasmes des lieux infectes, et en enlevant aux substances animales et végétales la matière colorante dont elles sont teintes. Le chlore existe uni au sodium dans le sel de cuisine, et c'est de ce dernier corps qu'on l'extrait.

CHLOROSE. Cette maladie, connue par les gens du monde sous le nom de *pâles couleurs*, est propre au sexe féminin, et surtout aux jeunes personnes de l'âge de quinze à vingt ans. Elle est caractérisée par la langueur générale, par la coloration pâle ou verdâtre du visage et des lèvres, et par des troubles dans la menstruation. Il doit être connu du dentiste parce que l'appauvrissement du sang, qui a lieu dans cette maladie, expose les personnes qui en sont atteintes à un état blafard des gencives et à des névralgies dentaires continuelles, qui persisteront jusqu'à ce que l'on ait détruit l'état chlorotique général par l'administration abondante de fer et de

ses préparations, et en secondant les effets de ces médicaments par l'air, l'exercice et les boissons amères.

CHLORURES. On nomme ainsi les corps qui résultent de l'union du chlore avec les métaux. Parmi eux se trouvent : le protochlorure de mercure ou calomel, le bichlorure de mercure ou sublimé corrosif, et le chlorure de sodium ou sel marin. Ce sont là presque les seuls chlorures qui puissent intéresser le dentiste.

CHOC. On entend par le mot choc l'action qu'un corps en mouvement exerce sur un corps fixe qu'il rencontre sur son passage. Les chocs qui ont lieu entre les dents des deux mâchoires, par suite d'une chute sur le menton, ou d'un coup porté sur la face inférieure de ce dernier, ou la rencontre d'un projectile avec les dents, suffisent pour opérer la fracture de ces organes et pour les faire éclater en fragments.

CHOCOLAT. C'est une pâte faite avec l'amande du cacaoyer. Voyez ce mot.

CHONDROGLOSSE. Nom donné par Albinus à la portion du muscle hyoglosse, qui s'attache à la petite corne de l'os hyoïde.

CHOPINE. Nom d'une mesure pour les liquides : elle contient environ 516 grammes d'eau.

CHRONIQUES. On comprend sous ce nom certaines maladies dont la durée est longue et dont les symptômes se développent lentement. Les différentes espèces de carie dentaire peuvent être regardées comme des maladies chroniques des dents. Des affections chroniques telles que le cancer, les exostoses des mâchoires et des tuméfactions ganglionnaires, peuvent se montrer dans l'intérieur comme à l'extérieur de la bouche.

CHRYSOCOLLE. Un des noms donnés au borax. Voyez ce mot.

CHUTE. Le mot chute est employé dans l'art du dentiste pour exprimer la sortie spontanée des dents de leurs alvéoles. *La chute des dents de lait* commence à s'opérer après l'âge de sept ans. La cause immédiate de leur chute est la marche graduelle des dents permanentes vers le bord alvéolaire de la mâchoire. Par cette marche, les dents permanentes, qui sont d'abord logées dans des cellules à part, usent les cloisons qui les séparent des alvéoles, et leur couronne, alors en contact avec les racines des dents de lait, comprime celles-ci, qui s'atrophient ou disparaissent au moyen de l'absorption, de manière que leur couronne, qui n'est retenue que par le bourrelet que la gencive forme autour de sa base, tombe à la moindre pression qu'elle éprouve de la part des aliments ou des doigts de l'enfant. *La chute des dents permanentes*, à moins qu'elle ne soit produite par des maladies, n'arrive que dans la vieillesse. Voyez le mot *Age*. Les causes de cette chute sont l'atrophie de l'élément vasculo-nerveux des dents. La pulpe disparaît, la cavité des dents s'oblitère, et, ainsi privées de leur vitalité, elles n'offrent plus de résistance aux parois des alvéoles qui se resserrent sur leur racine et les expulsent. Au reste, le moment et l'ordre de leur chute sont très variés, selon les individus, et aucune loi n'a pu être établie à cet égard.

CICATRICE. Ce mot est employé pour désigner la réunion des parties de la bouche dont la continuité a été interrompue par les maladies, les accidents ou les instruments du dentiste. Quand il n'y a pas de perte de substance et que les lèvres de la division sont tenues en contact, il se forme entre les surfaces qui se touchent une matière coagulable et plastique, qui se change en une membrane adhérente aux surfaces et qu'elle tient solidement réunies. Quand il y a perte de substance, la cicatrice est formée par une membrane qui résulte de la réunion et de l'affaissement des bourgeons charnus au cellulo-vasculaire qui couvre la surface de la partie malade. Cette membrane est de nature celluleuse, d'abord rouge, mais qui devient ordinairement, par la suite, plus blanche que la peau qui l'environne et qui n'est pas organisée comme elle. La cicatrice qui a lieu entre les extrémités d'un os fracturé, est formée d'une matière épanchée par l'os même, par le périoste et par la membrane médullaire et auquel on a donné le nom de cal. Voyez ce mot. La cicatrice qui se forme entre les fragments d'une dent fendue, clivée ou cassée, est, à ce que l'on croit, généralement due à une matière sécrétée par la membrane de la pulpe, et nullement par les surfaces de la fracture, comme cela a lieu dans les os. Nous devons remarquer que le mot cicatrice a une signification double. Il veut dire également la substance qu'opère la réunion des parties, et il veut dire cette réunion même.

CICATRISATION. C'est le procédé suivi par la nature pour effectuer la réunion des parties divisées. Dans les divisions morbides avec perte de substance, on partage la marche de la cicatrisation en quatre périodes. *Dans la première,* il y a irritation des surfaces et exsudation d'une sorte de lymphe. *Dans la seconde,* il y a formation des bourgeons-charnus dont l'ensemble constitue une surface rouge et rongeuse. *Dans la troisième,* il y a formation abondante de pus, qui diminue plus tard de quantité. *Dans la quatrième,* il y a affaissement et réunion des bourgeons charnus qui, en commençant à la circonférence pour arriver au centre, se changent en membrane pour constituer la cicatrice de la plaie.

CIGUE. C'est une plante de la famille des ombellifères, qui croît partout en France, le long des chemins et des haies. Elle a une odeur fétide et nauséabonde. Les moutons et les chèvres sont les seuls animaux qui puissent la manger impunément. Pour l'homme, c'est un poison narcotico-âcre des plus violents. Elle est donnée, à dose très minime, comme altérant, dans les scrofules, la syphilis invétérée et dans les anciennes douleurs rhumatismales. On en forme des pommades anti-névralgiques en l'incorporant dans l'axonge qui, employée en friction, peut rendre des services au dentiste dans les irritations nerveuses de la face et des dents.

CINABRE. C'est le nom d'un sulfure de mercure natif

que l'on trouve en divers endroits de la France, de l'Italie et de l'Espagne. Quand il est en masse, sa couleur est violacée; mais elle est d'un beau rouge quand le cinabre est réduit en poudre fine. Dans cet état il est nommé *vermillon*. Voyez ce mot.

CIRCONSCRIT. Ce mot se dit, dans la pathologie dentaire, des tumeurs dont les bords se distinguent bien des tissus environnants. Les tumeurs squirrheuses sont, en général, nettement circonscrites dans leur première période; elles cessent de l'être dans la seconde.

CIRCULATION. C'est la fonction par laquelle le cœur envoie, au moyen des artères, le sang dans toutes les parties du corps, pour le recevoir de nouveau au moyen des veines qui le rapportent de tous ces endroits au cœur. Nous allons le suivre dans tout le trajet qu'il décrit. Le ventricule gauche du cœur, en se contractant, chasse le sang dans l'aorte et ses bronches, qui le distribuent à toutes les parties du corps. Les extrémités ténues des veines, qui se continuent avec celles des artères, reçoivent le sang dépouillé de ses éléments nutritifs pour le porter à l'état de sang veineux dans les deux veines caves. Celles-ci le vident dans l'oreillette droite du cœur, d'où il passe dans le ventricule droit, et de là, au moyen de l'artère pulmonaire, dans les poumons. Après son oxygénation dans ces organes, il est repris par les veines pulmonaires qui le versent dans l'oreillette gauche, et celle-ci le dirige dans le ventricule gauche, point d'où il est parti.

CIRCUMFUSA. Ce mot est employé en hygiène pour désigner les choses qui nous entourent ou au milieu desquelles nous vivons, et qui exercent une influence pour le bien ou pour le mal sur notre économie. Telles sont l'atmosphère et les différentes modifications qu'il éprouve, les climats et les localités que nous habitons, les rayons solaires qui s'y trouvent, les miasmes qui s'y développent. Les effets des circumfusa ne sont pas moins remarquables sur les organes de la bouche qu'ils ne le sont sur l'organisation entière, et ils doivent être pour le dentiste un objet d'étude spéciale.

CIRE. La cire est une substance produite par les abeilles, et avec laquelle ces insectes construisent leurs ruches et les alvéoles dans lesquelles ils déposent leurs larves et leur provision de miel. Quand elle est pure, la cire est blanche, insipide, inodore. Elle est molle et ductile à 35°; elle se liquéfie à l'aide de la chaleur, et bout à 108°. La cire est insoluble dans l'eau; mais elle est en partie soluble dans l'alcool et dans l'éther bouillant. Elle est très inflammable, et brûle en répandant une fumée épaisse. La cire est employée par les dentistes pour prendre l'empreinte de la bouche. Pour la préparer à cet objet, on la fait bouillir dans un chaudron dans lequel on verse un peu d'eau, dans le dessein de la débarrasser des impuretés qu'elle peut ou pourrait contenir dans sa masse. A mesure que le mélange se refroidit, l'eau gagne le fond du chaudron en entraînant avec elle les matières étrangères; la cire alors, à l'état liquide, est versée au moyen d'une écumoire, sur des assiettes préalablement mouillées, et qui la convertissent en petits gâteaux que le dentiste met de côté pour s'en servir, à mesure que ses clients se présentent. Pour se servir de ces gâteaux, on les chauffe devant un feu très doux, ou par-dessus la flamme d'une lampe à esprit-de-vin (quelques-uns les mettent dans de l'eau chaude pour leur en donner la température; mais cette manière est mauvaise, car une partie de l'eau pénètre dans la cire pour lui ôter de sa plasticité, et la rendre friable). Quand la cire est suffisamment ramollie par l'effet de la chaleur, on la malaxe entre les doigts pour s'assurer qu'il n'en reste pas de parties dures, après quoi on lui donne la forme d'un bout de bâton, en la roulant entre les paumes de la main, et on la fait entrer dans la rainure du porte-empreinte ou cuvette. Pour le reste de l'opération, voyez ces mots et le mot *empreinte*. La cire jaune est presque la seule employée pour l'empreinte de la bouche.

CIRE vierge, ou blanche. Elle offre à quelques dentistes

un moyen de cacher l'imperfection de leur travail, en comblant de cette substance les vides qui se forment entre les plaques, les dents, ou d'autres fissures qui sont dues à la mauvaise qualité de la matière employée, ou à la gaucherie de celui qui la travaille. Nous ne pouvons que condamner un pareil procédé, qui est certainement une fraude, et qui, au lieu de remédier à un mal, ne fait que le masquer.

CIRE à cacheter. Cette substance qui, pour être utile, doit être très fine et très résineuse, est loin de valoir, à notre avis, le soufre en bâton, qui, entièrement privé de matière animale et huileuse, ne subit pas, par l'effet de la chaleur humide de la bouche, la sorte de putridité et de décomposition dont, à la longue, la cire est atteinte. Au reste, ces deux substances sont employées pour fixer les dents à tube sur les pivots de la plaque, ou pour river des pivots sur des pièces en dents osseuses.

CISAILLES. C'est un instrument très employé dans les ateliers de dentistes pour opérer la section des lames d'or, d'argent, de platine, de cuivre, de plomb, et d'autres métaux dont on peut avoir besoin. Elles ne diffèrent guère des ciseaux ordinaires que par l'absence des anneaux dont les manches de ces derniers sont garnies, et par la grande force et épaisseur de leurs manches et de leurs lames.

CISEAUX. Cet instrument, composé de deux lames tranchantes, croisées et mobiles sur un axe, est trop connu pour que nous cherchions ici à le décrire. Les ciseaux sont *droits* ou *courbes;* ces derniers sont courbés sur leur plat, ou courbés sur leurs tranchants. Le dentiste doit en avoir de chaque espèce dans son cabinet d'opération, pour diviser le frein de la langue, enlever quelques tumeurs pédiculées qui se développent dans la bouche, des lambeaux déchirés des gencives, etc., et pour opérer la section des fils de soie et de chanvre qu'il emploie quelquefois pour l'affermissement et le redressement des dents. Il doit y en avoir aussi de grandeurs différentes sur l'établi ou dans l'atelier.

CLAIES. On donne ce nom, dans quelques ateliers, à des planches qui sont fixées au-dessous de l'établi pour recueillir les parcelles des métaux emportées par les cisailles et par la lime pendant la confection des pièces.

CLAQUEMENT. On désigne, par ce mot, le bruit que font les dents qui se heurtent pendant le tremblement convulsif des muscles de la mâchoire inférieure, occasioné par le froid, et qui a quelquefois lieu pendant le frisson des fièvres intermittentes.

CLÉ. La clé à extraction, ou clé de Garengeot, est un instrument auquel cet opérateur a donné son nom, bien qu'au lieu d'en être l'inventeur, il n'ait fait que modifier un peu la forme de cet instrument, qui était connu longtemps avant son époque. La clé se compose d'une tige d'acier solide, dont une des extrémités se fixe à demeure dans un manche transversal en ivoire ou en ébène, tandis qu'à l'autre, qui est élargie, aplatie et arrondie à ses bords, est vissé un crochet demi-circulaire et mobile, destiné à embrasser la couronne de la dent dont on veut faire l'extraction. Cet instrument, comme on peut le voir, n'est autre chose qu'un levier du premier genre, dont *le point d'appui* se trouve au contact du talon ou de l'extrémité libre de la tige avec la paroi alvéolaire sur laquelle on le pose; dont la puissance est le mouvement de circumduction imprimé par la main de l'opérateur au manche, et dont la résistance se trouve dans la couronne de la dent que le crochet tend à soulever. Nous renvoyons le lecteur à l'article *Crochet* pour les changements de forme que l'on a voulu donner à cette partie de la clé, et nous allons ici indiquer quelques-unes des modifications les plus importantes que l'on a fait subir à l'instrument lui-même, tout en déclarant que, pour notre compte, comme pour celui de nos confrères les plus judicieux et les plus expérimentés, la clé ancienne, telle que Garengeot nous l'a léguée, mérite la préférence sur toutes celles que depuis le dernier demi-siècle on a voulu lui substituer. *La première* est la clé à panneton étroit et à crochet à angles droits, dont nous avons parlé au mot *Crochet*. *La seconde* est la clé de *Colombat*, qui n'est remarquable que par un cylindre tournant, qui est fixé dans le talon et dont l'objet est de rendre la pression moins dure. Dans une troisième modification de l'instrument, on trouve un demi-anneau dans lequel est reçu le doigt indicateur du dentiste, qui gouverne, au moyen d'une tige centrale attachée au demi-anneau, les mouvements du crochet sur la dent. On trouve aussi des clés à pannetons mobiles et garnis en cuir, et d'autres nommées *clés tournantes*, qui permettent de changer de côté sans dévisser les crochets. La clé de Fox et de Savigny est faite de telle sorte que le crochet se transporte à volonté au-delà du panneton, et remplit le même objet que le crochet en Z. *La clé à double tige*, de Colombat, est échancrée au milieu du panneton, pour empêcher la fracture du bord alvéolaire autre part qu'en regard de la dent à extraire. Une modification, qui est commune à plusieurs de ces clés, est la présence d'un long pivot en acier, logé dans un canal pratiqué dans l'intérieur de la tige. L'extrémité du pivot qui avoisine le manche de la clé porte un bouton qui permet à l'ongle du doigt indicateur de la main qui embrasse le manche, de retirer le pivot vers cette dernière, et un ressort dont le pivot est garni dans l'intérieur de son canal, le rapporte à sa position première dès que le doigt se détache du boulon. Dans les clés de cette espèce le panneton est échancré pour loger, à volonté, le talon du crochet, qui est percé d'un trou égal au calibre du reste du canal et qui est destiné au passage du pivot, qui fixe ainsi solidement le crochet au corps de la clé. — Quelle que soit la clé dont le dentiste se serve, il faut avoir la précaution d'en garnir le panneton, chaque fois qu'il opère, d'un ruban de linge parfaitement propre, pour empêcher le sentiment du froid que le métal de la clé produira sur la gencive et pour rendre moins effrayant, pour le malade, l'apparence de l'instrument. Pour la manière de se servir de cet instrument, nous renvoyons le lecteur à l'article *Extraction*.

CLIMAT. Ce mot, dans son acception hygiénique, veut dire une étendue de terre différente de celles qui l'entourent sous le rapport des saisons, des qualités de la terre, de la terre, de la chaleur de l'atmosphère et des autres circonstances physiques attachées au sol. Les climats sont ordinairement divisés en trois classes : *les climats chauds*, qui s'étendent au trentième degré de latitude de chaque côté de l'équateur ; les *climats tempérés*, compris dans chaque hémisphère du globe, entre le trentième et le soixantième degrés de latitude, et les *climats froids*, qui s'étendent depuis ce dernier dégré jusqu'aux pôles. Il est à remarquer cependant que les endroits compris entre les mêmes parallèles n'ont pas toujours des climats semblables. Ainsi, à Paris, il fait plus chaud qu'à Vienne, et à Pékin qu'à Philadelphie, bien que, respectivement, ces villes soient situées à distance égale de l'équateur. Les causes qui font varier ainsi la température atmosphérique des lieux qui se trouvent placés sous un même parallèle, sont l'élévation plus ou moins grande du sol au-dessus du niveau de la mer, l'évaporation des eaux, l'inclinaison des terrains, les vents, la couleur et la nature des terrains, et le voisinage des volcans. L'influence des climats sur les organes de la dentition n'est pas moindre que celle qu'ils exercent sur le corps et sur l'état général de l'homme. Mais nous ne pouvons entrer ici dans des détails à cet égard, et nous renvoyons le lecteur à ce que nous avons dit à l'article *Air*.

CLOISONS. Les cloisons sont des parois, tantôt molles, tantôt osseuses, destinées par la nature à séparer deux cavités l'une de l'autre ; telles que la cloison des fosses nasales, la cloison des ventricules du cœur. Les cloisons qui intéressent le plus le dentiste, sont *les cloisons des alvéoles*. Ce sont des lames de tissu osseux qui séparent les unes des autres les alvéoles des dents. Ces cloisons sont visibles entre les follicules dentaires dès l'âge de deux mois et demi de la vie fétale. Elles augmentent de volume en suivant l'accroissement de la mâchoire même. La partie des cloisons qui avoisine le fond des alvéoles est peu large, mais épaisse; celle qui se trouve du côté du bord alvéolaire est, au contraire, très mince et très étendue. Les cloisons, comme les autres parois des alvéoles, sont revêtues par la membrane alvéo-dentaire dont nous avons parlé.

COAPTATION. On entend par ce mot l'action de rétablir dans leurs rapports naturels les fragments d'un os fracturé ou de remettre à sa place l'extrémité articulaire d'un os luxé. Ce mot se dit aussi de l'implantation d'une dent arrachée par accident ou par mégarde de l'alvéole qui la renfermait.

COCCINELLE. Genre d'insectes coléoptères trimères. Une espèce de ces insectes, le *cocinella bipunctata*, vulgairement appelée *bêtes à Dieu*, fut autrement employée pour confectionner un remède odontalgique, qui a justement perdu la réputation qu'il avait acquise.

COCHENILLE. C'est le nom d'un insecte de la famille des hémiptères, nommé aussi *graine d'écarlate, coccus cacti et caccinelli*. C'est de lui que l'on extrait la belle matière colorante nommée carmin, ou vinaigre de rouge. Les dentistes s'en servent pour teindre leurs liqueurs dentifrices, et pour teindre la partie des pièces en hippopotame destinées à simuler les gencives. Avant de peindre l'hippopotame avec cette substance, on doit avoir la précaution de toucher, avec de l'acide chlorydrique, les parties qui sont à colorer, car alors cette teinture pénètre mieux dans le tissu de l'hippopotame.

COCHLÉARIA. Ou herbe à cuiller ainsi nommée à cause de la forme de ses feuilles. C'est une plante de la famille des crucifères qui croît sur les rivages de la mer, en Normandie, et en Bretagne. Elle est un des plus puissants antiscorbutiques connus. On en mâche les feuilles qui purifient les dents, et donnent aux gencives une tonicité remarquable. Son suc exprimé est donné à la dose de 60 grammes par jour, dans les engorgements blancs des glandes sous-maxillaires, et pour combattre les autres symptômes des affections scorbutiques chez les enfants, et il entre pour beaucoup dans un certain nombre d'élixirs odontalgiques, et de collutoires dont le dentiste se sert journellement avec les plus grands avantages.

COCON. C'est l'enveloppe de matière soyeuse dont s'entoure la chenille du ver à soie ou bombyx-mori, avant de se transformer en chrysalide. C'est en dévidant ces cocons que l'on obtient la soie que le dentiste emploie à l'état de fil et de cordonnet.

CODE. Le mot code ou codex qui veut dire recueil de lois, est appliqué en pharmacie à un recueil de préparations médicinales, avec des directions sur la manière de les préparer. Le dentiste peut s'aider de ces recueils dans le choix de ses préparations hygiéniques et anti-odontalgiques; mais sa propre expérience lui sert souvent de guide pour former des compositions plus agréables et plus utiles que celles dont le codex est surchargé.

CŒUR. C'est l'organe central de la circulation du sang. C'est un muscle creusé de quatre cavités, et dont la forme est celle d'un cône aplati. Il est situé entre les deux poumons, dans l'écartement inférieur du médiastin antérieur. Il est obliquement dirigé dans la poitrine, et son sommet qui est logé dans une échancrure du poumon gauche, peut être senti par la main appliquée dans l'espace qui sépare la cinquième de la sixième côte. Il est enveloppé d'une membrane séro-fibreuse, nommée péricarde, dont la face inférieure est fortement adhérente au diaphragme. On regarde aujourd'hui le cœur de l'homme comme formé de la réunion de deux cœurs dont chacun est formé d'une oreillette et d'un ventricule. Le cœur droit est veineux, et communique avec l'artère pulmonaire et les deux veines caves. Le cœur gauche est artériel et communique avec l'aorte et les veines pulmonaires. Pour mieux comprendre les rapports de ces cavités et de ces vaisseaux entre eux, voyez ce que nous avons dit à l'article *Circulation.*

COL. Dans le langage du dentiste, ce mot ne s'emploie que pour désigner la portion rétrécie de la branche de l'os maxillaire inférieur qui se trouve immédiatement au-dessous du condyle de cet os.

COLCOTAR. Nom donné par les anciens chimistes à l'oxyde rouge de fer, obtenu en calcinant le sulfate de ce métal.

COLIQUE. Ce mot est employé pour désigner toute douleur vive et passagère qui se développe dans l'abdomen. Les coliques des enfants pendant la durée des deux dentitions sont souvent accompagnées de la constipation ou de la diarrhée, et de la présence de vers dans les intestins. Les difficultés de l'éruption des dents contribuent largement à la production des irritations intestinales, et celles-ci une fois développées entravent la marche régulière de la dentition, et nuisent à la solidité et à la beauté des dents. Le dentiste doit donc chercher à maîtriser ces coliques au moyen de légers laxatifs, de calmants et de vermifuges.

COLLET. On entend par ce mot le rétrécissement ou dépression circulaire qui se trouve entre la couronne et la racine des dents. Le tissu gencival, quand la bouche est saine, contracte des adhérences avec le contour du collet, et contribue plus ou moins à consolider l'implantation des dents dans leurs alvéoles.

COLLIER. Les colliers de camphre, de valériane et d'autres substances odorantes que l'on met autour du cou des enfants pour prévenir, et pour calmer les douleurs qui dépendent de l'éruption des dents, n'ont aucun des effets qu'on leur attribue; mais ils agissent sur l'imagination des mères, ils rassurent les nourrices, et le dentiste peut les respecter. Ils donnent aux irritations le temps de s'apaiser d'elles-mêmes, et au dentiste le temps de les calmer par des moyens appropriés.

COLLE-FORTE. Voyez pour ce mot, l'article *Gélatine*.

COLLUTOIRE. On donne ce nom à un médicament liquide ou semi-liquide, employé pour combattre certaines maladies de l'intérieur de la bouche, et qui peuvent siéger à la face interne des joues, aux gencives et aux dents. Les collutoires sont tantôt appliqués avec un pinceau sur la partie malade, tantôt humés par les lèvres, et tenus dans la bouche de manière à baigner les parties affectées. Leurs effets sont très variés selon les ingrédients que l'on y fait entrer, et nous croyons utile de placer sous les yeux du dentiste quelques-uns des plus connus et des plus utiles en indiquant la manière de les composer.

COLLUTOIRE acidulé. Faites fondre 15 grammes de sucre blanc dans 250 d'une infusion de graine de lin, et ajoutez 3 grammes de suc de citron. Ce collutoire est anti-phlogistique, légèrement détersif et rafraîchissant.

COLLUTOIRE antiseptique. C'est un mélange de 100 grammes d'un décocté de quinquina avec 30 grammes de sirop d'écorce d'orange, et 30 grammes de chlorure de soude à 30°. C'est principalement dans les affections gangreneuses de la bouche, que ce collutoire est employé.

COLLUTOIRE anti-odontalgique. Faites macérer pendant une heure 16 grammes de racine de pyrèthre concassée, et 15 centigrammes d'opium brut dans 180 grammes de vinaigre. Ce collutoire est dû au célèbre dentiste anglais Fox.

COLLUTOIRE calmant. Faites dissoudre 1 décigramme d'extrait d'opium dans 45 grammes d'un décocté de racine de guimauve. — Ce mélange promené au moyen d'un pinceau sur les parties affectées, dans les ulcérations et dans les aphthes douloureux de la bouche, produit des effets excellents.

COLLUTOIRE contre les aphthes. Toucher ces derniers avec un pinceau imbibé d'un mélange en parties égales d'acide chlorhydrique et de miel.

COLLUTOIRE émollient. Le plus simple et le meilleur

est formé de 63 grammes de gomme arabique dissoute dans une pinte d'eau de guimauve ou de lait. On l'emploie dans les cas de rougeur inflammatoire de la muqueuse buccale.

COLLYRE. On entend par ce mot un remède destiné à être appliqué sur l'œil ou sur la conjonctive dans les maladies de ces organes. Comme il est aujourd'hui parfaitement reconnu que les irritations de la conjonctive pulpébrale et oculaire alternent avec certaines formes de carie et de névralgie dentaire, et peuvent même dépendre d'elles, le dentiste doit pouvoir, au besoin, indiquer à ses malades un collyre qui leur soit utile dans les cas d'inflammation oculaire légère. La meilleure application qu'il puisse leur indiquer en pareil cas, est la suivante qui manque rarement d'effet. Faites dissoudre dans 31 grammes d'eau distillée 2 grammes sulfate de zinc, 1 gramme de sucre candi et dix gouttes de laudanum liquide. On se lave les yeux plusieurs fois par jour avec ce mélange au moyen d'un bassinet ou d'un morceau de linge.

COLOSTRUM. C'est le nom donné au premier lait de la femme nouvellement accouchée. On le donne à l'enfant comme laxatif pour chasser le méconium.

COMMISSURE. Ce mot, dans l'anatomie dentaire, est synonyme d'angle et veut dire le point de réunion de deux parties distinctes. Le point de jonction des deux lèvres est la commissure de ces organes. Voyez le mot *Lèvres*.

COMPAS. Le compas est un instrument composé de deux branches qui sont libres et pointues à l'une de leurs extrémités, et réunies à l'autre par un pivot sur lequel elles tournent. On s'en sert pour mesurer les surfaces et l'épaisseurs des objets que l'on confectionne quand il faut mettre de la précision dans l'étendue qu'on leur donne. Les bons compas sont munis d'un arc de cercle gradué qui donne en chiffres l'écartement des branches nécessaire pour embrasser entre leurs pointes l'objet que l'on mesure.

COMPLEXION. Ce mot est employé par quelques hygié-
nistes dans le sens de constitution physique.

COMPLICATION. Ce mot, dans la pathologie dentaire,
exprime une réunion de deux ou plusieurs affections différentes dans leur nature, mais souvent dues à une même
cause et dépendantes les unes des autres.

COMPOSITION. Ce mot, dans notre art, a une double
signification, il veut dire tantôt l'action de composer des médicaments pour en former des élixirs, des lotions dentifrices, etc., et tantôt ces élixirs et lotions dentifrices mêmes.
Pour la composition des dents. Voyez ce dernier mot.

COMPRESSE. On entend par ce mot des morceaux de
linge tantôt simples, tantôt pliés en plusieurs doubles qui
servent dans le pansement des plaies à couvrir les parties
malades, à y appliquer certaines substances médicamenteuses
dont on les sature, ou à exercer une pression sur ces mêmes
parties au moyen de bandes en entourant la partie malade.
Les compresses ne sont pas d'un emploi fréquent dans la
chirurgie dentaire.

COMPRESSION. Ce mot ne se dit, dans notre art, que
pour exprimer l'action d'affaisser en y exerçant une pression
les parois de l'artère qui donne du sang aux parties sur lesquelles on opère, et cela pour prévenir l'hémorragie qui
pourrait avoir lieu par la section ou par le déchirement de ses
rameaux. Malheureusement les artères qui fournissent le
sang d'une manière immédiate à l'intérieur de la bouche sont
hors de la portée de toute compression; mais dans les opérations qui ont lieu aux lèvres et dans leurs environs, l'hémorragie peut être arrêtée en comprimant l'artère faciale à
son passage sur la base et sur la face antérieure de l'os
maxillaire inférieur. Le doigt promené sur la base de la
mâchoire, trouve facilement cette artère par ses battements
et par la dépression que forme sa gouttière à environ 27
millimètres en avant de l'angle de cet os. Dans les cas rares
d'hémorragie grave qui ont lieu à la suite de l'extraction des

dents, et à la suite d'autres opérations dans l'intérieur de la bouche, si les moyens hémostatiques ordinaires ne réussissent pas, on sera sûr d'arrêter l'écoulement du sang en comprimant les artères carotides primitives dans l'espace triangulaire qui existe entre le haut du larynx et le bord intérieur du muscle sterno-cléide-mastoïdien, endroit où les battements de ces artères sont très facilement sentis.

CONCRET. Ce mot est employé en chimie pour exprimer l'état solide ordinaire de certaines substances oléagineuses, ainsi le beurre de cacao est une huile végétale *concrète.* Le camphre est une huile volatile *concrète.*

CONCRÉTIONS. On désigne ainsi certains amas de mucus endurcis et de matières calcaires qui se forment dans les différentes parties de la bouche, dans les conduits salivaires, dans les amygdales, autour du collet et dans les interstices des dents, et quelquefois dans la cavité des dents cariées. Ces dernières, sont produites par la nature dans le dessein d'opérer la guérison de la dent malade. Quant à celles qui se forment dans les conduits salivaires, nous en avons longuement parlé au mot *calcul,* et pour celles qui se forment autour du collet des dents, nous renvoyons le lecteur au mot *tartre.*

CONDUITS. Ce mot est employé dans le sens du mot canal. Ainsi l'on dit indifféremment conduits ou canaux salivaires, dentaires, etc. Voyez le mot *Canal.*

CONDYLE. On nomme ainsi la portion de l'os maxillaire inférieur qui s'emboîte dans la cavité glénoïde du temporal, pour former l'articulation temporo-maxillaire. Le condyle est oblong, convexe et obliquement dirigé en dedans et en arrière; dans l'état sain, il est encroûté d'une couche de cartillage qui s'étend jusqu'au col.

CONGÉNIALES. Les maladies congéniales sont celles que les enfants apportent en venant au monde. Ce sont ordinairement des vices de conformation qui résultent, selon les embryologistes, d'un arrêt, d'un excès, ou d'une perversion de développement pendant la période de la gestation : tels que le bec de lièvre, la réunion anormale des lèvres et autres, dont nous parlerons aux mots *Maladies* et *Vices*.

CONGESTION. Ce mot se dit d'une accumulation anormale de sang ou de sérosité dans un endroit quelconque du corps. Les grands viscères du corps, tels que le cerveau et les poumons, sont quelquefois le siége de congestions sanguines dangereuses et même mortelles. Dans les cas de phlegmons des lèvres, des amygdales, etc., ces organes deviennent des points congestionnés, et les capillaires qui les parcourent se gorgent de sang. Il y a une congestion séreuse des mâchoires produite le plus souvent par le froid, et de laquelle nous parlerons au mot *Fluxion*.

CONNEXION. Ce mot est employé par quelques auteurs dans le sens d'union, et l'on dit les connexions de l'os maxillaire inférieur avec le temporal, les connexions des dents avec les alvéoles, pour dire *les moyens d'union* de ces diverses parties entre elles.

CONSERVATION. Ce mot se dit en parlant des dents et des autres parties de la bouche. La conservation de la beauté et de la santé des dents et de leurs annexes, constitue l'objet principal de l'hygiène dentaire.

CONSOLIDATION. Ce mot est le plus souvent employé en parlant des os fracturés. Ainsi, dans les fractures de l'os maxillaire inférieur, on dit que la consolidation est parfaite, quand le cal qui réunit les deux fragments est assez dur pour permettre au malade le libre usage de l'organe, sans craindre une séparation de ces derniers.

CONSOMPTION. Ce mot désigne une maladie qui a son siége à la racine même des dents. La consomption de la racine des dents est une affection qui mérite une attention spéciale de la part du dentiste, et cela d'autant plus que, malgré les douleurs atroces qui l'accompagnent, la dent elle-même présente extérieurement l'aspect de la meilleure santé. Il y a deux variétés de cette maladie. Dans la *première*, l'extrémité de la racine est couverte de petites aspérités friables, entre lesquelles se trouvent des racines peu perceptibles à l'œil nu, produites par la componction ou érosion de la substance osseuse. Dans la *seconde* variété, qui n'est probablement qu'un état plus avancé de la précédente, une portion seule du sommet de la racine est marquée d'aspérités; le reste est parfaitement lisse; mais au milieu de la partie altérée, l'ouverture du canal dentaire se présente plus évasée que de coutume, et d'une couleur brune foncée ou noire, tandis que la partie saine de la racine forme un bourrelet léger, semblable aux bords calleux des plaies, autour de la partie frappée de componction, comme pour séparer cette dernière du reste de la dent. Toute la portion de la racine affectée de consomption, baigne dans la liqueur d'un kyste qui adhère par une de ses extrémités au bourrelet dont nous venons de parler, et par l'autre à l'alvéole. Le plus souvent, dans cette maladie, la dent, bien que consumée à sa racine, est parfaitement adhérente, dans toutes ses autres parties, à l'alvéole qui la loge, et à la gencive qui lui entoure le collet; mais cela offre quelques exceptions. M. Fournier cite le cas d'une dame de quarante ans qui vint le consulter pour des douleurs terribles qu'elle éprouvait dans une de ses dents molaires qui était très blanche et apparemment très saine. Pour l'examiner de plus près il la prit entre le pouce et l'index, et trouva, à sa grande surprise, qu'elle était entièrement privée d'adhérence avec l'alvéole. Il n'eut pas la moindre peine de la retirer sans instrument et sans douleur pour la malade, et il trouva, comme à l'ordinaire, dans la consomption de racine, que la partie malade était entourée d'un kyste. Cette maladie se manifeste le plus souvent chez les personnes d'un tempérament bilieux, entre l'âge de quarante et de cinquante ans. La cause qui la produit n'est pas constante dans sa marche, surtout au commencement, et la dent, après avoir été pendant quelque temps douloureuse et impressionnable, cesse de l'être pour devenir, plus tard, le siége d'une douleur et d'une sensibilité morbide plus considérable. La consomption de la racine fait des progrès très lents, et ne produit de résultat bien grave qu'après une durée de trois ou quatre ans ; mais, alors, il n'est pas rare de voir la maladie se propager aux racines des dents voisines; et l'on cite des cas où la maladie existait en même temps dans toute l'étendue de l'arcade dentaire, et même dans les deux arcades à la fois. A une période avancée de la maladie, le périoste alvéolaire qui entoure la partie malade s'enflamme, la paroi intérieure de l'alvéole devient le siége de la carie, et une fistule s'établit à travers l'épaisseur du tissu gencival. On voit qu'il est important de diagnostiquer cette maladie de bonne heure, et de faire l'extraction de la dent malade avantque sa présence dans l'alvéole aiteu le temps d'irriter le tissu de la mâchoire, ou de propager la contagion aux racines des dents voisines. On a essayé d'arrêter les progrès de cette maladie en portant un stylet rougi au feu dans la gencive, vis-à-vis de la racine de la dent malade ; mais l'expérience a prouvé que le seul moyen capable de guérir radicalement la maladie est d'extirper l'organe qui en est primitivement le siége.

CONSOUDE. La grande consoude est une plante de la famille des baraginées, qui, outre les principes mucilagineux dont les autres membres de cette famille sont chargés, contient une quantité considérable de tannin. On en donne souvent le sirop ou l'infusion dans la diarrhée des enfants, due à l'éruption difficile des dents.

CONSTIPATION. L'état de constipation qui survient chez les enfants, par suite des troubles produits dans l'état naturel des voies digestives, par les difficultés des deux dentitions, doit être combattu par des laxatifs, tels que le miel, la casse, l'huile de ricin, etc., qui seront secondés dans leurs effets par l'administration d'un médicament vermifuge, quand la présence des ascarides ou d'autres entozoaires paraissent y contribuer.

CONSTITUTION individuelle. Ce mot est souvent employé dans le même sens que tempérament. Nous croyons que c'est un vice de langage : il y a plusieurs sortes de *tempéraments* qui dépendent d'une prédominence marquée d'un des systèmes sanguin, nerveux, lymphatique, biliaire, qui caractérise l'état général de l'individu, et l'expose à un certain nombre de maladies qui sont propres aux personnes du tempérament dont il est doué. Les individus sont de *constitution* forte, faible, bonne ou mauvaise; mais ces exceptions ne préjugent en rien sur la nature particulière de leur organisation. Il est inutile de dire que les odontalgies rhumatismales, névralgiques et autres, sont plus communes chez les individus de constitution naturellement faible, ou devenue telle par les excès ou par les maladies, que chez ceux qui jouissent d'une constitution bonne et robuste.

CONSTITUTION atmosphérique. On désigne par ces mots les diverses conditions qu'offre l'atmosphère, comme la sécheresse et l'humidité, la température, l'élévation du baromètre, etc.

CONSTITUTION médicale. On nomme ainsi l'influence que l'état atmosphérique de la saison exerce dans la production de certaines maladies qui règnent alors d'une manière générale dans la population. Les constitutions médicales sont donc nerveuses, inflammatoires, bilieuses, etc., selon la nature des maladies qu'elles produisent.

CONTAGION. On donne ce nom à la transmission de certaines maladies d'un individu à un autre. La contagion peut être *immédiate* ou médiate. Dans le premier cas, le principe contagieux est transmis à l'individu sain, quand une partie de son corps, dont la peau est excoriée, tels que les doigts, vient du contact avec les parties malades de l'individu affecté. Nous avons connu un cas de syphilis contracté en opérant sur une bouche, qui était le siège d'ulcères de nature vénérienne. Les membranes muqueuses des lèvres et du pénis absorbent facilement le virus syphilitique. La transmission est aussi immédiate, quand le principe d'une maladie contagieuse est puisé par un individu sain, dans l'atmosphère qui environne le malade et qui est chargée des émanations de son corps. Quelques auteurs prétendent que le muguet, nommé aussi *aphthes infantiles,* est transmissible par contagion. C'est une question qui intéresse le dentiste, mais qui n'est pas encore décidée. La contagion est dite *médiate* quand l'individu sain contracte la maladie en se servant des vêtements portés par l'individu affecté.

CONTENTIFS. Les bandages contentifs sont appliqués dans la chirurgie générale pour tenir dans un état de coaptation les parties dont on désire obtenir la réunion. Ces moyens contentifs ne sont employés par le dentiste, que dans les cas où la mâchoire inférieure est le siége d'une *fracture.* Voyez ce mot. Ce mot pourrait aussi, à la rigueur, être dit de quelques ligatures et de quelques autres appareils que l'on met pour maintenir ou raffermir les dents.

CONTIGUITÉ. Ce mot est employé par opposition au mot continuité : ainsi, un os, le maxillaire inférieur, peut être malade dans sa continuité, quand la maladie affecte le corps même de l'os, et dans sa contiguïté, quand elle siége dans son articulation avec l'os temporal. Les dents peuvent aussi être lésées dans leur continuité ou dans leur contiguité, comme cela a lieu quand un choc ou un accident quelconque vient luxer la dent dans son alvéole, ou quand le virus syphilitique, ou les abcès des mercuriaux ulcèrent la membrane qui la lie à cette dernière.

CONVEXE. On désigne, par ce mot, la face la plus étendue d'un corps qui est, en même temps, aplati et courbé en arc de cercle. Ainsi, la face antérieure des arcades dentaires est convexe; la face postérieure en est concave.

CONVOLVULACÉES. Nom d'une famille de plantes dont

un grand nombre jouit de propriétés purgatives. Le jalap et la scammonée appartiennent à cette famille.

CONVULSIONS. Ce mot est presque toujours employé au pluriel : il désigne la contraction involontaire d'un ou plusieurs des muscles qui sont soumis, dans l'état de santé, à la volonté. Quand les contractions siégent dans les muscles de la vie organique, on leur donne le nom de spasmes. Les contractions peuvent être permanentes ou *toniques*, comme cela a lieu dans le tétanos ou *cloniques*, c'est-à-dire alternant avec des relâchements, comme cela a lieu dans les convulsions proprement dites. Les causes des convulsions sont extrêmement variées : mais comme nous ne nous occupons ici que des convulsions que le dentiste est à même d'observer journellement dans l'exercice de son art, nous n'aurons qu'une cause unique à leur attribuer, c'est-à-dire l'irritation sympathique du système cérébro-spinal provenant par les difficultés qu'éprouvent les dents de paraître au jour, de percer le tissu résistant qui couvre les alvéoles et qui offre une grande résistance à leur passage. La fièvre de la dentition est presque toujours précédée ou accompagnée de mouvements convulsifs, et quelque légers que soient ces derniers, ils constituent, pour les personnes qui entourent l'enfant, un symptôme effrayant. Ce sont les enfants faibles, épuisés et doués d'une extrême sensibilité, qui sont le plus sujets aux convulsions ; mais elles n'arrivent pas moins aux enfants le plus fortement constitués et les plus gros, et il est à remarquer que souvent, chez ces derniers, les convulsions sont plus violentes, de plus longue durée et plus souvent fatales que chez les premiers. Les convulsions, chez les enfants, comme chez les adultes, sont fréquemment précédées des expressions insolites de la physionomie, des réveils en sursaut, de l'insomnie, de l'agitation, des plaintes et des alternatives de pâleur et de rougeur. Souvent aussi les convulsions arrivent sans être précédées de prodromes. Quand ces prodromes existent, on peut, en surveillant le sommeil de l'enfant, prévenir l'arrivée des mouvements convulsifs en plaçant l'enfant dans un bain d'eau tiède et en lui faisant avaler quelques cuillerées d'une potion légèrement narcotique. La pousse de toutes les dents peut être accompagnée de convulsions; mais celles-ci arrivent particulièrement pendant les efforts d'éruption des dents molaires. Le père de la médecine dit que l'on doit craindre l'arrivée des convulsions quand il y a de la fièvre, quand la peau est sèche, quand l'enfant est constipé, quand il change souvent de couleur et qu'il tressaille dans son sommeil. Suivant Zimmermann, le grincement des dents et l'état tremblant des lèvres indiquent des convulsions qui sont très proches. Tant que la dent qui perce ne fraye pas son chemin à travers le tissu qui l'arrête, on ne peut espérer d'empêcher les convulsions d'éclater;—on ne peut non plus les faire cesser quand elles commencent. Les soins du dentiste doivent donc se borner à en diminuer la violence, à prévenir les congestions cérébrales qui les compliquent quelquefois et à en empêcher le retour. Quand le visage de l'enfant est rouge et vultueux, qu'il a les yeux saillants et qu'il reste assoupi dans l'intervalle des attaques, il faut lui mettre deux sangsues derrière chaque oreille et autant à chaque tempe, et mettre ses pieds, pendant dix minutes ou un quart d'heure, dans l'eau chaude sinapisée. — En général, l'emploi du bain tiède est très utile. L'enfant doit y rester un quart d'heure chaque fois, et l'on peut le renouveler toutes les deux ou trois heures. On lui fera avaler quelques cuillerées d'un mélange d'eau sucrée et d'eau de fleurs d'oranger, ou bien de ce dernier mélange chargé de vingt gouttes d'éther sulfurique. Les lavements d'assa-fœtida sont quelquefois très utiles. Dans le cas où l'enfant n'a pas évacué depuis quelque temps, on doit aider à l'effet des calmants en donnant à l'enfant un lavement composé d'eau tiède, d'une cuillerée de miel et une cuillerée d'huile d'olives, et en lui faisant prendre, toutes les deux heures, 31 grammes de sirop de chicorée sauvage composée.

CORAIL. On donne ce nom à des concrétions calcaires que l'on trouve abondamment dans la Méditerranée et dans la mer Rouge. Elles ont la forme d'arbustes plus ou moins rameux, et sont, en général, de rouleur rouge. Les anciens les regardait comme des végétaux. Aujourd'hui, on sait que le corail est le produit de certains polypes auxquels il sert d'habitation. Le corail, qui n'est qu'un carbonate de chaux, fut autrefois employé comme un absorbant, et l'on s'en servait beaucoup dans la composition des poudres dentifrices ; mais, aujourd'hui, on a complètement cessé son usage dans les bons cabinets de dentiste, et on devrait l'abandonner partout, car les opiats et poudres que l'on forme avec ne font que détériorer l'émail des dents.

CORALINE. C'est une espèce de polypier lythoïde que l'on trouvait dans toutes les mers de l'Europe, mais surtout dans la mer Méditerranée, dont les dentistes se servaient autrefois dans les maladies vermeuses des enfants, qui dépendaient des difficultés des deux dentitions. Cette substance est très rarement employée aujourd'hui comme vermifuge.

CORDIAUX. On donnait ce nom à des composés médicamenteux que l'on croyait avoir une action sur le cœur. Toutes les infusions toniques, stimulantes, et stomachiques, sont des cordiaux ; ils tentent indirectement à guérir les névralgies dentaires, en diminuant la susceptibilité nerveuse, qui disparaît toujours à mesure que la nutrition se fait mieux, et que l'individu devient plus musculaire.

CORDON. Le cordon dentaire est formé par les vaisseaux et le nerf de la dent, mêlés à un peu de tissu cellulaire, et couverts de la membrane de la pulpe, qui n'est que ce cordon épanoui.

L'inflammation du cordon dentaire succède presque toujours à celle de la pulpe. Elle n'a jamais lieu que dans la décomposition avancée de la substance dure des dents, et elle est en quelque sorte le dernier terme du dépérissement dentaire. L'inflammation du cordon dentaire est une maladie réelle, et ne doit pas être confondue avec le travail éliminatoire par lequel l'économie cherche à se débarrasser d'une partie qui ne peut plus lui être utile. Nous avons dit qu'elle succède souvent à l'inflammation de la pulpe, et cela, surtout, quand cette dernière se termine par la suppuration; mais, sans que la pulpe s'enflamme, le cordon peut être atteint de phlogose, comme cela a lieu dans l'obturation des dents cariées, dans la cavité desquelles il se faisait un suintement habituel. Dans ce cas, la matière du suintement ne pouvant échapper par la couronne de la dent, descend vers le sommet de la racine, et fait naître les accidents graves qui constituent cette maladie. Les symptômes principaux de l'inflammation du cordon sont une douleur sourde pulsative et continue qui se fait sentir profondément dans la mâchoire. La gencive est rouge, tendue, tuméfiée et douloureuse vis-à-vis de la racine malade; quand la maladie siége dans les dents antérieures de la mâchoire supérieure, la personne affectée éprouve un sentiment de pesanteur et d'embarras au-dessous dés ailes du nez, et la membrane pituitaire peut devenir le siége d'une éruption croûteuse. Quand c'est une des dents molaires qui est affectée, l'irritation du cordon peut se transmettre par contiguïté à la membrane du sinus-maxillaire, et engendrer des maladies plus ou moins graves. On combat cette affection du cordon, et la phlegmasie des gencives qu'elle entraîne, par des collutoires émollients et par des applications de sangsues sur la gencive même, ou en plus grand nombre sur l'angle de la mâchoire et au-dessous de lui.

CORDONNETS. *Le cordonnet de soie écrue* est connu depuis longtemps dans l'art du dentiste, et il en est de même de la racine chinoise, qui n'est qu'un cordonnet de soie fortement tordu. Quelques dentistes, avant d'employer la soie comme ligature, lui font subir des préparations qui servent à augmenter sa tension et sa durabilité. La soie écrue en cordonnet, cependant, est extrêmement solide, et ne s'altère que difficilement dans la bouche. Comme plusieurs autres ligatures, quand elles sont trop tordues, le cordonnet de soie se gonfle, se raccourcit, et use les dents qu'il embrasse; il glisse même vers les gencives et détruit à la longue leurs adhérences avec les collets des dents.

CORONOIDE. On nomme ainsi l'apophyse qui est située à la partie supérieure et antérieure de l'os maxillaire inférieur qui donne attache au tendon du muscle crotaphyte ou temporal.

CORPS étrangers. On donne ce nom à des matières diverses venant du dehors, et se formant au milieu de nos organes, et qui ne font pas partie de notre économie. Quelques-uns de ces corps étrangers sont inanimés, tels que les calculs salivaires; et d'autres, animés, tels que les polypes. Les dents qui perdent leur vitalité par les maladies ou par les progrès de l'âge sont des corps étrangers que l'économie tend à expulser.

CORRODANTS. Ce mot, qui est équivalent au mot corrosif, se dit de quelques substances, tels que les alcalis, les acides minéraux, etc., qui altèrent et désorganisent peu-à-peu les tissus mous, osseux et dentaires avec lesquels ils sont mis en contact.

CORSETS. Le corset est une sorte de vêtement qui enveloppe et serre exactement la poitrine de la plupart des femmes dans les contrées civilisées. Selon le docteur Fournier, il recouvre toute la région abdominale, et s'étend même, selon l'occurence, jusqu'à la région pubienne. Le corset ne doit point exercer une compression susceptible de gêner l'action des muscles ni celle des viscères de la poitrine et de l'abdomen. Tout corset qui ne remplit pas ces conditions est vicieux et même nuisible : l'hygiène doit en prescrire sévèrement l'usage. L'hygiène dentaire proscrit aussi les corsets baleinés, qui ne sont qu'un reste de l'ancien costume germanique. On a vu des femmes emprisonnées dans leurs corsets, afin de paraître moins corpulentes, en éprouver des congestions, des spasmes, des convulsions même, et des douleurs névralgiques des dents et des mâchoires. Un praticien prudent et habile doit toujours recommander à ses clientes de ne pas mettre leurs corps à la torture pour satisfaire aux caprices de la mode.

CORYMBIFÈRES. C'est le nom donné à une famille de plantes dont les fleurs sont composées et les pédoncules disposées en corymbe. Cette famille fournit au dentiste une foule de plantes qui sont amères, aromatiques, anthelmynthiques, excitantes et toniques, telles que la camomille, l'absinthe, la tanaisie, la mille-feuille et la matricaire, dont il peut faire un usage fréquent dans les états atoniques de la bouche et des voies digestives, de la bonne condition desquelles dépendent si souvent la sánté, la bonne conformation et l'éclat des dents.

CORYZA. On donne ce nom à l'irritation inflammatoire de la membrane muqueuse, des fosses nasales et des sinus qui s'y ouvrent. Cette maladie, qui n'est jamais très grave, est produite le plus souvent par l'effet de l'air froid et de l'humidité; mais bien souvent aussi elle dépend de divers états morbides de la bouche et des dents. Il n'est pas rare de voir des névralgies dentaires alterner avec l'irritation de cette membrane, et celle-ci peut être également produite sympathiquement ou par voie de contiguïté de tissus dans les phlegmons des gencives. Nous avons déjà dit que cette membrane des narines et celle qui tapisse le sinus maxillaire, deviennent souvent le siége d'une éruption dartreuse dans *les cas d'inflammation du cordon dentaire.*

COSMÉTIQUES. Ce mot qui a pour racine le verbe grec κοσμεω, j'orne, j'embellis, a été, de tout temps, appliqué aux substances qui ont la réputation d'entretenir ou de faire revenir la beauté de la peau, de rafraîchir le teint, de teindre les cheveux et de blanchir les dents. C'est à Ovide que l'on attribue généralement le poëme latin *de Medicamine facili,* dans lequel on trouve énumérés les moyens propres à effectuer ces divers objets; mais il est fort douteux que cet écrit soit de l'auteur des *Métamorphoses*. On cite deux autres traités fort anciens sur la science cosmétique, dont l'un qui est écrit par Criton d'Athènes, fait suite à une sorte de pharmacopée, que cet auteur publia vers l'an 350 de Rome et que Galien cite souvent avec éloge. L'autre est de la célèbre égyptienne Cléopâtre, qui, comme reine et comme belle, ne pouvait pas, en écrivant sur la médecine, oublier la pharmacie du boudoir. Héraclide de Tarente parle aussi des cosmétiques dans ses ouvrages; mais les auteurs qui traitent le plus au long cette matière dans leurs écrits, sont les pharmacologistes indiens persans et arabes. —Comme rien ne flatte plus la vanité que l'art de conserver ou d'augmenter les agréments extérieurs, les charlatans se sont surtout appliqués à multiplier les cosmétiques. On ferait un volume considérable si l'on voulait réunir toutes les recettes de fard, d'eaux composées, de pommades pour le teint, pour les cheveux, pour les lèvres, de pâtes et d'émulsions, de baumes, de poudres, d'opiats et d'élixirs, que l'on a publiés. La plupart de ces baumes sont sans effet et plusieurs sont dangereux. — Il est des altérations de la peau auxquelles on peut remédier, mais il en est aussi que l'art ne peut réparer. On ne saurait, par exemple, effacer les rides de l'âge, et cependant on a attribué cette propriété à plusieurs cosmétiques; mais lorsque la peau a seulement perdu sa souplesse et son brillant par l'action simultanée de l'air et de la lumière, on peut lui rendre son éclat par quelques lotions douces et onctueuses.

On emploie, généralement sans inconvénient, les eaux distillées de roses, de plantin, de frai de grenouilles, de fèves, de fraises, et les pommades de concombre, d'amandes douces, de cacao, de baume de la Mecque et d'autres matières adoucissantes de la même nature. Mais la prudence doit faire rejeter toutes celles dans lesquelles entrent des substances minérales, telles que le plomb, le bismuth, l'arsenic et le mercure. Ces compositions métalliques ont quelquefois la propriété de faire disparaître les boutons et certaines taches de la peau, mais ce n'est souvent qu'en refoulant l'humeur qui les a produites et en déterminant des métastases funestes. On a vu des personnes affectées de ptyalisme, d'ophthalmie et même de phthisie pulmonaire, après avoir fait usage de cosmétiques de mauvaise nature. Il faut donc s'assurer d'avance de la nature des ingrédients qui entrent dans la composition des cosmétiques que l'on emploie, et pour mettre nos lecteurs plus à même de distinguer les bonnes des mauvaises, nous allons dire quelques mots des préparations cosmétiques qui sont le plus en usage. Le plus parfait de tous les cosmétiques est l'eau pure d'une fontaine limpide; elle suffit pour enlever à l'épiderme les excrétions habituelles de la peau et pour nettoyer sa surface. Si cependant quelques circonstances particulières, telles qu'un air vicié, le défaut d'exercice, les veilles, où l'usage des fards ont altéré le teint, il faut avoir recours à quelques moyens plus efficaces que l'eau. Voici une composition cosmétique que l'on peut employer en toute sûreté et qui convient surtout quand il y a échauffement de la peau. — Mettez dans un mortier, un jaune d'œuf, 4 grammes de sucre et dix gouttes de baume de la Mecque; triturez-les ensemble jusqu'à ce que le mélange soit parfaitement homogène, puis ajoutez, peu-à-peu, 150 grammes d'eau distillée. On se frotte le visage avec cette composition et on la laisse sécher sur la peau. Le lendemain, en se levant, on se lave avec de l'eau pure. — Voici une autre composition due aux expériences du docteur Geoffroy, et dont les effets sont analogues à ceux du cosmétique précédent. Prenez, dit le docteur, parties égales d'huile d'amandes douces et de baume de la Mecque, mêlez-les avec soin dans un mortier de cristal et versez sur le mélange une petite quantité d'alcool; après un certain temps de digestion on en extrait une teinture suffisante.

La célèbre préparation cosmétique connue sous le nom de

lait virginal, n'est qu'une teinture de quelques baumes dans laquelle on verse une quantité suffisante d'eau, pour produire la précipitation de l'acide benzoïque et de la résine; précipitation qui donne à la liqueur la couleur blanche qui lui a valu le nom de *lait*. Il ne faut pas prendre pour ce dernier mélange une autre préparation qui a porté le même nom, et qui n'est autre que le sous-acétate de plomb, liquide qui se blanchit également par son mélange avec de l'eau, mais dont l'action sur la peau est très délétère. Les cosmétiques dont nous venons de parler, sont le plus souvent employés pour entretenir la beauté et la souplesse naturelle d'une peau jeune et vive. Les deux suivantes, au contraire, ne font que masquer les rides et la sécheresse dont l'enveloppe cutanée est toujours atteinte par les progrès de l'âge ou bien par des excès. Ce sont les *deux fards*. Le *fard blanc* résulte d'un mélange de craie de Briançon, qui est une sorte de talc avec l'oxyde ou le sous-nitrate de bismuth. Mais, malheureusement, cette composition ne fait qu'augmenter le mal que l'on cherche à déguiser, et souvent elle prend un teint noir peu de temps après son contact avec la peau. Le *fard rouge* n'est autre chose que la poudre du cinabre ou sulfure de mercure, connu sous le nom de vermillon. Il est inutile de dire qu'un pareil cosmétique doit être condamné comme dangereux, car il produit le plus souvent une salivation abondante en même temps qu'il empoisonne l'haleine et fait vaciller les dents dans leurs alvéoles. Le roi Henri III, qui alliait à la bravoure du soldat français la coquetterie d'une petite maîtresse, n'employait pour cosmétique que de la farine battue dans un jaune d'œuf, et celui qu'emploient les dames du Danemarck d'aujourd'hui, n'est guère moins simple. Ce dernier est formé d'une certaine quantité de farine de fèves et de farine des quatre semences froides, délayées dans de la crême. Parmi les préparations cosmétiques les plus dangereuses, nous signalerons les pâtes et les pommades dépilatoires qui renferment toujours de l'arsenic, de la chaux et autres ingrédients également nuisibles à la peau et à la santé. On trouvera à l'article *Chevelure* notre avis sur les préparations destinées à la teindre, et nous terminerons notre article en jetant un coup-d'œil sur quelques-unes des préparations employées pour entretenir la fraîcheur et la beauté des organes de la bouche. Parmi elles, se trouvent l'esprit de cochléaria, la teinture de gayac et les élixirs désignés sous le nom *d'odontalgique*. On fait entrer dans la composition de ces élixirs le girofle, le pyrèthre, le romarin, la bergamotte, la muscade et le gayac. Nous avons déjà dit que l'on doit rejeter avec soin tous les dentifrices acides. Les poudres pour les dents ne doivent être employées qu'avec ménagement : les opiats usent moins l'émail et l'on doit, pour en frotter les dents, se servir d'une brosse très douce ou en racine de luzerne. Dans tous les cas, je conseille aux dames de se servir le moins possible de cosmétiques, je n'excepte que le lait et l'eau légèrement aromatisée. Plusieurs jeunes femmes dont les os se cariaient, après avoir renoncé à l'emploi des cosmétiques, des parfums et des pommades, ont vu les progrès du mal se ralentir graduellement et enfin disparaître complètement.

COTON. On donne ce nom à une bourre très précieuse qui entoure les graines d'un genre des plantes de la famille de malvacées. La plupart des espèces du genre *cotonnier* sont très intéressantes à cause du coton qu'elles fournissent. Le coton est, pour les états civilisés, une des plus riches et des plus utiles productions du règne végétal. En médecine, on se sert du coton pour remplacer dans quelques cas la charpie ; on s'en sert aussi pour faire des maxas et pour couvrir certaines tumeurs glanduleuses, telles que celles connues sous le nom vulgaire d'oreillons. Cette sorte de tumeur, qui se présente assez souvent dans la pratique du dentiste, est due à une inflammation de la glande parotide elle-même, ou à celle du tissu cellulaire et des ganglions lymphatiques qui l'entourent. Voyez le mot *Parotides*. Le coton sert aussi au dentiste pour entourer la mâchoire de ses malades, dans les cas de fluxions et d'odontalgies rhumatismales ; le coton en boulettes et chargé d'un principe narcotique est souvent introduit dans la cavité des dents cariées que l'on va plomber, ou dont on veut cautériser le nerf. Dans ces deux dernières opérations, il est très utile et même indispensable de fourrer une quantité considérable de coton dans la rainure qui sépare l'arcade dentaire et la gencive des parois de la bouche pour empêcher la salive de venir mouiller la surface cariée sur laquelle on opère. (Voyez les mots *Plombage* et *Obturation.*)

COUENNE. On donne ce nom à une couche plus ou moins épaisse d'une matière fibrineuse, de couleur blanc-brunâtre, qui se forme sous le caillot du sang tiré de la veine pendant la durée des maladies inflammatoires.

COULEUR. Le mot couleur veut dire l'impression produite sur l'œil par la surface des corps, en réfléchissant la lumière.

Suivant les physiciens, il y a sept couleurs primitives, le rouge, l'orange, le jaune, le vert, le bleu, le pourpre et le violet : la couleur blanche, qui est celle des dents, résulte de la réflexion d'une lumière non décomposée. Les dents, bien que généralement blanches, offrent des nuances extrêmement variées, qu'il importe beaucoup au dentiste d'étudier, car la couleur et les teints de ces organes ont des rapports très intimes avec l'état sanitaire des autres organes de la bouche, et avec la conformation et la composition des dents elles-mêmes. Il en est de même des dents minérales dont le dentiste doit avoir un assortiment très complet, et nous ne pourrions trop recommander à nos jeunes confrères de s'accoutumer de bonne heure à saisir les rapports qui existent entre les diverses nuances des dents tant artificielles que naturelles, car, dans la pose des premières, il ne faut qu'une bien légère différence de couleur pour gâter l'apparence d'une arcade dentaire, que son premier devoir est de compléter et d'embellir.

On emploie le mot couleur pour désigner aussi la matière minérale ou végétale avec laquelle le dentiste colore les objets qu'il travaille : c'est ainsi que l'on dit *couleur rose de l'émail blanc* pour désigner une matière colorante dont nous allons indiquer la composition, et que l'on emploie lorsque l'émail est posé et glacé sur la pièce. Cette matière se compose de 3 grammes 91 centigrammes de cristal de Venise, et de 6 centigrammes d'un mélange d'oxyde d'or et d'oxyde d'étain ; ces substances sont broyées séparément et aussi fin que possible, pour être plus tard mélangées d'une manière très intime. On sèche ensuite le mélange qui, au moment où l'on veut s'en servir, doit être délayé dans un peu de térébenthine.

COUPELLATION. C'est un procédé métallurgique employé, comme nous venons de le dire, pour séparer l'or ou l'argent du cuivre et d'autres métaux avec lesquels ils peuvent être accidentellement unis. Cette opération se pratique en faisant fondre l'alliage qui renferme l'or ou l'argent avec trois fois son poids de plomb. Pendant cette fusion, le plomb et le cuivre absorbent l'oxygène de l'air pour former des oxydes qui passent à travers les parois de la coupelle, tandis que l'argent fondu forme un bouton métallique qui reste au fond : il en est de même de l'or. La coupellation, qui peut aussi servir à déterminer le titre de ces métaux, se pratique dans un fourneau particulier, connu sous le nom de *fourneau de coupelle.*

COUPELLE. On donne ce nom à un petit vase employé dans les arts pour séparer l'or et l'argent des métaux avec lesquels ils peuvent être unis et particulièrement du cuivre. Le vase nommé coupelle est très poreux : il est formé de la substance d'os calcinés qu'on réduit en poudre et que l'on convertit en pâte consistante au moyen de l'eau.

COUPEROSE. Ce nom est donné le plus souvent au deuto-sulfate de fer. On le dit *couperose verte* pour le distinguer d'un sulfate de zinc nommé *couperose blanche*, et un deuto-sulfate de cuivre, nommé *couperose bleue*. La couperose verte, quand elle est pure, est un excellent tonique, mais à très petite dose, car elle a une action très corrosive sur les toniques de l'estomac. Elle fait partie des pilules ferrugineuses de Vallet : 1 kilogramme de couperose fondue dans l'eau d'un bain, rend ce dernier très fortifiant, et il peut même remplacer le bain de Barèges.

COURONNE. On emploie ce mot pour désigner le corps ou la partie de la dent que la gencive ne recouvre pas. C'est à la forme de la couronne que l'on doit la division des dents en trois classes : les incisives, les canines et les molaires. La couronne des premières est en forme de coin, dont le tranchant est taillé en biseau ; celle des secondes est en forme de cône ou à-peu-près ; celle des troisièmes a une forme cubique ; elle est munie à son extrémité libre de tubercules plus ou moins volumineux. C'est dans l'intérieur de la couronne ou corps de la dent que se trouve la cavité qui loge la pulpe dentaire, et qui est souvent ouverte par la carie ou par la décomposition dentaire qui attaque presque toujours la couronne.

COUTEAU. On donne ce nom en chirurgie aux instruments tranchants à manche fixe. Les couteaux à amputation sont plus grands que les bistouris ; les couteaux à cataracte beaucoup moindres. *Le couteau en serpette*, qui a la forme de ce dernier instrument, fut inventé par Desfault pour couper la paroi osseuse du sinus maxillaire, afin d'extraire les polypes et les fongosités qui peuvent s'y développer.

CRAIE. C'est le nom du carbonate de chaux impur. Nous en avons parlé à l'article *blanc d'Espagne*.

CRAIE de Briançon. C'est une sorte de talc, blanc et tendre que l'on mêle avec l'oxide de bismuth, pour former la composition cosmétique connue sous le nom de fard blanc.

CRAMPONS. Ce mot se dit dans les ateliers pour désigner de petites pinces en acier, de forme courbe qui servent à tenir les plaques pendant le travail de la soudure. On donne aussi ce nom à de petites broches de fer, recourbées en forme de clous à crochets. Ce nom est donné également à de petites lames de platine plates et carrées qui bordent la rainure de la face postérieure de quelques espèces de dents minérales.

CRANE. Les anatomistes donnent ce nom à la boîte osseuse qui renferme le cerveau, le cervelet, la protubérance annulaire et les membranes qui les entourent. Le crâne est formé par la réunion entre eux de plusieurs os plats qui sont : en avant, le frontal; en arrière, l'occipital; latéralement et en haut, les pariétaux; latéralement et en bas, les temporaux; inférieurement et au centre, le sphénoïde et l'éthmoïde. La lame criblée de ce dernier os forme la voûte des fosses nasales, et sa lame perpendiculaire s'unit au vomer pour en constituer la cloison.

CRANSON. C'est un des noms du cochléaria, plante de la famille des crucifères dont nous avons parlé. Voyez ce mot.

CRASSE. Nom donné à l'enduit dont se couvre la peau, et qui est le résultat de l'exhalation cutanée, de la poussière, etc. On donne aussi ce nom à l'écume sale qui vient à la surface de certains corps en fusion. La crasse qui se forme sur la surface de quelques métaux fondus n'est que l'oxyde de ces derniers.

CRÊME. *La crême de lait* est une matière onctueuse, et de saveur agréable, composée de sérum, de caséum et de beurre.

CRÊME de tartre. C'est un tartrate acide de potasse. Celui qui est dit *soluble* est obtenu en faisant bouillir la crême de tartre ordinaire avec du borax ou borate de soude. Ce sel est employé en médecine comme laxatif.

CRÊME pectorale. C'est une composition pharmaceutique dont on doit la prescription au docteur Tronchin, et que l'on fait prendre par cuillerée à café aux enfants qui, pendant les difficultés de la première dentition, sont tourmentés par des toux sèches et opiniâtres. Comme la crême pectorale du docteur Tronchin est une composition qui rend des services réels au dentiste, nous allons indiquer les ingrédients dont elle se forme, et que voici : *Beurre de cacao*, 60 grammes 50 centigrammes; sucre blanc, 15 grammes 65 centigrammes; sirop de baume de Tolus, 31 grammes 25 centigrammes; sirop de capillaire, 3 grammes 25 centigrammes.

CRÉOSOTE. La créosote est une substance que le chimiste Reisenbach découvrit dans l'acide pyroliqueux, et dans le goudron de bois. La créosote est oléagineuse, transparente, incolore, d'une odeur de viande fumée, d'une saveur caustique, d'une consistance d'huile d'amandes, et d'une pesanteur spécifique de 1,037. Elle bout à 203°. Elle tache le papier comme les huiles, mais ces taches disparaissent parce que la créosote se volatilise. Elle brûle avec une flamme très brillante. Elle est noircie par l'acide sulfurique, et l'acide nitrique la dissout. Elle coagule l'albumine, et c'est à cela qu'est due sa propriété de conserver les substances animales. On l'a employée autrefois en médecine contre la carie des os, la brûlure, les hémorragies, mais depuis longtemps on ne s'en sert plus. Ce n'était qu'après avoir perdu la place que l'on a voulu lui donner dans la médecine générale, que l'un de nos confrères prit à cœur d'établir sa réputation comme moyen odontalgique. Elle produit selon lui des effets miraculeux dans les cas de carie, et une guérison qui avait pour sujet le célèbre chef d'école Broussais, vint bientôt mettre le comble à sa gloire. Cette substance eut alors une vogue immense; l'engouement en était général, et en fait, le succès de la créosote marchait de pair avec les doctrines antiphlogestiques du médecin célèbre qu'elle venait de guérir. Le temps cependant, ce juge austère des systèmes et des choses a déjà ôté au médicament les mérites factices qu'il ne devait qu'aux exagérations de ses partisans, et aux doctrines les prestiges dont le brillant raisonnement d'un homme de génie avaient su les entourer. La créosote aujourd'hui n'est que rarement employée ; ses meilleurs amis ne nient pas son inefficacité totale, excepté dans quelques cas d'odontalgie siégeant dans la pulpe même de la dent, et si, avec cela, nous tenons compte de sa saveur détestable, de l'arrière goût empoisonné qu'elle laisse dans la bouche, et de son action corrosive sur les dents saines avec lesquelles elle se met en contact, on ne saura nous blâmer d'avoir voulu en condamner l'emploi d'après une longue expérience sur des personnes qui étaient dans l'habitude d'en faire usage.

CRÉPITATION. On entend par ce mot le bruit produit par le frottement mutuel des deux fragments d'un os fracturé. Pour reconnaître ce signe de fracture, on applique les mains sur la partie malade, et on la comprime avec les doigts, ou bien on saisit les deux fragments pour les tourner en sens contraire. La crépitation est quelquefois insensible à l'oreille, et peut cependant être facilement perçue par le toucher. Le symptôme de la crépitation uni à celui d'une mobilité anormale dans un point de l'étendue d'un os ne laisse pas de doute sur l'existence de la fracture.

CREUSET. Vaisseau d'or, d'argent, de platine et de terre cuite, en forme de cône renversé, destiné à contenir les matières que l'on désire soumettre à une haute température. Dans le département de l'Oise on fabrique des creusets dits *infusibles*.

Les creusets de Hesse sont formés de deux parties de sable d'une moyenne grosseur, et d'une partie d'argile. Ils résistent très bien aux changements de température, et sont infusibles, mais ils sont attaqués par les oxydes de plomb et d'antimoine, et aussi par l'acide phosphorique.

CRESSON de fontaine. C'est une plante indigène de la famille des crucifères qui croît dans les lieux humides et aquatiques. Les feuilles de cette plante se mangent en salade. Le suc est employé comme dépuratif et antiscorbutique. Il entre dans la composition du vin et du sirop anti-scorbutique des pharmacies.

CRESSON de Para. C'est le *spilanthus oleracca,* plante de la même famille que le cresson de fontaine. Il jouit des mêmes propriétés, et il est employé aux mêmes doses que lui, et selon quelques-uns, c'est à lui que le fameux Paraguay-Roux doit ses propriétés.

CREVASSE. Ce mot, en parlant des lèvres, est quelquefois employé comme synonyme de gerçure. Voyez ce dernier mot.

CRIN. C'est un mot qui désigne les longs poids qui garnissent le cou et la queue de certains animaux, tels que le lion, le cheval, l'âne, le porc, etc., et qui aident à fabriquer les tamis fins et les brosses a dents dont le dentiste se sert.

CRISE. On entend en médecine par le mot crise tout changement, en bien ou en mal, qui survient soudainement pendant le cours d'une maladie, pour en déterminer la guérison ou pour entraîner la mort. Les crises sont divisées en *salutaires* ou *mortelles,* en *régulières* ou *irrégulières,* en *complètes* ou *incomplètes,* selon une foule de circonstances. La doctrine des crises, qui remonte au temps d'Hippocrate, offre un certain intérêt au médecin, mais elle n'a guère de rapport à l'art du dentiste, et nous ne croyons pas devoir entrer dans des détails à ce sujet.

CRISPATION. Ce mot, qui veut dire resserrement, se dit en plusieurs sens; ainsi les mots *crispation des nerfs* signifient quelques mouvements involontaires des parties externes ou internes, plus légers que les convulsions. La *crispation de la peau* désigne un resserrement de cette membrane dans lequel les bulbes des poils deviennent plus saillants. La crispation des vaisseaux capillaires d'une plaie n'est qu'un resserrement de ces vaisseaux qui fait cesser l'écoulement du sang.

CROCHET. C'est la partie mobile de la clé de Garengeot.

Les crochets sont, pour la plupart, *semi-circulaires*. Quelques dentistes préfèrent des crochets qui sont *à angles presque droits*. Selon eux, ces derniers occupent moins de place et exigent, de la part du malade, une ouverture moins considérable de la bouche. Ils embrassent mieux la dent et sont moins exposés à ne remonter vers la couronne que les premiers. On les fait aussi parvenir plus facilement aux dernières dents molaires. Le docteur Tesse a modifié ces instruments de telle sorte, que l'on peut en extraire les dents de la mâchoire supérieure, sans être obligé de se servir des doigts pour fixer le crochet.

CROTAPHITE. Ce mot est employé dans les anciens livres d'anatomie pour désigner le muscle temporal, qui remplit la fosse temporale du creux et dont le tendon se fixe au sommet de l'apophyse coronoïde de l'os maxillaire inférieur qu'il lève. Voyez le mot *Temporal*.

CROUTES. Ce mot désigne des plaques d'une matière visqueuse endurcie qui se forment sur le cuir chevelu des enfants, ou sur la peau du visage, et dont le développement dépend souvent du travail pénible des dents qui cherchent à percer.

CRUCIFÈRES. C'est le nom d'une famille de plantes ainsi nommée à cause de la disposition de ses fleurs, dont les pétales sont disposées en croix. La plupart des individus qu'elles renferment sont alimentaires ou anti-scorbutiques. Presque toutes ces plantes contiennent du soufre et laissent dégager un principe volatil qui ressemble à l'ammoniaque. C'est dans cette famille que se trouvent le chou, le cochléaria, les moutardes noire et blanche, le raifort, le cresson, le navet, le radis, la giroflée et le pastel.

CRYPTES sebacées. En langage anatomique le mot crypte est synonyme de follicule. Les cryptes follicules de la peau sont dites *sebacées*. Leur usage est de sécréter et de verser sur la surface cutanée un liquide onctueux, qui lubrifie et entretient la souplesse de la peau. La consistance ni la composition de la matière sécrétée par les cryptes sebacées ne sont pas les mêmes partout. Ainsi, elle est huileuse au cuir chevelu, assez fluide au visage et aux ailes du nez, épaisse et colorée aux aisselles et aux aines, elle est comme séreuse derrière les oreilles.

CRYPTES muqueuses ou follicules mucipares. Elles existent dans toute l'étendue de la membrane muqueuse gastro-pulmonaire, tantôt isolées les unes des autres, tantôt agglomérées et en plaques. Nous allons examiner celles qui fournissent les mucosités buccales et qui siégent par conséquent dans l'intérieur de la bouche et à l'arrière-gorge. Les corps sécréteurs auxquels on avait donné le nom de follicules ou cryptes mucipares, existent sous la membrane muqueuse de toutes les parois de la bouche; mais il est reconnu aujourd'hui que ceux qui existent à la face postérieure des lèvres, à la face interne des joues, aux faces et au bord libre du voile, du palais et dans l'intérieur de la luette et sur la face dorsale de la langue; au lieu d'être des cryptes muqueuses ne sont que des glandules salivaires qui versent, par des bouches innombrables sur la face libre de la muqueuse buccale, une salive presque analogue à celle qui est produite par les parotides. Entre les piliers du voile du palais, un amas de cryptes mucipares proprement dites constitue les amygdales.

CUIVRE. Ce métal est rangé dans la quatrième classe du baron Thénard. Il est solide, rougeâtre, malléable, ductile et excessivement sonore. Il entre en fusion à 27° du pyro-mètre de Wedgewood; il est à-peu-près de neuf fois plus pesant que l'eau. L'air atmosphérique l'oxyde d'abord, puis convertit l'oxyde formé en un carbonate de cuivre de couleur verdâtre. Le cuivre est altéré par un grand nombre d'acides, qui forment avec lui des sulfates, nitrates, acétates, etc., de cuivre. Ce métal fait partie des alliages connus sous le nom de *laiton*, métal de cloche, bronze, maillechort, etc., et entre pour un dixième dans les monnaies d'argent et d'or. Les

sels de cuivre sont employés en médecine; mais dans l'art
du dentiste ils ne sont que très rarement employés. Le cuivre
se trouve abondamment en Europe et dans toutes les autres
parties du monde.

CURE-DENT. C'est le nom d'un petit instrument dont
on se sert pour nettoyer les dents et enlever les portions
d'aliments qui peuvent s'introduire entre elles. Les cure-
dents sont très anciennement connus : celui connu sous le
nom de *lentisque* était pour les Romains un objet de luxe
indispensable. On trouve, de nos jours, des cure-dents en
or, en argent, en os, en ivoire, en écaille, en bois et en
plume ; mais heureusement le bon sens s'est uni aux préceptes de l'hygiène dentaire pour faire tomber l'usage des cure-dents en matière dure et inflexible et surtout des cure-
dents métalliques. On trouve chez les Anglais, chez les
Espagnols et chez les Italiens des cure-dents en bois flexible, en corne, en écaille et en plume. Les Français d'autrefois employaient dans la confection de ces instruments
non-seulement l'ivoire, mais aussi l'or, l'argent et même
l'acier : rien ne pourrait être plus pernicieux que l'emploi
de pareilles matières dans la confection d'un instrument
si utile et si nécessaire à la santé comme à la propreté
des dents; mais aujourd'hui, grâce au mouvement intellectuel du siècle les goûts se sont simplifiés, l'utile se
substitue partout aux vaines frivolités des temps passés, et
les modestes cure-dents en plume l'emportent dans toutes les
classes de la société sur leurs coûteux et nuisibles rivaux
d'autrefois. Au reste, quelle que soit la sorte de cure-dents
que l'on emploie, il ne faut pas s'en servir à tout propos et
par pur désœuvrement, comme le font beaucoup de gens
irréfléchis; il ne faut jamais y recourir que pour opérer
l'extraction des parcelles de matières alimentaires, qui se
sont enclavées pendant l'acte de la mastication entre les
dents, et dans d'autres circonstances semblables, car autrement on convertit un objet d'utilité réelle en un agent nuisi-

ble, qui tend à écailler l'émail des dents, et à léser l'épithélium des gencives.

CUVETTE à salive. La cuvette est un vase établi dans le
cabinet du dentiste, et placé ordinairement à côté de sa
chaise à opérations, dans le dessein de recevoir la salive et
le sang qui proviennent de la bouche des personnes dont il
extrait les dents, ou qui se soumettent aux autres opérations
qui sont du ressort du dentiste. Les cuvettes se font en porcelaine, en or, en argent ou en vermeil. Elles sont rondes et
infundibuliformes; leur fond qui est percé se continue avec
un tuyau d'un diamètre de vingt-trois millimètres, dont l'autre extrémité se rend dans un réservoir caché dans le meuble qui sert de support à la cuvette. Ce meuble, qui doit être
de forme élégante, est ordinairement supporté par des colonnes creuses pour faciliter l'écoulement du sang qui va se
rendre dans le réservoir caché dont nous rvons parlé. Il est
en outre muni de plusieurs tiroirs qui servent à renfermer
les serviettes, les verres et autres ustensiles insupportables
pour que la pratique de la prothèse et les diverses opérations qu'elle nécessite se fassent avec la plus grande propreté.

CUVETTE à cire. Nous avons introduit ce mot dans le
langage de notre art pour remplacer le mot lourd et incommode *porte-empreinte,* dont on avait l'habitude de se servir. La cuvette est un instrument composé d'un canal
semi-circulaire ou parabolique fait en or, en argent ou en
maillechort, et dont la face externe de la paroi extérieure
est munie d'un manche en métal ou en ivoire. Ce canal,
dont la longueur et la largeur varient beaucoup, selon le degré de développement du bord alvéolaire de la mâchoire,
doit avoir une profondeur telle que les extrémités tranchantes et tuberculeuses des dents effleurent son fond, les bords
libres de ses parois remontent sur les gencives à une hauteur assez considérable de l'endroit où s'opère la jonction de
ces dernières avec le collet des dents. C'est dans ce canal

que le dentiste loge le rouleau de cire ramolli qui doit recevoir l'impression de la bouche, et dont on trouvera plus de détails aux mots *Cire* et *Empreinte*. Au début de notre carrière de dentiste, nous fûmes frappés de la forme défectueuse que l'on donnait à l'instrument qui fait le sujet de cet article, aussi nous nous livrâmes à quelques investigations à cet égard, et nous eûmes bientôt le bonheur d'apporter des améliorations importantes dans la manière de les confectionner. Ces instruments faits d'après la description que nous en avons donnée dans notre *Encyclopédie du dentiste* et dans les planches qui s'y trouvent, sont aujourd'hui trop répandus dans les bons ateliers, pour que nous entrions ici dans de nouveaux détails sur la manière de les faire. Ce n'est pas cependant sans un juste sentiment d'orgueil que nous avons vu nos idées sur le sujet si rapidement adoptées par tous nos confrères de la capitale, et nous sommes loin de vouloir dissimuler le plaisir que nous éprouvons en voyant nos cuvettes-Rogers employées seules aujourd'hui par tous les dentistes de quelque mérite, en France comme dans les autres parties de l'Europe.

DARTRES. On désigne par ce mot une maladie cutanée, caractérisée par de petits boutons qui causent de la démangeaison et sont réunies en plaques plus ou moins larges, communément arrondies, sur lesquelles se forment ensuite des écailles, des croûtes et quelquefois des ulcérations. Les éruptions dartreuses qui se développent au cuir chevelu chez les enfants, portent ordinairement le nom de teignes. Les dermatologistes ont divisé les dartres en une foule de classes. Nous avons ici seulement à remarquer que plusieurs affections des dents, la simple carie, la consomption de la pulpe et du cordon dentaire, et les difficultés qu'éprouvent les dents à percer pendant la durée des deux dentitions, produisent et entretiennent des dartres au visage et au cuir chevelu, qui ne guériront que difficilement, tant que persiste la maladie ou le malaise des organes de la bouche : aussi convient-il au dentiste de redoubler ses soins par rapport à l'état morbide de ces derniers organes.

DATTES. C'est le fruit du phœnix dactylifère, ou dattier commun, arbre très élevé, qui croît abondamment dans la Barbarie et dans toutes les parties du Levant. Ce fruit a une saveur sucrée et très agréable. Il est rangé parmi les médicaments adoucissants. Quelques dattes bouillies dans une pinte de lait, avec un peu de tête de pavot, forment une excellente émulsion, qui sert à calmer les névralgies dentaires, et à diminuer la sensibilité des membranes dans quelques états inflammatoires de la bouche.

DATURA. Ce mot désigne un genre de plantes de la famille des solanées, dont toutes les espèces sont plus ou moins narcotiques et vénéneuses. Nous parlerons du datura stramonium, ou pomme épineuse, au mot *Stramonium*.

DAVIER. On nomme ainsi un instrument en forme de pince, dont les mors, terminés en pied de biche, sont droits et égaux ou bien recourbés et d'une longueur inégale. Cet instrument, destiné à l'extraction des dents incisives, canines et petites molaires des deux mâchoires, est dû à l'invention du dentiste anglais Narsmith. On se sert du davier droit comme des pinces droites. Le davier courbe est employé le plus souvent dans l'extraction des dents antérieures de la mâchoire inférieure. Ses serres sont cintrées dans le sens de leur articulation. La supérieure est de deux ou trois millimètres plus longue que l'inférieure, qui mesure près de quatorze millimètres en longueur. Le peu d'épaisseur de ces mors ou lèvres, à leur extrémité libre, leur donne la forme d'un bec de perroquet. Il est inutile de dire que les deux branches sont courbées dans le même sens. Voyez le mot *Extraction*.

DEALBATION. Ce mot, qui vient du verbe latin *dealbo,* je blanchis, est employé dans les anciens traités d'odontotechnie, pour désigner les moyens mis en usage pour produire et pour entretenir la blancheur des dents.

DÉBOITEMENT. Expression populaire, par laquelle on désigne la sortie de la tête d'un os, ou la racine d'une dent hors de la cavité qui la recevait, quand cela a lieu par violence ou par accident.

DÉBRIDEMENT. On n'emploie ce mot dans l'art du dentiste que pour indiquer la division méthodique des brides et des fausses membranes qui s'observent dans les adhérences anormales de la langue et des gencives avec les autres parties de la bouche, adhérences qui peuvent être dues à des brûlures, à des ulcérations anciennes ou à des vices congéniaux. On opère ces débridements avec un bistouri boutonné, guidé sur une sonde cannelée, ou bien sur le doigt, ou autrement avec des ciseaux courbés sur leur plat. Voyez le mot *Adhérence*.

DÉCANTATION. C'est une opération qui a pour objet la séparation d'un liquide, des matières solides déposées ou précipitées; la décantation se fait ordinairement en versant doucement, par l'inclinaison du vase, la partie claire et limpide du liquide.

DÉCAPER. Ce mot se dit de l'action d'enlever l'oxyde et la crasse qui recouvrent la surface des métaux que le dentiste emploie dans la confection des pièces artificielles pour la bouche. C'est principalement au moyen de l'acide chlorydrique pur ou étendu d'eau, employé à l'état froid ou bouillant, que l'on opère le décapage des plaques.

DÉCHAUSSEMENT (*sculptura dentium*). C'est une opération qui consiste à détruire les adhérences naturelles qui existent entre les gencives et le collet de la dent dont on veut opérer l'extraction. Le déchaussement se pratique en insérant la pointe et le tranchant d'un instrument, nommé déchaussoir, entre la dent et le tissu congénial qui l'environne. Pour ne pas léser ce dernier, il faut avoir le soin de tenir la pointe de l'instrument appliqué contre la dent et de détruire, en grattant, les attaches filamenteuses qui l'unissent aux gencives. On ne doit jamais négliger cette petite opération quand il s'agit de l'extraction des dents, car, en l'omettant, on risque de voir la dent, qui est brusquement arrachée de son alvéole et adhérente par une partie de son contour à la gencive, lacérer cette dernière, produire la dénudation de l'os maxillaire, et, de plus, nécessiter l'introduction, dans la bouche, d'un instrument tranchant, pour couper le lambeau de la gencive qui empêche la sortie de la dent.

DÉCHAUSSEMENT naturel. C'est un état morbide des dents dans lequel les gencives se retirent en se décollant de la racine des dents, circonstance qui donne à ces dernières l'apparence d'une longueur démesurée. Cette affection est souvent accompagnée d'une sorte de suintement sanieux, qui s'opère entre la dent et le tissu qui la recouvre. Le déchaussement des dents s'observe chez les personnes avancées en âge, et souvent chez les individus affectés du scorbut, de syphilis et de ptyalisme mercuriel. Le meilleur moyen d'y porter remède, est de conseiller l'emploi de collutoires fortifiants et toniques, et de combattre, par des moyens appropriés, les vices scorbutiques, vénériens ou mercuriels de la constitution, qui est la cause principale du déchaussement.

DÉCHAUSSOIR. C'est un instrument employé par les dentistes pour opérer le déchaussement des dents que l'on va extraire. C'est une tige mince d'acier, montée sur un manche d'ivoire ou d'ébène, et dont l'extrémité libre est aplatie en forme de lame. Cette dernière, dont un des bords est concave et tranchant, se termine en une pointe effilée qui pénètre entre la dent et la gencive, pour les séparer l'une de l'autre.

DÉCHIREMENT. Dans la chirurgie générale, le déchirement est quelquefois employé comme moyen thérapeutique, comme dans le cas de polypes. Dans l'art du dentiste le déchirement des gencives est un accident de l'extraction des dents qui est dû le plus souvent à la négligence et au défaut d'adresse de la personne qui opère. On évite ce désagrément en ayant soin de déchausser convenablement la dent que l'on veut extraire, et en prenant la précaution de ne pas prendre dans les mors de l'instrument une portion de la gencive au lieu de les fixer sur le collet dénudé de la dent.

DÉCIDUES. Ce mot est appliqué aux dents de l'enfance par quelques auteurs qui disent indifféremment dents enfantiles, dents de lait ou dents décidues, ce qui veut dire dents tombantes.

DÉCOCTION. La décoction est une opération qui a pour but l'extraction par dissolution dans l'eau bouillante de certains principes médicamenteux contenus dans les plantes, etc., que le dentiste emploie dans la confection de ses gargarismes, collutoires, opiats, élixir, et dentifrices liquides. On donne aussi ce nom au produit obtenu par la décoction.

DÉCOCTION blanche de syderhum. C'est une boisson adoucissante et légèrement astringente, donnée quelquefois dans la diarrhée dont sont atteints les enfants, pendant les difficultés de la première dentition. Cette liqueur est préparée avec de la gomme arabique, de la corne de cerf calcinée jusqu'au blanc, du sirop de guimauve et de l'eau de fleurs d'oranger. On peut l'aromatiser avec un peu d'eau de cannelle.

DÉCOLORATION. On entend par ce mot un changement de couleur, une dégradation de teint qui s'opère dans les dents et dans la membrane muqueuse qui recouvrent les gencives et les parois de la bouche. La décoloration de la muqueuse buccale, sa pâleur et son état blafard, doivent toujours inspirer au dentiste des craintes sur la santé future des dents. L'état anémique, la pauvreté du sang, et les vices de constitution dont cette décoloration des gencives est souvent l'indice, portent toujours un coup fatal à la beauté comme à la structure de ces derniers organes. Il est donc du devoir du dentiste, de rechercher avec soin la cause de cette décoloration, et de la combattre par les moyens appropriés à la

nature de cette cause, en même temps qu'il agit immédiatement sur la muqueuse décolorée, par des collutoires stimulants et toniques, et par une alimentation succulente et azotée. La décoloration des dents n'est le plus souvent que le
premier pas vers leur destruction organique. Aussi voit-on
les sept espèces de carie dentaire que nous avons citées, l'a-
trophie, l'usure et plusieurs autres maladies de ces organes
commencer toujours par un changement de couleur qui
s'opère sur des points isolés ou sur toute la surface dentaire
à la fois. On a toujours regardé un bel émail, blanc d'ivoire,
comme le premier indice d'une bonne constitution, et il est
rare de voir jaunir des dents de cette espèce, sans qu'il s'opère
un changement notable dans la santé habituelle de l'individu
qui les porte. Les causes de la décoloration des dents sont
très variées. Elle est très souvent due aux influences extérieures qui agissent directement sur ces organes; mais dans
le plus grand nombre de cas, elle doit son origine à des
vices de constitution congéniaux, héréditaires, ou accidentellement acquis. Les soins bien dirigés d'un dentiste intelli-
gent peuvent souvent ramener aux dents leur blancheur
perdue, et cela, quand le sujet est encore jeune, car les
dents qui restent décolorées après l'âge de trente-cinq ans,
ne recouvrent jamais leur ancien éclat.

DÉCOMPOSITION. On entend par ce mot la séparation
spontanée les uns des autres des éléments constituants dont
un corps minéral est composé. La portion dure des dents
n'étant qu'une matière minérale privée de trame organique
est sujette à une décomposition chimique, et non pas à la
carie, cette dernière supposant toujours la production du
pus. Nous avons cependant, par respect pour une expression
longtemps en usage, décrit au mot *Carie*, les diverses formes
de décomposition dont les dents peuvent être atteintes.

DÉGLUTITION. C'est l'action d'avaler; action par laquelle les matières alimentaires qui ont été soumises à la
mastication et à l'insalivation, sont portées de la bouche dans

l'estomac, en passant par le pharynx et l'œsophage. L'action de la déglutition ne s'exerce qu'à l'aide d'un mécanisme très compliqué, et exige le concours d'un très grand nombre de muscles.

DÉGROSSIR. C'est un terme d'atelier qui veut dire ôter le gros d'une pièce quelconque, pour commencer à lui faire prendre la forme convenable.

DÉJETER. Ce mot se dit d'une substance quelconque qui se courbe, s'étend et s'enfle. Les dents artificelles en os de bœuf, de cerf et même en ivoire, déjettent beaucoup, chose qui est due probablement aux propriétés hygrométriques de ces substances.

DÉLÉTÈRE. Ce mot a la même signification que le mot nuisible, et se dit de toutes les substances qui exercent sur les dents une influence contraire à leur beanté et à leur composition. Toutes les choses, émanations et autres, qui agissent d'une manière nuisible sur le corps en général, sont également délétères aux dents. Il en est de même des sub-stances aigres, des fruits verts, des corps durs, des acides minéraux et des préparations métalliques employés si sou-vent comme médicaments et comme cosmétiques.

DÉLIGATION. Ce mot se dit quelquefois de l'application régulière et méthodique des bandages, et quelquefois aussi des ligatures placées pour fixer les dents artificielles, ou pour affermir les dents chancelantes.

DÉLIQUESCENT. Ce nom est donné à un certain nom-bre de sels qui tombent en déliquescence, c'est-à-dire qui se résolvent en liqueur par l'absorption de l'humidité de l'air. Le chlorure de calcium, l'acétate de potasse et la potasse elle-même, sont des corps déliquescents.

DÉMANGEAISON. C'est une sensation plus incommode que douloureuse, qui a son siége à la surface du corps. Les éruptions dartreuses, qui se développent à la suite de cer-taines douleurs dentaires et pendant les difficultés de la pre-mière dentition, sont accompagnées de démangeaison. Dans certains cas d'odontalgies, le prurit, ou démangeaison, aux deux pouces et aux mâchoires, est un indice sûr que les douleurs vont cesser.

DENSITÉ. La densité d'un corps est la quantité absolue de matière qu'il contient sous un volume donné. C'est le poids d'un corps quelconque comparé au poids d'une quantité d'eau égale en volume au sien. Ainsi, par exemple, la densité de l'eau étant *un*, celle du mercure est treize et demi, celle de l'or est dix-neuf, celle du platine vingt-et-un. La glace, les liqueurs spiritueuses, les éthers et les huiles, ont moins de densité que l'eau. Un corps est d'autant moins dense qu'il est plus poreux.

DENTS naturelles. Les dents sont de petits corps très durs, implantés dans les alvéoles de l'une et de l'autre mâchoire, et qui servent à retenir, à couper, déchirer et triturer les substances alimentaires. L'homme, et tous les mammifères, les reptiles et les poissons, ont des dents.

Les dents de l'homme, à l'époque de la première dentition, sont au nombre de vingt, et, à l'âge adulte, elles sont au nombre de trente-deux, c'est-à-dire seize pour chaque mâchoire. Chaque dent est composée de trois parties distinctes : la couronne, qui est libre, et qui contribue à la formation de l'arcade dentaire ; la racine, qui est implantée dans les alvéoles ; et le collet, dépression circulaire intermédiaire aux deux autres, qui est embrassée par la gencive. Les dents sont de trois sortes : les incisives, les canines, et les molaires. Les *dents incisives*, ou cunéiformes, sont au nombre de huit, quatre pour chaque mâchoire. Elles ont une couronne, comme leur nom l'indique, en forme de coin, qui est tranchante et mince au bord, libre et triangulaire sur les côtés ; leur collet est parabolique, et la racine de ces dents est simple, alongée, conique et aplatie transversalement. Les incisives supérieures sont plus volumineuses que les inférieures. Les *dents canines*, qui sont au nombre de quatre, deux à chaque mâchoire, ont une couronne conique dont le

sommet est mousse; le collet est circulaire, et la racine simple, conoïde, alongée, sillonnée et aplatie sur les côtés. Les
dents molaires, ou cuspidées, sont au nombre de vingt, dix
pour chaque mâchoire. Elles sont divisées en petites molaires, ou bicuspidées, et en grandes molaires, ou multicuspidées. Ces dernières, dont il y a six à chaque mâchoire, ont
une couronne cuboïde, surmontée de quatre ou cinq tubercules, séparés par des rainures qui se croisent. La racine est
divisée en trois, quatre ou cinq branches divergentes, dont
chacune est percée d'un trou à son sommet. Les *petites molaires*, au nombre de huit, quatre à chaque mâchoire, ont
une couronne également cuboïde, surmontée de deux tubercules seulement, et dont l'externe est le plus gros. Le collet
est circulaire; et la racine, qui est simple et quelquefois bifurquée à son sommet, est creuse sur chaque face d'une rainure profonde. La couronne de toutes les dents est creusée
d'une cavité qui se prolonge en se rétrécissant dans le centre de la racine, et qui vient s'ouvrir au sommet du cône
représenté par la racine simple ou par chacune des divisions
de la racine. Cette cavité, qui est destinée à contenir la pulpe
de la dent, offre des dimensions beaucoup plus considérables dans les premiers temps de la vie que dans la vieillesse,
où elle finit par s'oblitérer complètement. La dent se compose
de deux substances, dont l'une, extérieure, de consistance
pierreuse, et non organisée, est nommée la *portion dure ;*
l'autre, intérieure, qui est organisée, et de consistance pulpeuse, est nommée la *portion molle.*

La portion molle, ou pulpe dentaire, qui remplit exactement la cavité de la couronne, affecte la même forme que la
dent qui la renferme; elle se continue avec le petit cordon
vasculo-nerveux qui provient des vaisseaux et des nerfs dentaires pour pénétrer dans la dent par l'ouverture dont est
percé le sommet de la racine. La pulpe dentaire n'est elle-
même qu'un renflement nerveux pénétré d'un grand nombre
de vaisseaux. Elle est douée d'une sensibilité exquise, et

c'est à elle qu'il faut rapporter les douleurs des dents et de tout ce qui a été dit de la sensibilité et de la vitalité de ses organes. La pulpe dentaire est coiffée d'une membrane d'une ténuité si grande qu'il est difficile de la démontrer. — La portion dure de la dent est composée de deux substances, qui sont *l'émail* et *l'ivoire*.

L'émail est une couche de matière vitreuse qui ne revêt que la couronne de la dent : sa couleur est d'un blanc bleuâtre, laiteux et demi-transparent; ses fibres sont perpendiculairement implantées sur l'ivoire, et fortement pressées les unes contre les autres. L'émail est excessivement dur, faisant feu avec le briquet, et usant même la lime que l'on passe dessus. La couche d'émail qui revêt la couronne de la dent présente son maximum d'épaisseur à la surface triturante, et cette épaisseur va en diminuant jusqu'au collet de la dent, où l'émail cesse de se montrer. Cette substance, qui est très friable, n'offre pas de trace de matière animale.

L'ivoire est d'un blanc jaunâtre, et comme satiné. Il est formé de couches concentriques, de cornets emboîtés, et dont les fibres sont, en général, parallèles à la longueur de la dent. Il est moins dur que l'émail, et s'use beaucoup plus vite, quand ce dernier cesse de le protéger. Le tableau suivant indiquera la composition chimique de ces deux substances, et fera en même temps voir que la présence d'une matière cartilagineuse, dans l'ivoire, est la principale différence qui existe entre elles.

Ivoire.		Email.	
Phosphate de chaux.	61,95	Phosphate de chaux	85,3
Fluate de chaux	2,10	Carbonate de chaux	8,0
Phosphate de magnésie	1,05	Phosphate de magnésie	1,5
Carbonate de magnésie	5,30	Soude et eau	0,2
Soude et chlorure de sodium.	1,40		
Cartilage et eau	28,00		

Au reste, l'émail et l'ivoire sont d'un grain plus ou moins dur et plus ou moins altérable, selon les individus, ce qui explique les différences dans la durée et dans l'altérabilité des dents. Pour les autres renseignements, par rapport aux dents naturelles de l'homme, nous renvoyons le lecteur aux mots *Développement, Dentaire, Dentition, Couronne, Racine, Nerf, Artère, Arcade*, etc.

DENTS artificielles. Les matières que l'on a employées dans les différentes époques de la civilisation, ancienne et moderne, dans la fabrication des dents artificielles pour substituer à celles que les maladies, les accidents et les progrès de l'âge font disparaître des arcades dentaires, sont très variées. Parmi les principales, se trouvent l'or, l'os, les défenses de quelques animaux, tels que l'éléphant, l'hippopotame, le sanglier, etc.; des dents provenant de la bouche des personnes mortes, ou de celle des personnes qui vendaient leurs dents au plus offrant ; aux précédentes nous pouvons ajouter les différentes espèces des dents dites minérales, dont l'origine est due à un pharmacien de Saint-Germain-en-Laye, et qui sont toutes formées d'une matière argileuse qui a le kaolin pour base. Il n'est pas dans notre dessein de parler longuement des mérites ou des démérites de ces matières diverses. L'or, par sa cherté aussi bien que par son inaptitude totale à simuler les attributs d'une vraie dent, a dû cesser de bonne heure d'être choisi pour l'objet dont nous parlons. Quant à l'os, les émanations putrides que la chaleur tiède de la bouche y développait, le faisaient bientôt rejeter comme moyen de prothèse. L'hygiène est venue depuis longtemps s'unir à la juste répugnance des dentistes et de leurs clients pour faire cesser la pratique révoltante de mettre dans la bouche d'une personne saine des dents arrachées à des cadavres et à des êtres vils qui faisaient un trafic des leurs. Les défenses d'éléphant et de marse ne sont plus employées que dans quelques cas pour la fabrication des socles qui servent de supports à des dents de diverses espèces. Quant aux dents dites *minérales*, nous fûmes, dès le commencement de notre carrière (comme le sont la plupart des dentistes instruits d'aujourd'hui), frappé des inconvénients qu'elles offrent, non-seulement au mécanicien qui les travaille, mais aussi aux personnes qui se laissent encombrer et léser la bouche par le lourd appareil métallique que leur pose exige. Nous prîmes donc à cœur de trouver quelque chose qui pût leur être avantageusement substitué, et les deux sortes de dents que nous allons signaler à l'attention de nos lecteurs, et dont nous restons le seul et unique possesseur, leur prouveront au moins que nos efforts pour faire avancer la science n'ont pas été infructrueux.

DENTS minérales. Pour la manière de fabriquer ces dents, voyez le mot *Minéral*.

DENTS osanores. Les osanores Rogers, qui ont fixé pendant tant d'années l'attention du public, ne sont autre chose que de l'hippopotame d'un grain choisi, soumis à l'action continue de quelques agents chimiques qui ont pour effet d'introduire une matière siliceuse dans les pores de cette substance et de la substituer en partie à la matière animale qu'elle renferme. Nous avions voulu changer l'hippopotame en une substance cristalline ; mais nos espérances ne furent qu'à moitié réalisées. Nous n'avons pas rendu cette matière entièrement inaltérable, mais nous lui avons fait subir des modifications qui ont pour effet de faire doubler et tripler même le temps de sa durabilité ordinaire. Quelques-uns ont voulu imiter notre procédé, mais le succès n'est pas venu pour répondre à leurs efforts. D'autres, suppléant à leur défaut de connaissance dans les sciences naturelles par la hardiesse et par l'effronterie, ont paré du nom d'osanores des dents qu'ils savent n'être autre chose que de l'hippopotame pur, et ils continuent même aujourd'hui d'exploiter la crédulité du public par une manœuvre indigne qui déshonore, et qui nuit à l'art qu'ils ont la prétention d'exercer.

DENTS Rogers. Du moment où des expériences répétées nous avaient fait voir qu'il était impossible de donner aux dents osanores une durée illimitée, nous donnâmes à nos recherches une direction toute différente ; car, dans la marche progressive des sciences, aujourd'hui, on ne peut se contenter de ce qui est bien, quand ce qui est meilleur reste encore à découvrir.

Aidé dans nos recherches, par le savant concours des célèbres chimistes français et étrangers, nous pouvons avec assurance et orgueil offrir à nos nombreux clients un genre de dents qui dépasse de beaucoup, en bonté et en beauté, toutes celles que l'art du dentiste a encore vu produire. Ces dents, qui sont parfaitement exemptes des défauts que l'on reproche avec tant de raison aux dents dites minérales, supportent le feu le plus actif du fourneau ou de la lampe, sans danger d'en éprouver ni fêlure ni défaut. Elles se travaillent à la lime ou à l'émeri avec une parfaite facilité. Leurs tubes, qui sont en or, sont tellement confondus avec le corps de la dent, que ni un accident ni un effort ne peuvent les en détacher. Elles s'adaptent également aux palais d'or, d'ivoire et de platine ; et, quant à leur apparence dans la bouche, la nature même n'a jamais donné aux dents de l'homme un aspect plus vivant, ni une blancheur et un éclat plus animé, plus limpide et plus pur. Nos efforts donc, pour augmenter les ressources de l'art du dentiste, n'ont pas été vains ; et, des deux sortes de dents artificielles dont nous l'avons doté, on peut garantir, aux unes, une durée d'une dizaine, d'une quinzaine même d'années, et aux autres, une durée qui est éternelle. comme celle du temps,

DENTAIRE. Ce mot se dit de toutes les parties qui ont rapport aux dents. Pour les mots, arcades dentaires, artères dentaires, canal dentaire, nerf dentaire, pulpe dentaire, nous renvoyons le lecteur aux mots *Arcade, Artère, Canal, Cavité, Nerf, Pulpe,* etc.

DENTES acuti. Nom donné dans les anciens livres aux dents incisives.

DENTES adversi. Autre expression employée pour désigner les mêmes dents.

DENTES callumellares. Mots dont on se servait pour dire les dents molaires.

DENTIER. On entend par ce mot une série de dents artificielles, montées sur une plaque d'ivoire, d'or, d'argent ou de platine, destinées à être ajustées sur le bord alvéolaire, pour remplacer des dents naturelles qui manquent. Dans nos dentiers d'osanores, les dents sont taillées dans le bloc qui est creusé pour recevoir les gencives. On cherche à populariser des dentiers faits en pâte minérale; mais la saine pratique rejette un pareil procédé, dont le moindre défaut est de ne jamais s'adapter parfaitement au bord alvéolaire que l'on désire garnir. On conçoit bien que la pâte molle dont ces dentiers se forment, subit, en se durcissant au feu, un retrait qui en change complètement la dimension.

DENTIFRICES. Ce nom est donné à diverses poudres, et à des opiats propres à nettoyer l'émail des dents, et à absorber le tartre qui les recouvre. Ce sont des moyens prophylactiques qui contribuent puissamment à la conservation des dents qui sont saines, et à retarder les progrès des maladies dont les dents peuvent être atteintes. Les anciens connaissaient parfaitement cette partie de l'art du dentiste. On en attribue un à *Octavie, sœur de l'empereur Auguste*, dont les ingrédients étaient de la poudre de raves séchées au soleil, du verre blanc pilé très fin, et du nard des Indes. La poudre dentifrice de la célèbre Messaline était formée de corne de cerf brûlée, de mastic de Chio, et de sel ammoniac. Le dentifrice envoyé par Apulée au consul Calpurnius était composé avec des fruits d'Arabie. C'est une poudre fine, excellente, dite Apulée, qui a la propriété de blanchir les dents, d'en faire disparaître le tartre, et de dissiper l'engorgement des gencives. Nous n'avons pu trouver le moindre renseignement sur les ingrédients dont se composaient les célèbres *pastilles de Côme*, auxquelles le poëte Martial donne le nom de *jentacula*. Il est même probable qu'elles étaient destinées autant à corriger la félidité de l'haleine qu'à entretenir la fraîcheur des arcades dentaires. Dans une de ses épigrammes adressée à la courtisane Fescania, il lui dit : « Tu dévores des pastilles de Côme, en étalant ton luxe; ces déjeuners nettoient tes dents; mais cela ne sert à rien, lorsque le rot sort du fond de l'estomac. » Les dentistes de Rome poussèrent à la dernière perfection l'art de préparer des opiats et des électuaires pour les dents. Les Celtibériens, nation puissante qui habitait le pays limitrophe de la Gaule narbonnaise et de l'Espagne, se montrèrent moins raffinés dans leur toilette, et surtout dans la composition de leurs dentifrices, qui n'étaient pas très coûteux. En effet, ils employaient pour cela l'urine comme remède et préservatif souverain pour rétablir et conserver la blancheur des dents. Le géographe Strabon, et l'historien Diodore de Sicile, donnent d'étranges détails sur cette coutume bizarre. Le poète Catulle fait aussi allusion à cette coutume, lorsqu'en parlant d'un élégant de Rome, nommé Équatius, il lui dit : « Tu imites les Celtibériens, qui se lavent chaque matin les dents et les gencives avec de l'urine; et si tes dents sont si blanches, c'est parce que tu as fait plus que te gargariser avec cette étrange boisson. » Ovide, dans son *Art d'aimer*, pour tout dentifrice recommande l'eau pure; et Sammoniens, auteur d'un traité d'hygiène en vers, donne le même conseil. « Lavez, dit-il, vos gencives avec de l'eau froide, afin que vous puissiez conserver à vos dents leur solidité et leur force. » Dans nos temps modernes, le nombre des substances que l'on emploie comme moyen de conserver ou de rétablir la santé des organes dentaires, est très considérable. La plupart des dentifrices admis par le nouveau Code ont pour base la poudre de certaines matières médicamenteuses; les unes ne produisent aucun effet, les autres sont nuisibles, et d'autres enfin sont propices aux dents. La suie, le charbon, le quinquina, et les sels marins, ont été tour-à-tour prônés et condamnés comme ingrédients des dentifrices; nous en parlerons en lieu convenable; mais nous devons ici condamner, comme nous l'avons déjà fait, l'emploi des matières acides et des matières dures, telles que le corail et le verre pilés. Les premières, si elles donnent une blancheur momentanée à l'émail, tendent à l'amollir, à le détruire ; et les dernières sont nuisibles, en ôtant le beau poli que la nature lui a donné. Les substances en poudre sont souvent avantageusement remplacées par des élixirs, des opiats et des liqueurs de bonne composition. Le dentifrice suivant, dont la formule est due à M. Cadet-Gassicourt, est non-seulement propre à entretenir la pureté des dents, mais à absorber les émanations fétides de la bouche, et à combattre l'état scorbutique des gencives. Prenez : sucre tamisé, 32 grammes; quinquina pulvérisé, 15 grammes; crème de tartre, 4 grammes; charbon en poudre fine, 31 grammes; cannelle de Ceylan, 2 grammes. Ce dentifrice, qui est excellent dans un grand nombre de cas, est un de ceux qui sont le plus employés aujourd'hui.

DENTIS culpii. On désignait par ce mot les instruments employés par le dentiste pour enlever le tartre des dents. Nous en parlerons au mot *Instrument.*

DENTISTE. Présentons d'abord un tableau succinct des connaissances des anciens sur la chirurgie dentaire, et attachons-nous particulièrement à traiter avec précision tout ce qui semble nouveau dans l'ordre des temps.

Les Hébreux, les Égyptiens et les Grecs, eurent des dentistes célèbres; mais l'époque des connaissances certaines dans la chirurgie dentaire et dans l'odontotechnie, remonte au temps d'Hippocrate. Ce père de la médecine étudia soigneusement les maladies de la bouche, indiqua les sympathies qui existent entre l'appareil dentaire et la poitrine, l'influence des saisons sur la bouche; il pratiqua le cautère avec le feu, à l'instar des Égyptiens; il connut aussi la nature des abcès des gencives, et on croit qu'il pratiqua le premier, chez les Grecs, l'extraction des dents; et le savant Erasistrate raconte qu'on voyait de son temps, dans le temple de Delphes, un instrument en plomb, pour arracher les dents douloureuses et vacillantes. Hippocrate inventa aussi la lime; et, plus tard,

le célèbre Gallien s'attribua faussement l'honneur de cette
découverte. On connaissait depuis longtemps l'usage des
fausses dents. Les poètes satyriques d'Athènes et de Rome
parlent de l'ivoire que l'on employait pour cette fabrication.
Chez les Romains, l'art du dentiste fut stationnaire pendant
plusieurs siècles. En vain Dioclès de Tarente, Hérophile et
Héraclès, de Tarente, et le célèbre Démocrate, découvrirent
des remèdes contre les odontalgies. L'étude de la chirurgie
dentaire était pour ainsi dire abandonnée. Enfin le siècle
d'Auguste, si remarquable par ses galanteries, mit les dentistes en faveur, et on comprit l'importance des soins relatifs à
la propreté de la bouche, à la conservation des organes dentaires. Scribonius Sargus nous a laissé la composition de
plusieurs dentifrices dont se servaient les grandes dames de
Rome, et surtout Octavie, sœur d'Auguste, et la trop célèbre
Messaline. Le médecin Celse contribua beaucoup aux progrès
de l'art du dentiste; il dépeignit les diverses espèces d'o-
dontalgies, et indiqua des remèdes; il pratiqua le premier,
avec succès, le plombage des dents, et remit en usage la
lime inventée par Hippocrate. Pline le naturaliste, étudia
avec le plus grand soin l'appareil dentaire. Il est le premier
qui fasse mention des eaux dont l'usage est pernicieux aux
dents. « Les soldats de Germanicus, dit-il, perdirent tous
leurs dents après avoir bu pendant deux ans de l'eau douce
d'une fontaine. » Le trépan fut inventé par Archigène, dentiste grec. Ce petit instrument servait à perforer les dents
affectées d'une vive douleur qui résistait aux médicaments.
Soranus d'Éphèse, écrivait sur l'extraction dentaire une sa-
vante dissertation qui a été traduite par Cœlius d'Orléans. Il
regardait avec raison l'extraction comme une privation de la
partie, et non une guérison; il savait varier habilement les
moyens curatifs de l'odontalgie, et se servait de toutes les
ressources médicales. Paul Égine, médecin très célèbre, tira
les procédés opératoires de l'art du dentiste de l'oubli où
les avaient laissés ses prédécesseurs depuis Gallien. Il se mon-

tra grand partisan de l'extraction des dents; il ne craignait pas même d'enlever avec le ciseau la couronne de celles qui étaient hors de rang; il se servait de l'extrémité pointue d'une sonde, et de la rugine, pour ôter les écailles de tartre qui se forment sous la dent; il employait aussi la lime et les fils d'or et de soie; il conseillait l'usage quodidien des dentifrices, de se laver la bouche après le vomissement, de ne jamais mordre des corps trop durs, de ne pas manger des fruits verts, qui altèrent l'émail, etc. Sous le Bas-Empire, l'histoire ne nous a transmis le nom d'aucun dentiste célèbre; nous trouvons seulement un médecin de Bordeaux, nommé Marcel, qui propose contre l'odontalgie un remède assez singulier pour être rapporté textuellement. Prenez, dit-il, la première sangue que vous trouverez, mettez-la dans votre bouche, retirez-la ensuite, et écrasez-la entre les doigts *medius* de la main gauche et de la main droite, et dites-lui: « Sangsue! de même que ce sang ne retournera pas dans la bouche, de même mes dents ne doivent plus être douloureuses toute l'année. » Il faut recommencer la même chose tous les ans pour se préserver de l'odontalgie. Cette simple citation prouve que le médecin bordelais était déjà imbu des erreurs populaires qui arrêtèrent les progrès de la médecine et de l'art du dentiste pendant la longue période du moyen-âge. — D'ailleurs, tout le monde sait qu'après la chute de l'empire romain, l'odontotechnie, comme tous les autres arts et toutes les sciences, disparut dans le ténébreux chaos de la barbarie. On trouve cependant quelques faits, épars dans l'histoire, qui prouvent qu'on avait le plus grand soin des dents, témoin saint Jérôme, qui se fit limer les incisives pour prononcer parfaitement la langue hébraïque. A partir de cette époque, jusqu'au XVIe siècle, l'histoire se tait sur les dentistes, et on ne les trouve pas même mentionnés dans la longue énumération des professions au moyen-âge.

Art du dentiste chez les modernes. En 1595, Ingolstadt écrivit un opuscule sur les croyances populaires relatives aux dents.; cet opuscule a pour titre : *De la dent d'or d'un enfant silésien.* En 1579, Eustachius, dans ses opuscules anatomiques, avait dit quelques mots sur les dents; et Erastus, contemporain d'Ingolstetter, soutint, avec quelques médecins, une thèse sur la même matière. Urbain Hemard, médecin de Lyon, fit imprimer en 1581 ses *Recherches sur la vraie anatomie des dents;* mais ces divers ouvrages passèrent inaperçus, et l'art du dentiste resta stationnaire jusqu'au commencement du XVIIIe siècle. En 1727, le célèbre Pauchard, le fondateur et le père de la chirurgie dentaire en France, publia, dans son *Chirurgien-Dentiste,* son nouveau procédé de dents artificielles. Il eut bientôt de nombreux imitateurs qui employèrent toutes les matières, toutes les substances pour réparer la perte prématurée des organes dentaires. Malheureusement, leurs essais et leurs efforts furent infructueux; en vain Duchâteau, pharmacien à Saint-Germain-en-Laye, tenta-t-il de fabriquer des rateliers en porcelaine. Ce procédé, tant prôné dès son origine, n'eut qu'un succès de quelques années. Plus tard, le dentiste de Chémant fit de vaines tentatives pour mettre en vogue ses *dents incorruptibles.* Le célèbre Parnilly lui-même, un des plus habiles praticiens de Londres, ne put, malgré son enthousiasme pour ce nouveau système, le faire adopter en Angleterre. Les dents *terro-métalliques* n'ont pu lutter contre les préventions du public, parce que l'art est impuissant toutes les fois qu'il veut substituer ses inventions factices aux substances fournies par la nature. Depuis le commencement de ce siècle, il n'est pas d'efforts qu'on n'ait fait pour améliorer la prothèse. Plusieurs praticiens ont écrit des livres remarquables par les connaissances qu'ils renferment; mais toutes les fois qu'ils ont abordé la partie pratique de l'odontotechnie, ils n'ont pu réussir, et se sont traînés péniblement à la remorque de leurs devanciers. En effet, qui n'éprouve pas un frémissement involontaire à la seule idée des dents à pivots, des dents à crochet, et des rateliers à ressorts? Il est vraiment déplorable que la science dentaire, retenue jusqu'à ces derniers temps dans les maillots de l'enfance, n'ait pas suivi l'élan des autres sciences qui marchent depuis longues années vers une perfection indéfinie. Il est pénible de parler de ses propres mérites, mais l'on ne peut nier que n'ayons eu le bonheur de changer tout-à-coup la face des choses, et d'opérer une révolution dans la prothèse dentaire. Passionné pour notre art, et, après de longues études, nous avons découvert le système des *dentiers à succion*, ou dents osanores, et un autre genre de dents artificielles dont nous avons déjà entretenu le lecteur. Ces inventions merveilleuses sont adoptées aujourd'hui par tous les dentistes de l'Europe, et depuis la chirurgie dentaire a complètement changé de face.

DENTITION. On donne ce nom à l'accroissement des dents à leur sortie des alvéoles. La première dentition, ou apparition des dents de lait, commence vers le sixième mois de la vie de l'enfant. La deuxième dentition, ou apparition des dents permanentes, commence vers l'âge de sept ans. Le lecteur trouvera aux mots *Développement* et *Éruption*, tout ce qui a rapport aux dents elles-mêmes, et nous allons ici jeter un coup-d'œil sur les diverses perturbations de l'économie que l'enfant éprouve pendant la durée des dentitions, et qui doivent éveiller au plus haut degré toute l'attention du dentiste. Il est rare que la sortie des dents de lait, et surtout des canines, ne s'annonce pas par le gonflement des gencives, par la chaleur de la bouche et par la rougeur des joues. Il n'en est pas toujours ainsi ; mais quand la dentition est laborieuse, elle est accompagnée d'accidents graves et d'une nature très connue, qui ont été observés dans tous les temps et dans tous les pays. Hippocrate dit que les maladies dont une femme est atteinte pendant la gestation, influent considérablement sur les dents de son enfant ; et il ajoute que les enfants dont les dents sont prêtes à percer, ont souvent des démangeaisons aux gencives, de la fièvre, des convulsions et la diarrhée. Les phénomènes morbides, signalés par le père de la médecine, se montrent aujourd'hui dans les mêmes circonstances. Dans les commencements du travail de la dentition, les enfants éprouvent une salivation quelquefois abondante, et une titillation parfois douloureuse, qui leur font porter les doigts à la bouche et serrer entre leurs mains le sein de leur mère. On voit souvent la démangeaison s'étendre aux narines et à la conjonctivité, en produisant des corysa et des ophthalmies assez pénibles. On croit qu'un sixième, au moins, des enfants, périt des accidents que la dentition fait naître. On doit craindre une dentition difficile, lorsque dès le quatrième mois les digestions se dépravent et que le lait est revomi avec facilité, qu'il se manifeste des diarrhées, de la constipation, de la sécheresse de la bouche, de la chaleur aux pommettes, au front et au visage, et qu'en tétant, les amygdales et les ganglions du cou se gonflent. L'irritation de la muqueuse de la bouche, comme le dit M. Lorry, s'étend, dans quelques cas, jusqu'aux organes pulmonaires et digestifs. Elle dégénère quelquefois en une irritation intense, accompagnée d'aphthes, et se termine, en peu de temps, par la suppuration et la gangrène. Les organes de la digestion sont le siége d'une inflammation manifeste qui donne lieu au vomissement ou hoquet, à la toux sympathique, aux tranchées vives, au désir de boire ou de téter, et à des évacuations alvines très abondantes. Souvent il se manifeste des mouvements convulsifs qui affectent d'abord les yeux, puis les muscles du visage, et se propagent ensuite aux autres parties du corps. Quant à la *salivation*, quand elle est modérée, elle est plus utile que nuisible, et l'on doit empêcher qu'elle se supprime, en humectant la bouche d'une matière mucilagineuse et en frictionnant le cou et les mâchoires avec de l'huile douce. Pour la *rougeur et la chaleur* de la bouche et des gencives, il faut employer des potions laxatives, en humectant souvent la bouche avec le lait de la nourrice. Pour calmer la *toux nerveuse* ou *gastrite*, dont la dentition est la cause, on dirige des vapeurs tièdes dans la bouche de l'enfant; on purge, au moyen de la manne en larmes, et l'on frictionne les parois thoraciques et le cou avec le laudanum liquide et le sydenham. Quand il y a *constipation*, on la combat avec du lait jeune et séreux; on met l'enfant dans un bain tiède, on le tient par terre, les pieds nus sur le carreau, et l'on donne avec avantage la marmelade de Tronchin. Le *dévoiement*, quand il est excessif, doit être diminué par les purgatifs toniques, les lavements émollients, quelques cuillerées de décoction blanche ou bien d'eau de riz. Les *convulsions*, avec la frayeur, l'insomnie et l'agitation qui les précèdent, doivent être combattues au moyen des bains, des antispasmodiques et des calmants, quand les symptômes sont purement nerveux : avec des sangsues derrière les oreilles, quand les convulsions dépendent d'une congestion cérébrale, et avec des purgatifs, quand il y a engouement ou inertie des premières voies. On fait souvent disparaître tous ces accidents en facilitant l'éruption de la dent par l'incision de la gencive qu'elle doit traverser. Voyez les mots *Éruption, Incision*. Les phénomènes morbides qui accompagnent la deuxième dentition, sont nuls ou légers. Mais le dentiste doit surveiller attentivement la bouche pendant toute cette époque, pour parer aux irrégularités qui ont souvent lieu dans les dispositions des dents.

DENTURE. Mot employé dans le monde pour dire l'ensemble des dents implantées sur les arcades alvéolaires. La denture peut être naturelle ou artificielle. C'est dans ce sens qu'en parlant d'une personne, on dit qu'elle a une belle ou une mauvaise denture.

DÉNUDATION. Ce mot se dit d'une partie quelconque du corps qui est dépouillée de ses enveloppes naturelles. Il s'applique cependant spécialement aux os qui sont privés de leur périoste, comme cela peut se voir dans les accidents qui arrivent aux os des deux mâchoires. Chez les vieillards, la dénudation entraîne presque constamment une nécrose locale, à cause du peu de vitalité du tissu osseux, et il se fait une exfoliation plus ou moins étendue en largeur et en profondeur. Chez les jeunes sujets, la partie contuse et dénudée est atteinte d'inflammation, et l'exfoliation est ou bien nulle ou insensible. L'os se ramollit, devient cartilagineux à sa surface; mais bientôt il reprend le phosphate calcaire qu'il avait momentanément abandonné, et celui-ci se distribuant inégalement sur la surface malade, l'os reste rugueux et inégal. Les dentistes emploient quelquefois ce mot pour désigner le déchaussement des dents qui résulte de l'atrophie, de la consomption des gencives, et qui est souvent la suite des affections scorbutiques, de la syphilis et des salivations mercurielles. Voyez le mot *Déchaussement.*

DÉPART. On désigne par ce mot une opération chimique dont l'objet principal est de séparer un métal d'un autre. Ainsi l'acide nitrique, agissant sur un alliage d'or et d'argent, s'empare de ce dernier pour former avec lui un nitrate soluble, tandis que l'or, sur lequel l'acide n'a pas d'action, se précipite, et le départ est effectué.

DÉPHLEGMATION. Mot employé quelquefois pour exprimer une opération qui a pour but de séparer l'eau des substances qui en contiennent. On opère *par évaporation*, quand il s'agit de l'alcool, des huiles volatiles, des éthers sulfuriques, etc.; quand on chauffe l'appareil distillatoire, ces matières étant plus légères que l'eau, passent dans le récipient, et l'eau reste dans la cornue. Par ce moyen, on peut déphlogmer l'acide sulfurique, et l'opération se fait à vaisseau ouvert; mais, dans ce cas, c'est l'eau qui est la plus légère des deux substances et qui s'en va en vapeur. On opère aussi *par congélation*, et, dans ce cas, on fait refroidir le liquide que l'on veut priver d'eau; celle-ci devient glace, et la matière déphlogmée reste à l'état liquide.

DÉPILATION. On désigne ainsi la chute des poils et des cheveux du corps. Elle peut être l'effet de l'âge et de certaines maladies; les bulbes pileuses, dans ces cas, sont détruites, mais quand la dépilation est artificielle et produite par l'action des pommades corrosives, la bulbe reste intacte, et le poil continue à pousser.

DÉPILATOIRE. On nomme ainsi des poudres, des onguents et des pommades chargés de chaux vive, de sulfure d'arsenic et autres substances corrosives, qui ont pour effet de brûler le tissu des poils et de les faire tomber. Le dentiste doit empêcher de tout son pouvoir ses clients de faire usage de pareils remèdes, qui n'ont jamais pour effet de faire cesser la croissance des poils, mais qui donnent naissance à des éruptions dartreuses et qui exercent souvent une action des plus nuisibles sur les organes de la dentition dont ils produisent la décoloration, l'ébranlement et la carie.

DEPRESSOR anguli oris. Nom donné par Albinus au muscle triangulaire des lèvres.

DÉPURATIFS. On donne ce nom à une classe de médicaments que l'on suppose avoir la propriété d'enlever à la masse des humeurs les principes qui en altèrent la pureté et qui les dirigent vers les émonctoires naturels, le canal intestinal, la surface cutanée ou les reins. Il y a une foule de plantes que l'on croit avoir des propriétés dépuratives, telles que la chicorée sauvage, les herbes anti-scorbutiques, la moutarde blanche, etc. Les dépuratifs peuvent être utiles au dentiste en détruisant ou en chassant de l'économie certains virus, certains principes vicieux, qui ont une fâcheuse influence sur les gencives et sur les dents.

DÉRIVATIFS. Les synapismes, les vésicatoires, les pédiluves, les maniluves, les frictions irritantes, les saignées, etc., sont des moyens dérivatifs, c'est-à-dire des moyens employés pour déplacer une irritation morbide développée aux gencives, au palais, aux amygdales, etc., en établissant une irritation artificielle sur une autre partie du corps. C'est ainsi que l'on opère *une dérivation*, quand on attire le sang, ou une irritation vers une partie, pour leur faire abandonner une autre partie où leur présence pourrait devenir funeste.

DÉROCHER. C'est une opération connue dans les arts, et qui consiste à enlever, à certains métaux, les oxydes, les impuretés et les métaux étrangers qui s'y trouvent adhérents. Le dérochage se fait en plongeant le métal à nettoyer dans de l'eau seconde, qui n'est qu'un mélange de deux parties d'eau ordinaire avec une partie d'acide azotique.

DÉROCHOIR. C'est le nom d'un vase en forme de baignoire, dont les dentistes se servent dans l'opération de dérochage des métaux. C'est dans ce vase que l'on fait bouillir le mélange d'acide azotique et d'eau, où ils mettent les métaux afin de dissoudre les corps étrangers qui s'y trouvent attachés. En province, on se sert de dérochoirs en cuivre; mais le platine vaut infiniment mieux, parce que l'eau seconde, c'est-à-dire le mélange dont nous venons de parler, ne s'y verdit pas, comme cela a lieu dans les dérochoirs en cuivre, et parce que les métaux que l'on y nettoie ne prennent pas une saveur métallique. Outre cela, les vases en platine se chauffent plus facilement, et les acides ne les corrodent point. Les dérochoirs ont des dimensions variées; mais, en général, ils ont douze centimètres de diamètre sur huit de hauteur.

DESCRIPTIVE. On appelle anatomie *descriptive*, celle qui a pour but de faire connaître la position, la forme, les rapports, etc., des organes.

DESCRIPTION. C'est l'exposition des attributs, des qualités d'une chose. La description que le dentiste peut se trouver obligé de faire des organes de la bouche, des tumeurs et des maladies qui s'y développent, doit être faite d'après une connaissance parfaite de la structure anatomique de ces parties et de la nature de la lésion dont elles sont affectées, chose qui exige des études sérieuses dans l'anatomie et dans la pathologie dentaires.

DÉSINFECTION. C'est la destruction des miasmes qui infectent l'air, les vêtements et les tissus organiques. Les matières que l'on emploie le plus souvent dans ce but, sont les acides sulfureux, chlorydrique, nitrique, acétique et le chlore en vapeur ou dissous dans l'eau. Ce dernier, qui est le plus employé, agit, en se combinant avec l'hydrogène des émanations végétales ou animales qui forment les miasmes, et par conséquent en les décomposant.

DÉSORGANISATION. On nomme ainsi une altération complète dans la structure d'un organe ou même la destruction totale de son tissu. Tous les organes de la bouche, comme ceux de l'économie, en général, peuvent être atteints de désorganisation. Celle des os des mâchoires peut être due à la carie ou à la nécrose. Celle des parties molles de la bouche, aux ulcères, à la gangrène et à des dégénérescences de natures diverses qui peuvent y siéger. La désorganisation de la pulpe dentaire est quelquefois le résultat des maladies constitutionnelles, et cause l'ébranlement de la dent et son expulsion hors de l'alvéole. Elle est souvent employée comme moyen curatif des douleurs qui se développent dans les dents cariées, et la désorganisation prend alors le nom de cautérisation et de broiement. La désorganisation des dents mêmes est connue sous les noms de carie et de décomposition chimique.

DESPUMER. Ce mot se dit de l'action d'enlever l'albumine coagulée et autres matières qui peuvent former de l'écume sur des liquides chauffés, tels que certains sirops, miels, etc., que le dentiste emploie dans la composition de ses collutoires, gargarismes et lotions dentifrices.

DESSÈCHEMENT. Ce mot est employé en plusieurs sens; ainsi, en hygiène, on dit *le dessèchement* des marais pontins et autres, pour détruire les émanations qui produisent les fièvres intermittentes. *Le dessèchement* des plaies et des ulcères se fait au moyen de poudres absorbantes, etc., qui tendent à empêcher la formation du pus, ou à l'enlever à mesure qu'il se forme. Le mot dessèchement est quelquefois employé pour désigner l'état de marasme, d'amaigrissement du corps, qui est le résultat de certaines maladies chroniques; et il est employé par les dentistes pour désigner une sorte de dépérissement des dents dans laquelle ces organes s'atrophient et se réduisent en fragments au moindre effort. Le dessèchement de la surface cariée d'une dent est la première chose que l'on fait dans l'opération du plombage; et on l'effectue en promenant un cautère rougi au feu sur tous les points de la surface malade.

DESSICATION. Opération qui consiste à priver un corps de l'humidité qu'il contient. Les pharmaciens et les herboristes opèrent la dessication des plantes qui contiennent des principes médicamenteux en les plaçant dans des fours ou des étuves, étendues sur des clayons d'osier garnis de papier gris, pour qu'elles présentent autant de surface que possible à l'action de l'air chaud.

DÉTERSIFS. On donne ce nom à certaines substances qui ont la propriété de déterger, d'absorber la sanie et de mondifier la surface des plaies et des ulcères. En général, ces substances qui favorisent la marche de la cicatrisation sont choisies parmi les médicaments stimulants et toniques.

DÉTRITUS. On désigne sous le nom de détritus la matière inorganique qui recouvre la surface des dents cariées et d'autres organes qui se désorganisent.

DÉTUMESCENCE. Ce mot, qui a la même signification que le mot désenflure, se dit de la diminution du gonflement qui a lieu dans les tumeurs inflammatoires ganglionaires, etc., qui se développent dans les organes de la bouche et dans les régions cervicales et sous-maxillaires.

DÉVELOPPEMENT des mâchoires. Ce mot est employé pour désigner l'augmentation graduelle de volume qui a lieu dans un organe depuis sa première apparition dans l'économie, jusqu'à l'époque où son accroissement est complété. Nous parlerons d'abord du développement de l'os maxillaire inférieur, puis de celui des dents mêmes. L'os maxillaire inférieur est le plus précoce de tous les os du corps, excepté la clavicule; il est très apparent dès le trentième jour de la vie fétale. Il se développe par deux points d'ossification, un pour chaque moitié latérale du corps. Quelques anatomistes admettent trois autres points d'ossification, un pour le condyle, un autre pour l'apophyse coronoïde, et un troisième pour l'angle de l'os. C'est le bord inférieur du corps de l'os qui paraît le premier; il s'étend en arrière pour former la branche, et en avant pour former la portion qui soutient les dents incisives. Ces deux moitiés de l'os maxillaire inférieur restent distinctes jusque dans la première année qui suit la naissance de l'enfant; mais alors elles se joignent, et les traces de leur soudure ne tardent pas à s'effacer. Une gouttière, commune à la fois aux alvéoles et au canal dentaire, se montre dans l'épaisseur de l'os maxillaire inférieur vers le cinquantième jour après la conception. Cette gouttière devient bientôt considérable, et, de son fond, on voit s'élever des cloisons qui convertissent la gouttière en une série d'alvéoles dont les parois occupent bientôt toute la hauteur du corps de l'os. En bas âge, l'angle de la mâchoire est excessivement obtus, et l'axe de mouvement passe par les condyles mêmes; mais à mesure que l'on avance en âge, le corps se développe et forme, avec la branche, un angle très marquant. Ce changement, dans la longueur du corps, fait que les arrière-mollaires qui étaient cachées dans la portion oblique de l'os formée par la réunion du corps et de la branche, trouvent de la place pour se mettre en rang avec les autres dents. Il donne aussi à la physionomie une expression plus mâle, et, en influant sur l'inclinaison de la ligne faciale, il prive la figure de cette beauté enfantine qui est l'attribut de nos premiers ans. Selon quelques anatomistes, le cercle alvéolaire antérieur des mâchoires ne se développe pas à l'époque de la deuxième dentition, et l'accroissement de ces os ne se fait que vers les extrémités. Si l'on tire une ligne derrière les dernières dents d'un enfant de cinq ans, l'arc de cercle qui lui est antérieur est égal en longueur à celui que l'on obtient en faisant passer la ligne derrière les secondes petites molaires d'un adulte. C'est par ce défaut de développement du cercle antérieur que s'expliquent les déviations et les déplacements des incisives et des canines permanentes ; et qui nécessite l'extraction d'une des petites molaires pour leur donner artificiellement de la place.

DÉVELOPPEMENT des dents. Les germes des dents de lait sont visibles dès le deuxième mois de la vie intrà-utérine. Ils consistent en des follicules membraneux, situés sous la gencive, dans la gouttière que présentent alors les os maxillaires. Ces follicules ont la grosseur d'une tête d'épingle, et leur forme est ovoïde ; ils tiennent, par leur extrémité profonde, à un pédicule vasculaire et nerveux, tandis que l'extrémité superficielle est adhérente aux gencives. Ces follicules paraissent formées de deux membranes dont l'extérieur est fibreux, et l'intérieur, qui est de nature séreuse, renferme un liquide inodore et limpide sécrété par elle. Ces deux membranes sont séparées l'une de l'autre par un fluide séreux, qui devient moins abondant à mesure que le fœtus se développe. Selon Meckel, c'est dans l'intérieur même de la cavité du follicule que l'on voit paraître *la pulpe dentaire* au milieu du fluide qu'elle contient ; mais, selon lui, la surface de la pulpe est recouverte d'une pellicule mince et vasculaire qui lui est propre. Bichat prétend qu'elle se développe entre les deux membranes ; qu'elle soulève l'interne qui se replie pour former deux feuillets par un mécanisme semblable à celui que présente la membrane de la matrice lorsque l'ovule y arrive. Sans vouloir nous décider entre ces deux opinions, nous dirons seulement qu'au moment de l'ossification, la pulpe dentaire a pris exactement la forme que doit avoir plus tard la dent à laquelle elle appartient. C'est vers le troisième mois que l'ossification a lieu dans les incisives ; mais les molaires ne commencent à s'ossifier que vers la fin du sixième mois. Pour chaque dent, l'ossification commence plus tôt à la mâchoire inférieure qu'à la mâchoire supérieure; mais elle se fait dans le même temps pour les dents correspondantes de chaque côté. L'ivoire se forme le premier et apparaît sous forme de petites calottes, dont le nombre est égal à celui des tubérosités de la dent; aussi ces calottes sont uniques pour les incisives et pour les canines, tandis qu'elles sont multiples pour les dents molaires. Les calottes partielles de ces dernières ne tardent pas à se réunir par leurs bords pour n'en former qu'une seule. La calotte, alors devenue unique, comme celle des incisives et des canines, augmente d'épaisseur par des couches successives, qui se superposent de dedans en dehors, jusqu'à ce que, pressée par la capsule qui la coiffe, elle se trouve obligée de descendre le long des côtés de la pulpe et du pédicule vasculaire et nerveux qui l'unit au fond de l'alvéole. C'est de cette manière qu'elle forme les côtés de la couronne, et la racine qui sera simple ou multiple, selon le nombre des pédicules qui s'y trouvent. C'est la membrane interne, ou feuillet du bulbe qui sécrète cet ivoire. Quant à l'émail, quelques autres prétendent qu'il est aussi sécrété par le bulbe et transude à travers les couches de l'ivoire; d'autres on dit que c'est une matière qui se cristallise aux dépens du liquide qui baigne la dent; mais l'opinion de Hunter est celle qui est adoptée par tous les dentistes d'aujourd'hui, c'est-à-dire que l'émail est le produit de la sécrétion de la membrane externe de la pulpe, ou, si l'on aime mieux, de son feuillet pariétal. Quant aux *dents permanentes*, leur développement se fait à-peu-près de la même manière que celui des dents précédentes. Les follicules sont visibles dès le troisième ou quatrième mois, excepté ceux des petites molaires qui ne deviennent visibles que dans l'année qui suit la naissance de l'enfant. Les germes des dents grandes molaires sont situés aux extrémités des arcades dentaires; ceux des petites sont cachés entre les racines des molaires infantila; et ceux des incisives et des canines permanentes se trouvent derrière les dents de lait correspondantes. Dans le commencement, les germes des deux ordres des dents se trouvent dans les mêmes alvéoles; mais des cloisons verticales se forment qui convertissent chacune de ces alvéoles uniques en deux alvéoles secondaires. Ces cloisons sont perforées pour laisser passer un canal fibreux qui fait communiquer les sacs fibreux des deux germes correspondants. Pour les autres détails, par rapport à la physiologie des dents, nous renvoyons les lecteurs au mot *Éruption*.

DÉVIATION. Ce mot se dit de diverses parties du corps de l'homme qui, en se développant, prennent une direction anormale et vicieuse. Les dents peuvent se dévier antérieurement, de manière que leurs couronnes soient saillantes hors de la bouche ou postérieurement, et alors les couronnes sont déjetées dans sa cavité. Les déviations latérales sont précédées d'un déplacement qui met la dent hors de rang avec les dents voisines, et à la suite duquel sa couronne est projetée de côté, de manière à masquer en partie la dent qui est après elle, et produire ainsi ce que l'on appelle le chevauchement. (Voyez ce mot.) On attribue généralement la déviation des dents à trois sortes de causes : 1° à la mauvaise position qu'occupait le germe de la dent dans l'épaisseur de la mâchoire, et à la manière anormale dont son développement s'est opéré; 2° à la gêne que les dents éprouvent en se développant, soit à cause de leur largeur disproportionnée, ou de leur trop grand nombre, ou au défaut d'accroissement suffisant du corps des os maxillaires, et surtout du cercle antérieur des arcades alvéolaires ; et 3° à la compression qu'elles éprouvent de la part des tumeurs qui se développent dans leur voisinage. Quant aux moyens qu'il faut mettre en usage pour remédier à la déviation de ces organes, nous en parlerons à l'article *Redressement*, auquel nous renvoyons le lecteur.

DÉVOIEMENT. C'est un phénomène pathologique qui consiste dans la trop grande fréquence des évacuations alvines et de la liquidité des matières évacuées. Le dévoiement est un symptôme très fréquent qui se montre dans les perturbations que les organes digestifs éprouvent par suite des difficultés de la première dentition. Il faut remarquer cependant qu'une assez grande liberté du ventre n'est pas défavorable aux enfants à cette époque; et ce n'est que lorsque les évacuations deviennent excessives qu'il faut chercher à les arrêter. Cet état cède, le plus souvent, aux lavements émollients ou amidonés, à quelques cuillerées de décoction blanche, à un peu d'eau de riz. Quelquefois, il faut avoir recours aux purgatifs toniques; mais, en général, les substances trop astringentes doivent être proscrites.

DIABROTIQUES. Nom donné quelquefois aux substances qui déterminent l'érosion lente des parties sur lesquelles on les place. Elles tiennent le milieu entre les escarotiques et les caustiques.

DIACATALICUM, ou purgatif universel. C'est un électuaire composé de pulpes de casse et de tamarin, de feuilles de séné, de racine de polypode, de fleurs de violettes, de racine de rhubarbe, de semences d'anis, de sucre, de réglisse et de fenouil doux.

DIACÉRATON. Collutoire désigné par Celse, et dont le principal ingrédient était la corne de cerf calcinée et réduite en poudre.

DIACHYLUM. C'est le nom d'un emplâtre qui est très employé pour résoudre les tumeurs inflammatoires et scrofuleuses, et qui est souvent mis comme substance maturative pour hâter la suppuration qui doit s'y développer. Le diachylum ou diachylon *simple*, s'obtient en faisant cuire 3 kilogrammes de décoction de racine de glaïeul avec autant d'huile de mucilage, et 1 kilogramme de litharge ou protoxide de plomb. Pour avoir le diachylum *composé*, on liquéfie à une douce chaleur 1 kilogramme de diachylum simple, 94 grammes de cire jaune, et autant de poix-résine et de térébenthine; puis on ajoute 30 grammes de gomme

ammoniaque, autant de bdellium, de galbanum et de sayape-
num, préalablement purifiés par l'alcool.

DIACODE. C'est le nom d'un *sirop* qui est très employé,
et auquel les dentistes ont souvent recours, soit pour donner
des propriétés calmantes à leurs collutoires, soit pour diminuer l'irritation nerveuse développée par diverses affections
des dents, et pour apaiser les mouvements convulsifs qui se
montrent chez les enfants pendant la durée de la première
dentition. On obtient le sirop diacode en faisant bouillir
dans huit litres d'eau, un demi-kilogramme de capsules de
pavots séparées de leurs graines, et en ajoutant 2 kilogrammes de cassonade, et en clarifiant le tout avec quatre blancs
d'œufs. On peut remplacer les têtes de pavot par l'extrait
aqueux d'opium, et ce procédé est généralement adopté aujourd'hui.

DIACRANIENNE. Ce nom est donné par plusieurs anatomistes à l'os maxillaire inférieur, parce qu'il est joint au
crâne par une articulation lâche et mobile, tandis que la mâchoire supérieure, que l'on appelle par opposition mâchoire
syncrânienne, ne semble former qu'une seule pièce avec lui.

DIAGNOSTIC. On entend par ce mot la partie de la pathologie dentaire qui a pour objet de distinguer les unes des autres les maladies dont les dents et les autres parties de la
bouche peuvent être affectées. C'est une des parties les plus
importantes de l'art de guérir : elle suppose une connaissance
exacte dans la structure des parties, dans la nature des tissus, et dans les symptômes qui accompagnent les diverses
affections dont les organes peuvent être atteints. C'est le
sine quâ non d'un traitement efficace, et ne peut être acquis
que par la lecture assidue des bons auteurs, et par l'examen
attentif des phénomènes qui se développent dans la partie
souffrante.

DIAMANT. Le diamant n'est autre chose que le carbone
pur. On le trouve à Golconde, Visapour, et dans les autres parties des Indes-Orientales. Il est sous forme de cris-

taux brillants, limpides et incolores, ou quelquefois roses, orangés, jaunes, verts, bleus et noirs. Il est si dur qu'il n'est rayé que par sa propre poudre. La chaleur des fourneaux ordinaires n'a aucune action sur lui; mais quand il est fortement chauffé dans de l'oxygène pur, il se combine avec ce gaz, et se change en acide carbonique. Le diamant est plutôt un objet de luxe que d'utilité, et offre peu d'intérêt au dentiste.

DIAPALME. C'est un emplâtre à-peu-près de même nature, et employé dans le même cas que le diachylum dont nous avons parlé.

DIARRHÉE. Le lecteur trouvera au mot *Dévoiement* les moyens qu'il faut mettre en usage pour arrêter la diarrhée, qui n'est qu'un degré plus avancé de cette dernière maladie.

DIARTHRÈSE. C'est le nom général donné aux articulations mobiles.

DIASCORDIUM. C'est le nom d'une excellente préparation pharmaceutique que le dentiste peut employer dans le traitement des dévoiements, et qui est en même temps calmant, tonique, stomachique et astringent. Il est composé de 45 grammes de feuilles de scordium, de 70 grammes de bol d'Arménie, de 10 grammes de laudanum, d'autant de gingembre, de poivre long, de 25 grammes de roses de Provins, de la même quantité de racines de bistorte, de tormentille, de gentiane, de cassia lignea, de cannelle, de dictame de Crète, de semences de berberis, de storax calamite, de galbanum, de gomme arabique, d'un kilogramme de miel rosat, et d'une quantité suffisante de vin d'Espagne.

DIATHÈSE. On entend par ce mot une disposition particulière de l'économie en vertu de laquelle les individus sont fréquemment ou sans interruption attaqués d'une espèce déterminée de maladie qui se reproduit dans diverses parties du corps, sous des formes semblables. Les principales diathèses admises par les auteurs, sont celles désignées par les noms de cancéreuse, scrofuleuse, dartreuse, scorbutique et rhumatismale ou goutteuse. Il n'est aucune de ces diathèses qui ne porte une influence des plus nuisibles sur les dents aussi bien que sur les parties molles et la charpente osseuse de la bouche. Aussi est-il du devoir du dentiste de chercher, autant que possible, à corriger l'état vicieux de la constitution totale; car ce n'est qu'en essayant ainsi qu'il peut espérer de conserver la santé des organes confiés à ses soins, ou à guérir les maladies des organes dentaires, qui doivent leur origine à l'effet de ces diathèses. La diathèse *cancéreuse* est au-dessus de l'art; celle dite *scrofuleuse* est combattue par du bon air, de l'isolation, des décoctions amères et par les préparations d'iode; contre la diathèse *scorbutique,* on emploie les gargarismes toniques et les élixirs anti-scorbutiques. Les eaux sulfureuses et les médicaments dits dépuratifs, combattent efficacement la disposition de l'économie aux dartres, et les eaux de Vichy. Les décoctions de salsepareille et les bains de vapeur, sont d'excellents moyens contre la diathèse rhumatismale.

DIÉRÈSE. Opération de chirurgie dentaire et générale, qui consiste à diviser ou à séparer des parties dont le rapprochement et la continuité sont nuisibles. La diérèse se pratique d'une manière différente sur les parties molles et sur les parties dures. La division ou diérèse, par piqûre, se fait avec une lancette ou avec un trois-quarts; celle par incision se fait avec un bistouri; par arrachement, avec des pinces; par cautérisation, au moyen d'un fer rouge ou des caustiques; et par ligature, au moyen d'un fil de soie, de chanvre ou de métal. La diérèse des os et des dents se fait, en les *perforant* avec un trépan, en les *divisant* avec une soie ou avec des pinces tranchantes, en les *usant* avec une rugine ou une lime, et les cautérisant avec un fer chaud ou une matière caustique.

DIÈTE. Autrefois, ce mot signifiait l'emploi bien ordonné de tout ce qui est nécessaire pour l'entretien de la vie. Aujourd'hui, il n'est employé que pour indiquer la privation d'aliments et de boissons ordinaires, que la médecine ordonne comme moyen curatif dans les maladies inflammatoires.

DIFFUSIBLES. Nom qui est quelquefois donné aux médicaments excitants et stomachiques, tels que les huiles volatiles, le vin, l'alcool, l'éther sulfurique et l'ammoniaque.

DIGASTRIQUE. Ce mot, qui veut dire à deux ventres, est le nom d'un muscle de la région hyoïdienne supérieure. Il est épais et charnu à ses extrémités, grêle et tendineux à son milieu. Placé sur les parties latérales et supérieures du cou, au-dessous de la mâchoire inférieure, il se fixe postérieurement dans la rainure mastoïdienne du temporal, et en avant dans une fossette qui se voit sur les côtés de la symphyse du menton. Son tendon moyen traverse un anneau aponévratique, qui se fixe à l'os hyoïde. Le muscle digastrique a pour usage d'abaisser la mâchoire inférieure et d'élever l'os hyoïde. Sa portion supérieure, selon quelques anatomistes, élève la mâchoire supérieure en agissant sur tout le crâne.

DIGESTION. C'est la fonction en vertu de laquelle les matières alimentaires, après avoir été soumises à la mastication et à la salivation, passent dans l'estomac, qui les convertit en une matière pulpeuse nommée chyle, et de là dans le duodénum, où cette dernière se mêlant avec la bile et le suc pancréatique, se change en chyle, matière lactescente, qui est absorbée par les vaisseaux chylifères des intestins qui la portent dans le canal thoracique d'où elle passe, mêlée à la lymphe, dans la masse du sang. A mesure que le chyle est absorbé, la portion grossière de la matière alimentaire, qui ne doit pas servir à l'économie, traverse les parties inférieures du canal intestinal pour être rejetée au-dehors. L'influence réciproque, exercée les uns sur les autres par les organes de la bouche et les autres organes de la digestion, fait que cette fonction offre un intérêt tout spécial au dentiste. En remédiant aux désordres fonctionnels et organiques des premières voies, on met les dents à l'abri de la décoloration, de la carie et de l'atrophie de leurs substances, et en contribuant à une mastication complète des aliments par la pose de dents factices, pour suppléer aux naturelles dont la bouche s'est dégarnie, on fait disparaître des gastrites et des engorgements viscéraux qui rendent la vie misérable.

DILACÉRATION. C'est la séparation violente des parties mâles, produites par le contact d'un corps extérieur qui les déchire, après les avoir alongées au-delà de leur extensibilité naturelle.

DIMENSION. C'est l'étendue d'un corps susceptible d'être mesuré. Il y a trois sortes de dimensions : longueur, largeur et épaisseur ou profondeur.

DIPLOÉ. On donne ce nom à la couche de tissu raréfié qui se trouve entre les deux tables des os plats et spécialement de ceux du crâne.

DIRECTOR. Nom donné quelquefois à la sonde cannelée qui dirige le bistouri dans les incisions et débridements.

DISCRET. Épithète donnée à certaines exanthèmes dont les pustules restent séparées les unes des autres. Il est opposé au mot confluent, qui se dit de l'éruption, quand les taches ou pustules sont très nombreuses et se touchent par les bords.

DISPOSITION. La manière dont les dents sont disposées dans la bouche de l'homme, est différente de la disposition qu'elles affectent chez les autres animaux. Elles sont rangées suivant deux courbes paraboliques semblables à celles des arcades alvéolaires, dans lesquelles elles sont implantées. Elles sont, dans les bouches bien conformées, toutes contiguës les unes aux autres ; et la longueur des couronnes est la même partout. Cette disposition contribue à rendre l'articulation des sons plus nette et la mastication plus parfaite. L'axe des dents, dans l'espèce humaine, est verticale, ou légèrement inclinée, de manière à offrir, vers le centre de la courbe alvéolaire, un certain degré de convergence. L’obliquité des dents en avant, est anormale et imprime à la physionomie un caractère désagréable par la diminution de l’angle facial qui est quelquefois très marqué.

DISSECTION. On entend par ce mot une opération par laquelle on divise les différentes parties d’un corps organisé pour en connaître la structure. La dissection du cadavre humain est un des pas les plus nécessaires dans l’instruction de celui qui veut exercer l’art du dentiste. Aucune partie de la structure de l’homme ne doit lui être étrangère; mais sans des connaissances anatomiques parfaites des différentes parties qui entrent dans l’organisation de la bouche, il est impossible à celui qui veut exercer notre art de le faire avec honneur pour lui-même, ou utilité pour les personnes qui se confient à ses soins.

DISSOLUTION. On donne ce nom à une opération par laquelle on dissémine, dans un corps liquide nommé dissolvant, les particules ou molécules des corps solides et gazeux, de manière à avoir une liqueur transparente. Plusieurs gaz, tels que l’oxygène, le chlore, l’acide chlorhydrique, etc., peuvent être dissous dans l’eau, qui est aussi le dissolvant d’autres substances, telles que le sel, le sucre et les gommes. L’alcool est le meilleur dissolvant des principes amers des plantes, aussi est-il employé le plus souvent pour former les teintures médicinales. Les acides sont les dissolvants des métaux; mais, dans ce cas, ces deux sortes de corps se décomposent mutuellement. Ainsi, dans la dissolution de l’argent dans l’acide nitrique, une partie de ce dernier se décompose pour oxyder le métal, tandis que la partie non décomposée se combine avec l’oxyde formé pour donner du nitrate d’argent qui reste en dissolution. Nous croyons que le mot dissolution est mal employé dans ces cas de combinaisons chimiques; il est aussi mal employé quand on l’applique au produit de la dissolution ordinaire, qui est nommée en langage correct, *solutum* ou *soluti*.

DISTILLATION. C'est une opération au moyen de laquelle des principes tels que l'alcool, les huiles volatiles, etc., sont séparés des matières solides et liquides qui les renferment; ces matières, chauffées dans des alambics ou des cornues, dégagent les principes qui sont plus volatiles qu'elles, et ces derniers passent par des alonges dans un récipient froid, où ils ne tardent pas à se condenser.

DIVISIF. On nomme ainsi un bandage destiné à tenir écartées les lèvres d'une plaie, les bords d'une division des téguments, ou deux parties du corps, dont on veut empêcher le rapprochement. Il n'offre pas d'intérêt au dentiste.

DIVISION. La division des téguments du corps peut être accidentelle, ou le résultat des incisions faites dans un but thérapeutique.

DOSE. On donne ce nom à la quantité d'un médicament que le malade doit prendre en une seule fois; ainsi, 40 grammes de sulfate de magnésie et 5 centigrammes de tartre stibié, sont des doses de ces substances.

DOUCE-AMÈRE. Cette plante, qui appartient à la famille des solanées, est très peu narcotique; mais on la conseille en tisane contre les affections rhumastimales, vénériennes et dartreuses, qui exercent une action si pernicieuse sur les dents et les autres organes de la bouche.

DOULEUR. La douleur est morale ou physique, et c'est de cette dernière que nous avons, comme dentiste, à nous occuper. La douleur est une sensation pénible, difficile à bien définir; mais que tout le monde connaît pour l'avoir éprouvée. Les causes les plus fréquentes de la douleur sont l'altération morbide de nos tissus, le contact de corps étrangers, les sympathies qui existent entre des organes sains et un organe souffrant, et souvent des changements dans la manière d'être de la partie, dont la nature nous est entièrement inconnue. La douleur se fait sentir avec de nombreuses modifications, dont les principales ont reçu des noms particuliers. Ainsi, il y a des douleurs *teubives* et *gravatives*, que l'on peut remarquer dans la première période des phlegmons qui se développent aux joues, aux lèvres et aux gencives; *pulsatives* quand, dans ces tumeurs phlegmoneuses, le pus commence à se former; les douleurs *lancinantes* sont propres aux squirrhes et aux névralgies. Il y a en outre des douleurs *térébrantes, contusives, brûlantes, pruriginieuses, pongitives* et autres, qu'il serait inutile d'énumérer. Les douleurs se nomment quelquefois d'après les organes qu'elles affectent; ainsi celles qui occupent les nerfs d'une partie apparemment saine, sont connues sous le nom de névralgie. Celles qui se font sentir dans l'intérieur du crâne se nomment céphalalgie; et l'on désigne sous le nom d'odontalgies toutes celles qui ont leur siége dans les dents. Le lecteur trouvera au mot *Odontalgie* des détails sur les douleurs qui affectent ces derniers organes.

DRASTIQUES. On donne ce nom aux médicaments purgatifs dont l'action sur le canal intestinal est très vive, tels que la résine de jalap, la coloquinte, etc. Le dentiste est rarement obligé d'avoir recours aux purgations violentes que ces substances produisent.

DRÈCHE. On donne ce nom à l'orge dont on a arrêté la germination au moyen de la chaleur. La drèche est employée dans la fabrication de la bière, et quelquefois aussi comme médicament antiscorbutique et tonique.

DRILLE. C'est le nom d'une sorte de porte-foret qui tourne sur son axe à l'aide d'une traverse en bois fixée par une lanière en peau d'anguille, à l'extrémité du foret et aux deux bouts de la traverse. Cet instrument est mis en mouvement au moyen d'un archet (voyez ce mot), et serre des plaques métalliques de différentes espèces, et les rondelles d'hippopotame et d'ivoire dont on se sert dans la fabrication des dents artificielles.

DUCTUS salivalis. Nom latin des conduits salivaires. Voyez le mot *Canal.*

DURE-MÈRE. On nomme ainsi la membrane fibreuse qui enveloppe le cerveau.

DYSODIE. Nom donné par Sauvage aux maladies des dents et des autres organes qui sont caractérisées par des émanations fétides.

DYSPEPSIE. On nomme ainsi une difficulté de digestion qui a souvent pour cause une irritation chronique de la membrane muqueuse de l'estomac, produite par la perte des dents et la mastication imparfaite des aliments.

DISPHAGIE. C'est une difficulté de la déglutition qui peut être due à des tumeurs développées dans l'arrière-bouche, et à l'inflammation des amygdales et du voile du palais.

DISPHANIE. Difficulté que l'on éprouve dans l'émission et dans l'articulation de la voix. Les consonnes dento-labiales et dentales ne pouvant se former qu'à l'aide des dents incisives, la prothèse dentaire est un des moyens auxquels il faut avoir recours pour faire disparaître cette infirmité.

EAU. C'est le nom d'un liquide connu de tout le monde; il est incolore, transparent, inodore, insipide, compressible et élastique. Privée de la chaleur qu'elle contient, l'eau passe lentement à l'état de glace, et les cristaux qu'elle forme pendant cette transformation paraissent souvent sous forme d'aiguilles ou groupés comme des feuilles de fougère. Quand, au contraire, on augmente sa chaleur, l'eau se transforme en vapeur, et occupe un espace dix-sept cents fois plus considérable que celui qu'elle occupait à l'état liquide. Ce corps est mauvais conducteur de la chaleur et de l'électricité, à moins que l'on n'y ajoute un peu de sel ou d'acide. Sa densité varie avec les températures auxquelles on l'expose, car, prise à zéro, et chauffée graduellement, l'eau, au lieu de se dilater immédiatement comme les autres corps, se contracte de plus en plus jusqu'à 4°; c'est là son maximum de densité. A partir de cette température, elle se dilate uniformément jusqu'à 100°, où elle entre en ébullition sous la pression atmosphérique ordinaire. L'eau, en passant à l'état de glace, prend une force expansive si considérable, qu'elle brise les tonneaux, les rocs et les tuyaux en fonte, etc., qui la renferment. Quand l'eau est pure, elle est formée d'un volume d'oxygène, et de deux volumes d'hydrogène combinés. Lavoisier, le premier, analysa l'eau en lui faisant traverser, à l'état de vapeur, un tube en porcelaine contenant des fils de fer d'un poids connu ; l'eau, décomposée en traversant le tube, donna son oxygène au fer pour l'oxyder, tandis que son hydrogène passa dans une vessie purgée d'air qui s'adaptait à l'extrémité du tube. L'eau est rarement pure ; elle contient presque toujours des sels de soude et de chaux, de fer et de magné-sie, de l'acide carbonique, de l'acide sulfurique combiné, et du nitrate de soude après de forts orages.

EAU anti-scorbutique de Rogers. Nous conseillons aux personnes qui ont les dents vacillantes, soit par suite de maladies, soit par suite d'accidents, de se bien net-toyer la bouche et de la rincer ensuite avec cette admirable eau antiscorbutique. On fera bien de mettre ensuite sur la brosse, déjà mouillée, quelques gouttes d'une eau spéciale, connue sous le nom d'*eau Rogers,* et de frotter souvent la gencive tout autour de la dent ébranlée.

EAU bénite. Nom donné à une solution formée de tar-tre et d'eau ordinaire que l'on donne comme remède contre la colique de plomb.

EAU blanche. Elle est aussi nommée eau végéto-miné-rale, eau de Goulard. C'est l'extrait de Saturne ou sous-cétate de plomb liquide, étendu d'une quantité considérable d'eau. C'est un excellent topique astringent employé dans les cas de foulures, d'entorses, de leucophlegmasie, etc. Mais on ne doit pas la faire entrer dans la composition des gargaris-mes ni des collutoires, car elle est vénéneuse, et, comme toutes les préparations de plomb, elle a la propriété de noir-cir les dents.

EAU céleste. C'est de l'eau chargée d'ammonium de

cuivre. Elle était autrefois très employée comme astringente dans les cas d'inflammation de la muqueuse palpébrale. Elle ne sert aujourd'hui que pour embellir les fenêtres des pharmacies.

EAU-FORTE. Nom vulgaire de l'acide azotique ou nitrique dont nous avons parlé. Voyez le mot *Acide*.

EAU oxygénée. C'est de l'eau ordinaire, à laquelle on fait absorber six cents fois son volume de gaz hydrogène. Cette eau, connue aussi sous le nom de deutoxyde d'hydrogène, blanchit l'épiderme et y détermine des picottements. Jusque dans ces derniers temps, elle n'était connue que dans les laboratoires de chimie, ou employée pour nettoyer les vieux tableaux; mais aujourd'hui on en vend dans les pharmacies pour servir, comme l'eau de Seltz, de boisson qui facilite les digestions et stimule l'organisme.

EAU potable. L'eau, pour servir de boisson, doit contenir de l'air, car l'eau distillée et celle que l'on a fait bouillir, ou qui provient de la fonte des neiges et des glaces est fade, indigeste, et de mauvaise qualité. Les meilleures eaux sont celles des grandes rivières qui coulent rapidement sur un lit de sable ou de roc, et les eaux de pluies qui tombent après que quelques ondées ont balayé les impuretés de l'atmosphère. Les eaux de puits et de source ne valent pas les précédentes, car elles contiennent souvent une trop grande quantité de sels calcaires pour être salubres, et elles ont de plus le désavantage de ne pouvoir dissoudre le savon ni servir à la cuisson des légumes farineux. Pour être bue, l'eau doit être limpide, froide, inodore, et sans saveur. C'est par la *filtration* en grand que l'on prépare à Paris l'eau qui sert de boisson et à l'usage culinaire de la population. Cette filtration se fait en la faisant traverser des couches successives de sable de différents degrés de finesse, de mousse, d'éponge et de charbon superposées les unes aux autres. L'eau pure est, sans contredit, un excellent dentifrice, et un puissant préservatif pour les personnes dont les dents ne sont pas encore souillées par les premières atteintes de la carie. Outre l'eau potable dont nous venons de parler, nous allons énumérer quelques autres espèces qui peuvent intéresser le dentiste.

EAU pure. C'est l'eau ordinaire distillée par les pharmaciens pour la débarrasser des matières étrangères qu'elle renferme, et qui sert chez eux pour dissoudre une multitude de substances, telles que l'émétique, le sublimé corrosif, le nitrate d'argent, etc., qui ne pourraient être décomposées par l'eau ordinaire.

EAU régale. C'est un mélange des acides chlorhydrique et azotique, dont nous avons parlé au mot *Acide*.

EAU Rogers. C'est un remède héroïque contre la carie dentaire, qui est connu depuis longues années pour ses admirables effets. Cette eau arrête la suppuration, remplit les pores de la dent malade, cautérise les nerfs sans qu'il soit besoin de recourir à la brûlure, et dépose dans la cavité de la dent un émail qui permet d'en opérer le plombage sans accident ni douleur. Ainsi, on n'a plus à craindre la pression du métal, ni son action galvanique, qui est rendue impossible par la couche intermédiaire. Le moyen de se servir de l'eau Rogers est très simple : il faut d'abord se rincer la bouche pour la délivrer de tout dépôt de matières; imbiber ensuite de cette eau une petite parcelle de coton que l'on introduit dans la cavité de la dent deux fois par jour; huit jours suffisent pour obtenir la guérison dans les cas les plus rebelles. L'odeur de l'eau Rogers est très agréable, et elle ne nuit pas aux dents ni aux gencives, avantage qu'elle a incontestablement sur tous les autres spécifiques employés jusqu'à ce jour, car ils rongent les gencives, et laissent dans la bouche une odeur insupportable.

EAU seconde. On donne ce nom à un mélange d'eau et d'acide azotique dont nous avons déjà parlé. Nous allons emprunter au *Manuel de l'Essayeur*, de M. Vauquelin, la manière qu'il indique de se servir de cette eau pour séparer des liquides qui ont servi à dérocher l'or, les quantités de métal qu'elles contiennent.

« 1° Réunissez, dit-il, vos eaux dans des pots de Talvanne; lorsque vous en aurez une quantité, tirez ces eaux à clair de dessus le marc, par le moyen qui vous paraîtra le plus commode ;

« 2° Mettez ces eaux claires dans un autre pot, versez sur le marc resté dans le premier vase de l'eau commune en quantité suffisante pour bien laver le marc; agitez ce mélange et laissez ensuite reposer jusqu'à ce que la liqueur soit éclaircie; décantez-la à son tour, et, après l'avoir tirée à clair, réunissez-la avec la première liqueur.

« 3° Faites dissoudre dans l'eau du sulfate de fer ou couperose verte, 1 kilogramme suffit, si les eaux ne contiennent que 70 grammes d'or ;

« 4° Versez cette dissolution de sulfate dans vos eaux contenant de l'or ; remuez continuellement avec un morceau de bois, jusqu'à ce que les liqueurs soient exactement mêlées, c'est-à-dire le moment où l'or se sépare, et donne au mélange une couleur brune de marron ;

« 5° Laissez pendant deux jours la liqueur en repos, pour que les parties de l'or, qui sont très divisées, aient le temps de se déposer; quand la liqueur sera éclaircie, décantez-la comme la première fois, mais avec précaution, afin que l'or ne puisse pas être entraîné ;

« 6° L'eau étant décantée, lavez le dépôt avec de l'eau dans laquelle vous avez mis une quantité d'huile de vitriol (acide sulfurique) suffisante pour lui donner une saveur acide, comme le fort vinaigre. Quand cette eau aura resté pendant deux heures sur le marc, décantez-la comme la première ; passez ensuite un peu d'eau ordinaire sur le même marc, et décantez de nouveau, en ayant toujours soin de ne pas entraîner l'or.

« 7° L'or étant ainsi lavé, il faut le ramasser soigneusement, le faire sécher dans un poêlon de terre cuite, ensuite faite fondre l'or dans un creuset avec une petite quantité de salpêtre et de borax pour le réunir. Cet or sera fin.

« 8° Avant de jeter les eaux dont vous avez séparé l'or, prenez-en un litre environ, versez-y 125 grammes de couperose verte dissoute, comme il est dit ci-dessus, et si l'eau ne change pas de couleur, ce sera une preuve qu'elle ne contient pas d'or; si, au contraire, elle se troublait et devenait brune, il faudrait ajouter à la totalité de cette liqueur 125 grammes de couperose dissoute, et opérer comme la première fois.

« 9° Quant au sédiment blanc, ou marc laissé dans le premier pot, il faut, après l'avoir fait sécher, le fondre dans un creuset avec un peu de salpêtre et de borax mêlés ensemble ; cette matière donnera de l'argent qui contiendra 2 pour 100 d'or.

EAU de Botot. C'est un autre excellent dentifrice dont la composition doit être connue du dentiste. Pour la préparer on prend :

Semence d'anis, 32 grammes; girofle et cannelle, de chaque, 8 grammes; huile volatile de menthe, 2 grammes. Faites infuser ces ingrédients pendant sept ou huit heures dans un litre d'eau-de-vie, puis filtrez, et ajoutez 4 grammes d'alcoolat d'ambre.

EAU de chaux. C'est de l'eau qui tient en suspension un sept centième de son poids de chaux. Elle est employée en médecine comme lithontriptique; et, mêlée à l'huile d'olive, elle forme le liniment oléo-calcaire pour le pansement des brûlures. On la regarde comme tonique, et, coupée avec du lait, elle corrige les aigreurs de l'estomac et remédie au dévoiement des adultes et des enfants.

EAU-DE-VIE de gaïac. On la prépare en faisant infuser 64 grammes de sciure de bois de gaïac dans un litre d'eau-de-vie pendant dix ou douze jours, en ayant soin d'agiter de temps en temps le vase; on la filtre ensuite. On se sert de cette eau, en en mettant quelques gouttes dans un demi-verre d'eau fraîche, pour gargariser la bouche, après s'être frotté les dents avec la brosse et la poudre, ou l'opiat.

EAU de madame de la Vrillère. C'est un dentifrice aromatique stimulant, et antiscorbutique, dont on se sert avec beaucoup de succès. Il est composé des ingrédients suivants :

Cannelle.	62 gram.
Girofle.	24
Écorces récentes de citrons.	46
Roses rouges sèches	34
Cochléaria.	250
Alcool.	1/2 litre.

Après avoir concassé la cannelle et le girofle, on ajoute le cochléaria, les roses et les écorces de citron, que l'on a soin de diviser. On fait macérer le tout pendant vingt-quatre heures dans l'alcool, puis on distille au bain-marie.

EAU de Mélisse composée. Cette eau, dont nous allons indiquer la composition, est stomachique, tonique, et céphalique; elle calme les maux de dents, et dissipe les vapeurs et la mélancolie. La dose varie de dix gouttes à une cuillerée à café. On peut aussi s'en servir extérieurement comme de l'eau vulnéraire, et elle facilite l'éruption des dents permanentes.

Voici les ingrédients dont l'*Eau de Mélisse* se compose :

Mélisse citronné en fleur récentes	375 gram.
Restes de citrons récents.	63
Noix-muscades	34
Coriandre.	45
Girofle.	32
Cannelle	32
Racines sèches d'Angélique de Bohême.	16
Esprit de vin rectifié	2 litres.

EAU d'orge. C'est un gargarisme très employé, que l'on se procure en faisant bouillir dans une pinte d'eau, pendant dix minutes, une cuillerée d'orge mondée, 32 grammes de racine de guimauve, et une tête de pavot concassée. La décoction terminée, on passe au linge fin, et l'on y ajoute 64 grammes de miel de Narbonne. L'eau d'orge, ainsi préparée, doit être préférée à tout autre gargarisme, lorsqu'on a les gencives gonflées par une inflammation accidentelle ou un engorgement occasioné par le sang. On s'en gargarisera plusieurs fois par jour à tiède, en la gardant le plus longtemps possible dans la bouche. Quelques dentistes conseillent de faire saigner les gencives avec un cure-dent ou une lancette, si elles sont engorgées, avant de se servir de ce gargarisme. Nous regardons comme très funeste, dans ce cas, les élixirs spiritueux, parce que leur usage provoquerait la suppuration des gencives.

EAU de Rabel. Mélange d'acide sulfurique et d'alcool, dont trente ou quarante gouttes dans un pot d'eau sucrée font une excellente limonade, que l'on peut donner avec avantage, dans l'état fébrile entretenu par l'irritation inflammatoire de la muqueuse buccale ou dans les phlegmons des joues et des lèvres.

EAUX distillées. Les pharmaciens désignent sous ce nom les eaux qui ont été distillées sur certaines plantes; généralement elles tiennent en dissolution une plus ou moins grande quantité de l'huile essentielle et aromatique qui fait partie de la plante. Telles sont les eaux distillées de fleurs d'orangers, de menthe poivrée, etc.

EAUX minérales. Elles sont divisées en cinq catégories, selon la nature des matières minérales qui y dominent. Ainsi, il y a les eaux *acidules gazeuses*, telles que l'eau de Seltz, qui doivent leurs propriétés à l'acide carbonique dont elles sont chargées. Les *eaux salines* neutres, telles que celles de Bourbon, de Sedlitz et d'Epsom, qui sont chargées des sulfates de soude et de magnésie. Les *eaux alcalines*, parmi lesquelles on trouve les eaux de Carlsbad et de Vichy; leur principe actif est le bicarbonate de soude. Les *eaux ferrugineuses*, telles que celles de Spa, de Passy et de Forges, et les *eaux sulfureuses* que l'on trouve à Aix-la-Chapelle, à Aix en Provence, à Barèges, à Bonnes, et dans d'autres endroits des Pyrénées. — Les eaux minérales *artificielles*, fabriquées par les pharmaciens de Paris, font honneur à leur talent, mais elles n'offrent pas les mêmes avantages que les eaux minérales *naturelles* prises aux sources. Il est très important au dentiste de bien connaître la nature et les propriétés de ces eaux, car une foule d'états maladifs des dents, des mâchoires et de la bouche en général, dépendent de certaines dispositions rhumatismales, goutteuses et atoniques de la constitution, qui trouveront leur meilleur remède dans l'usage de ces eaux.

EBET. Ce mot, selon M. Chomel, exprime une sensibilité excessive des dents sur lesquelles, le froid, le chaud et le contact des corps durs produisent une impression très douloureuse.

ÉBRANLEMENT. C'est l'état vacillant des dents dans leurs alvéoles à la suite des coups, des chutes et des projectiles, qui ont pour effet de produire la rupture en partie au moins de la membrane alvéolo-dentaire, et des autres moyens d'union qui existent entre la racine de la dent, et les parois et le fond de l'alvéole dans laquelle elle est implantée. La manie qu'ont certaines personnes de se tourmenter les dents avec leurs doigts et avec des cure-dents, peut produire un certain degré d'ébranlement. L'ébranlement est également dû à certains états maladifs de la constitution, tels que la syphilis, la cachexie mercurielle, le scorbut, etc., qui produisent l'atrophie, l'ulcération et le ramollissement des moyens d'union dont nous venons de parler. L'ébranlement des dents est aussi dû au progrès de l'âge, et précède de quelque temps leur chute définitive. De ce qui précède, le lecteur verra que les causes de l'ébranlement sont *accidentelles* ou *organiques*.

Quand la dent ébranlée est soumise à une légère pression et à un repos complet, il est rare qu'elle ne s'affermisse pas en bien peu de temps, pourvu toutefois que l'individu soit exempt de maladie constitutionnelle ; car, quand l'ébranlement est produit ou entretenu par cette dernière cause, il ne disparaîtra que quand cet état vicieux de l'économie sera guéri. On a quelquefois réussi à retarder la chute des dents, en les attachant par des ligatures aux dents voisines ; mais ce remède n'est, dans le plus grand nombre de cas, que palliatif, et il vaut mieux, à notre avis, détacher entièrement l'ostéide mobile pour le remplacer par une pièce artificielle bien confectionnée.

ÉBRANLER. Ce mot se dit des violences extérieures et autres causes, qui ont pour effet de détruire en partie les liens qui unissent les dents à leurs alvéoles.

ÉBRÉCHÉE. Ce mot se dit vulgairement de la bouche des personnes qui ont eu le malheur de perdre une ou plusieurs des dents antérieures de la bouche.

ÉBULLITION. C'est le nom donné à un phénomène qui a lieu dans les corps liquides, après l'absorption d'une quantité de chaleur qui est toujours la même pour chacune d'elles. L'ébullition a lieu, quand la vapeur se forme dans la masse du liquide, et non pas seulement à sa surface, comme cela a lieu dans l'évaporisation. L'eau entre en ébullition, c'est-à-dire elle bout à 100°.

ÉBURNIFICATION. C'est un mot qui désigne la formation progressive de l'ivoire de la dent. L'éburnification est due à la membrane de la pulpe qui sécrète la matière calcaire qui forme, en se durcissant, l'ivoire de la dent. Voyez le mot *Ivoire*.

ÉCAILLE. On nomme ainsi les plaques cornées qui recouvrent la carapace du chelonia imbricata, espèce de grande tortue marine. L'écaille, autrefois employée comme matière de prothèse, ne sert plus aujourd'hui au dentiste que pour fabriquer des cure-dents, et pour former les manches de ses instruments de cabinet.

ÉCHOPPE. C'est un instrument très employé chez les dentistes qui font des dentiers et d'autres pièces artificielles en hippopotame et en ivoire. Il consiste dans une tige d'acier demi-plate ou en gouttière, montée d'un manche en ébène ou tout autre bois dur, et dont la pointe est taillée en rond ou en biseau, tantôt large, et tantôt très aiguë. Les échoppes dont on se sert pour incruster une pièce d'hippopotame sont de grandeurs variées. Le plus souvent on n'en a besoin que de trois : une grande pour excaver la gouttière pour les gencives, une de grandeur moyenne pour ouvrir le passage qui doit recevoir les dents molaires, et une échoppe fine pour les parties les plus délicates du travail.

ÉCOULEMENT. Ce mot se dit dans la pathologie dentaire du pus qui s'échappe des abcès qui se forment à la bouche, ou d'une supersécrétion de salive qui échappe de cette cavité, ou de la perte de sang qui fait suite aux opérations. Dans le langage vulgaire, ce mot est équivalent aux mots blennorrhée et blennorrhagie.

ÉCROUELLES. Ce mot était autrefois employé pour désigner l'engorgement et la suppuration des ganglions lymphatiques de la région sub-maxillaire, que l'on voit souvent chez les individus scrofuleux.

ÉCROUISSEMENT. On désigne sous ce nom la propriété qu'ont certains métaux d'acquérir plus de dureté, de densité, et d'élasticité, lorsqu'on les bat à froid pendant un temps suffisant. L'écrouissement rend en même temps les métaux très cassants et très aigres. L'or et le platine, bien que naturellement très ductiles, peuvent être rendus durs et aigres par l'écrouissement.

ECTHYMA. C'est une sorte de légère éruption dartreuse qui peut se montrer aux divers endroits de la face et du cou, et qui est souvent produite et entretenue par la présence de dents cariées, et par la difficulté qu'éprouvent les dents à sortir de leurs alvéoles.

ECTOPIE. On a donné ce nom au déplacement des extrémités articulaires des os. Il a la même signification que le mot *Luxation*.

ÉCUME de mer. C'est un corps minéral, un silicate de magnésie que l'on a voulu employer dans la fabrication des dents artificielles. Aujourd'hui, il n'offre pas d'intérêt au dentiste.

ÉDENTÉ. Ce mot se dit des personnes qui, par suite des accidents, des maladies ou de l'âge, ont perdu leurs dents.

ÉDENTÉS. Ce mot est aussi employé en histoire naturelle, pour désigner un ordre et une famille d'animaux mammifères, chez lesquels il y a absence totale des dents incisives et canines. On trouve parmi les animaux édentés les tatous, les fourmilliers et les pangolins.

ÉDUCATION physique. Les exercices du corps influent beaucoup sur les organes de la bouche. La marche, les sauts, les courses, la danse, la chasse, la natation, la lutte, le chant, la déclamation peuvent être utiles aux organes dentaires, en fortifiant et en développant les autres parties du corps. L'excès cependant, dans ces exercices, peut être nuisible, et nous devons dire que la danse souvent est préjudiciable aux dames, qui contractent l'hiver, dans les bals, des odontalgies, des catarrhes et des fluxions.

ÉDULCORATION. C'est un terme de pharmacie, qui désigne l'addition du sucre, du miel ou d'un sirop à des substances médicamenteuses dont on veut adoucir la saveur. L'édulcoration est aussi une opération qui consiste à verser de l'eau sur certaines matières pulvérulentes pour en enlever les substances salines ou acides qu'elles peuvent contenir, et qui leur communiquent une saveur plus ou moins désagréable.

EFFÉRENTS. On donne ce nom, en anatomie, aux vaisseaux du système lymphatique qui portent la lymphe des ganglions jusqu'au canal thoracique, afin de les distinguer des autres vaisseaux du même système qui puisent la lymphe dans les différentes parties du corps pour la porter aux ganglions. Ces derniers portent le nom de *vaisseaux déférants*.

EFFERVESCENCE. On désigne par ce mot le bouillonnement produit par un gaz, en s'échappant, à travers un liquide, surtout quand ce phénomène a lieu à la température ordinaire de l'atmosphère. Ainsi, il y a effervescence quand on verse un acide sur le carbonate, le chlorhydrate ou le sulphydrate de chaux, etc. Dans ces cas, le bouillonnement est produit par le dégagement des acides carbonique, chlorhydrique et sulphydrique. Certains métaux, tels que le fer et le zinc, mis en contact avec les acides sulfurique et chlorhydrique affaiblis, produisent de l'effervescence; ici l'eau du mélange est décomposée, son oxygène oxyde les métaux, et l'hydrogène se dégage en bouillonnant. Dans l'effervescence des vins mousseux, de la bière et d'autres liqueurs fermentées, c'est de l'acide carbonique qui se dégage.

ÉLABORATION. Ce mot est employé, en physiologie, pour indiquer les changements qu'éprouvent les matières alimentaires par suite de l'action des organes de la nutrition. Ainsi, l'élaboration des aliments dans l'estomac, les convertit en chyme; l'élaboration de ce dernier dans les instestins, le change en chyle, et le chyle lui-même est élaboré en traversant les vaisseaux chylifères, les ganglions du mésentère et les autres voies qu'il parcourt avant de former une partie constituante du sang artériel.

ÉLANCEMENT. C'est une sensation douloureuse que l'on voit le plus souvent dans les névroses et dans les cancers, et que les malades comparent à celle que produirait un instrument aigu en traversant la partie souffrante. Les douleurs névralgiques des dents et des mâchoires revêtent assez souvent cette forme.

ÉLASTICITÉ. On donne ce nom à la propriété qu'ont les

corps de revenir à leur premier état dès que la cause qui les comprime cesse d'agir. La force élastique des gaz est en raison directe du poids qui les comprime : parmi les métaux, l'acier est celui qui jouit de l'élasticité la plus marquée; plusieurs métaux mous peuvent devenir élastiques par l'écrouissement et par leur combinaison avec d'autres substances. Le caoutchouc est élastique et peut rendre des services dans le redressement des dents.

ÉLATÉRIUM. C'est le nom pharmaceutique d'un concombre sauvage, dont le suc, évaporé jusqu'à siccité, est un purgatif drastique des plus énergiques. Il n'est guère employé à cause de la violence de son action.

ÉLECTION. Ce mot se dit, dans la chirurgie dentaire, du choix d'une époque ou d'un lieu, pour administrer un médicament, ou pour pratiquer une opération; c'est ainsi que l'on dit *temps d'élection*, *temps de nécessité*, lieu d'élection, lieu de nécessité.

ÉLECTRICITÉ. On donne ce nom à un fluide impondérable, universellement répandu, et que l'on rend manifeste en frottant ou en chauffant certains corps, tels que le verre, la cire, les résines et les métaux. Ces corps acquièrent alors la propriété d'attirer les corps légers et de faire éprouver au système nerveux des communications plus ou moins fortes. Le fluide électrique neutre est composé d'un fluide électrique vitré et d'un fluide électrique résineux, et n'offre pas à nos sens des signes d'existence, jusqu'à ce que l'on ait opéré sa décomposition. On suppose que les molécules de chacun des deux fluides se repoussent les unes les autres et attirent celles du fluide du nom contraire, pour former, en se combinant, le fluide neutre, qui ne donne naissance à aucun phénomène sensible, et qui est répandu sur tous les corps. Nous ne voulons pas entrer dans l'histoire physique de l'électricité, et bien que nous ne croyons pas que, comme agent thérapeutique, il puisse rendre le moindre service au dentiste, nous allons indiquer, d'après l'ouvrage de M. Sarlaudière, la manière dont on s'en sert pour obtenir la guérison de certaines maladies du corps humain. Les maladies que l'on a cherché à guérir, au moyen de l'électricité, sont les rhumatismes, les paralysies, le chlorose, le rachitisme, l'amaurose et certaines névralgies de la face et des dents. Pour électriser un malade, on le place sur un plateau isolateur; on le met en contact avec le cylindre de la machine électrique, qui fait accumuler le fluide à la surface de son corps. L'opération donc, consiste à lui tirer des étincelles, ce que le médecin fait, en présentant à la partie malade un morceau de bois pointu, quand il agit sur un organe délicat, tel que le globe de l'œil, ou bien *une boule de bois*, quand il agit sur des parties moins tendres, telles que les paupières, les lèvres, les muscles de la face, les arcades dentaires, etc. Quand il désire ne pas agir avec trop de vivacité sur la partie, il tient le bois à la main, au lieu de le faire communiquer avec le sol au moyen d'une chaîne de fer. C'est dans l'intervalle de quelques lignes, laissée entre la partie malade et le bois, que se forme le *vent électrique* (départ et échange des fluides contraires) senti par le malade comme la percussion d'un courant d'air, ou comme des aigrettes faibles d'un départ moins rapide, qui donnent des percussions peu fortes. Pour avoir une sensation plus aiguë, on approche de trois lignes de la partie malade *une pointe de métal :* on a alors une succession rapide d'aigrettes lumineuses, dont l'action, un peu prolongée, produit une douleur cuisante. Quand on veut avoir des commotions plus fortes sur des personnes et des parties du corps plus capables de les supporter, on se sert d'une tige métallique terminée par une petite boule, et à mesure que l'on désire augmenter la commotion, on se sert de boules de plus en plus fortes, en les éloignant de plus en plus de la partie. Quand on est obligé de diriger les effets électriques dans les cavités naturelles, telles que la bouche sur le voile du palais, le rebord de la glotte, la partie postérieure des arcades dentaires, etc., on met la tige métallique qui doit présenter sa boule à la partie malade, dans un tuyau de caoutchouc, que l'on tient dans la main gauche, tandis que la main droite présente à l'autre extrémité de la tige métallique, l'excitateur ordinaire. Les maladies que l'on a le plus souvent guéries par l'électricité sont : les paralysies partielles, les engorgements chroniques, l'inertie des organes, le défaut de sensibilité de la peau, etc.; pour les tics douloureux et les névralgies faciales et dentaires, on a trouvé beaucoup plus de succès en employant le fluide galvanique, surtout quand il est conduit sur les aiguilles à acupuncture. Voyez le mot *Galvanisme*.

ÉLECTRUM. C'est le nom grec de l'ambre ou du succin. Cette substance ayant été la première dans laquelle on ait remarqué la propriété d'attirer d'abord et de repousser ensuite les corps légers. On a formé de son nom le mot électricité et tous les mots qui en dérivent.

ÉLECTUAIRE. On donne ce nom à un composé pharmaceutique, d'une consistance molle, un peu plus épais que le miel, que l'on obtient avec des poudres, des pulpes, des extraits, des sirops et du miel. Les électuaires, dans lesquels on incorpore de l'opium, portent le nom *d'opiats*. Les *électuaires simples*, tels que la conserve de roses, de cynorrhodons, etc., ne sont formés que d'une substance simple et de sucre. Les *électuaires composés* sont formés des mélanges de diverses substances. Quelques-uns de ces derniers ont reçu des noms particuliers : tels sont la thériaque, le diascordium, le catholicum double, etc.

ÉLÉVATEUR. Les anatomistes donnent ce nom aux muscles qui ont pour objet d'élever certaines parties. Parmi ces muscles, se trouvent l'élévateur du globe oculaire, ou muscle droit supérieur de l'œil, l'élévateur de la paupière supérieure, et les deux muscles suivants, qui intéressent plus spécialement le dentiste.

ÉLÉVATEUR propre de la lèvre supérieure. C'est un muscle aplati, mince, court et irrégulièrement quadrilataire, placé à la partie moyenne et interne de la face, au-dessous du contour de l'orbite. Il s'attache, dans l'étendue d'un centimètre environ, à l'os de la pommette et à l'os maxillaire supérieur, par de courtes fibres aponévrotiques, partagées, assez souvent, en deux, et quelquefois en trois faisceaux ; de là il descend, en se rétrécissant et en dedans jusqu'à la lèvre, où il se confond avec le muscle orbiculaire, entre le nez et la commissure. *Sa face antérieure* est couverte, en haut, par le muscle orbiculaire des paupières et par la veine labiale ; en bas, par la peau à laquelle elle adhère fortement. *Sa face postérieure* est en rapport avec le muscle canin, dont elle est séparée par les vaisseaux et les nerfs sous-orbitaires, ainsi que par une grande quantité de tissus adipeux ; elle recouvre aussi le muscle abaisseur de l'aile du nez. *Son bord interne* est souvent confondu avec le muscle élévateur commun, et *l'externe* se trouve fréquemment uni au muscle petit zygomatique. Ce muscle élève la lèvre supérieure et la porte un peu en dehors.

ÉLÉVATEUR commun de l'aile du nez et de la lèvre supérieure. Ce muscle est un faisceau charnu, mince, triangulaire, rétréci en haut, large en bas, et situé sur les côtés du nez. Il prend naissance en haut, sur l'apophyse montante de l'os maxillaire supérieur, au-dessous du tendon du muscle orbiculaire des paupières, par de courtes aponévroses auxquelles succèdent les fibres charnues. Ces dernières descendent obliquement en dehors en divergeant, et viennent, en partie, se fixer à l'aile du nez, et en partie se perdre dans la lèvre supérieure. *La face antérieure* de ce muscle adhère en bas intimement à la peau ; en haut, elle est recouverte par la veine labiale et par le muscle orbiculaire des paupières. *Sa face postérieure* recouvre le muscle triangulaire du nez, l'apophyse montante de l'os maxillaire supérieur, le bord du muscle élévateur propre de la lèvre supérieure, le muscle abaisseur de l'aile du nez, une partie du muscle orbiculaire des lèvres et quelques rameaux du nerf sous-orbitaire. L'usage de ce muscle est d'élever en même temps la lèvre supérieure et l'aile du nez qu'il porte un peu en dehors.

ÉLÉVATOIRE. C'est le nom d'un instrument de chirurgie auquel on a donné des formes très différentes, et dont l'usage est de relever les pièces qui ont été enfoncées, ou pour soulever et détacher la portion d'os qui a été séparée par la couronne du trépan.

ELIXIR. Ce mot qui, selon quelques auteurs, est d'origine grecque, vient, selon d'autres, du mot arabe *al-ecsir*, qui veut dire *remède chimique*. On donne le nom d'élixir à une préparation pharmaceutique composée de plusieurs substances ténues en dissolution dans l'alcool. Les élixirs sont, le plus souvent, des teintures alcooliques composées ; cependant on donne quelquefois le nom d'élixirs à certaines préparations qui ne contiennent pas d'esprit-de-vin ; et beaucoup d'élixirs, édulcorés par le sucre, sont de véritables sirops. Nous allons donner la composition de quelques élixirs qui doivent être connus du dentiste.

ELIXIR dentifrice (du docteur Capou). Les ingrédients sont :

Éther sulfurique	62 gram.	50 centigram.
Laudanum de Sydenham	16 —	12 —
Camphre	3 —	91 —
Huile de thym	2 —	38 —
Huile de romarin	2 —	38 —

On mêle bien tout ; on imbibe un peu de coton de ce mélange, et on le place ordinairement sur la dent affectée d'odontalgie.

ÉLIXIR doux (du docteur Capou). Cet élixir est un bon spécifique contre les maux d'estomac, qui peuvent produire une irritation immédiate dont l'effet se porte sur les dents. On en prend ordinairement un petit verre à liqueur, le matin, et un autre avant le dîner

Voici les proportions des ingrédients :

Extrait d'absinthe. . . . . 31 gram. 25 centigram.
    »   de centaurée . . . . 31 — 25 —
    »   de chardon bénit . . . . 31 — 25 —
Gentiane. . . . . 31 — 25 —
Carbonate de potasse. . . . . 31 — 25 —
Vin de Malaga . . . . 2 kilogrammes.

ÉLIXIR odontalgique (du docteur Capou). Les ingrédients sont :

Huile essentielle de girofle . . . . 3 gram. 91 centigram.
Huile de thym. . . . . 2 — 45 —
Extrait thébaïque. . . . . 7 — 82 —
Alcool de roses. . . . . 62 — 50 —
Vin de Frontignan . . . . 181 — 75 —

On filtre le tout avec soin; on en met quelques gouttes dans la bouche, qu'on promène du côté douloureux, et qu'on rejette ensuite quand la douleur est passée.

ÉLIXIR tonique. Il guérit le scorbut non invétéré, le gonflement des gencives, et les aphthes. On en verse une quinzaine de gouttes dans le tiers d'un verre d'eau; on s'en frotte les dents et les gencives avec une brosse. Il raffermit les dents, et dissipe les mauvaises odeurs de la bouche.

On confectionne cet élixir de la manière suivante :

Eau vulnéraire spiritueuse . . . . 4 litres.
Racine de ratanhia . . . . 250 gram.
Huile essentielle de menthe anglaise.. . . . 7 — 81 centigram.
Huile d'écorce d'orange. . . . . 11 — 72 —
Alcool. 125 —

Après avoir concassé la racine de ratanhia, on la fait infuser pendant huit jours dans l'eau vulnéraire; on filtre ensuite cette teinture, et on y ajoute l'alcool dans lequel on a préalablement fait dissoudre les autres substances.

ELIXITION. Ce mot est employé comme synonyme de décoction dans les anciens Traités de pharmacopée.

ÉMAIL. Pour la description et la composition de l'émail qui revêt la couronne des dents de l'homme, nous renvoyons le lecteur au mot *Dents*.

ÉMAIL. L'émail artificiel est un composé de silice et de bioxyde d'étain, uni à de l'oxyde de plomb et à une base alcaline. Voici la manière dont on le prépare : On chauffe, au contact de l'air, jusqu'au rouge, un alliage de 15 parties d'étain pour 100 parties de plomb. Ce mélange ne tarde pas à entrer en ignition, et à donner lieu à un oxyde que l'on ramasse à mesure qu'il se forme, en ayant soin de tenir le bain métallique découvert. Quand le mélange est entièrement oxydé, on le réduit en poudre fine, et on le délaye dans l'eau. On laisse précipiter les parties grossières, puis on décante, et on recueille avec soin la poudre fine qui était en suspension; on soumet ensuite le résidu grossier à une nouvelle oxydation. Après avoir ainsi obtenu une quantité notable de *calciné* ou stannate de plomb, en poudre très fine, on s'occupe du mélange qui doit former la fritte propre à fournir l'émail. Ce mélange est de :

Calciné, 200 parties; sable siliceux, 100 parties; et carbonate de potasse, 80 parties. Ce mélange, placé dans un fourneau, est soumis à une douce chaleur, afin de déterminer un commencement de fusion. Cette fritte sert de base à tous les émaux. La fritte, ainsi préparée, on la mêle en poudre avec du peroxyde de manganèse également en poudre; et dont la dose est déterminée par des essais précédemment faits; ce mélange, placé dans un creuset, est exposé à un feu de bois vif et bien pur. Lorsque la matière est en fusion, on la coule dans l'eau, et on la pulvérise; cette opération se répète trois ou quatre fois; on fond une dernière fois l'émail, et il est ensuite livré au commerce. Les émaux se colorent d'après les mêmes procédés que le strass, avec cette différence que, pour les émaux, il faut mettre une plus forte dose de matière colorante. Les dentistes ne se servent que de l'émail blanc et de l'émail rose. Pour l'*émail blanc*, on le pile d'abord dans un mortier d'agathe ou de porcelaine, jusqu'à ce qu'il soit réduit en poudre très fine. On le soumet alors à plusieurs eaux secondes jusqu'à ce que ces dernières soient d'une clarté parfaite, et l'émail d'une éclatante blancheur ; on le lave avec de l'eau filtrée et on le passe, à travers une éponge, jusqu'à ce qu'il n'ait plus d'acidité. L'*émail rose* ne diffère du précédent que par une quantité de poudre de cassius que l'on y ajoute. On prend 125 grammes d'émail tendre, et 54 centigrammes de précipité de cassius ; on broie à l'eau l'oxyde, on y ajoute peu-à-peu l'émail que l'on broie aussi très fin, pour qu'il absorbe mieux la partie colorante ; on le fait ensuite sécher, puis on le met dans un creuset pour le faire fondre au feu du mouffle.

ÉMAILLER. Pour revêtir les pièces en dents artificielles d'une couche d'émail, on a recours aux préparations préliminaires suivantes : On commence par bien nettoyer la pièce à émailler ; on la dégraisse avec du sous-carbonate de potasse ou de chaux que l'on fait bouillir pendant vingt minutes ; elle est ensuite lavée à l'eau claire, brossée avec soin, et séchée ; après quoi on pose dessus l'émail, et l'on met le tout au four.

ÉMANATIONS. Il y a, selon la plupart des auteurs, six classes d'émanations, qui sont : 1° les odeurs (voyez ce mot) ; 2° les exhalaisons gazeuses du sol, des sources, des mines et des grottes ; 3° les émanations qui résultent des décompositions que l'on opère au moyen des réactifs, ou par le feu, dans les travaux domestiques, chimiques et industriels ; 4° celles qui proviennent des différentes fermentations. Les fermentations *acéteuses* et *vineuses* ne produisent que de l'acide carbonique ; la fermentation *putride* donne des émanations de natures différentes, selon que le foyer est végétal, animal ou mixte. Dans les foyers purement *végétaux*, se trouvent le bois pourri, le foin, la paille, etc., entassés depuis longtemps dans des magasins humides, et où l'air ne se renouvelle pas. Parmi les foyers purement *animaux*, on trouve les lieux de dissection et de sépulture, les fosses d'aisances et autres dépôts de matières fécales. Parmi les foyers mixtes, c'est-à-dire où les matières animales et végétales fermentent à la fois, se trouvent les puisards, les égoûts ; 5° les effluves provenant des marais, des mares, des eaux croupissantes, des routoirs, etc.; et 6° les émanations qui se dégagent des poumons, et des téguments des animaux vivants, sains ou malades. Il nous faudrait beaucoup d'espace pour décrire les gaz si différents les uns des autres, dont ces émanations sont formées, et l'effet qu'ils produisent, non-seulement sur les organes dentaires, mais sur la constitution tout entière. Il suffit de dire que l'air chargé de ces émanations est vicié, et que, pour conserver aux dents leur beauté et leur solidité, on devrait s'éloigner autant que possible des foyers qui les dégagent.

EMBARRAS gastrique. On désigne sous ce nom une affection produite par l'accumulation dans l'estomac de matières qui dérangent les fonctions de cet organe. Les symptômes de l'embarras gastrique offrent des variétés qui dépendent de la nature des matières qui sont contenues dans l'estomac. Ainsi, quand l'embarras gastrique est *bilieux*, la bouche est amère, et la langue couverte d'un enduit jaunâtre qui recouvre aussi les dents et les gencives ; l'haleine est fétide. Quand il est *muqueux*, la bouche est pâteuse, la langue blanche, et l'haleine aigre ; les matières rejetées par l'estomac sont muqueuses et souvent acides. Dans quelques cas, des substances qui n'avaient pas été convenablement soumises à la mastication ont été rejetées par la bouche après être restées pendant plusieurs jours, et même pendant plusieurs semaines, dans l'estomac.

Cette affection doit être pour le dentiste un sujet de grand intérêt, car elle est souvent produite par la perte des dents,

chose à laquelle son art peut remédier; et, quand elle est due
à d'autres causes, il devrait chercher à en débarrasser le malade, car les rapports aigres, nidoreux et fétides auxquels
elle donne naissance ont une influence des plus pernicieuses
sur les organes de la bouche. Les moyens curatifs de l'embarras gastrique sont la diète, les laxatifs, les émétiques, le
choix des aliments, les élixirs toniques, etc. On cherchera
en même temps à corriger les rapports aigres par des pastilles
de Vichy, et la fétidité de l'haleine par du charbon.

EMBONPOINT. C'est un nom donné à l'état du corps de
l'homme et des animaux, lorsqu'il est suffisamment chargé
de graisse et plein de santé. L'embonpoint excessif est une
sorte de maladie que l'on nomme ordinairement corpulence
et obésité. Les personnes douées de cette habitude du corps
sont moins exposées aux névralgies dentaires que les personnes
irritables et maigres.

EMMÉNAGOGUES. On donne ce nom aux médicaments
que l'on croit propres à favoriser l'écoulement des règles
chez les femmes. On les choisit le plus souvent parmi les excitants et les toniques.

ÉMOLLIENTS. On désigne par ce mot les remèdes qui ont
la propriété de relâcher, détendre et amollir les tissus enflammés sur lesquels on les pose. Les émollients s'emploient
à l'extérieur et à l'intérieur. Les boissons délayantes et mucilagineuses, comme l'eau de gomme, le bouillon de veau, la
décoction de graine de lin, sont émollientes; les huiles grasses fraîches, les cataplasmes de fécule, de mie de pain, de riz
et des feuilles de mauve, de guimauve, etc., sont aussi des
émollients.

EMPASME. On donnait autrefois ce nom à une poudre
aromatique que l'on répandait sur le corps, dans le dessein
de détruire la mauvaise odeur, et d'absorber la matière de la
transpiration.

EMPATEMENT. Ce mot désigne, dans la chirurgie dentaire, un gonflement plus œdémateux qu'enflammatoire, qui

survient quelquefois, par l'effet du froid et de l'humidité, dans le tissu cellulaire qui entoure les mâchoires. On y remédie par les diurétiques et les sudorifiques.

EMPREINTE. Prendre l'empreinte de la bouche, c'est faire pénétrer les arcades alvéolaires dégarnies en partie ou en totalité de leurs dents, dans de la cire molle. Cette dernière, retirée de la bouche, représente par des creux les dents qui restent, et, par une gouttière à fond élevé, la portion du bord alvéolaire où siégeaient les dents perdues, et la cire, ainsi marquée, est nommée l'empreinte. L'empreinte est prise pour avoir le *modèle* de la bouche, modèle que l'on fait de la manière suivante : On coule, dans l'empreinte, du plâtre qui en remplit les sinuosités, et qui, quand il est durci et dépouillé de la cire qui l'enveloppe, donne la forme précise des dents et des gencives de la bouche à laquelle on travaille. Pour prendre l'empreinte, on chauffe devant un feu clair, ou à la lampe à esprit-de-vin, un des gâteaux de cire (voyez le mot *Cire*) dont nous avons parlé; on la pétrit entre ses doigts jusqu'à ce qu'elle soit d'une mollesse égale partout; et quand on s'est assuré, en la malaxant en tous sens, qu'il n'existe pas dans la masse des portions dures, on la roule entre les paumes de la main, de manière à en former un rouleau qui ait la longueur de l'arcade dentaire. On courbe ce dernier de manière à lui donner la forme de la rainure de la cuvette dans laquelle il faut la faire entrer en la pressant, et dont il doit dépasser en hauteur les bords, d'autant plus que les dépressions irrégulières des gencives, causées par la perte des dents, sont plus nombreuses et plus marquées. La personne, alors assise dans la chaise à opérations, la tête renversée et appuyée contre le dossier, l'opérateur prend la cuvette chargée de cire dans la main droite, la face palmaire du pouce reposant sur le dessus de la manche, et les autres doigts appliqués sur la face intérieure de la manche et du corps de l'instrument. Il recommande au malade d'ouvrir largement la bouche, et de retirer autant que possible les lèvres, de manière à ne pas gêner l'application de la cire. Posant alors la main gauche à plat sur la tête du malade, pour la rendre immobile, il introduit avec l'autre la cuvette dans la bouche, en allant d'avant en arrière, jusqu'à ce que les extrémités de la cire dépassent en arrière les dernières molaires, et qu'en avant les dents qui restent, ou le bord libre de l'arcade alvéolaire, réponde au milieu du canal de la cuvette, ou milieu de la largeur de la face supérieure de la cire. Élevant alors l'instrument en totalité, et sans lui faire éprouver aucun mouvement de latéralité ou de bascule, il le presse d'une manière uniforme contre le rebord alvéolaire, jusqu'à ce que celui-ci, dans toute son étendue avec les dents dont il peut être garni, soit profondément caché dans la cire. En retirant l'empreinte ainsi prise, il faut user de beaucoup de précaution, et ne pas chercher à ôter l'instrument de la bouche avant que la cire, en suivant un mouvement inverse à celui qu'elle vient de faire, ait complètement dépassé le bord libre des dents et des gencives que l'on y a fait pénétrer. Une fois sortie de la bouche, on met la cuvette chargée de l'empreinte dans un lieu frais, et quand la cire est redevenue dure, ou peut couler dessus le plâtre pour former le modèle. Voyez le mot *Modèle.*

ÉMULSION. On donne ce nom à une préparation pharmaceutique liquide, d'un blanc laiteux, opaque, composée d'une huile fine divisée et tenue en suspension dans l'eau par le moyen du mucilage. Il y en a plusieurs sortes telles que les suivantes : émulsion d'amandes, émulsion camphrée, émulsion huileuse, purgative, etc ; mais ces préparations regardent plutôt la médecine générale que l'art du dentiste.

ENCÉPHALE. Ce mot désigne pour les anatomistes l'ensemble des parties qui constituent le système nerveux cérébro-spinal chez l'homme. L'encéphale offre à considérer le cerveau, le cervelet, le mésocéphale ou protubérance annulaire, et la moelle épinière. L'encéphale est mou, pulpeux, contenu dans la cavité du crâne et dans le canal vertébral :

il est le centre d'où émanent presque tous le nerfs, le siége des sensations et des actes de la volonté. L'encéphale qui est symétrique et régulier est proportionnellement plus considérable chez l'enfant que chez l'adulte, chose qui explique la fréquence des irritations nerveuses, des insomnies et des convulsions éveillées par le travail de la première dentition.

ENCÉPHALITE. Nom donné par les pathologistes à l'inflammation du cerveau. Il est connu plus ordinairement sous le nom de cérébrite.

ENDUIT. On nomme ainsi une couche de matière plus ou moins épaisse qui recouvre la langue et l'intérieur des joues dans certains états saburraux de l'estomac, et dans certaines maladies de la bouche.

ENFANCE. On nomme ainsi la portion de la vie de l'homme qui a lieu depuis le moment de la naissance jusqu'à l'époque de la puberté. La première enfance se termine vers l'âge de sept ans, alors que l'éruption des dents de lait est complète. C'est pendant l'enfance qu'ont lieu les phénomènes curieux des deux dentitions. Nous en avons parlé au mot *Ages.*

ENFONCE-GOUPILLE. On désigne par ce mot, dans les ateliers de dentiste, une tige d'acier, dont une des extrémités, qui est perforée d'une ligne, embrasse la tête de la goupille, tandis que l'autre, qui est la plus grosse, reçoit les coups du marteau. C'est un emporte-pièce.

ENGORGEMENT. On donne ce nom à l'augmentation de volume d'un organe ou d'une partie malade, augmentation qui est due à l'accumulation dans un endroit circonscrit de sang, de pus, de lymphe ou de sérosité. L'engorgement ou état fluxionnaire des gencives et des autres parties de la bouche reconnaît souvent pour causes le froid, l'humidité et les douleurs névralgiques. L'engorgement des ganglions lymphatiques sous-maxillaires est souvent très considérable, et est produit, dans le plus grand nombre des cas, par un état scrofuleux de la constitution en général. Les moyens pour combattre ces engorgements varient selon les causes qui les ont produits, et la nature du liquide qui les forme. Les pédiluves, les laxatifs, les diaphoratiques et les syalogogues suffisent souvent pour les dissiper. Dans ceux qui sont dus à une diathèse scrofuleuse, il faut avoir recours aux médicaments absorbants, tels que l'huile de foie de morue, l'iode et les toniques, aidés d'une nourriture fortifiante, de l'insolation et de l'exercice.

ÈNSAL ou cautère ensal. Nom donné autrefois à une sorte de cautère actuel dont on se servait pour brûler les lèvres.

ENTAMURE. On donne ce nom à une fracture légère de la substance dentaire qui n'affecte ordinairement que l'émail. Cette fracture superficielle de la dent n'occasione ordinairement aucune altération morbifique ; elle est souvent produite par les convulsions, les grincements des dents, et par la rencontre des corps durs pendant l'acte de la mastication. Il peut y avoir, au moment de l'entamure, une douleur plus ou moins vive, qui se fait ensuite ressentir pendant quelque temps, par le contact de l'air : la meilleure chose à faire dans ce cas, est de passer la lime légèrement sur l'endroit de la dent ou des dents qui sont entamées.

ÉNULON. Ce mot, d'origine grecque, était employé pour désigner la face interne des gencives. Par le mot *oulon*, qui veut dire gencive, on désignait leur face externe, et par le mot *armos*, la portion de ces organes qui se trouve entre les dents.

ÉPHÉLIDES. On donne ce nom aux taches de rousseur et autres colorations qui se montrent à l'état solitaire, ou réunies en groupe sur les diverses parties du corps, surtout celles qui, comme la figure, le cou et les mains sont habituellement exposées à l'air ; une constitution faible, une peau fine et blanche, des cheveux roux ou blonds, et l'usage de mauvais aliments, sont des circonstances dans lesquelles les éphélides se montrent fréquemment. Quelques dermatologistes ont distingué trois espèces principales d'éphélides, les lentiformes, les hépatiques et les scorbutiques, qui sont soumises à des subdivisions assez nombreuses. Le dentiste, qui est souvent consulté sur ces taches qui nuisent tant à la beauté du visage, doit savoir qu'elles sont quelquefois dues à des vices constitutionnels dont il devra chercher à découvrir la nature, pour les combattre par des médicaments et des soins hygiéniques appropriés, et s'il permet l'emploi de cosmétiques, il devra les choisir parmi ceux qui sont exempts de préparations métalliques et autres substances irritantes, qui ont pour effet de gâter la peau, et de porter atteinte à la structure et à l'éclat des dents.

ÉPIDERME. On nomme ainsi une membrane dense, demi transparente, imperméable, percée d'une quantité innombrable de trous, par lesquels passent les poils et les vaisseaux exhalants et absorbants de la peau. Il est séparé du derme par le corps muqueux de la peau, dont il constitue la couche la plus externe, et il se continue au niveau des lèvres avec une autre membrane nommée épithélium, qui recouvre la surface de la membrane muqueuse buccale.

ÉPIGLOTTE. On donne ce nom à un fibro-cartilage qui se trouve placée à la partie supérieure du larynx, et derrière la base de la langue. Sa forme est ovalaire, sa couleur d'un jaune pâle, son tissu élastique, et son épaisseur plus considérable en haut qu'en bas et au milieu, que sur les côtés. Par sa petite extrémité, qui est inférieure, l'épiglotte est attachée au cartilage thyroïde, et sa face antérieure est liée, en quelque sorte, à la base de la langue, par des replis de la membrane muqueuse, que l'on nomme les ligaments glosso-épiglottiques. L'usage de cet organe est de fermer exactement la glotte ou ouverture supérieure du pharynx au moment de la déglutition, et de s'opposer par là au passage des substances alimentaires dans les voies aériennes.

ÉPILATOIRE. Même signification que *Dépilatoire*. Voyez ce mot.

ÉPIPHYSE. Les anatomistes appellent ainsi les éminences osseuses qui sont séparées du corps principal de l'os par une couche de cartilage plus ou moins épaisse. Les épiphyses ne se voient que chez les enfants; car, plus tard, l'ossification s'achève, la couche cartilagineuse est envahie par le phosphate de chaux, et ces éminences prennent alors le nom d'apophyses.

ÉPISTAPHYLIN. On a donné ce nom à plusieurs des muscles qui forment la couche musculaire du voile du palais. Ces muscles sont aujourd'hui le péristaphylin externe, le péristaphylin interne, le palato-staphylin, le pharyngo-staphylin et le glosso-staphylin. Voyez ces mots.

ÉPISYNANCHE. Ce mot est employé dans quelques traités de pathologie, pour désigner un spasme du pharynx, dans lequel la déglutition est empêchée et les aliments solides et liquides sont repoussés vers la bouche et dans les fosses nasales.

ÉPONGE. C'est le nom d'une substance que les naturalistes ont placée tour-à-tour parmi les animaux et parmi les végétaux. On la regarde aujourd'hui comme un corps organisé marin de la grande classe des zoophytes, très répandue dans beaucoup de mers; mais particulièrement dans la mer Méditerranée. C'est une substance souple, élastique, poreuse, susceptible d'absorber les liquides dans lesquels on la plonge, et d'augmenter ainsi de volume. Elle se présente en masses brunes ou fauves, formées de fibres très déliées, flexibles, percées d'un très grand nombre de pores et de petits conduits irréguliers donnant les uns dans les autres. On les emploie dans la chirurgie dentaire pour absterger et pour laver. On doit préférer celles dont la couleur est moins foncée, la nature plus fine et les pores plus étroits.

ÉPONGE. On donne aussi ce nom à un petit instrument destiné à la toilette de la bouche et dont on se sert à la manière d'une brosse à dents. Il est formé d'un manche portant à l'une de ses extrémités un morceau d'éponge fine au lieu de crins. Quoique douce, en général, l'éponge ne nettoie les dents que d'une manière imparfaite; car elle ne pénètre pas dans les interstices des dents, et elle glisse sur l'émail sans en détacher le limon.

EPSOM. C'est le nom d'un bourg, en Angleterre, remarquable par une source d'eau minérale, qui contient particulièrement du sulfate de magnésie. Les eaux de cette source, comme le sel neutre dont elles sont chargées, jouissent de propriétés purgatives.

ÉPULIE. On nomme ainsi un tubercule plus ou moins volumineux, qui se lève du fond des alvéoles et qui succède souvent à l'abcès des gencives, qui est connu sous le nom de *parulie*. On donne aussi le nom d'épulies à des excroissances qui viennent sur les gencives. Ces tumeurs, qui sont tantôt molles et fongueuses, tantôt dures et cartilagineuses, se développent souvent sans cause connue; mais dans le plus grand nombre de cas, elles sont dues à l'ulcération ou à la carie d'une ou de plusieurs dents par la nécrose qui affecte les parois des alvéoles. Quelques-unes dégénèrent en cancer. Lorsqu'elles acquièrent un certain volume, elles causent de la difformité et de la gêne dans les fonctions des lèvres et des dents. Les épulies sont divisées en cinq variétés, qui sont :

1° L'épulie simple, sans ulcération des gencives;

2° L'épulie cartilagineuse, qui n'est qu'un degré avancée de la précédente :

3° L'épulie qui fait suite à une parulie produite par la carie;

4° L'épulie qui accompagne la carie de l'os maxillaire;

5° L'épulie produite par la nécrose du même os.

En général, l'épulie se présente d'abord sous la forme d'un petit tubercule d'un rouge pâle, avec des inégalités à sa surface; il est très facile de ne pas la confondre avec le gonflement des gencives, produit par une diathèse scorbutique, ou l'emploi du mercure. Les épulies ne doivent pas être regardées comme des affections très graves : on les guérit très facilement, quand elles ne sont pas entretenues par une cause permanente. Les moyens curatifs le plus souvent employés contre elles sont la ligature, l'instrument tranchant et le cautère actuel.

ÉPURGE. C'est le nom vulgaire de l'euphorbia lathyris, plante annuelle et indigène du genre euphorbe, qui renferme un suc laiteux, irritant et caustique. Les grains de cette plante fournissent, à l'expression, *l'huile d'épurge,* qui possède des propriétés drastiques et émétiques ; mais elle est rarement employée à cause de la violence de son action.

ÉRECTILE. Le tissu érectile est particulier à l'économie animale, et se trouve normalement dans certaines parties du corps, telles la verge, le clitoris, les papelles nerveuses, les villosités intestinales, etc.; mais il peut aussi se développer accidentellement dans certains cas de maladies et constituer un genre particulier de transformation organique. Ce tissu, qui est essentiellement vasculaire et nerveux, est regardé comme formé par un amas de vaisseaux artériels et veineux, accompagné de beaucoup de filaments nerveux, pelotonnés, anastamosés entre eux, et constituant, par leur assemblage, une sorte de spongéosité, de célulosité, dont les aréoles communiquent entre elles. C'est au tissu érectile qu'il faut rapporter un grand nombre de tumeurs hémorrhoïdaires, de nævi materni et de fongus hæmatodes, des Anglais. Ces tumeurs, auxquelles on donne aujourd'hui le nom de *telangiectasie,* ou état variqueux des extrémités capillaires des veines et des artères, peuvent se montrer à la face, sur les lèvres, sur le palais et dans les autres parties de l'intérieur de la bouche. Leur coloration est violacée ou rouge, selon que l'élément veineux ou artériel y domine. Le sang y échappe quelquefois en nappe, et elles peuvent se dégénérer en matière carcinomateuse. Quant aux moyens de les guérir, on peut s'opposer au progrès de leur développement, dans quelques cas, par une compression constante, qui empêche l'abord du sang dans la tumeur, et qui tend à oblitérer les capillaires dilatés. Dans d'autres cas, on est forcé de lier les vaisseaux qui les alimentent, ou bien d'avoir recours à la ligature, à l'excision de la tumeur, ou à sa destruction, avec le cautère actuel.

ÉRIGNE. C'est le nom d'un instrument employé dans la chirurgie dentaire et qui est formé d'une tige d'acier, aplatie dans son milieu et dont les extrémités sont pointues et recourbées en crochet. Quelques érignes ou airignes sont munies d'un manche à l'une de leurs extrémités, tandis que l'autre porte un ou deux crochets. Ces dernières sont nommées des érignes doubles : leurs crochets sont tantôt inamovibles, et tantôt ils peuvent s'écarter ou se rapprocher l'un de l'autre au moyen d'un anneau coulant. Les érignes servent, dans les opérations que l'on est obligé de faire, dans les cavités, telles que la bouche : on tire à soi, au moyen de l'érigne, la tumeur qui y proémine, tandis que de l'autre main, armée d'un bistouri ou de ciseaux, on en sépare la base des tissus environnants.

ÉROSION. On donne ce nom à la destruction, lente et graduelle, de la surface d'un os ou d'une dent. L'érosion des os peut avoir lieu à la suite de toute violence qui ébranle l'os lui-même, qui en produit la dénudation ou qui en lèse le périoste. L'érosion des dents n'est autre chose que l'atrophie de ces organes. C'est une maladie particulière à l'émail, et qui, dans son développement, présente plusieurs variétés. Chez certains sujets, elle se montre sous la forme de lignes saillantes, ondulantes et transverses, qui apparaissent sur la couronne des dents. Chez d'autres, ce sont des rainures rugueuses et des enfoncements pointillés. Dans quelques cas, il y a destruction totale de l'émail, avec amincissement de l'organe dentaire et irrégularité de grosseur entre les dents pareilles. Cette érosion, ou atrophie des dents, dépend des maladies constitutionnelles, qui sont quelquefois héréditaires, et c'est un état maladif de ces organes contre lequel l'art est impuissant.

ÉRUPTIF. Qui est accompagné d'éruption de taches, de tumeurs, etc., à la peau. On nomme ainsi *fièvres éruptives* celles qui précèdent et qui accompagnent la variole, la rougeole, la scarlatine, la milière, etc. Pendant la durée de quelques-unes de ces maladies, les dents éprouvent une altération dans leur couleur, qui les défigure, mais qui se dissipe le plus souvent après la disparition de ces maladies.

ÉRUPTION des dents. On donne ce nom aux phénomènes qui accompagnent la sortie des couronnes des dents des alvéoles à travers le tissu gencival dont ces dernières, en bas âge, sont recouvertes. Les causes de l'éruption des dents sont rapportées aux trois théories suivantes : l'une consiste à admettre une force extérieure à la dent, un *gubernaculum dentis* qui conduirait, selon M. Serre, cet ostéide dans sa marche et l'attirerait hors des gencives. Selon un autre observateur, le follicule membraneux de la dent se continue par son extrémité supérieure avec un canal étroit qui s'ouvre sur la gencive. Il pense qu'à mesure que la dent s'élève, elle dilate ce canal qu'il appelle *iter dentis*, et qui s'ouvre pour la laisser passer. Une autre consiste à n'attribuer l'éruption des dents qu'à leur seule évolution; et une troisième théorie est fondée sur les rapports qui existent entre le développement des follicules dentaires et celui des os maxillaires. En effet, les alvéoles ne sont pas toutes de la même profondeur; celle de la première incisive est moins profonde que celle de la seconde; celle-ci, moins que la première molaire; celle-ci moins que celle de la canine; ces alvéoles présentent la même différence que les deux marches consécutives d'un escalier, et le fond de chaque alvéole, en s'épaississant, soulève par degrés la dent correspondante. Quoi qu'il en soit, à mesure que la dent se développe sur son noyau pulpeux par l'addition des nouvelles couches qui se forment à sa surface interne, elle s'allonge, et le sommet de la couronne s'éloigne du fond de l'alvéole pour se rapprocher de plus en plus de la gencive. Bientôt son sommet presse contre le feuillet externe du follicule que la pression de la dent finit par détruire, ainsi que la gencive à laquelle il adhère. Il se fait une absorption qui perce le follicule, et qui permet à la dent de sortir. Quand la couronne n'a qu'une seule pointe, il ne se fait qu'une ouverture, et la dent sort en s'agrandissant; mais lorsqu'elle est multicuspidée, il se forme autant d'ouvertures qu'elle a de tubercules, et il reste entre ses pointes une portion de gencive qui finit par être détruite. La matrice dentaire, ou follicule membraneux, se continue avec le tissu des gencives par un canal étroit, et à mesure que la dent s'élève elle dilate ce canal qui se raccourcit de plus en plus, jusqu'à ce que la dent paraisse sur le bord gencival. Lorsque la dent est sortie de la gencive, la membrane externe des follicules qui a cessé de recouvrir sa couronne, continue d'envelopper la racine qu'elle unit aux parois de l'alvéole, en formant ce que l'on appelle le périoste alvéo-dentaire, qui n'est autre chose que le prolongement de la gencive avec laquelle il se continue au niveau du collet de la dent. Le sommet de la racine, comme le dit M. le professeur Cruveilhier, ayant atteint le fond de l'alvéole, et l'accroissement de la dent ne pouvant plus se faire de ce côté, cet accroissement s'effectue du côté de la gencive, laquelle est comprimée, s'enflamme légèrement, et se perfore sans que, du reste, cette perforation soit le résultat exclusif de la distension produite par la dent; car la muqueuse gencivale est très peu distendue quand elle s'ouvre. La perforation de la gencive par les dents qui doivent la traverser, est une opération laborieuse; mais cependant elle est loin d'expliquer l'apparition des accidents graves qui accompagnent souvent l'époque orageuse de la première dentition. L'éruption des dents n'a point lieu simultanément; elle est successive, et l'ordre dans lequel se fait cette éruption est assujetti à des lois qui ne comportent que peu d'exceptions : 1° les dents de la même espèce apparaissent

par paire, l'une à droite, l'autre à gauche: 2° les dents de la
mâchoire inférieure précèdent, dans leur apparition, celles de
la mâchoire supérieure; 3° les incisives moyennes précèdent
les incisives latérales, celles-ci les premières molaires, après
lesquelles viennent les canines, puis les deuxièmes molaires.
Voici, au reste, à peu près l'ordre de *l'éruption des dents de
lait :* du quatrième au dixième mois apparaissent les incisives
moyennes inférieures, et bientôt les incisives moyennes
supérieures ; du huitième au seizième mois les incisives latérales inférieures, puis les incisives latérales supérieures; du quinzième au vingt-quatrième, les premières molaires inférieures; du vingtième au trentième, les canines inférieures, qui sont, peu de temps après, suivies des canines
supérieures. Dans certains cas, l'éruption des canines et celles des premières molaires sont simultanées, et quelquefois
les canines paraissent avant ces dernières; du vingt-huitième
au quarantième mois, on voit apparaître les secondes molaires, pour compléter les vingt dents de la première dentition.
— *Ordre d'apparition des dents de remplacement.* Les pro-
mières grosses molaires précèdent de beaucoup les autres
dents permanentes, et sont connues sous le nom vulgaire de
dents de sept ans. L'éruption des autres dents de remplacement se fait dans le même ordre que celle des dents de lait.
Voici cet ordre :

Incisives moyennes inférieures.	de 6 à 8 ans.
» moyennes supérieures.	de 7 à 9 »
» latérales.	de 8 à 10 »
Première petite molaire	de 9 à 11 »
Canines.	de 10 à 12 »
Deuxième petite molaire.	de 11 à 13 »
Deuxième grasse molaire	de 12 à 14 »
Troisième grosse molaire ou dent de sagesse. .	de 18 à 30 »

Ainsi, l'éruption des dents de lait, qui commence vers l'âge
de six mois, est complète entre la troisième et la quatrième

année ; et celle des dents permanentes, qui commence à l'âge de sept ans, se termine à l'âge de quatorze, à l'exception de la dent de sagesse, qui ne vient que longtemps après.

ESCHARRE. On désigne sous ce nom la croûte qui résulte de la mortification d'une partie, et qui est distincte des parties vivantes par sa couleur, sa consistance, et ses autres propriétés physiques. L'inflammation qu'elle provoque dans les parties contiguës donne lieu à une sécrétion de pus qui s'établit entre les tissus vivants et la partie morte, et qui finit par isoler complètement cette dernière. L'escharre peut être produite par des substances caustiques appliquées dans un dessein thérapeutique sur les tissus vivants, sains ou atteints de maladie : elle est aussi spontanément produite dans quelques cas. Le dentiste a quelquefois occasion de voir cette dernière dans la gangrène de la bouche, et de produire des escharres artificiellement pour guérir des tumeurs de mauvaise nature qui se développent en dedans et en dehors de cette cavité.

ESCHARROTIQUE. On donne ce nom à toute substance qui, appliquée sur une partie vivante, y fait naître une escharre. Les substances escharrotiques que l'on emploie le plus fréquemment sont : la potasse caustique, la poudre de Vienne, c'est-à-dire un mélange de potasse, de chaux vive et d'alcool, le chlorure ou beurre d'antimoine, le mélange d'arsenic, de cinabre et de sang-dragon, connu sous le nom de poudre de Rousselet, etc.

ESPÈCES. On donne ce nom aux mélanges pulvérulents, qui forment la base des électuaires. On donne également ce nom à la réunion de diverses matières végétales divisées en fragments plus ou moins menus et analogues par leurs propriétés médicinales. Nous allons citer quelques-unes de ces espèces qui peuvent être utiles au dentiste :

Espèces amères. Mélange à parties égales des sommités d'absinthe, de chamædrys et de petite centaurée. On infuse dans une pinte d'eau.

Espèces astringentes. Mélange, à parties égales, de racine de bistorte, de tormentille et d'écorce de grenade. 30 grammes pour une pinte d'eau bouillante.

Espèces émollientes. Feuilles de mauve, de guimauve, de molène et de pariétaire. 60 grammes pour décoction dans une pinte d'eau.

ESPRIT. Les chimistes donnaient autrefois ce nom à tous les produits liquides obtenus par la distillation. On confondait, sous ce nom, une foule de substances qui n'avaient d'autre propriété commune que celle d'être volatile. La pharmacie conserve encore ce nom à l'alcool chargé de principes volatils et odorants, qui se dégagent de certaines matières végétales et animales. Parmi ces esprits, on trouve l'esprit de lavande, l'esprit de genièvre, l'esprit volatil de corne de cerf et autres qui n'offrent pas grand intérêt au dentiste. L'esprit de vin est l'alcool, ou produit liquide que l'on obtient en distillant les matières qui ont éprouvé la fermentation vineuse. Voyez le mot *Alcool.*

ESQUILLE. On nomme ainsi les fragments qui se séparent d'un os fracturé ou les plaques qui se séparent du corps d'un os par l'effet de la carie ou de la nécrose. Ce nom est aussi donné aux fragments que les chutes, les chocs ou les maladies détachent du corps de la dent.

ESSENCE. Ce mot est synonyme d'huile volatile : ainsi les essences de roses, de jasmin, de tubéreuses, etc., sont les huiles volatiles de ces fleurs. Le dentiste s'en sert quelquefois pour donner un arôme flatteur à ses compositions dentifrices.

ESTAMPES. C'est faire ou prendre l'empreinte de matières dures sur une substance plus molle.

ESTOMAC. Cet organe est un réservoir musculo-membraneux, destiné à convertir en chyme le bol alimentaire. Il est situé dans la partie supérieure, moyenne et gauche de l'abdomen, où il occupe une portion de l'hypochondre gauche, l'épigastre et une portion de l'hypochondre droit. Sa forme est celle d'un conoïde creux, recourbé d'avant en arrière, et de haut en bas, légèrement aplati sur ses deux faces opposées, et se continuant supérieurement avec l'œsophage, et inférieurement avec le duodenum. Sa direction est oblique, de haut en bas, de gauche à droite et d'arrière en avant, et cela d'une manière d'autant plus prononcée, qu'il est dans un état plus grand de plénitude. Son volume est très variable; mais, en général, le diamètre transverse est d'un pied et les diamètres antéropostérieur et verticaux, sont de trois à quatre pouces. L'étendue de sa surface s'élève à environ un pied carré. *La surface extérieure* de l'estomac, présente : 1° une région antérieure, qui est en rapport avec le diaphragme, les fausses côtes, la lobe gauche du foie, et avec la paroi antérieure de l'abdomen ; 2° une région postérieure tournée un peu en bas, et qui est en rapport avec l'arrière cavité des épiploons et la mesocolon transverse ; 3° une grande courbure, qui est convexe et en rapport avec l'arc du colon ; elle forme, à droite, la petite tubérosité de l'estomac. Ces tubérosités sont quelquefois appelées les grand et petit cul-de-sac. La grande tubérosité de l'estomac est située dans l'hypochondre gauche et correspond à la face interne de la rate, à laquelle elle est unie par l'épiploon gastro-splénique ; 4° une petite courbure qui est concave, inclinée en haut et en arrière, et placée entre les deux lames de l'épiploon gastro-hépatique. *La surface intérieure* de l'estomac est rougeâtre, villeuse et offre des rides qui disparaissent lorsque l'organe est distendu. *L'extrémité gauche* de l'estomac se continue avec l'œsophage par un orifice nommé cardiaque, qui est évasé et qui présente la terminaison dentelée de l'épithélium. *L'extrémité droite* forme un cône dont le sommet se continue avec le duodénum, dont elle est séparée par un rétrécissement circulaire, par un orifice dit pylorique. L'estomac est formé de dehors en dedans d'une membrane séreuse fournie par le péritoine, de trois couches de fibres musculaires, dont les plus superficielles sont longitudinales ; les moyennes circulaires, et les plus profondes obliques, et d'une membrane muqueuse qui se continue en haut avec celle de l'œsophage, et en bas avec celle des intestins. Il est inutile de dire combien les états pathologiques de cet organe influent sur les dents, et combien il souffre de la perte des dents, et pendant la première et même la seconde éruption de ces organes.

ESTURGEON. C'est le nom d'un genre de poissons cartilagineux, qui se trouve en abondance dans les mers du nord de l'Europe. Toutes les espèces qu'il renferme parviennent à de grandes dimensions. C'est avec la vessie natatoire de ces animaux que l'on fabrique la meilleure ichthyocolle ou colle de poisson.

ÉTAIN. Ce métal, auquel les alchimistes donnaient le nom de Jupiter, ne se trouve rarement dans la nature qu'à l'état d'oxyde ou de sulfure. Il est solide, d'une couleur semblable à celle de l'argent, plus dur et plus brillant que le plomb. Il est assez malléable pour qu'on en puisse obtenir des lames minces; mais il se tire mal en fil. Il donne, quand on le plie, un bruit particulier, qui est connu sous le nom de *cri d'étain*. Ce métal est sept fois plus pesant que l'eau; il fond à 210° et il n'est pas volatile. Il est oxydé à une température élevée par l'air atmosphérique et l'oxygène. Le phosphore, l'iode et le soufre forment des combinaisons avec lui. L'or massif dont on saupoudre les coussinets des machines électriques est un deuto-sulfure de ce métal. Le chlore se combine avec lui pour former ce que l'on appelle la liqueur fumante de Libarius. L'étain décompose l'eau à une température élevée pour s'emparer de son oxygène. L'acide nitrique le transforme, à chaud, en deutoxide d'étain blanc, qui ne forme pas sel avec l'acide nitrique. Ce métal joue un rôle important dans les arts, surtout en se combinant avec d'autres métaux pour former les alliages les plus importants et les plus employés. Ainsi, à diverses proportions, il fait partie des alliages dont on fait les miroirs, les télescopes, les cloches timbrées des pendules, les tamtams, les bronzes de canons, de médailles et de statues. Il entre pour un tiers dans la composition connue sous le nom de soudure des plombiers, et fait partie de l'alliage fusible de d'Arcet. Ce dernier alliage a été longtemps employé et l'est même aujourd'hui, par quelques dentistes, pour le plombage ou l'obturation des dents cariées. L'étain lui-même, réduit en feuilles très minces, est aussi employé, dans un grand nombre de cabinets, pour le même objet; mais, d'après nos propres expériences, il est bien loin de valoir les feuilles d'or, même celles qui sont les plus mal préparées.

ÉTAMAGE. On donne ce nom à l'opération qui a pour objet de recouvrir d'une couche d'étain la surface d'un autre métal tel que le cuivre. Pour opérer l'étamage, on décape le cuivre au moyen de l'hydrochlorate d'ammoniaque, de la chaleur et du frottement; puis on le recouvre d'une couche mince d'étain, qui est simplement superposée et que l'on applique au moyen de la fusion. Il importe beaucoup que tous les ustensiles que le dentiste emploie pour la fusion de sa cire, comme pour préparer ses lotions, ses élixirs et ses dentifrices, soient étamés; car, autrement, il pourrait s'y mêler un oxyde de cuivre, qui est une des substances des plus délétères.

ÉTHERS. On a donné le nom d'éthers à des produits qui résultent de l'action de l'alcool sur un ou plusieurs acides. Il y a plusieurs sortes d'éthers, tels que les éthers nitrique, chlorhydrique, citrique, acétique, etc.; mais nous ne parlerons que de celui qui est le plus employé et qui offre le plus d'intérêt au dentiste : il est connu sous le nom d'*éther sulfurique.* Voici ses propriétés : il est liquide, limpide, incolore, d'une odeur forte et suave, d'une saveur chaude et piquante. Il est spécifiquement moins pesant que l'eau, sans action sur l'infusion de tournesol; il bout à 36°, à l'air, et à 9° quand il est placé dans le vide. Abandonné à lui-même, dans un flacon bouché, il se décompose et fournit de l'acide acétique; il est très inflammable, dissout certains corps, tels que le soufre et le phosphore, et se dissout lui-même dans dix fois son poids d'eau. Lorsqu'il est uni à un volume d'alcool égal au sien, il constitue *la liqueur anodyne de Hofman*. C'est un puissant sédatif du système nerveux et l'ingrédient principal des potions calmantes.

ÉTHER. Nous croyons devoir consacrer un article à part aux effets merveilleux de l'inhalation des vapeurs éthérées, découverts dans le courant de l'année passée, par le docteur Jackson, de New-York. On sait, aujourd'hui, que ces inhalations, continuées pendant un espace de temps variable, une, deux, cinq, vingt minutes, selon les individus, anéantissent complètement le sentiment des souffrances physiques, chez les individus qui s'y soumettent; et tant que ces derniers sont sous l'influence de cet agent, on peut leur arracher les dents ou leur lacérer les chairs, sans qu'ils en souffrent, sans même qu'ils s'en aperçoivent. Nous fûmes des premiers en France à saluer la nouvelle découverte avec applaudissements et à vouloir l'établir désormais comme un bienfait immense dans la pratique de la chirurgie dentaire. Dans beaucoup de cas nos opérations, telles que l'avulsion des dents, furent faites sous l'influence de cet agent extraordinaire, et, sous le rapport de la suppression complète de la douleur, nous n'avons qu'à nous féliciter des résultats qu'il nous a donnés. Mais l'emploi de l'éther en inhalation, offre des inconvénients dont il nous a fallu tenir compte, et qui ont suffi pour nous faire abandonner une pratique qui ne mérite pas tout l'enthousiasme qu'on lui a accordé. Il est vrai que le plus grand nombre des malades sortent de leur transe aussitôt après l'opération, pour s'étonner que leur dent soit déjà extraite, et se trouvent, dès l'instant de leur réveil, dans un état de santé parfaite. Mais il n'en est pas toujours ainsi; car, chez quelques-uns, les vapeurs éthérées font naître des effets désagréables sinon dangereux, qui persistent quelquefois pendant un temps assez long après l'opération. Ces effets sont : des vertiges, la pâleur et la faiblesse musculaire extrêmes, des secousses nerveuses des membres, et quelquefois, mais rarement, un état de lypothinie, d'où on ne tire que difficilement le malade. Le meilleur moyen, pour combattre ce dernier, est de placer le malade près d'une fenêtre ouverte, de lui desserrer ses vêtements, de lui asperger le visage avec de l'eau vinaigrée, et de lui placer un flacon d'ammoniac sous les narines. Outre ces inconvénients, que l'éthérisation cause au malade, elle en occasione d'autres au dentiste lui-même, son cabinet est encombré et sa perte de temps énorme. Cette perte de temps est considérable, même dans les cas les plus heureux; car il faut veiller à ce que l'éther soit pur, que l'appareil soit en bon ordre, etc. Les personnes mêmes qui demandent à être éthérisées, ne commencent jamais à inhaler ces vapeurs qu'après des hésitations et des minauderies nombreuses; plusieurs même s'y prennent si gauchement qu'au lieu d'en emplir les poumons, elles ne font que les dégluter; puis, alors même qu'elles respirent bien, l'effet de l'insensibilité se fait longtemps attendre. Quelque grande donc que soit l'utilité de cette belle découverte dans les grandes opérations de la chirurgie générale, elle n'est pas applicable à celles qui se font dans notre art. La douleur qui dépend de l'extraction d'une dent ne dure que le temps mis à l'extraction, et celle-ci, quand l'instrument est bon et l'artiste habile, n'est que l'affaire d'un moment imperceptible. Ajoutons cependant, à ce que nous venons de dire, que nous n'avons jamais vu, après l'éthérisation, les hémorrhagies buccales sérieuses que quelques écrivains signalent.

ÉTHIOPS. Les anciens chimistes donnaient ce nom à certains oxydes et sulfuro-métalliques. Ainsi l'*éthiops martial* est le deutoxyde noir de fer, l'éthiops minéral, le sulfure noir du mercure, et l'éthiops perse, le pratoxyde noir du même métal.

ETHMOIDE. On nomme ainsi un des huit os qui composent le crâne, parce que sa lame supérieure est percée de

trous comme un crible. Cet os est situé à la partie antérieure,
inférieure et moyenne de la base du crâne. Sa forme est cubique, et il semble formé d'une multitude de lames papyra-
cées et fragiles, qui forment des cavités connues sous le nom
de cellules ethmoïdales. C'est à travers les trous de sa lame
criblée, que passent les filets du nerf olfactif pour pénétrer
dans les narines, et une autre de ces lames, dite perpendiculaire, s'unit au vomer pour former la cloison qui sépare ces
dernières l'une de l'autre.

EUDIOMÈTRE. Nom d'un instrument employé pour mesurer la pureté de l'air. Il y en a plusieurs sortes ; mais celui que l'on emploie ordinairement est composé d'un vase
d'une forme variable, dans lequel on introduit une quantité
déterminée d'air atmosphérique et une quantité déterminée d'hydrogène. Ce dernier gaz y est mis en excès, et
quand on fait passer une étincelle électrique dans le mélange, il se combine avec *tout* l'oxygène de l'air atmosphérique pour former de l'eau, et l'on juge, d'après les volumes
de gaz disparus, combien il y avait d'oxygène dans l'air
employé. Car, si après la production de l'eau, le mélange
gazeux contenu dans l'eudiomètre est diminué de *trois* volumes, de trois litres, par exemple ; comme l'on sait que dans
l'eau, ces gaz existent dans la proportion de deux volumes
d'hydrogène pour un d'oxygène, on conclura qu'il y avait
juste un volume d'oxygène dans la quantité donnée d'air
atmosphérique introduit dans l'eudiomètre.

EUPHORBIACÉES. C'est le nom donné à une famille de
plantes qui fournit à la médecine et aux arts un grand nombre de produits utiles. C'est dans cette famille que l'on trouve
le ricin ordinaire, le croton tiglion, l'épurge, les différentes
espèces d'ipécacuanha, le patropa manioc, le buis, et l'hereau
guanensis, qui fournit le caoutchouc.

EVACUANTS. Mot qui désigne, en général, les substances
employées comme purgatifs émétiques.

EVACUATION. Sortie des matières contenues dans le

canal intestinal, et qui est produite le plus souvent, par l'administration de médicaments qui ont pour effet de provoquer les contractions péristaltiques des premières voies.

ÉVAPORATION. C'est la transformation d'un liquide en vapeur. Cette transformation ne peut avoir lieu sans qu'il y ait absorption de calorique par le liquide qui s'évaporise. La quantité de vapeurs formées dans l'atmosphère dépend de l'espace de la température et de la nature du liquide. C'est au moyen de l'évaporation que l'on obtient les corps salins, les principes actifs des végétaux, etc., dissous dans l'eau ou dans l'alcool, à l'état de poudre ou cristallisés.

EXANTHÈME. On comprend, sous ce nom, toutes les espèces d'éruption dont la peau peut être le siége. On voit assez souvent des éruptions exanthémateuses se développer à la figure dans quelques cas de carie dentaire, et par suite de la difficulté des deux dentitions.

EXCISION. On nomme ainsi une opération de la chirurgie dentaire par laquelle on enlève avec l'instrument tranchant quelques parties d'un petit volume. On se sert, pour pratiquer l'excision des parties molles, du bistouri ou des ciseaux aidés des pinces, et que l'on conduit de différentes manières suivant la nature ou le volume de la partie que l'on veut retrancher. On enlève par l'excision des tumeurs de mauvaise nature qui se développent aux lèvres, sur les gencives, à la langue, et sur d'autres parties de l'intérieur de la bouche.

EXCISION des dents. C'est une opération qui consiste à couper avec des pinces très fortes les dents à leur couronne; procédé dentaire inventé et mis en vogue par un praticien des États-Unis, nommé Fay. Le journal *le Traveller*, de 1826, rend ainsi compte de l'excision des dents, pratiquée par M. Fay, pour faire cesser les douleurs dont ces organes étaient le siége. M. Fay, en pareil cas, a recours à l'excision. Nous avons eu occasion d'examiner ses pinces perfectionnées, et nous pouvons assurer que cette opération peut être faite sans douleur. Le raisonnement sur lequel nous fondons notre as-

sertion, c'est que, sur mille cas, on en rencontre neuf cent
quatre-vingt dix-neuf dans lesquels la maladie a son siége,
non pas à la racine de la dent, mais bien à sa couronne, de
manière qu'il suffit d'enlever cette partie malade pour faire
cesser à l'instant les douleurs, chose que l'expérience journalière confirme. Il se forme, à la suite de cette opération, une
nouvelle matière osseuse qui protége la racine contre toute
impression extérieure; les joues ne se creusent pas comme
après l'extraction complète de la dent, et il reste encore des
racines qui, au besoin, peuvent servir debase aux pièces artificielles. Le procédé opératoire de M. Fay consiste seulement
à enlever, avec des pinces coupantes, la couronne de la dent
malade; il ne peut en résulter des conséquences fâcheuses,
tandis que si l'on vient à la limer, comme le font beaucoup
de dentistes, on détermine presque toujours une inflammation
très vive, et d'autres accidents non moins graves... » Il y a
peu de dentistes qui adoptent l'opération de l'excision des
dents recommandée par M. Fay. Cependant on ne peut nier
que quand la racine est saine, elle doit être préférée à l'extraction, et cela par les raisons que le journal cité vient d'exprimer; quant aux accidents qu'il attribue, à l'emploi de la
lime en pareil cas, il est évident que ce journal exagère, car
il est rare que le malade en souffre quand on manie l'instrument avec soin. En résumé donc, nous dirons que l'excision
des dents, sans être applicable dans tous les cas, est un moyen
utile à ajouter aux ressources de l'art du dentiste, et c'est
à la sagacité de l'opérateur à choisir dans quelques cas particuliers, entre les pinces coupantes de M. Fay, l'extraction de
la dent, ou la destruction de sa couronne par la lime.

EXCRÉTEURS. On donne ce nom aux vaisseaux qui transmettent les liquides sécrétés par les glandes, soit au dehors,
soit dans les cavités où ils doivent être déposés. Pour les
vaisseaux qui portent la salive dans la bouche, voyez les
mots *Canaux, Conduits.*

EXCROISSANCE. Ce nom est donné à des tumeurs plus

ou moins volumineuses des parties molles qui peuvent se développer dans les divers endroits du corps. Nous avons traité de celles qui se forment aux gencives, etc., sous le nom d'*Épulies*.

EXÉRÈSE. C'est un des modes opératoires généraux de la chirurgie dentaire, qui consiste à tirer, extraire, enlever ou retrancher du corps humain tout ce qui lui est inutile, nuisible ou étranger. Aussi l'extraction, l'évulsion, l'évacuation, l'ablution, l'amputation, l'excision des dents, des tumeurs, des esquilles et des collections purulentes, font partie de l'exérèse.

EXFOLIATION. On désigne par ce mot la séparation des parties frappées de mort qui se détachent d'un os, d'un cartilage d'une dent, etc., sous la forme de lamelles ou de petites écailles. L'exfoliation s'accomplit par la nature seule ; elle a pour but de détacher une partie frappée de nécrose de la partie vivante qui est en-dessous. Souvent, pour que cela ait lieu, cette dernière pousse des végétations charnues et fournit une suppuration plus ou moins abondante, qui tend à entraîner la partie exfoliée, qui est devenue corps étranger, ou divise l'exfoliation en *sensible* et en *insensible*, suivant que les parties nécrosées d'un os, etc., se détachaient en fragments plus ou moins considérables ou qu'elles disparaissaient par parcelles très ténues et d'une manière insensible. Cette division, bien qu'elle ne soit plus généralement admise par les auteurs modernes, est néanmoins bonne, et le dentiste a quelquefois occasion d'observer ces deux sortes d'exfoliation dans certains états maladifs des os maxillaires et dans le dépérissement de la substance dentaire, connue sous le nom d'atrophie ou d'érosion.

EXOSTOSE. On donne ce nom à une tumeur osseuse qui se forme à la surface externe des os, ou qui proémine dans les cavités qu'il forme. Quand le périoste qui recouvre l'os participe à la tuméfaction, la maladie est désignée sous le nom de périostose. Les os qui sont les plus sujets à être af-

fectés de cette maladie, sont les os du crâne, le sternum et
les os longs des membres, surtout le tibia et l'humérus.
Les os des mâchoires peuvent en être affectés, mais cela se
voit rarement. Les causes des exostoses peuvent être extérieures, telles que les coups, les chutes, les contusions, etc.;
mais elles doivent leur existence plus fréquemment aux vices
scrofuleux, scorbutique et syphilitique dont la constitution
peut être atteinte. Les exostoses sont éburnées, spongieuses
ou laminées. Celles qui sont dues à la syphilis, cèdent facilement à un traitement mercuriel interne et à l'application
sur les tumeurs d'un emplâtre de *vigo cum mercurio*. Celles
qui dépendent d'une constitution détériorée par les scrofules
ou le scorbut, se terminent souvent par la carie; aussi doit-
on chercher à combattre de bonne heure ces derniers états
par les amers, les ferrugineux, les aliments azotés, le grand
air et l'insolation. Les moyens locaux sont les seuls qui conviennent aux exostoses produites par des causes externes,
et quand on ne peut en obtenir l'absorption par les frictions
iodurées, mercurielles, etc., on enlève l'éminence osseuse
avec le gouge et le maillet, ou bien avec la scie.

EXOSTOSE des dents. Cet état anormal des dents, selon
M. le professeur Cruveilhier, n'a aucune analogie avec les
exostoses des os; car, dans ce dernier cas, le tissu osseux
est le siége d'un travail vital, quoique morbide, et l'exostose
des dents n'est, selon lui, qu'une sécrétion irrégulière de
l'émail et de l'ivoire. Quoi qu'il en soit, la bosse formée sur
les dents, n'affecte que la racine tantôt existante sur toute sa
circonférence; d'autres fois ne se montrant que sur un des
côtés de la racine, et affectant une forme arrondie ou angu-
leuse. Selon plusieurs auteurs, l'exostose est presque toujours le résultat de l'engouement et l'ossification du périoste dentaire. Il est presque impossible de porter un
diagnostic exact sur cette affection; mais on l'observe principalement chez les personnes dont les dents sont devenues douloureuses, soit par suite de carie ou d'usure,

soit par l'action d'une diathèse rhumatismale ou goutteuse. Les seules données que l'on ait pour reconnaître cette affection sont la douleur gravative et profonde qui l'accompagne, le gonflement de l'alvéole, la mobilité de la dent malade, et enfin la perte du niveau de cette dent avec les dents voisines. On combat cette maladie par des topiques émollients et narcotiques, des saignées locales et des révulsifs; mais on est souvent obligé de reconnaître le peu d'efficacité de ces moyens et d'avoir recours à l'extraction de la dent malade pour débarrasser le patient de la douleur qu'elle occasione. On a donné le nom d'*exostose scorbutique* à celles qui surviennent chez les sujets dont la constitution est évidemment affectée de scrofules ou de scorbut, et l'on peut espérer la guérison de la dent en combattant, par des moyens appropriés, les vices dont l'économie est infectée.

EXPULSIF. On nomme bandage expulsif celui que l'on construit dans le dessein de comprimer une partie dont on veut chasser le pus, la sérosité, etc. Ce bandage se fait avec des bandes, des tampons de charpie et des compresses graduées de différentes formes et grandeurs, que l'on applique de telle ou telle manière, suivant le cas. Ces bandages expulsifs sont rarement employés dans les opérations que le dentiste est obligé de faire.

EXTENSION. On donne ce nom à une opération de chirurgie, par laquelle on tire, en sens opposé, un os luxé ou fracturé, dans la vue de ramener les surfaces articulaires à leur situation naturelle, ou d'affronter les fragments de la fracture. L'extension, proprement dite, se fait sur l'os luxé ou sur le fragment détaché du corps de l'os. La contre-extension se fait sur le tronc et sur la portion du membre qui a conservé sa position par rapport à lui. Dans les fractures ou la luxation de l'os maxillaire inférieur, on n'a pas recours à la contre-extension.

EXTIRPATION. C'est une opération par laquelle on retranche une partie malade dont on enlève jusqu'aux dernières racines. On fait l'extirpation des cancers, des polypes, des loupes, des tumeurs enkystées, etc., et chaque espèce d'extirpation doit être faite suivant des règles particulières au siége et à la nature de la maladie.

EXTRACTION. L'extraction est une opération de la chirurgie dentaire qui fait partie de l'exérèse, et qui consiste à retirer des différentes parties de la bouche, soit avec la main, soit avec des instruments convenables, les corps étrangers qui s'y sont introduits, ou qui s'y sont spontanément développés, ou bien des corps morbidement altérés, de manière à rendre nuisible leur présence dans cette cavité. On opère ainsi l'extraction des balles, des grains de plomb, et d'autres objets accidentellement introduits dans les tissus de cette cavité, ou les calculs de diverses natures qui se forment dans les amygdales, et dans les conduits salivaires; mais ce sont les dents contenues dans les alvéoles de l'une et l'autre mâchoire sur lesquelles on fait le plus souvent l'opération de l'extraction.

EXTRACTION des dents. Cette opération est extrêmement ancienne, puisque Cicéron en attribue l'invention au troisième Esculape. Hippocrate la recommande dans le cas de carie douloureuse, et l'on voyait dans le temple d'Apollon, à Delphes, un instrument pareil à ceux qui servent à l'extraction des dents aujourd'hui. L'extraction peut être nécessaire dans le cas des dents surnuméraires, et mal placées, qui défigurent la bouche ; dans le cas où un défaut de développement des mâchoires empêche les dents de la partie antérieure de la bouche de se ranger régulièrement; dans le cas de consomption de la racine de la dent, bien que la couronne paraisse parfaitement saine; dans les cas où la carie de la couronne est assez avancée pour rendre abortive l'opération préservatrice connue sous le nom de plombage, et dans d'autres cas semblables. Un praticien habile doit, à première vue, reconnaître si une dent est difficile à extraire, en prévenir son client, mais de manière à ne pas l'effrayer; il doit surtout avoir cette précaution, lorsque les dents sont tellement cariées à leur couronne qu'elles n'offrent aucune résistance au mors ou au crochet de l'instrument. Nous avons déjà dit que l'extraction des dents chez des personnes adultes est suivie d'un affaissement des parois de l'alvéole, et d'un creux plus ou moins marqué au visage, aussi doit-on se montrer très circonspect avant de procéder à l'extraction d'une dent. *Arracher*, comme le dit très bien un de nos auteurs distingués, *c'est détruire, ce n'est pas guérir*, et l'on ne doit en venir à ce moyen extrême que dans les cas où la dent est profondément cariée, très impressionnable à l'air, et ne peut d'aucune manière être conservée. Si les dents sont saines, on doit bien se garder d'en faire l'extraction quelle que soit du reste la violence de la douleur; car souvent la cause réside dans un fait étranger, et non pas dans la substance dentaire. Le nombre d'instruments dont on s'est servi pour opérer l'extraction des dents est assez considérable; mais qui ne sait que le succès d'une opération dépend beaucoup moins de la forme que l'on peut donner à un instrument que de l'adresse de celui qui opère, et pour celui qui en connaît l'usage, les simples pinces à extraction et la clef de Garengeot sont tout ce qu'il faut pour opérer dans les cas mêmes les plus difficiles. Quelle que soit la méthode que l'on adopte pour extraire une dent ou une racine, il est certaines précautions à prendre pour assurer le succès de l'opération. Ainsi, l'extraction des dents, surtout les molaires, doit toujours être précédée d'une opération nommée déchaussement, qui a pour objet de détruire les attaches naturelles ou tartreuses qui existent entre le collet et la dent, et la gencive qui l'entoure, car, quand on la néglige, il arrive assez souvent que la dent luxée, et hors de son alvéole, reste pendante par une partie de sa circonférence au tissu gencival, qui est exposé à être déchiré dans les efforts que l'on est obligé de faire pour en détacher la dent. Voyez les mots *Déchaussement* et *Déchaussoir*. Après s'être assuré que ces attaches dont nous venons de parler sont détruites, on choisit un endroit sur la face interne des mâ-

choires qui serve de point d'appui au levier de l'instrument ;
le panneton de la clef fixé sur ce point, on embrasse la couronne de la dent dans la courbure du crochet, en ayant soin
d'insérer le point de ce dernier aussi profondément que
possible, entre la gencive et le collet de la dent. La couronne étant ainsi solidement prise, la main qui tient le manche de l'instrument, lui imprime un mouvement de rotation
gradué du dehors en dedans en évitant toute brusquerie,
toute secousse, pour faire sauter les dents comme le font les
charlatans. En agissant avec régularité, en soulevant la dent
avec prudence, on la luxe d'abord, et on la fait sortir de la
mâchoire en suivant la direction naturelle des racines et des
étuis alvéolaires dans lesquelles elles sont logées ; car il faut
bien se pénétrer de ce fait anatomique que les racines des
dents sont toutes plus ou moins inclinées vers l'intérieur de
la bouche. Il faut, en tout cas, employer moins de force que
d'adresse, afin de ne pas fracturer la dent, briser son alvéole, déchirer les gencives et ébranler les dents voisines. Il
est rare, quand on s'y prend avec habileté et soin, que l'on
ne puisse ainsi faire sortir des alvéoles mêmes les dents les
plus profondément cariées. L'extraction des dents antérieures
de la bouche, c'est-à-dire des incisives et des canines, se fait
le plus souvent avec les pinces ; leur avulsion des alvéoles
n'est jamais difficile ; mais il est bon d'avoir la précaution
d'insérer le mors aussi profondément que possible, entre le
collet de la dent et la gencive qui l'entoure, et de n'opérer
la traction directe qu'après avoir imprimé à la dent de légers
mouvements de latéralité qui ont pour objet de la luxer, et de
briser les filaments qui l'attachent à l'alvéole.

EXTRACTION du tartre. C'est une des opérations les
plus nécessaires de l'art du dentiste, car ces incrustations
tartreuses, quand on ne les détruit pas, repoussent les gencives, les détériorent, et, dans beaucoup de cas, deviennent
si envahissantes qu'elles déchaussent, écartent, ébranlent et
déplacent les dents, pénètrent jusqu'à leur racine, dans la

cavité alvéolaire, et quelquefois recouvrent toute la denture, comme une écaille continue et très épaisse. Cette matière, que quelques auteurs attribuent à une sécrétion vicieuse des gencives, et d'autres à des dépôts provenant des mucosités buccales, de la salive et des aliments, s'accumule chez certains individus avec une étonnante rapidité, et exige de leur part des soins de propreté continuels et assidus; en s'y prenant à temps, on peut enlever le tartre avec une brosse imprégnée d'un dentifrice convenable; mais quand on le laisse s'accumuler sur les dents, il faut avoir recours aux instruments employés pour en opérer l'extraction, et qui, pour la plupart, ont la forme de burins, de grattoirs et de crochets. Ces instruments doivent être en acier fin, bien trempés, tranchants et fixés solidement à un manche. Le dentiste prend toutes les mesures de propreté pour n'inspirer aucun dégoût au malade, et si la bouche qu'il visite exhale de mauvaises odeurs, il a soin de faire rincer la bouche avant et pendant l'opération, avec quelque liqueur suave et aromatique. Ces précautions prises, il place la personne dans une position convenable, se tient à sa droite, et fait pencher la tête sur le dos du fauteuil. Tenant alors l'instrument comme une plume à écrire, il commence par nétoyer les petites incisives de la mâchoire inférieure, en cassant le tartre par fragments, de bas en haut : pour enlever ce dernier de la face postérieure de ces dents, il fait incliner en avant la tête de la personne qu'il opère. Arrivé au nettoiement des dents de la mâchoire supérieure, il passe le bras gauche autour de la tête de la personne, pour relever avec l'index la lèvre de la personne, tandis que, avec l'instrument tenu de la main droite, il continue l'opération comme ci-dessus. Quant au tartre qui se trouve sur les molaires, il s'enlève plus facilement avec les rugines.

L'opération se termine, en frottant les dents, avec une brosse douce imprégnée d'une composition dentifrice, et on lui imprime un mouvement de rotation pour lui faire suivre le contour des gencives, et pour en introduire les crins dans les moindres interstices des dents.

EXTRAITS. On donne ce nom, en pharmacie, à des liquides chargés pour la plupart des principes actifs des plantes médicinales. Ce sont des teintures évaporées jusqu'à siccité, ou à consistance sirupeuse. Il y a des extraits aqueux, vineux, alcooliques et acétiques, dont quelques-uns, tels que ceux d'opium, de jusquiame, etc., sont employés par les dentistes pour calmer les douleurs de la carie et certaines formes de tics douloureux et de névralgies dentaires. — L'extrait de Saturne, eau blanche ou eau de Goulard, n'est que le sous-acétate de plomb liquide mêlé avec de l'eau.

EXTRAVERSION. Nom qui est quelquefois donné à la procidence ou anti-inclinaison des dents.

FACE. Pour les gens du monde, la face est la partie antérieure de la tête qui n'est pas recouverte par les cheveux et qui se compose du front, des sourcils, des yeux, du nez, des joues, des mâchoires, des lèvres et du menton. Considérée sous un point de vue anatomique, la face est la partie de la tête qui est située au-dessous et au-devant du crâne. Elle est composée de quatorze os, qui sont : les deux os maxillaires supérieurs, les deux os propres du nez, les deux os molaires ou de la pommette, les deux os lacrymaux, les deux os palatins, les deux os nommés les cornets inférieurs et le vomer ou cloison du nez et l'os maxillaire inférieur. La face se continue, en haut, avec le crâne; elle est bornée latéralement par les fosses temporales et par les arcades zymogatiques; en arrière, par un espace vide où est logée la partie supérieure du pharynx. Sa forme est symétrique, sa coupe verticale triangulaire, et sa structure est très compliquée. Elle présente plusieurs cavités fort remarquables, qui sont : les orbites, les fosses nasales, la cavité buccale et les fosses zygomatiques canines, etc. La portion supérieure, ou syncrânienne, de la face, est unie au crâne et immobile; la portion inférieure, ou diacrânienne, est constituée par l'os maxillaire inférieur seul, et est unie au crâne par une articulation mobile. Selon quelques anatomistes, on doit considérer comme faisant partie de la face les trente-deux dents et l'os hyoïde.

FACIDE. On désigne par ce mot certains objets qui ont rapport à la face. *L'angle facial*, de Camper, est formé, d'une part, par une ligne verticale, conduite des dents incisives supérieures au point le plus élevé du front, et de l'autre par une ligne horizontale, conduite de ces mêmes dents incisives supérieures jusqu'à la base du crâne, en passant au niveau du conduit auditif externe. D'après le degré d'ouverture de cet angle facial, on a cherché à apprécier les proportions respectives du crâne et de la face, et jusqu'à un certain point, le degré d'intelligence des individus. Plus cet angle approche de l'angle droit, plus le crâne fait saillie en avant, et plus, par conséquent, le cerveau est volumineux et le pouvoir intellectuel développé. L'homme est de tous les animaux celui qui a cet angle le plus grand : il est de 80° chez l'Européen, de 75° chez le Mongol, de 70° chez le nègre, et il n'est que de 60° chez l'orang-outang. Lavater a dressé une échelle des animaux, sous le rapport de l'angle facial, depuis la grenouille, où la ligne faciale est très inclinée, jusqu'à l'Apollon du Belvédère, où cette ligne est tout-à-fait droite. —*Nerf facial* : voyez le mot *Nerf*.—Artère, veine faciale, etc.: voyez les mots *Artères* et *Veines*.

FACTICE. Ce mot a la même signification que le mot artificiel, et désigne tous les objets qui sont dus aux arts de la prothèse.

FACULTÉ. On désigne par ce mot, en physiologie, le pouvoir d'exécuter telle ou telle fonction, ou d'exercer tel ou tel acte.

FAISCEAU. Amas de plusieurs choses liées ensemble. C'est ainsi que les anatomistes disent faisceau de fibres musculaires, faisceau aponératique, etc.

FAMILLE. On donne ce nom dans l'histoire naturelle des plantes, etc., à une réunion de genres qui ont entre eux la plus grande affinité, fondée sur l'organisation, et qui sont liés par des caractères communs.

FARD. On donne ce nom à diverses substances employées dans le dessein d'embellir le teint et de rendre la peau plus douce.

Les matières dont on fait usage le plus souvent, dans ce but, sont le blanc de fard, ou sous-nitrate de bismuth, la dissolution alcoolique de benjoin, précipitée par l'eau et connue sous le nom de lait virginal. On emploie aussi le rouge de carthame, l'huile de talc, des oxydes de plomb, d'étain et de mercure, le sulfure de ce dernier métal, ou vermillon, avec le rouge de santal, d'orcanette, de cochenille, etc. Nous avons déjà dit combien sont nuisibles toutes ces compositions, connues sous le nom de fard. Elles gâtent la peau, empêchent la transpiration cutanée, et outre leur tendance à produire des éruptions dartreuses de la figure, elles portent une influence des plus pernicieuses sur les dents, qui, par suite de leur usage, deviennent noires, cariées et vacillantes.

FENOUIL. C'est le nom d'une plante indigène de la famille des ombellifères qui est aromatique, diurétique et stimulante. Ses semences sont rangées par quelques auteurs parmi les médicaments carminatifs.

FER. C'est le nom d'un des métaux les plus communs et les plus utiles à l'homme. Il est solide, d'un gris bleuâtre, d'une structure granuleuse et un peu lamelleuse, malléable, ductible et d'une grande ténacité. Il est près de huit fois plus pesant que l'eau; il n'entre en fusion qu'à la chaleur blanche, et exposé à l'action prolongée de l'air humide, il se change d'abord en oxyde, et plus tard en carbonate de bioxyde de fer. Ce métal jouit à un très haut degré de la propriété magnétique. On change le fer en acier en disposant alternativement dans un fourneau carré des barres de fer et des matières charbonneuses, et en élevant le tout au rouge; l'acier ainsi formé est un composé de fer et un millième environ de son poids de charbon. Le fer existe dans la nature à l'état d'oxyde, de sulfure, de sélénite, etc.

FERMENTATION. On désigne par ce mot un mouvement spontané qui, sous l'influence de certaines causes s'établit dans les corps organisés, et donne naissance à plusieurs produits tout-à-fait nouveaux, et qui n'existaient pas dans les corps. On distingue quatre espèces de fermentations qui sont nommées alcoolique, acétique, putride et panaire. La fermentation alcoolique exige, pour se développer, du sucre, du ferrement, de l'eau, et une chaleur de 15 degrés. Ses produits sont l'acool et l'acide carboneux ; la fermentation acétique ne se fait que dans les liqueurs vineuses, et pour s'y développer il lui faut une certaine quantité de matière végéto-animale, telles que le ferrement ou le gluten, et une température de 15 à 30 degrés. La fermentation panaire se compose de la fermentation alcoolique et acide. Quand à la fermentation putride nous en parlerons à l'article *Putréfaction*.

FÉTIDITÉ. C'est une qualité propre à la bouche et à l'haleine de certaines personnes, et qui est due à un dégagement d'émanations d'une odeur forte et désagréable. Quand la fétidité a son point de départ dans la bouche, on devrait ôter les dents cariées qui s'y trouvent, et faire un usage constant de la brosse et d'une bonne liqueur dentifrice chargée de principes toniques et aromatiques. On combat la fétidité qui provient de l'estomac par des purgatifs, un changement de régime et des pastilles de charbon et de magnésie.

FEU. On donne ce nom aujourd'hui à l'ensemble de chaleur et de lumière qui se dégage des corps qui brûlent, c'est-à-dire dont les éléments se combinent avec l'oxygène de l'air.

FEU potentiel. On donne ce nom, dans les anciens traités de chirurgie, aux acides, aux alcalis et aux autres caustiques qui ont la propriété de produire une escharre sur les parties vivantes du corps humain.

FEU des dents. On nomme ainsi une éruption qui survient

au visage, et particulièrement aux lèvres, surtout chez les enfants, et qui consiste dans des boutons rapprochés d'où s'exhale une matière qui forme croûte, qui tombe et qui se renouvelle plusieurs fois. Cette éruption n'est pas dangereuse; elle est presque toujours le résultat du peu de soin que les nourrices prennent des enfants. En général toutes les éruptions qui surviennent chez les enfants par suite de la dentition, n'exigent aucun traitement particulier, car elles disparaissent aussitôt que les dents sont sorties.

FIBRE. On désigne par le mot fibre les filaments organiques plus ou moins solides, de nature diverse, qui entrent dans la composition de tous les tissus animaux et végétaux. Les fibres sont simples ou composées.

FIBRINE. On appelle ainsi un principe immédiat des animaux composé d'azote, d'hydrogène, d'oxygène et de carbone, qui se trouve dans le chyle, dans le sang et dans les muscles dont il fait la base. La fibrine est solide, blanche, insipide, inodore, plus pesante que l'eau, molle et légèrement élastique. Elle devient dure, cassante, et acquiert une couleur jaune, plus ou moins foncée lorsqu'on la dessèche. Décomposée par la chaleur elle fournit beaucoup de sous-carbonate d'ammoniaque et de charbon. On peut obtenir la fibrine en battant avec une poignée de bouleau le sang que l'on vient de tirer de la veine; elle s'attache au bois, on la décolore et la purifie par des lavages répétés. Considérée comme aliment, la fibrine forme la base des chairs des animaux; mais lorsque par le fait d'une ébullition trop prolongée, elle est presque entièrement séparée de la gélatine et de l'osmazome, elle est dure, coriace et d'une digestion difficile.

FIBRO-CARTILAGE. On nomme ainsi des organes qui tiennent le milieu pour leur texture entre le tissu fibreux et le tissu cartilagineux. Parmi les fibro-cartilages se trouvent ceux qui sont nommés interarticulaires, et dont on trouve un exemple dans l'articulation temporo-maxillaire.

FIC. C'est une croissance charnue, rougeâtre et molle, quelquefois dure et squirrheuse, suspendue à la langue, aux paupières, au menton et à l'anus. Les fics qui se forment à ce dernier endroit sont de nature syphilitique.

FIÈVRE. On donne ce nom à un état maladif de l'économie marqué d'une accélération du pouls, d'une augmentation de la chaleur du corps et d'un malaise général. Les fièvres sont intermittentes ou continues, et ces dernières sont le plus souvent symptomatiques de l'inflammation aiguë ou chronique de quelqu'un de nos organes. La fièvre précède et accompagne quelquefois la plupart des maladies éruptives; elle tourmente les enfants par les difficultés de la dentition, et les dents cariées et douloureuses produisent chez une foule d'individus un état fébrile très prononcé qui ne se dissipe qu'après l'extraction de l'organe malade.

FIGUE. Les figues sont les produits d'une plante de la famille des orticés, nommée le *ficus caricæ*. Les figues, dont il y a plusieurs variétés, sont sucrées, mucilagineuses et émollientes. Ce sont les figues grasses que le dentiste doit employer quand il a besoin de s'en servir sous forme de collutoire ou de gargarisme adoucissant.

FIL. Les fils de chanvre et de soie sont quelquefois employés par les dentistes pour affermir des dents vacillantes, pour fixer momentanément des pièces factices aux dents voisines, pour entourer le pivot des dents artificielles, que l'on fait pénétrer dans les racines de celles dont on a enlevé la couronne, etc. Les fils métalliques de plomb, de fer et d'or, leur sont aussi utiles dans les travaux du cabinet et de l'atelier.

FILET. On donne ce nom à un repli membraneux, triangulaire, formé par la muqueuse de la bouche et placé entre la paroi inférieure de cette cavité et la face inférieure de la langue. Lorsque le filet de la langue se prolonge jusqu'à son extrémité, il a l'inconvénient de gêner les mouvements de cet organe et de rendre la succion de l'enfant laborieuse ou impossible. On donne le nom d'*opération du filet* à celle qui débarrasse le petit malade de cette difformité : elle consiste à soulever la langue avec la plaque fendue d'une sonde cannelée, et à couper avec précaution le filet, au frein de la langue, aussi loin que possible de la face inférieure de cet organe; de peur de toucher aux artères ou aux veines ranulaires. Si la plaie donne trop de sang, on touche avec le nitrate d'argent ou avec un stylet boutonné rougi au feu.

FILIÈRE. On donne ce nom à une bande d'acier percée d'un certain nombre de trous placés sur deux rangs et qui sont d'un diamètre régulièrement décroissant, depuis le premier qui est considérable, jusqu'au dernier, dont le calibre est d'une petitesse extrême. C'est à l'aide de cet instrument que l'on étire les fils métalliques pour en diminuer la grosseur, jusqu'à un degré convenable. Pour opérer, on fixe la filière dans un étau; on lime un peu l'extrémité du fil pour qu'il entre plus facilement dans le trou, et quand il dépasse l'autre côté de la filière, on le saisit, avec de fortes tenailles, pour opérer dessus une traction, qui fait passer le reste du fil en le diminuant d'épaisseur; on facilite l'opération en chauffant le fil, de temps en temps, jusqu'au rouge, et en le frottant d'un corps gras, tel que la cire.

FILTRATION. C'est une opération qui a pour objet la clarification d'un liquide au moyen d'un filtre, à travers lequel on le fait passer. Nous avons déjà parlé de la filtration de l'eau en grand. La filtration des liquides dont le dentiste se sert pour la préparation de ses lotions dentifrices, etc., se fait à travers du papier gris ou du papier Joseph, auquel on donne la forme d'un cône plissé, pour qu'il puisse s'introduire dans l'entonnoir qui doit le contenir. Il existe encore d'autres espèces de filtres, tels que la chausse, le blanchet, les linges, les mèches de coton, les éponges, etc.

FISSURE. On nomme ainsi quelquefois les fentes, crevasses, etc., qui se forment aux lèvres, et dont nous parlerons au mot *Cerçure*.

FISTULE. On donne ce nom à tout canal anormal établi dans un point quelconque du corps, et s'ouvrant à la peau ou dans un conduit naturel. Nous devons nous borner ici à celles qui regardent l'art du dentiste, et nous allons décrire *les fistules salivaires* avec les moyens de traitement mis en usage pour les guérir.

FISTULE de la parotide et du canal de Stenon. Les fistules salivaires sont rares, mais elles sont graves par l'influence que la perte de la salive exerce sur les digestions, et elles jettent souvent les malades dans un état de marasme. La fistule parotidienne peut être produite par une blessure provenant d'une contusion, d'un coup de sabre ou de tout autre instrument pointu ou tranchant qui divise les téguments de la peau. Les lèvres de la plaie se cicatrisent séparément, et une fistule s'établit au niveau du canal de la glande. Mais dans un plus grand nombre de cas, les fistules salivaires font suite à *un abcès salivaire* qui se forme derrière une obstruction du conduit de Stenon. Souvent la fistule siége au niveau de la glande même; un simple phlegmon développé sur la joue peut la produire, ce phlegmon est circonscrit, dur, douloureux, chaud et rouge; il devient plus tard fluctuant, son sommet s'ouvre, et il s'en échappe du pus mêlé à de la salive. Quelquefois au lieu d'une simple perforation, la peau décollée se détruit dans une certaine étendue, et l'on voit au fond une escharre grisâtre qui en tombant laisse une surface ulcérée, rouge et grosse dont les bords restent décollés. Cette maladie se reconnaît facilement par la matière qui s'échappe de l'orifice formé; c'est d'abord un mélange de salive et de pus, et plus tard de la salive pure qui se montre en plus grande abondance quand le malade mâche ou parle. Quand le conduit de Stenon est libre, on peut guérir cette maladie en empêchant la salive d'arriver à l'ouverture fistuleuse, en empêchant la glande de sécréter, ou en établissant une compression sur un endroit du canal entre la glande et le point du canal de Stenon qui est ouvert.

On a soin de condamner en même temps le malade à
l'abstinence et au silence, et de toucher souvent les bords
de la plaie avec un stylet rougi au feu pour hâter la cicatrisation. Quand le calibre du canal de Stenon est rétréci par une maladie organique de ses parois, ou par
du mucus endurci, ou par des concrétions calcaires, il faut
chercher à le débarrasser des corps étrangers qu'il peut
contenir et lui donner une dilatation suffisante par le moyen
suivant, recommandé par le célèbre chirurgien Louiset,
pour cette opération. On introduit un stylet boutonné par
l'orifice fistuleux dans le canal de Stenon; on le dirige
en bas, en dedans et en avant pour parcourir ce canal
jusqu'à son arrivée dans la bouche. Les matières qui ob-
struent le canal cèdent facilement aux efforts de l'instrument, mais comme il faut assurer au canal une dilatation
suffisante, on a soin d'y faire passer un ruban de linge de
volume croissant que l'on fait agir, à la manière d'un séton,
en introduisant chaque jour une nouvelle portion de la bande
dans le canal, après avoir eu la précaution de l'enduire avec
du cérat : dans les intervalles des pansements, les extrémités
du ruban sont nouées à l'angle de la bouche, et attachées au
bonnet du malade. Le calibre du canal une fois rétabli, la
salive cesse de couler par la plaie dont on hâte la cicatrisation en la touchant du crayon de nitrate d'argent ou avec
un bouton de feu.

FISTULES dentaires. On donne ce nom à des trajets
anormaux qui établissent une communication entre la surface cariée des os maxillaires et la face libre des gencives.
Ces fistules ont souvent leur origine dans les différentes
espèces de carie dentaire qui affectent les racines des dents,
et surtout dans la maladie connue sous le nom de consomption de la racine. (Voyez le mot *Consomption.*) Elles sont
aussi dues à l'opération du plombage quand la cavité nerveuse de la dent sur laquelle on opère est déjà ouverte, et le
siége d'un suintement séreux ou purulent, et quelquefois,

mais plus rarement, elles sont produites par la présence, dans les os maxillaires, des tiges métalliques des dents à pivot. Ces fistules sont toujours précédées de vives douleurs et d'une tuméfaction circonscrite du tissu gencival, vis-à-vis de la portion cariée ou nécrosée de l'os maxillaire : tuméfaction qui est souvent accompagnée d'un appareil fébrile des plus intenses. A mesure que la maladie se prolonge, la tumeur devient de plus en plus circonscrite; elle se ramollit, se blanchit à son sommet et s'ouvre le plus souvent dans un seul point, mais souvent aussi il se forme plusieurs ouvertures fistuleuses, qui donnent au tissu perforé l'apparence d'un crible. La matière qui s'en échappe est un mélange de sérosité et de pus, qui devient plus tard une sérosité sanieuse, noirâtre et fétide. Les bords de ces orifices sont tuméfiés et calleux; la circonférence est, en général, peu œdématiée, mais rougeâtre et mamelonnée. Quelquefois l'ulcère n'a qu'un petit trou, presque obstrué par l'ichor séréux qui en découle et qui est desséché par le contact de l'air. Au bout d'un certain temps, si l'on examine l'état des parties situées sous l'ulcère, on reconnaît facilement, à l'aide de la sonde ou du stylet, que l'os est non-seulement dénudé, atteint de carie et de nécrose, mais aussi qu'il y en a des portions qui sont complètement détachées et mobiles. Les fistules dentaires ne doivent pas être confondues avec une autre maladie qui affecte les environs de la mâchoire inférieure et qui est due à des engorgements scrofuleux. Les vraies fistules dentaires ont leur point de départ dans la racine des dents et dans l'os même des mâchoires, et guérissent assez promptement après l'avulsion de la dent qui les a produites ou des esquilles qui les entretiennent, et elles peuvent affecter les personnes de tout âge et de toute constitution, tandis que les fistules scrofuleuses ne se voient guère que chez les enfants et chez les adolescents d'une santé débile et chez lesquels on voit en même temps des masses de ganglions engorgés, s'étendant souvent depuis l'occiput jusqu'à la clavicule. Le meilleur moyen que l'on puisse mettre en usage, quand il y a menace de fistule dentaire, c'est d'opérer de suite l'extraction de l'ostéide, vis-à-vis de la tumeur qui se forme; car, dans le plus grand nombre de cas, on trouvera que la racine de cette dent est affectée de consomption, et qu'elle a transmis, par contiguïté, sa maladie au fond de l'alvéole, dans lequel elle était logée. Si cependant le malade refuse de se laisser enlever la dent ou que, pour tout autre cause, le dentiste ne soit appelé que lorsque la maladie a déjà fait des progrès, que la fluctuation se fasse sentir, que la fistule soit formée et que l'introduction du stylet fasse reconnaître la présence des esquilles, il faut se hâter d'ouvrir largement la gencive malade, d'enlever les parties frappées de nécrose, ou de cautériser hardiment la surface cariée, et de ne tenter la cicatrisation de la plaie extérieure que lorsque l'on a bien desséché la source du suintement.

FISTULE salivaire de la glande sous-maxillaire. Cette fistule qui est beaucoup plus rare que la précédente commence par une tumeur salivaire sous la mâchoire, que l'on pourrait confondre avec un abcès froid ou avec un engorgement scrofuleux, au moins dans les premiers temps, mais quand l'ouverture se forme il est impossible de ne pas reconnaître la nature du mal par la salive qui s'échappe de la plaie. La glande sous-maxillaire et le canal de coharton se trouvent immédiatement derrière le corps de la mâchoire, et sont par conséquent difficiles à comprimer, aussi s'est-on borné jusqu'ici à tenter l'oblitération de l'orifice fistuleuse en la cautérisant avec du nitrate d'argent. Dans ces dernières années M. Amussat, après avoir vainement essayé de guérir la maladie autrement, eut la hardiesse d'extirper la glande elle-même, et l'opération réussit complètement.

FIXI *dentes*. Dans quelques traités d'odontotechnie écrits en latin, on désigne sous ce nom les dents permanentes.

FLACCIDITÉ. On désigne par ce mot l'état de mollesse des tissus chez les individus anémiques, scorbutiques et scrofuleux : on voit souvent chez eux les gencives molles, pâles et bouffies.

FLAMME. On donne ce nom à la masse de lumière et de chaleur qui se dégage pendant la combustion des corps. Selon le célèbre chimiste anglais sir Humphrey Davy la flamme est une matière gazeuse chauffée au point de devenir lumineuse, et jouissant d'une température qui surpasse la chaleur blanche des corps solides. La lumière de la flamme est d'autant plus brillante et intense qu'il se forme dans cette flamme une matière plus dense et plus fixe. Ainsi dans la combustion du phosphore qui produit en brûlant un corps solide, l'acide phosphorique, la flamme est très vive et très blanche, tandis que la flamme qui se forme par le soufre qui brûle est faible et transparente, le produit de la combustion n'étant qu'un corps gazeux, l'acide sulfureux. Le borax a la singulière propriété de donner un reflet verdâtre à la flamme de l'esprit-de-vin.

FLATULENCE. On donne ce nom à l'accumulation des vents dans l'estomac et dans les intestins, et à leur émission par la bouche ou par l'anus, ces flatulences annoncent toujours un état vicié des voies digestives dont les dérangements sont toujours nuisibles aux organes dentaires. On combat ce développement de gaz dans le tube digestif par les toniques, les stomachiques et les substances carminatives.

FLEURS. Les anciens chimistes donnaient ce nom à plusieurs substances solides et volatiles obtenues par la sublimation. C'est ainsi que l'on dit même aujourd'hui fleurs de benjoin pour l'acide benzoïque et fleurs de soufre pour le soufre sublimé et lavé; deux substances dont nous avons déjà parlé.

FLUCTUATION. On désigne par ce mot le mouvement du pus renfermé dans un abcès, et que l'on produit en plaçant une des mains à plat sur un côté de la tumeur, tandis qu'avec l'autre on la percute. C'est un élément de diagnostic fort important dont nous avons parlé au mot *Abcès*.

FLUX. On donne ce nom, dans les arts, à plusieurs substances très fusibles, qui ont pour propriété de favoriser la fusion des métaux. Parmi elles se trouve le borax, ou sous-borate de soude, auquel cette propriété a valu le nom de chrysocale et qui est journellement employé dans les ateliers des dentistes, pour faciliter la fusion de l'or, du platine et du maillechiort, dont ils se servent dans la fabrication de leurs pièces de prothèse. La matière connue sous le nom de *flux noir*, est un mélange de sous-carbonate, de potasse et de charbon préparé, en projetant dans un creuset rougi au fourneau, parties égales de tartre et de nitrate de potasse.

FLUXION. On désigne le plus souvent par le mot fluxion un état œdémateux du tissu cellulaire de la figure et surtout des régions maxillaires, dont la cause la plus fréquente est le froid humide. La fluxion se montre sous la forme d'un gonflement indolent et pâteux, qui est souvent mobile et périodique : elle est assez souvent précédée d'un état de malaise des dents et des gencives, qui suffit seul pour la produire. A moins que la fluxion ne s'accompagne d'une véritable inflammation, elle ne donne jamais lieu à du pus, et après une durée de quelques jours elle se dissipe, quand on s'y oppose par de la chaleur locale et par des révulsifs portés sur les extrémités des membres et sur le canal intestinal.

-**FŒTUS.** Pour l'état des dents aux différentes époques de la vie fœtale, nous renvoyons le lecteur aux mots *Développements* et *Dents*.

FOIE. Les chimistes d'autrefois imposaient ce nom à une foule de substances dues à la combinaison du soufre avec quelque autre corps. Tels sont les foies d'antimoine, d'arsenic et de soufre ; ce dernier est un sulfure de potassium.

FOLLICULE. Ce mot est synonyme de crypte. On dit également follicule ou crypte sébacée, muqueuse, etc. Les anatomistes modernes ont prouvé que les corps auxquels on a donné le nom de cryptes muqueuses de la bouche, ne sont, pour la plupart, que des glandules salivaires.

FOMENTATION. On nomme ainsi l'application d'un médicament liquide et chaud sur une partie quelconque du corps : elle est faite à l'aide d'une pièce de flanelle ou d'un morceau de linge plié en plusieurs doubles. Les liquides employés sont l'eau, le vin et l'huile, tantôt simples, tantôt chargés de principes émollients, aromatiques, toniques ou astringents. On a souvent recours aux fomentations émollientes et narcotiques pour calmer l'intensité des névralgies dentaires.

FONCTION. Les physiologistes donnent ce nom à l'action d'un organe ou d'une série d'organes qui concourent à un même but. Certaines de nos fonctions, telles que les sensations, la locomotion, la voix, la digestion, l'absorption, la circulation, la respiration, l'exhalation, la sécrétion et la nutrition, sont relatives à la conservation de l'individu. Celles qui sont relatives à la conservation de l'espèce, sont la copulation, la conception, la gestation, la parturition et la lactation. La fonction de la digestion se forme d'une foule d'actes dont la mastication est un des principaux et qui exige pour qu'elle soit bien faite, l'état de santé et la bonne conformation des dents et des mâchoires.

FONDANT. On donne ce nom aux substances que l'on croit avoir la propriété de provoquer la disparition graduelle des tumeurs qui peuvent se développer dans les divers endroits du corps. Quelques-unes d'elles agissent en stimulant l'action des vaisseaux absorbants, qui entraînent dans la circulation les liquides épanchés et comme coagulés dont ses tumeurs sont formées. Parmi les médicaments fondants, on place les pommades faites avec les iodures et les bromures, les préparations mercurielles, les alcalis, les chlorydrates d'ammoniaque, de soude, etc. Les fondants employés à l'intérieur et à l'extérieur, sont quelquefois utiles au dentiste pour dissiper les engorgements chroniques qui se forment autour des mâchoires. — Le mot fondant est quelquefois employé dans les arts pour désigner les flux à l'aide desquels on facilite la fusion des métaux. Voyez les mots *Flux, Flux noir*, etc.

FONGOSITÉ. Nous avons parlé au mot *Epulie*, des fongosités, fongus, ou excroissances ulcéreuses, qui se forment sur les gencives.

FONTICULE. On donne ce nom quelquefois aux cautères ou petits ulcères, que l'on produit par l'art, soit avec des substances caustiques, soit avec l'instrument neuf tranchant, et que l'on entretient, afin de remplir certaines indications thérapeutiques. On disait, autrefois, fonticule à pois, fonticule à séton, etc.

FORCEPS. On désigne assez souvent, par ce nom, les pinces de différentes espèces que l'on emploie à l'extraction des dents.

FOSSE. On donne ce nom à plusieurs dépressions qui se trouvent sur les os ou à des cavités qui s'ouvrent à la surface du corps. Les seules dont nous croyons devoir parler sont : la fosse temporale, qui loge le corps du muscle temporal ; la fosse canine, dans laquelle s'insère le muscle canin ; la fosse zygomatique, qui est remplie en partie par la glande parotide ; la fosse ou fossette myrtiforme, où se trouve le muscle affaisseur de l'aile du nez, et les fosses suivantes, qui méritent une description à cause des affections qui se développent simultanément dans la bouche et dans les cavités.

FOSSES nasales. Ces cavités, séparées l'une de l'autre par une cloison moyenne, sont situées à la partie moyenne de la face, et chacune d'elles offre à considérer quatre parois et deux ouvertures. *La paroi supérieure*, concave, étroite, formée par les os propres du nez, les rainures ethmoïdales et le sphénoïde, présente les trous de la lame criblée et l'orifice du sénus sphénoïdal. *La paroi inférieure*, concave transversalement, dirigée obliquement en bas et en arrière, formée par les apophyses horizontales du maxillaire supérieur et du palatin, présente, en avant, l'orifice du conduit palatin antérieur. *La paroi interne* est formée par la cloison, qui est ordinairement déjetée d'un côté. *La paroi externe*, très inégale et formée par l'ethmoïde, le palatin, le maxillaire supérieur, le cornet inférieur et l'unguis. Cette paroi présente, de haut en bas, le cornet supérieur, le méat supérieur, où l'on voit en arrière le trou sphéno - palatin, et en avant, l'ouverture des cellules ethmoïdales postérieures, le cornet moyen, le méat moyen, qui présente, en arrière, l'orifice du sénus maxillaire, et, en avant, l'ouverture des cellules ethmoïdales antérieures, et de l'infundibulum qui s'ouvre dans les sénus frontaux, et enfin le cornet inférieur et le méat inférieur, qui présente, en avant, l'orifice inférieur du canal nasal. *L'ouverture antérieure* des fosses est toujours béante et fournie des cartilages latéraux et des ailes du nez. *L'ouverture postérieure* quadrilatère, plus étendue verticalement que transversalement, est bornée, en haut, par le corps du sphénoïde, en bas, par le palatin, en dedans par le vomer, et en dehors par l'apophyse ptérygoïde. Les fosses nasales sont revêtues par la membrane mucoso-fibreuse, dite pituitaire, qui est molle, pulpeuse et très sensible, et qui s'étend depuis les ouvertures des narines jusqu'au pharynx, où elle se continue avec la muqueuse de l'arrière bouche et du voile du palais : en devant elle semble naître de la peau. Cette membrane s'étend sur toutes les éminences des fosses nasales et pénètre dans toutes les cavités qui communiquent avec elles. Le nerf olfactif, qui pénètre dans les narines par les trous de la lame criblée, vient s'épanouir dans l'épaisseur de cette membrane.

FOURNEAU. On donne ce nom à un appareil de forme variable, à l'aide duquel on peut élever la température des corps que l'on se propose de chauffer, de sécher ou de fondre. La manière de construire les fourneaux varie selon l'usage que l'on veut en faire. Nous allons en parler de trois dont la forme doit être connue du dentiste.

FOURNEAU de coupelle. Il est quadrangulaire et en terre; on s'en sert pour séparer l'or de l'argent par coupellation. (Voyez ce mot). Il est composé comme le fourneau évaporatoire, excepté qu'il présente en outre un moufle placé dans le laboratoire, et dans lequel on met les coupelles.

FOURNEAU évaporatoire. Il est formé de deux pièces; le foyer qui est évasé, et dans lequel on met le charbon qui sert de combustible, et le cendrier dans lequel les cendres tombent. Il y a en outre la porte du foyer, la porte du cendrier, la grille du fourneau qui sépare le foyer du cendrier et des échancrures propres à livrer passage à l'air. On emploie ce fourneau pour l'évaporation des liquides.

FOURNEAU de dentiste. On en a de plusieurs grandeurs, de 90 à 100 millimètres de diamètre. Ils sont assez semblables, pour la construction, aux fourneaux précédents; on le fait le plus souvent de terre cuite, et on le garnit de braise de boulanger toutes les fois que l'on veut s'en servir.

FORET. On donne ce nom à une petite broche d'acier taillée en fer de lance à l'une de ses extrémités, et arrondie à l'autre; entre elles se trouve une poulie en bois ou en cuivre jaune dans la rainure de laquelle on loge la corde de l'archet au moyen duquel on fait tourner le foret avec le degré de vitesse qu'on désire. On se sert du foret chez les dentistes pour perforer les plaques métalliques et les rondelles d'hippopotame.

FORGE. Les forges des dentistes doivent ressembler à celles des bijoutiers; elles sont indispensables pour les professeurs de prothèse qui veulent confectionner ou préparer eux-mêmes une foule d'objets relatifs à leur art.

FOUR. Le four *à émailler* est construit en briques, posées à plat et en travers. Sa hauteur est d'un mètre et demi, son foyer est plus ou moins large, plus ou moins profond, selon les besoins. Une seule brique porte sur ce foyer qu'elle dépasse de chaque côté; elle est destinée à former le devant du four, dont la disposition est telle, que l'on peut non-seulemenf faire entrer ou sortir les diverses pièces à émailler, mais encore surveiller la fusion du métal.

FOYER. Ce mot désigne plusieurs choses différentes dont nous citerons les principales. *Les physiciens* donnent ce nom au point où se réunissent les rayons lumineux réfléchis par un miroir concave ou réfractés par un verre convexe. C'est au foyer que se brûlent certains corps combustibles, quand on fait tomber sur le verre des rayons solaires. *Dans la chimie* et dans les arts on entend par foyer la partie du fourneau destinée à contenir le combustible, et *dans la chirurgie dentaire* et générale on appelle foyer l'endroit où se forme le pus dans les abcès, soit qu'ils dépendent d'une cause externe, soit qu'ils soient dus à une cause interne. Presque toutes les parties qui entrent dans la formation de la bouche peuvent devenir le siége de foyers purulents.

FRACTURE. On appelle ainsi la solution de continuité qui s'opère dans un os ou dans une dent, par toute cause qui a porté le tissu de l'organe au-delà de son extensibilité naturelle, en surmontant la force de cohésion de ses molécules. *Les causes prédisposantes* des fractures résultent des dispositions naturelles des os, de l'âge du sujet, et de quelques maladies auxquelles le système osseux est sujet. Chez les individus avancés en âge, et chez ceux affectés des diathèses scorbutique et cancéreuse, les os se brisent avec une extrême facilité. *Les causes occasionelles* sont les coups, les chutes, etc. La fracture est *directe* quand l'os se casse là où la cause a agi ; elle est indirecte ou *par contre-coup* quand l'os se brise à un endroit éloigné de la partie frappée. Les fractures peuvent être transversales, obliques, longitudinales, comminutives, c'est-à-dire formées de plusieurs fragments, et compliquées de la déchirure des parties molles, et des vaisseaux et des nerfs dont l'os est entouré. La thérapeutique des fractures consiste à réduire les fragments, à les tenir réduits, et à s'opposer aux accidents qui pourraient entraver la marche de la guérison qui se fait au moyen du cor. (Voyez le mot *Col.*)

FRACTURES de la mâchoire inférieure. Elles sont rares, et diffèrent suivant le point où elles arrivent, et suivant leur direction. Elles ont lieu le plus souvent sur l'un ou l'autre des côtés de la symphyse du menton, et quelquefois de deux côtés à la fois, de manière que le menton proprement dit, se déplace. Elles peuvent avoir lieu dans les branches, au col et à la base de l'apophyse coronoïde de cet os. Elles sont produites par des coups reçus sur le menton, par des chutes sur cette partie, ou par une pression violente exercée sur les branches et la base de l'os maxillaire inférieur lui-même. Les symptômes varient selon l'endroit de la fracture ou selon que cette dernière a lieu d'un côté ou des deux, mais dans tous les cas il peut y avoir difficulté de mouvoir la mâchoire, des inégalités senties par le doigt promené sur la base de l'os, une mobilité anormale dans un endroit de son étendue, et de la crépitation provenant du frottement des fragments. Quand la fracture est double, la portion moyenne du menton livré à son propre poids s'abaisse fortement dans sa partie antérieure. La fracture de l'os maxillaire inférieur n'est jamais très grave, à moins qu'elle n'ait été comminutive ou compliquée de plaies des parties molles. Voici le moyen de guérison que l'on emploie : lorsque la fracture n'existe que d'un côté du menton, il suffit de maintenir pendant quarante jours les deux mâchoires en contact, et la fracture se guérit d'elle-même. Quand il y a fracture avec le déplacement d'un des fragments, on cherche à réduire ce dernier à sa position naturelle, chose qui est en général très facile, en lui imprimant un simple mouvement de soulèvement. Quand la fracture a son siége au col du condyle, comme le fragment supérieur est toujours tiré en avant, et qu'on ne peut agir sur lui, on est obligé de faire subir au fragment inférieur le même déplacement, en poussant l'angle de la mâchoire d'arrière en avant. Quand la réduction des fragments est ainsi opérée, pour les maintenir en place, on rapproche la mâchoire inférieure de la supérieure, et l'on place entre elles, de chaque côté de la bouche, un morceau de liége taillé de manière à rendre partout les dents de niveau. Les morceaux de liége ainsi placés ont aussi l'avantage de tenir écartées les dents antérieures de la bouche, et permettent de nourrir les malades, sans être obligé d'opérer l'extraction de ces dents, ou d'avoir recours à la sonde œsophagienne. Quand la fracture est réduite, le dentiste place sous la base de la mâchoire inférieure, dans toute son étendue, du carton épais, ramolli avec de l'eau et du vinaigre ; il applique, par-dessus ce carton mouillé, une fronde ou bandage à quatre chefs, dont le centre se place sur le menton, les deux chefs postérieurs fixés sur la partie antérieure du bonnet dont on coiffe le malade, et les deux chefs antérieurs fixés au même bonnet dans le voisinage de l'occiput. Le carton mouillé et souple se moule sur la mâchoire, et forme en se desséchant une sorte de boîte qui entoure et soutient l'os fracturé. Avant de fixer définitivement cet appareil, on a soin d'appliquer sur la peau un morceau d'emplâtre de savon pour empêcher les rougeurs ou les excoriations que le contact immédiat du carton pourrait produire. On remplace quelquefois le carton par deux compresses louquettes dont l'une passe sous le menton, l'autre au devant de lui, et dont les chefs vont se fixer solidement sur le sommet et la partie postérieure du bonnet du malade qui, dans ce cas, doit être assujetti par quelques tours de bande. Quand il y a fracture du condyle, on ramène en avant le fragment inférieur, en pressant, en plaçant sur l'angle de la mâchoire une compresse épaisse en fixant forteles deux chefs postérieurs de la fronte sur le front du malade.

FRACTURE des dents. On peut citer pour les fractures des dents les mêmes causes prédisposantes et occasionelles qui président à la fracture des os, et comme pour ces derniers les fractures des dents peuvent être transversales, obliques et longitudinales. La fracture ne diffère de l'entamure dont nous avons parlé que par l'étendue plus considérable de la lésion. Elle peut siéger séparément à la couronne, au collet et à la racine, ou bien affecter ces trois parties à la fois. La fracture des dents qui sont déjà cariées se fait par les simples efforts de la mastication, mais celles qui sont saines et bien conformées ne se brisent que sous l'impulsion des corps durs qui les heurtent, et qui les ploient au-delà de l'extensibilité naturelle de leur tissu qui est presque nulle. On a longtemps douté, et même nié la possibilité de la consolidation spontanée des fragments d'une dent fracturée, mais des preuves innombrables aujourd'hui nous montrent que la membrane de la pulpe épanche entre les fragments une matière à laquelle on donne erronément le nom de cal, et qui, en se durcissant, donne à la partie fracturée sa solidité première. Cette sorte de consolidation se fait le plus souvent à la racine, et dans le cas où une fracture transversale a lieu au niveau du collet; mais elle n'a jamais lieu quand la fraction siége dans l'épaisseur de la couronne, et que la membrane de la pulpe se trouve à une distance considérable de la surface de la fracture; dans ce dernier cas on est obligé de se borner à limer la dent fracturée pour détruire les aspérités qui se trouvent à sa surface, dans le cas où la couronne est séparée de la racine on peut facilement obtenir la consolidation de la dent en fixant un petit appareil sur les dents voisines qui lui assure une immobilité parfaite pendant plusieurs mois. Comme fait physiologique, cette consolidation spontanée des fragments d'une dent fracturée est intéressante, mais comme utilité pratique pour l'art du dentiste elle ne mérite pas une grande considération.

FRAGILITÉ. On donne ce nom à l'extrême facilité avec laquelle les dents et les os se brisent chez quelques individus par l'effet d'un état maladif et anormal des tissus dentaires et osseux. On a généralement regardé comme cause de la fragilité de ces parties la vieillesse, les affections cancéreuses, le scorbut et les vices rachitiques et vénériens.

FRAGMENT. Ce mot est employé par les chirurgiens

pour désigner les pièces qui résultent de la fracture d'un os.
Dans les os longs on nomme fragment supérieur celui qui est
le plus proche du tronc, et sur lequel on opère la contre-extension; le fragment inférieur est celui qui est le plus éloigné
du tronc, et sur lequel on opère l'extension. On donne le nom
d'esquille aux plaques longitudinales qui se séparent du corps
de l'os, et ne sont adhérentes qu'à l'un ou l'autre des fragments.

FRAISE. On donne ce nom, dans les ateliers de dentiste,
à une meule d'acier dentelée, de différentes formes, dont les
aspérités creusent les pièces d'hippopotame que l'ont veut
évider; son diamètre varie, sa forme est cylindrique ou ovale,
mais le plus souvent cette meule a la forme d'un cône comme
le fruit dont elle porte le nom.

FRAISER. On nomme ainsi l'action d'évider les pièces
en hippopotame, à l'aide de l'instrument que nous venons de
décrire. On l'emploie aussi pour exprimer l'action de faire
un enfoncement pour noyer la tête d'un clou ou d'une vis.

FRIABILITÉ. Ce mot se dit quelquefois en parlant des
os et des dents. Voyez le mot *Fragilité.*

FRICTION. On nomme ainsi l'action de frotter une partie
de la surface du corps plus ou moins fortement avec la main,
une brosse ou de la flanelle. Les frictions peuvent être sèches
ou faites avec des liniments et des onguents médicinaux. C'est
un excellent moyen de ranimer la vitalité de la peau chez les
enfants rachitiques et scrofuleux, et de déplacer les douleurs
rhumatismales qui affectent dans les saisons froides et humides les dents et les mâchoires.

FRIGORIFIQUE. On donne ce nom à des mélanges en
proportions diverses de sels et de glace pilés, ou de la neige
qui se transforment en liquides aux dépens du calorique des
corps qui les environnent en produisant autour d'eux un
degré de refroidissement très considérable. Un mélange de
sel marin et de glace abaisse fortement la température, et
un mélange d'une partie de neige avec trois parties de chlor-

hydrate de chaux fait descendre le thermomètre à 58° au-dessous de zéro. On peut avec ces mélanges solidifier le mercure, et aider à la liquéfaction de plusieurs gaz, tels que le chlore et l'acide carbonique.

FROID. Le froid, considéré comme chose indépendante, comme agent physique, n'existe pas, il n'est que l'absence de la chaleur, et ce mot, employé en parlant du corps humain, n'exprime que la sensation que nous éprouvons par suite de la soustraction rapide de la chaleur de nos organes. Hippocrate dit, dans ses aphorismes, que le froid est nuisible aux dents ; et, en effet, on a de tout temps regardé la fraîcheur extrême de l'atmosphère comme cause prédisposante de la rupture des os et des dents. Combien de douleurs dentaires, névralgiques et inflammatoires doivent leur origine aux courants d'air froid qui viennent percuter les dents et les mâchoires; et nous savons la grande part qu'il faut attribuer à une atmosphère froide et humide dans la production des fluxions, des rhumatismes maxillaires et des odontalgies qui les accompagnent, aussi bien que dans la production des vices scorbutiques et scrofuleux qui nuisent tant à la structure et à la belle apparence des organes dentaires. Nous sommes convaincu que les climats régulièrement froids, et l'usage habituel des aliments froids, sont loin d'être nuisibles aux dents ; mais nous pensons, avec les auteurs les plus distingués, que la transition subite du chaud au froid nuit singulièrement aux dents, brise l'émail et engendre la carie, en exposant à l'action de l'atmosphère la partie sensible de la substance dentaire; aussi, faut-il bien se garder d'introduire dans la bouche des matières froides, telles que la glace et les sorbets, immédiatement après l'ingestion des aliments soumis à une haute température.

FRONDE. C'est une sorte de bandage que l'on nomme aussi *mentonnière*, et dont on se sert pour fixer la mâchoire inférieure dans les cas de fracture ou de luxation de cet os. La fronde se fait avec une bande ou une compresse longuette fendue depuis ses extrémités jusqu'à deux ou trois pouces environ de sa partie moyenne. Pour la manière de l'employer, voyez ce que nous avons dit à l'article *Fracture*.

FRONT. On donne ce nom à la partie du visage comprise entre les tempes, et qui, dans le sens vertical, s'étend depuis la racine des cheveux jusqu'au nez, et au bord supérieur des orbites.

FRONTAL. On désigne sous ce nom plusieurs objets qui ont rapport ou qui appartiennent au front. Pour les vaisseaux, les nerfs et les sinus frontaux, voyez les mots *Artère, Veine, Nerf* et *Sinus*. — On donne aussi ce nom, en chirurgie, à une bande ou un topique appliqué sur le front.

FRONTO-NAZAL. Nom donné par Chaussier au muscle pyramidal du nez.

FULIGINEUX. On désigne par ce mot un enduit de couleur brune noirâtre qui recouvre les dents et les lèvres dans certains cas de fièvre typhoïde.

FUMIGATIONS. On nomme ainsi la formation d'un gaz ou d'une vapeur que l'on destine à la purification d'un endroit ou des objets infects, ou à guérir certaines maladies dartreuses de la peau, ou à ranimer les propriétés vitales de cet organe. La fumigation désinfectante de Guyton de Morveau a pour agent le chlore gazeux, qui agit en se combinant avec l'hydrogène des miasmes qui émanent des objets contenus dans les lieux infects. L'acide sulfureux, ou vapeur de soufre, est employé en fumigation contre les maladies de la peau, et les fumigations aqueuses et aromatiques sont employées pour stimuler l'organisation, pour rétablir la fonction perspiratoire de cet organe, et pour lui donner la tonicité qui lui fait défaut chez quelques individus lymphatiques et scrofuleux. Les dentistes conseillent d'avoir recours aux fumigations aqueuses et aromatiques de la face pour faire cesser les douleurs rhumatismales des mâchoires et les odontalgies produites par les courants d'air ou par le froid et l'humidité.

FURONCLE. On donne ce nom au phlegmon circonscrit qui est dû à l'inflammation d'un des petits paquets de tissu cellulaire qui remplissent les alvéoles dont est creusée la face adhérente du derme. Cette affection, connue sous le nom de *clou*, affecte rarement le voisinage de la bouche.

FUSIBILITÉ. Propriété qu'ont certains corps solides de se transformer en liquides par l'action du feu.

FUSION. C'est une opération qui a pour objet de convertir en liquides certains corps solides, et surtout les métaux, par l'action de la chaleur. Un corps fusible, soumis à l'action du feu, se chauffe de plus en plus jusqu'au moment où il commence à fondre ; mais alors la température du corps reste la même jusqu'à ce qu'il soit entièrement liquéfié, et ce n'est qu'alors que la température commence de nouveau à s'élever. La plupart des corps occupent, à l'état liquide, un espace plus considérable qu'à l'état solide. Mais il n'en est pas toujours ainsi, car la glace, les sels cristallisés, et quelques métaux, tels que le fer, le bismuth et l'antimoine, sont plus volumineux à l'état solide que lorsque l'on en a opéré la fusion.

Nous avons dit que l'on facilite la fusion des métaux à l'aide du borax et les compositions connues sous le nom de flux ; on verra, par le tableau suivant, les degrés de chaleur auxquels se fondent les principaux métaux, selon le thermomètre centigrade et le pyromètre de Wedgewood.

Manganèse entre en fusion à 160° du pyromètre.

Zinc — — à 374° du thermomètre.

Fer — — à 130° du pyromètre.

Étain — — à 228° du thermomètre.

Plomb. — — à 322° du thermomètre.

Arsenic — — à un degré plus élevé que le plomb.

Antimoine — — à un degré égal à celui de l'arsenic.

Bismuth — — à 247° du thermomètre.

Cuivre — — à 27° du pyromètre.

Mercure — — à 39° du therm. au dessus de zéro.

Argent. — — à 20° du pyromètre.

Or — — à 30° du pyromètre.

Platine — — à un degré excessivement élevé.

GAIAC. On nomme ainsi le bois d'un arbre de la famille des rutacées, qui croît aux Antilles. Il est l'un des quatre sudorifiques, est résineux, amer et aromatique. Son usage est recommandé contre les anciennes douleurs rhumatismales des dents et des mâchoires, et contre les diverses espèces de détériorations produites dans ces organes par les effets de la syphilis récente ou constitutionnelle.

GALBANUM. C'est le nom d'une sorte de gomme-résine grasse, molle et ductible comme la cire, dont la saveur est amère et l'odeur forte et aromatique. Il jouit des mêmes propriétés médicinales que l'assa-fœtida, mais à un degré beaucoup moindre, et il est beaucoup moins employé que ce dernier.

GALÈNE. On appelle ainsi le sulfure de plomb tel qu'on le trouve dans la nature. Elle est d'une couleur grise éclatante, susceptible d'être divisée en cubes, et facile à fondre. La galène est presque la seule mine que l'on exploite dans la production du métal nommé plomb.

GALIPOT, ou résine blanche, est la partie qui se fige à la surface des incisions que l'on fait au *pinus sylvestris* et au *pinus maritima*.

GALLATE. On donne ce nom à tous les sels composés de l'acide gallique, et c'en est une base. Le gallate de fer dissous constitue l'encre noire.

GALLES. On désigne quelquefois, par ce mot, la noix de Galles. Voyez ce mot.

GALVANISME. On donne ce nom à l'électricité développée par le contact de deux métaux de nature différente, et dont la découverte est due à un physicien d'Italie, nommé Galvani. Volta est venu après lui pour donner la théorie de ce développement, et c'est à lui que l'on doit la pile qui porte son nom. Cette pile est formée d'une série de couples, dont chacune se compose d'une plaque de cuivre et d'une plaque de zinc, soudées ensemble, et qui sont connues sous le nom d'éléments de la pile. Les éléments sont séparés les uns des autres par des morceaux de drap ou de carton humides. Quel que soit le nombre d'éléments dont la pile se compose, l'intensité du fluide galvanique va en croissant, depuis la partie moyenne jusqu'aux extrémités, celle qui se termine par la plaque de zinc est nommée le pôle positif, et le pôle négatif se trouve à l'extrémité qui se termine par le cuivre. La pile ainsi construite, ou *pile à colonne*, est presque partout remplacée par la *pile à auge* du docteur Wollaston. Cette dernière se compose de grands couples rangés parallèlement dans une auge, de manière à laisser entre eux des espaces isolés les uns des autres, et qu'on remplit d'une eau acidulée. Le fluide galvanique qui s'échappe des pôles de la pile, et que l'on fait arriver aux corps sur lesquels on veut agir par des fils métalliques joints à ses extrémités, produit des phénomènes très extraordinaires en chimie et en physique. Ses effets physiologiques se bornent à exciter les contractions des parties musculaires du corps et à faire éprouver une commotion assez vive quand on touche en même temps les deux pôles de la pile. C'est en se fondant sur ces données que l'on a fait entrer le galvanisme dans le domaine de la thérapeutique, et qu'on le préfère à l'électricité ordinaire pour rendre la contractilité aux plans musculaires de la vie organique et aux petits muscles de la vie de relation, qui se trouvent à la face, et qui forment partie des yeux, des oreilles, de la bouche, etc., et pour réveiller les fonctions vitales de ces derniers organes. On se vante d'avoir guéri par ce moyen quelques cas de tics de la face, de paralysies partielles de muscles de cette partie, et des cas d'angustie ou abolition de la perception des saveurs. Quant à son application aux besoins de l'art du dentiste, nous devons dire, après maintes expériences, qu'elle est nulle ou presque nulle, et nous ne croyons pas devoir entrer dans plus de détails à son égard.

GALVANO-PUNCTURE. On donne ce nom à un moyen particulier d'appliquer le fluide galvanique aux parties du

corps sur lesquels on veut agir. Avec la pile seule, les conducteurs ne font que poser sur la peau de la partie. Dans l'o-
pération dont nous parlons, on a soin d'introduire d'abord
deux aiguilles à acupuncture (voyez ce dernier mot) dans la
profondeur de l'organe malade, et l'on applique aux extrémités des aiguilles qui restent dehors les fils conducteurs de la
pile. On l'emploie dans le même cas que le galvanisme simple.

GANGLIONS. Les ganglions lymphatiques (car nous ne
croyons pas nécessaire de parler des ganglions nerveux) sont
des organes arrondis ou ovalaires que l'on trouve sur le trajet des principaux vaisseaux lymphatiques. Ces organes,
nommés autrefois glandes conglobées, sont ordinairement
rougeâtres ou gris ; ils se trouvent, tantôt isolés, tantôt réunis en masse, et leur volume est très variable. Ils paraissent
formés d'un entrelacement inextricable de vaisseaux lymphatiques, et sont destinés à faire subir une élaboration au
fluide qui le traverse. Les vaisseaux lymphatiques qui leur
portent la lymphe qu'ils puisent dans les interstices de nos
organes ont reçu le nom de *vaisseaux déférents*; ceux qui
portent la lymphe élaborée dans les ganglions vers les grands
troncs veineux, sont nommés *vaisseaux afférents*. Les ganglions lymphatiques se trouvent en grand nombre sur le trajet de gros vaisseaux artériels du corps, et abondent dans les
cavités splanchniques, à l'exception du crâne et du rachis.
On les trouve par groupe, près de la superficie du corps, dans
la région poplitée, dans les aînes, au pli du bras, dans l'ais-
selle, au cou et à la face. Ceux qui occupent cette dernière
partie, sont situés sur le muscle buccinateur, le long de
la base de la mâchoire. Ceux qui sont au cou sont divisés
en *superficiels*, disposés le long du tronc et des branches de
la veine jugulaire; et en *profonds*, qui forment autour de la
carotide et de la jugulaire interne un cordon qui s'étend depuis l'apophyse mastoïde jusqu'à la première vertèbre dorsale. L'engorgement des ganglions lymphatiques du cou et
de la mâchoire est assez souvent produit par la difficulté

qu'éprouvent les dents de sortir de leurs alvéoles pendant les époques des deux dentitions, et surtout de la première. Mais cet engorgement, chez les enfants, est plus souvent l'indice d'une constitution scrofuleuse, qu'on doit chercher à changer de nature par l'emploi bien dirigé des moyens médicamenteux et hygiéniques dont il sera question à l'article *Scrofules*. Voyez ce mot.

GANGRÈNE. On donne ce nom à l'extinction définitive de la vie dans un organe ou dans des parties molles du corps. La gangrène qui affecte le tissu osseux porte le nom de nécrose. (Voyez ce mot.) Dans la *gangrène sèche*, les tissus sont durs et comme racornis; dans la *gangrène humide*, ils prennent la consistance d'une matière pulpeuse. Les causes de la gangrène sont le froid intense. L'application du feu et des caustiques, la ligature des vaisseaux sanguins et des nerfs de la partie gangreneuse, et l'introduction dans l'économie de certains principes septiques, tels que le seigle ergoté, les chairs putrides et les matières ichoreuses provenant du charbon, de la pustule maligne, etc. La seule maladie de cette sorte qu'il importe au dentiste de connaître, est celle qui est connue sous le nom de

GANGRÈNE de la bouche. Cette affection, qu'il ne faut pas confondre avec les stomatites pultacées et couenneuses, affecte le plus souvent les jeunes enfants affaiblis, scorbutiques et scrofuleux, qui se trouvent réunis en grand nombre dans les lieux humides, malpropres et mal aérés. Elle commence sous l'apparence d'une ulcération superficielle de la membrane muqueuse, des joues et des lèvres; mais bientôt ces dernières parties deviennent le siége d'une tuméfaction circonscrite, qui est œdémateuse et tout-à-fait caractéristique. La peau qui la recouvré est huileuse, et présente une tache d'un rouge obscur sous lequel la pression fait reconnaître un noyau central plus ou moins dur. Un peu plus tard un escharre paraît sur la tumeur; toute l'épaisseur de la partie est alors gangrenée, et l'affection envahit les parties voisines qui tombent en lambeaux. Dans cette maladie, l'appétit se conserve jusqu'à la fin, et la mort survient quelquefois sans qu'il y ait aucune trace de réaction fébrile. Dans le traitement de cette maladie on conseille les gargarismes faits avec une solution de chlorure de soude et une décoction de quinquina. On renouvelle ces lotions chaque fois que le malade veut boire; pour nettoyer la bouche et empêcher la matière ichoreuse d'arriver dans l'estomac, on enlève avec des ciseaux la partie gangrenée, et l'on touche souvent les parties malades avec un pinceau de charpie imbibé d'acide chlorhydrique affaibli, ou d'une dissolution de nitrate acide de mercure, étendue d'eau.

GARANCE. Nom d'une plante de la famille des rubiacées, qui est très cultivée dans le midi de la France, et dont la racine est employée pour la teinture en rouge. Elle donne cette dernière couleur aux os, au lait et aux urines des animaux qui s'en nourrissent.

GARGARISME. On désigne sous ce nom tout médicament liquide destiné à être gardé pendant un certain temps dans la bouche, et porté successivement sur la luette, le voile du palais, ses piliers et sur les amygdales. On remplit ce but, c'est-à-dire on se gargarise en agitant continuellement le liquide en divers sens au moyen de l'air qui sort du larynx. Le gargarisme se distingue du collutoire en ce que ce dernier a plus de consistance, et en ce qu'il est employé plus fréquemment dans les maladies de la membrane muqueuse de la bouche et des gencives. Les gargarismes d'eau fraîche, quand la bouche est saine, sont un des meilleurs moyens connus pour préserver la santé de la muqueuse buccale et le bon état de la gencive et des dents. Les gargarismes médicamenteux varient beaucoup dans leur composition, mais nous donnerons ici les ingrédients de ceux qui sont le plus utiles à l'art du dentiste.

GARGARISMES anti-aphtheux. Celui que l'on emploie le plus fréquemment contre l'éruption aphtheuse des enfants se compose de sirop de mûres, de roses sèches ou de grenades, étendu dans une quantité d'eau d'orge ou de plantain. On trempe dedans un petit tampon de linge fin qu'on donne à sucer aux enfants.

GARGARISMES antiscorbutiques. On en fait un excellent avec de l'alun dissous dans du vin blanc, auquel on ajoute de la teinture de myrrhe, de la teinture de quinquina, du miel rosat et du laudanum. Les effets de ce gargarisme doivent être secondés par l'usage intérieur de tisanes de houblon, de cochléaria, et d'autres plantes qui ont des propriétés médicales analogues.

GARGARISMES astringents. Un des meilleurs est formé d'un mélange de décoction d'écorce de chêne, d'eau de rivière, de sulfate acide d'alumine, et de miel rosat. On en fait usage quand les gencives sont fongueuses et engorgées, et il n'est pas inutile de faire saigner avec un cure-dent les gencives avant de s'en servir.

GARGARISMES détersifs. Celui que l'on emploie à l'Hôtel-Dieu, contre les affections gangreneuses de la bouche et contre les ulcérations qui persistent après la chute des lambeaux, est composé de miel rosat, d'eau d'orge, et de 20 ou 30 gouttes d'acide sulfurique.

GARGARISMES excitants. On en fait un excellent avec du sirop de groseille, de la teinture de cannelle, et d'une infusion de sauge ou de menthe poivrée. Les gargarismes excitants, en même temps qu'ils raffermissent les gencives, déterminent une sécrétion plus abondante de la salive.

GARGARISMES émollients. On les fait le plus souvent avec des figues grasses, de la racine de guimauve, etc., que l'on fait bouillir dans du lait, et que l'on édulcore au goût du malade. Ce sont d'excellents curatifs contre toutes les affections inflammatoires de la bouche.

GARGARISMES narcotiques. Ils ont tous pour base l'opium, les sels, les extraits de cette substance, et les préparations vineuses connues sous le nom de laudanum. On les trouve utiles à calmer l'irritation de la bouche et à modérer l'activité de la salivation mercurielle.

GARGARISMES tempérants. On les fait en acidulant et en sucrant de l'eau fraîche ou un liquide légèrement mucilagineux. Ils tendent à diminuer la circulation trop active des vaisseaux capillaires de la bouche et des organes qui en font partie.

GARGARISMES toniques. Ils sont souvent composés d'une décoction de quinquina, de la teinture de myrrhe, et d'une très petite quantité d'acide sulfurique. Ce composé, que l'on emploie contre la pâleur et l'atonie des gencives, et des autres parties de la bouche, ramène la couleur et la vitalité dans la membrane muqueuse qui les recouvre.

GARROT. On nomme ainsi un appareil employé dans la chirurgie générale pour suspendre le cours du sang dans les membres sur lesquels on fait de grandes opérations.

GASTRITE. On entend par ce mot l'inflammation de la membrane muqueuse de l'estomac. La forme chronique de cette maladie doit être connue du dentiste, car elle doit souvent son origine à la perte et aux mauvais état des organes dentaires, et au défaut de mastication suffisante des matières alimentaires qui en est la suite. Pour que la mastication soit parfaite, il faut que les arcades dentaires soient bien disposées, et le nombre et la forme des dents à leur état normal, et dans les cas où cela n'existe pas, l'estomac est condamné au pénible travail de compléter ce que la bouche n'a pu faire, et se trouve naturellement accablé et irrité par des masses compactes de matières animales et végétales qui n'auraient dû lui être transmises qu'à l'état de pulpe. Les symptômes principaux de la gastrite chronique sont une douleur sourde et incommode à l'épigastre, avec un sentiment de constriction pénible dans cette région. A ces symptômes se joignent l'inappétence, le dégoût et la lenteur des digestions qui sont accompagnées d'anxiété générale, de mouvements fébriles et de nausées. Il y a souvent régurgitation de gaz ou de liquides, de mucus ou d'aliments, avec des vomissements, quelquefois après les repas, et souvent une constipation opiniâtre. Le traitement de cette affection est plutôt l'affaire du médecin que celle du dentiste, mais c'est à ce dernier d'en prévenir le retour par les moyens précieux que lui fournit son art.

GAUCHIR. Ce mot se dit dans les cabinets et dans les ateliers de dentiste, des pièces quelconques qui ont pris une fausse direction.

GAZETTES. On nomme ainsi de petits coffres en terre réfractaire, destinés à recevoir les dents minérales incorruptibles que l'on fait cuire dans les fours à porcelaine.

GAZ. On désigne sous ce nom les corps dont les molécules intégrantes sont assez dilatées par le colorique pour devenir aériformes. Les gaz sont permanents quand on peut, à l'aide du froid et de la pression, les réduire à l'état liquide, et ceux que l'on peut faire passer à l'état liquide, au moyen de ces agents, sont dits non permanents. Certains gaz acides, tels que l'acide chlorhydrique, sont très solubles dans l'eau. On nomme *délétères* ceux qui exercent une action funeste sur l'économie animale.

GÉLATINE. On donne ce nom à une substance qui résulte de l'action de l'eau bouillante sur certaines parties du corps animal, telles que les os, les tendons, les ligaments et les aponévroses. Elle est formée d'hydrogène, d'oxygène, de carbone et d'azote. Quand elle est pure, elle est demi transparente, incolore, inodore, insipide et plus pesante que l'eau. Cette substance qui est très soluble dans l'eau chaude forme la base de la colle-forte et de l'ichthyocolle.

GÉNAL. Nom donné aux parties qui ont rapport aux joues.

GENCIVAL. On nomme aussi gencival et gincival les parties qui ont rapport aux gencives.

GENCIVES. On appelle ainsi la portion de la muqueuse buccale qui entoure les dents. Elle se distingue, selon un de nos premiers anatomistes modernes, des autres parties de cette membrane par son adhérence intime au périoste, par son épaisseur, et surtout par une densité presque cartilagineuse qui leur permet de résister au choc des corps durs soumis à la mastication. Comme la membrane palatine qui l'avoisine, elle est privée de sensibilité. Les gencives commencent à quelque distance de la base de l'alvéole, et parvenues à cette base elles continuent leur trajet jusqu'au collet de la dent, où elles se réfléchissent sur elles-mêmes, en formant à cet endroit un bord dentelé et festonné, semblable à celui qui est formé par les bases des alvéoles. Ces dentelures répondent aux intervalles des dents en envoyant entre ces dernières des prolongements qui font communiquer les deux portions de la gencive qui recouvrent les faces antérieures et postérieures des alvéoles. La portion de la gencive qui se réfléchit au niveau du collet des dents, n'adhère pas intimement à la partie de la racine qui déborde l'alvéole, mais elle s'enfonce dans la cavité de chaque alvéole pour constituer *le périoste alvéo-dentaire* qui, comme nous l'avons déjà dit, est un puissant moyen d'union entre la racine et l'alvéole. Chez les vieillards, après la chute des dents, le tissu fibro-muqueux qui constitue les gencives devient plus fibreux, plus solide, et peut servir à la mastication. Ces organes sont remarquables par le peu de tissus cellulaires qu'ils contiennent, et selon M. Serres, ils sont pourvus de follicules particuliers pour la sécrétion du tartre. Le scorbut et les préparations mercurielles exercent une action spéciale sur ce tissu, et sous leur influence il se ramollit et devient fongueux et saignant. Il n'est pas sensible aux incisions que l'on y fait, mais la pression qu'il éprouve au moment de la sortie des dents de lait donne naissance aux accidents nerveux les plus graves. Les usages qu'on leur attribue sont de fermer complètement les alvéoles, de servir d'organes à la mastication avant et après l'existence des dents, d'offrir un point d'appui à la langue dans l'articulation des sons, et de fixer plus solidement les dents dans leurs alvéoles, au moyen de leur portion réfléchie aux membranes alvéo-dentaires. Les artérioles des gencives proviennent toutes des artères maxillaires internes et faciales; les veines portent le même nom qu'elles, et les nerfs sont tous des rameaux provenant de la cinquième paire. Les gencives concourent puissamment avec les dents à rendre harmonieux la beauté de la bouche, et leur couleur rose, leur tendre incarnat rehaussant l'éclat et la blancheur des dents. Nous avons déjà remarqué la presque insensibilité des gencives aux incisions et à la pression quand ces organes sont sains, mais dès qu'une inflammation un peu intense s'y développe, ils acquièrent une sensibilité morbide, extrême et l'on voit souvent les jeunes enfants refuser le sein plutôt que de supporter la douleur que provoque la pression des joues dans les efforts de la succion. Parmi les maladies dont les gencives peuvent être le siége, nous citerons les inflammations, les ulcérations vénériennes, scorbutiques et mercurielles, les aphthes, les abcès, les fistules dentaires, les épulies, les engorgements chroniques, les tumeurs squirrheuses et les bouffissures.

GÉNÉRATION. On donne ce nom à l'ensemble des fonctions destinées à perpétuer les races et les espèces, et qui comprennent chez l'homme et chez les autres mammifères la copulation, la conception, la gestation, la parturition et la lactation ou allaitement.

GENIEN. Ce mot se dit quelquefois des choses qui ont rapport au menton.

GENI. Les apophyses *geni* sont quatre petites éminences osseuses qui se trouvent sur la face postérieure du corps de l'os maxillaire inférieur, derrière la symphyse du menton, et dont les deux supérieures donnent attache aux muscles génio-glosses, et les deux inférieures aux muscles genio-hyoïdiens.

GÉNIO-GLOSSE. Le muscle génio-glosse se trouve à la partie antérieure et supérieure du cou, derrière le corps de l'os maxillaire inférieur. Il est triangulaire et aplati transversalement; il s'attache en avant à l'apophyse geni supérieur, et en arrière en partie à la langue, et en partie à l'os hyoïde.

Ce muscle dont les fibres sont très divergentes en arrière, agit sur la langue de différentes manières ; par la contraction de ces fibres supérieures, cet organe est porté en avant hors de la bouche ; par celle de ses fibres inférieures, la langue est tirée fortement en arrière, et la contraction de ses fibres muqueuses a pour effet de creuser le dos de la langue en gouttière.

GÉNIO-HYOÏDIEN. Les muscles génio-hyoïdiens qui se trouvent à la partie antérieure et supérieure du cou sont allongés et plus étroits en haut qu'en bas. Ils se fixent aux deux apophyses génio inférieures en haut, et en bas à la partie supérieure de la face antérieure du corps de l'os hyoïde. Quand ces muscles prennent leur point d'appui fixe sur la mâchoire, ils élèvent l'os hyoïde, et par conséquent le larynx; mais ils peuvent aussi contribuer à l'abaissement de la mâchoire inférieure, en prenant leur point d'appui sur l'os hyoïde.

GENIO-PHARYNGIEN. Winslow donne ce nom à un trousseau de fibres musculaires qui s'étend depuis la mâchoire jusqu'au pharynx ; mais, selon tous les anatomistes modernes, ces fibres font partie du muscle constricteur supérieur du pharynx.

GENRE. Dans toutes les branches de l'histoire naturelle, ce mot est employé pour désigner un groupe d'espèces qui peuvent se réunir par des caractères communs.

GENTIANE. Cette plante, à laquelle Gentius, roi d'Illyrie, a légué son nom, appartient à la famille des gentianées et à la *pentandrie-digynie,* de Linnée. Il y en a de plusieurs espèces, qui croissent dans les Alpes et dans les autres hautes montagnes de l'Europe ; mais celle que l'on emploie le plus est la *gentiana lutea,* dont la racine est éminemment anti-scrofuleuse, fortifiante et tonique. Cette racine est allongée, grosse comme le pouce, rougeuse, annelée, brune à l'extérieur, d'un jaune vif et d'une texture spongieuse à l'intérieur; elle a une saveur amère pure, sans aucune trace de stipticité.

Cette racine, que l'on peut donner en poudre ou en décoction, rend les plus grands services au dentiste dans les cas d'atonie de la muqueuse buccale des gencives, et dans plusieurs affections des organes dentaires qui dépendent d'un état scrofuleux ou scorbutique de la constitution.

GERÇURE. On donne ce nom à des crevasses ou fentes peu profondes qui se montrent aux lèvres, surtout chez les femmes, dans les temps froids et à la suite de certains états fébriles de l'économie qui causent le désséchement et des déchirures spontanées de ces organes. On trouvera ci-dessous la préparation d'une pommade qui nous rend, en pareil cas, les plus grands services, et qui devrait se trouver dans tous les bons cabinets de dentiste.

Prenez 2 parties d'huile d'amandes douces, 1 partie de cire vierge pure, et 1 huitième de racine d'orcanette; faites digérer ces matières au bain-marie, et passez à travers un linge quand la masse a acquis une belle couleur rouge; remuez alors jusqu'à ce que la liqueur commence à se refroidir, et ajoutez pour chaque 30 grammes environ du mélange 4 gouttes d'essence de roses. On conserve cette pommade dans de petites boîtes faites exprès.

GERME. On donne ce nom à tout rudiment d'un nouvel être qui n'est pas encore développé. C'est une machine organisée, parfaite à tous égards, et qui ne peut être modifiée que par le développement ou par la formation originelle dont un tout organique peut résulter, comme de son principe immédiat. Ce mot est applicable aux êtres vivants, comme aux organes dont ils se composent. Les germes des dents de l'homme sont visibles dès le deuxième mois de la vie intra-utérine, et consistent alors en des follicules membraneux, situés sous la gencive, dans la gouttière, que commencent à présenter alors les mâchoires.

GESTA. On désigne par ce mot, en physiologie et en hygiène, les fonctions qui s'exercent par le mouvement volontaire des muscles et des organes. C'est dans cette classe que se trouvent le sommeil, la veille, la locomotion et le repos.

GINGEMBRE. On donne ce nom à la racine d'une plante de la famille des amomées, qui est peu employée en France, mais qui est regardée, et à juste titre, en Angleterre et en Allemagne, comme stomachique, curmitative, et anti-scrofuleuse.

GIROFLE. On donne ce nom à la fleur non épanouie du giroflier. Ces fleurs, connues sous le nom de clou de girofle, renferment une quantité considérable d'huile volatile très aromatique qui est épaisse, brune et pesante. C'est un assaisonnement délicieux pour quelques mets, et employé comme stimulant énergique dans la médecine. L'huile essentielle de girofle, qui est légèrement rubéfiante et presque caustique, est un des moyens les plus populaires contre les odontalgies qui accompagnent la carie des dents et la dénudation du nerf dentaire ; mais on conçoit qu'un pareil remède ne peut produire qu'un soulagement très momentané. La manière de s'en servir est d'en imbiber un morceau de coton que l'on fixe à demeure dans la cavité de la dent malade.

GLACE. On donne ce nom à l'eau devenue solide par l'effet du froid. La glace ne se forme pas toujours quand la température est descendue à zéro, comme on le croit ordinairement ; car, pourvu que l'eau soit pure, privée d'air, et dans un repos parfait, le thermomètre peut descendre bien au-dessous de ce point avant que la glace commence à se former. La glace pure est transparente, incolore, et douée d'une saveur vive ; elle réfracte fortement la lumière, et peut servir à la construction des lentilles ardentes ; elle est élastique, dure, et d'une ténacité très considérable. Elle est moins pesante que l'eau, et occupe, à poids égal, un espace plus considérable qu'elle. La glace est tonique, et les glaces que l'on fait chez les confiseurs, à l'aide de cette substance, ne sont nuisibles aux dents que parce qu'on les introduit dans la bouche après avoir fait usage des mets dont la température est très élevée.

GLANDES. On a longtemps donné le nom de glandes conglobées aux ganglions lymphatiques du cou et des autres parties du corps. On donne même aujourd'hui le nom de glandes aux ganglions sous-maxillaires engorgés chez les enfants
tourmentés par les souffrances de la dentition, et chez ceux
qui sont doués d'une constitution scrofuleuse.

GLANDES salivaires. Elles sont au nombre de trois, de
chaque côté de la bouche, et forment un collier symétrique-
ment étendu le long des branches et du corps de la mâchoire
inférieure. Ce sont les glandes *parotides sous-maxillaires* et
sub-linguales; elles doivent être bien connues du dentiste.

GLANDE parotide. Elle est la plus volumineuse des glandes salivaires, et se trouve en même temps au-devant et au-
dessous du pavillon de l'oreille. Elle remplit l'excavation
profonde qui existe sur les côtés de la face, entre le bord
postérieur de la branche de l'os maxillaire inférieur, le conduit auditif externe, et l'apophyse mastoïde du temporal. Elle
s'étend depuis l'arcade zygomatique jusqu'à l'angle de la mâchoire; sa forme est celle d'une pyramide dont la base, qui
est arrondie, est tournée en dehors. Sa *face externe*, qui est
légèrement convexe, s'étend plus ou moins sur la face, sa
circonférence se prolongeant sur le muscle masseter et sur
l'articulation de la mâchoire inférieure avec le temporal; elle
n'est recouverte que par la peau, le muscle peaucier, et
quelques filets nerveux. Sa *face antérieure* est en rapport
avec l'articulation temporo-maxillaire, avec le bord postérieur de la branche de la mâchoire, et avec le muscle ptérigoïdien interne, parties sur lesquelles elle est moulée, et entre
lesquelles elle pénètre. Sa *face postérieure* contracte des adhérences avec le conduit auditif externe, l'apophyse mastoïde,
le bord antérieur du muscle sterno-cleïdo-mastoïdien, le ventre postérieur du muscle digastrique, l'apophyse styloïde et
le bouquet de Riolan. Cette face est aussi en rapport avec
les artères carotides interne et externe, la veine jugulaire
interne, et l'artère temporale superficielle, parties qui tra-

versent quelquefois le tissu même de la glande. Le nerf facial, avant de distribuer ses filets, traverse le corps de la parotide transversalement. Le nombre et l'importance des vaisseaux et des nerfs qui traversent la glande parotide en rendent l'extirpation impossible ; et la compression, recommandée par Dessault dans le cas de fistule salivaire, ne peut qu'être en même temps douloureuse et pleine de danger. Pour le conduit excréteur de cette glande, qui est connue sous le nom de canal, ou conduit de Stenon, voyez le mot *Canal*.

GLANDE sous-maxillaire. Elle est beaucoup moins considérable en volume que la parotide, et logée entre les deux ventres du muscle digastrique, sur la face interne du corps et de la branche de la mâchoire. Sa forme est celle d'un ovoïde irrégulier, aplati sur ses trois faces, s'étendant en arrière jusqu'à l'angle de la mâchoire, où elle se confond assez souvent avec la glande parotide. Quant à son extrémité antérieure, qui est bifurquée, la portion superficielle s'avance vers le muscle digastique, et la portion profonde arrive jusqu'à la glande sub-linguale, en passant derrière le muscle mylo-hyoïdien. La glande est séparée, dans cet endroit, de sa semblable par les ventres antérieurs des muscles digastriques et par les muscles genio-hyoïdiens. La *face antérieure* de cette glande est appliquée sur la face postérieure du corps de la mâchoire; la *face postérieure* est en rapport avec le nerf lingual, les muscles stylo et hyo-glosses, et l'artère faciale; la *face inférieure* repose sur le peaucier et la peau, et sa *face supérieure* s'étend dans une certaine étendue entre les muscles mylo-hyoïdien et ptérygoïdien interne. Elle est environnée d'un assez grand nombre de ganglions lymphatiques; son conduit excréteur est nommé conduit ou canal de Wharton, dont on trouvera une description au mot *Canal*.

GLANDE sub-linguale. Elle fait partie de la paroi inférieure de la bouche, et se trouve placée au-dessous de la partie antérieure de la langue. Cette glande, que quelques anatomistes regardent comme une sorte d'appendice de la glande sous-maxillaire, est placée parallèlement à celle du côté opposé ; sa forme est à-peu-près celle des amygdales, et son grand diamètre dirigé d'avant en arrière. La *face inférieure* de cette glande repose sur le muscle mylo-hyoïdien, qui la sépare de la glande sous-maxillaire ; la *face supérieure*, qui fait saillie dans la bouche, n'est recouverte que de la muqueuse buccale. En *avant*, elle est en rapport avec le corps de la mâchoire ; en *arrière*, avec la portion profonde de l'extrémité antérieure de la glande sous-maxillaire avec laquelle elle semble se continuer, et en dedans avec la face externe du muscle genio-glosse. Cette glande, au lieu de n'avoir qu'un seul conduit excréteur, en a plusieurs qui sont fort déliés, et qui viennent s'ouvrir sur les parties latérales du frein de la langue. Voyez, pour ces conduits, le mot *Canal*.

GLANDULES. Ce nom est donné par un anatomiste distingué, moderne, aux corps sécréteux, sous la muqueuse buccale, aux lèvres, aux joues et au palais, et que l'on avait pris, avant lui, pour des follicules ou cryptes mucipares. Le tissu et les fonctions de ces glandules salivaires sont en tout semblables au tissu et aux fonctions des glandes salivaires que nous venons de décrire.

GLAYEUL. Plante de la famille des iridées dont la racine pilée et appliquée aux tumeurs scrofuleuses du cou, en hâte e dégorgement.

GLÉNOIDE. On donne le nom de cavité glénoïde à la fosse ou dépression de l'os temporal qui reçoit le condyle de l'os maxillaire inférieur dans l'articulation temporo-maxillaire, et qui se trouve entre les deux racines de l'apophyse zygomatique. La profondeur de cette cavité est augmentée par plusieurs éminences qui l'entourent, et qui sont l'épine du sphénoïde, l'apophyse styloïde et son apophyse engamante qui n'est que la lame antérieure du conduit auditif. La capacité est plus que du double de celle qui serait nécessaire pour recevoir le condyle, et en effet toute la partie de la cavité qui se trouve en arrière de la scissure glénoïdale est étrangère à l'articulation, et dépourvue de cartilage; c'est une cavité supplémentaire destinée à agrandir la cavité principale dans certaines occasions. Chez les rongeurs et les carnassiers, cette cavité n'existe pas, et la cavité qui reçoit le condyle est exactement proportionnée au volume de ce dernier. La cavité glénoïde est bornée, en avant, par la racine transverse de l'apophyse zygomatique qui est convexe et encroûtée de cartilage, et c'est en franchissant cette racine, dans les bâillements profonds, et à la suite de violences exercées sur le menton qu'ont lieu les luxations de l'os maxillaire inférieur, accident qui, pour des raisons que nous avons déjà données, n'arrive jamais aux enfants. Voyez *Articulation* et *Luxation*.

GLÉNOIDALE. On désigne sous le nom de scissure glénoïdale la fente de l'os temporal qui sépare la partie articulaire de la cavité glénoïde de celle qui ne l'est pas.

GLOSSALGIE. C'est le nom donné aux douleurs nerveuses dont la langue est quelquefois le siége; en donnant à ce mot une signification moins limitée, il peut dire toutes les douleurs, quelle que soit la nature de la cause à laquelle elles sont dues, qui affectent cet organe. On doit chercher à en modérer l'intensité par des médicaments anti-spasmodiques, quelquefois toniques, par des révulsifs et des collutoires calmants.

GLOSSITE. On nomme ainsi l'inflammation de la langue, soit en totalité, soit en partie; dans ce dernier cas l'inflammation peut occuper la base, la pointe ou l'un ou l'autre des côtés de cet organe qui est alors rouge, chaud, douloureux et tuméfié. La tuméfaction de la langue est portée dans les cas graves à tel point, qu'elle ne peut être contenue dans la bouche, et qu'elle empêche l'entrée libre de l'air et des aliments dans la trachée-artère et dans l'œsophage. Il ne faut qu'un jour pour faire acquérir à la langue un volume énorme. Les causes de cette maladie sont très nombreuses; les substances âcres, venimeuses et caustiques, ou d'une température très élevée, peuvent la produire, et elle peut être occasionée par des contusions et des blessures venant du dehors. Les aspérités

qui se trouvent sur les débris des dents cariées, les portions
de ces organes qui, dans les opérations du dentiste, échappent à la lime, et des dents elles-mêmes anormalement disposées dans la bouche produisent souvent l'irritation inflammatoire avec gonflement et ulcération de cet organe. Quelle
que soit la cause de la glossite, pour peu qu'elle soit intense, on
devrait la combattre par des moyens antiphlogistiques actifs,
et par des collutoires calmants, en même temps que l'on
opère par l'extraction ou par l'usage de la lime, la destruction de la cause du mal.

GLOSSO-CATACHE. On donne ce nom à un instrument
inventé par le célèbre médecin Paul d'Égine, et dont l'usage
était d'abaisser la langue, et de la tenir appliquée contre la
paroi inférieure de la bouche, pour mieux permettre l'examen
de cette cavité dans les maladies de l'arrière-bouche, et pour
faciliter le mouvement des instruments que l'on était obligé
d'y introduire dans les opérations de l'odontotechnie. Cet
instrument que l'on emploie rarement aujourd'hui se compose d'un corps et de deux branches, dont l'une porte une
platine qui sert à déprimer la langue, tandis que l'autre, fa-
çonnée en forme de fer à cheval, s'applique sous le menton.
Cet instrument et d'autres qui ne sont que des modifications
de lui, sont connus dans notre art sous les noms de *detentor
linguæ*, *speculum oris*, etc.

GLOSSO-ÉPIGLOTTIQUES. On donne le nom de ligaments glosso-épiglottiques, à trois replis de la muqueuse
buccale, qui s'étendent depuis la base de la langue jusqu'à
la face antérieure de l'épiglotte.

GLOSSO-PHARYNGIEN. On donne le nom de *nerf
glosso-pharyngien* à un des nerfs cérébraux qui sort du
crâne par le trou déchiré postérieur, et qui vient en dernier
lieu se perdre dans l'épaisseur du tissu musculaire de la
langue, entre le nerf lingual, qui est au-dessus, et le nerf
grando-hypo-glosse, qui est au-dessous de lui. Ses filets se
distribuent dans la langue même, dans les téguments de sa

base, et dans les parois du pharynx. Selon les physiologistes, ce nerf établit l'harmonie entre les mouvements de la langue et les mouvements de l'arrière-gorge, ou du pharynx.

GLOSSO-STAPHYLIN. On donne ce nom à un des muscles de la région palatine qui se trouve placé dans l'épaisseur du pilier antérieur du voile du palais. Ce muscle, qui est allongé, mince et étroit, s'étend depuis la base de la langue jusqu'à la partie latérale et inférieure du voile du palais, qu'il concourt à former. Son usage est de resserrer l'isthme du gosier en abaissant le voile du palais et en élevant la base de la langue.

GLOTTE. On désigne par ce mot l'ouverture supérieure du larynx. Elle est oblongue, et comprise, de chaque côté, entre les ligaments vocaux supérieur et inférieur. Sa longueur, chez l'homme adulte, est d'environ 11 lignes; elle est large en arrière et rétrécie en avant. Les dimensions de la glotte, qui sont en rapport avec l'étendue et l'intensité de la voix, sont plus considérables chez l'homme que chez la femme, et ces dimensions varient chez le même individu, selon le ton sur lequel il parle, et selon les mouvements qu'exécutent les uns sur les autres les cartilages du pharynx.

GLUTEN. C'est le nom d'un principe immédiat végétal qui se trouve dans la plupart des céréales, et surtout dans le froment. C'est à lui que la farine de ce dernier doit la propriété de faire pâte avec l'eau, de lever, et par conséquent de faire de bon pain. Le gluten est azoté, et, exposé à l'action de la chaleur, il se comporte comme les matières animales.

GLUTINATIF. Ce mot, qui a la même signification que le mot aglutinitif, se dit des topiques qui ont la propriété d'adhérer aux parties sur lesquelles on les applique. Les bandes et les bandelettes aglutinatives sont des rubans de toile dont un des côtés est enduit d'une matière collante, telle que l'emplâtre diapalme, le dyachylon, ou l'emplâtre de céruse brûlé. On les emploie dans les pansements des plaies que l'on désire réunir par première intention. Il faut remarquer cependant qu'elles sont peu applicables dans les plaies qui ont

lieu aux joues et aux parois de la bouche, car la nature musculaire et mobile de ces parties, aussi bien que le changement de volume qu'elles éprouvent dans diverses circonstances, rendent leur fixation au moyen des bandelettes aglutinatives, impossible. Pour affronter les lèvres des plaies
qui ont lieu dans ces endroits, on est forcé d'avoir recours
à la suture dite à points séparés. Voyez le mot *Sutures*.

GLYCYRISA. C'est le nom botanique de la réglisse.

GOBELET émétique. On donnait autrefois ce nom à un
vase ayant la forme d'un gobelet, et fait avec de l'antimoine
fondu qu'on coulait dans des moules. Ces gobelets commu-
niquaient aux liquides dont on les remplissait des propriétés
vomitives très-prononcées. On ne s'en sert plus.

GOITRE. On donne ce nom à une tumeur placée au-devant du larynx et de la trachée, et formée par l'augmentation de volume de la glande thyroïde. Cette maladie, qui est
héréditaire, règne épidémiquement dans les vallées des Alpes.
La chaleur, l'humidité, et la stagnation de l'air, favorisée
par la forme étroite et tortueuse des gorges de ces montagnes, paraissent en être les principales causes.

GOLFE. Les anatomistes donnent le nom de golfe de la
veine jugulaire interne à une dilatation considérable de ce
vaisseau, qui se trouve à la base du crâne, au niveau du trou
déchiré postérieur.

GOMME. On donne ce nom à des produits immédiats de
certains végétaux qui appartiennent tous à la famille des légumineuses. Les gommes sont privées d'azote, insolubles
dans l'alcool, très solubles dans l'eau, et formant, avec elle,
un liquide mucilagineux plus ou moins consistant, qui n'est
pas susceptible de fermentation, mais qui, traité par l'acide
nitrique et la chaleur, fournit ce que l'on appelle l'acide sac-
cholactique. Les gommes sont employées en médecine
comme adoucissantes, relâchantes et émollientes, et les dentistes s'en servent beaucoup comme calmants dans les irritations intestinales et nerveuses qui ont lieu au moment de

la première dentition, et pour former les collutoires qu'ils ont occasion de prescrire dans les diverses inflammations des parois de la bouche. Il y a trois sortes de gommes :

1° *Gomme arabique.* Elle découle des incisions faites à l'écorce de l'*acacia vera*; on la trouve en masses sèches, demi-transparentes, de la grosseur d'une petite noix, rugueuses et fendillées à leur surface, friables, arrondies, presque incolores, inodores, d'une saveur visqueuse, et d'une pesanteur spécifique de 1,515. La *gomme du Sénégal*, fournie par l'acacia du Sénégal, ne diffère guère de la précédente. La *gomme adragante*, fournie par l'*astragalus creticus*, est solide, opaque, blanche ou jaunâtre, non friable, en lanières minces plus ou moins larges, irrégulièrement contournées, ou bien en filets déliés ou en grumeaux amorphes. Cette gomme, qui n'a ni odeur ni saveur, est composée d'une gomme semblable à la gomme arabique, et d'une matière connue sous le nom d'adragantine. Elle jouit des mêmes propriétés que les gommes précédentes; à poids égal elle donne de la viscosité à vingt-cinq fois plus d'eau que la gomme arabique ou la gomme sénégale.

GOMPHOSE. On doit donner ce nom, non à l'articulation, mais à l'implantation des dents dans leurs alvéoles. Ce mot dérive du mot grec *gomphos*, qui veut dire clou, et semble assimiler l'implantation des dents, dans le corps de la mâchoire, à une cheville enfoncée dans son trou. On peut considérer comme moyen d'union, entre les dents et les alvéoles, l'harmonie de forme parfaite qui existe entre les parois de ces derniers et la surface de la racine, la tendance naturelle de l'alvéole de se resserrer sur la racine, et le mouvement vital de celle-ci qui la fait pousser à sa pointe et sur les côtés dans un sens inverse à celui de la pression de l'alvéole, le feuillet réfléchi du tissu gencival au périoste alvéo-dentaire, qui descend sur les parois de l'alvéole pour remonter sur la racine de la dent, et enfin la ceinture que forme autour du collet de la dent le bord libre des gencives. On concevra facilement combien ces deux derniers moyens contribuent à l'affermissement des dents, en songeant à l'état vacillant de ces organes, qui fait suite à l'altération morbide des gencives et de leur feuillet alvéo-dentaire, produit par le scorbut et l'emploi mal entendu des préparations mercurielles, et avec quelle facilité on extrait les dents des personnes mortes.

GONFLEMENT. Ce mot, dans la pathologie, exprime une augmentation morbide dans le volume d'un organe ou d'une partie quelconque du corps. Il peut être dû à une accumulation de sang, de sérosité, de lymphe, de pus ou de gaz dans les tissus de la partie malade. Quand il est partiel, il y a tant de causes qui peuvent le produire, qu'il est impossible de les énumérer tous ; ceux qui surviennent dans les parois de la bouche portent les noms de fluxion, abcès, engorgement, etc. (Voyez ces mots.) Les gonflements inflammatoires de ces parties sont produits le plus souvent par les courants d'air froid, par des douleurs odontalgiques, et par l'effet de l'humidité, et doivent être traités par les moyens antiphlogistiques connus.

GONFLEMENT des gencives. Celui qui survient pendant les efforts de la première dentition est presque toujours dû aux efforts que font les dents de traverser le tissu gencival qui les recouvre. Quelquefois la sortie des dents de lait se fait d'une manière très paisible, et n'est accompagnée d'aucun symptôme inflammatoire digne d'éveiller la sollicitude de la mère; mais, dans un très grand nombre de cas, les gencives sont très douloureusement tuméfiées avec engorgement des parotides et des autres glandes salivaires, et enflure de toute la face. Dans cette affection, le tissu des gencives devient très étendu, presque violet, sec et luisant; il y a souvent rougeur des pommettes, soif ardente, et fièvre avec des signes très manifestes d'irritation nerveuse. C'est au moyen de médicaments laxatifs, de pédiluves chauds, de boissons mucilagineuses, et le lait d'une bonne nourrice, qu'il faut chercher à calmer ces symptômes, qui se dissipent d'eux-mêmes aussitôt que la dent a réussi à vaincre la résistance du tissu gencival; mais on est souvent obligé d'aider à sa sortie en faisant une légère incision sur la partie de la gencive soulevée par la pointe.

GORGE. En langage vulgaire, on donne ce nom au pharynx et à la partie supérieure de l'œsophage; on le dit aussi de la partie antérieure du cou qui correspond au larynx, et on le dit encore pour désigner l'intérieur du cou et les seins d'une femme.

GOUPILLES. On donne ce nom, dans les ateliers de dentistes, à des tiges métalliques de diverses grandeurs dont on se sert comme de clous pour fixer les plaques et les ressorts des pièces artificielles pour la bouche.

GOURMANDES. On donne, dans les pharmacies, le nom de pilules gourmandes à des pilules composées avec de l'aloès succotrin, du mastic, des roses rouges et une quantité suffisante de sirop d'absinthe. Elles sont fortifiantes et stomachiques, et leur usage habituel est incontestablement utile aux dents des personnes qui ont les digestions difficiles, et qui sont sujettes à des rapports aigres ou nidoreux, car les renvois de l'estomac exercent presque toujours une action très nuisible sur les organes dentaires.

GOUT. On donne ce nom, en physiologie, au sens qui nous fait percevoir les saveurs, et dont la langue est l'organe principal; il nous donne la notion de la sapidité des corps. On a recherché le siége exact du goût, soit en excluant certaines parties de la cavité buccale de l'action des substances sapides, au moyen de membranes inertes, soit en promenant un stylet garni d'un morceau d'aloès sur toutes les parties de cette cavité. On a reconnu que le sens du goût ne siége qu'à la pointe de la langue sur sa circonférence, et sur la partie postérieure de la face dorsale de cet organe, et seulement au-delà d'une ligne à concavité antérieure, qui passerait par le trou borgne. Une portion très peu considérable du voile du palais jouit aussi du pouvoir de percevoir les saveurs, mais le palais lui-même, les lèvres, les gencives et la face interne des joues sont complètement étrangères à cette perception. Un corps, pour donner la sensation du goût, doit être sapide, et pour être sapide, il faut qu'il soit soluble. Plus la mastication d'une substance est parfaite, plus nous jouissons de la sapidité, de la saveur, car cette fonction isole les unes des autres les molécules intégrantes du corps, et les met en plus grande abondance en contact avec les organes qu'elles sont destinées à impressionner. Des trois nerfs qui se trouvent dans la langue, c'est le nerf lingual, branche du nez maxillaire inférieur, que l'on croit spécialement destiné à la gustation. Haller prétend avoir suivi les ramifications de ce nerf jusque dans les papilles fongiformes de la langue, et Magendie, après en avoir fait la section, a vu la langue conserver ses mouvements, mais rester insensible aux saveurs. Dans l'exercice du goût il faut considérer outre l'action purement nerveuse, d'abord *le chorion*, qui donne à la membrane de la langue de la solidité pour supporter impunément un contact, puis *les muscles* de cet organe qui multiplient les points de contact de la substance qu'ils pressent de manière à en exprimer la partie liquéfiée; puis *les follicules* et glandules de la bouche qui entretiennent l'humidité et la souplesse des papilles, et qui liquéfient le corps solide, et ensuite la bouche, qui, par sa forme, sa conscription, les mouvements de mastication et les glandes salivaires qu'elle loge dans ses parois, contribue beaucoup à l'exercice du sens du goût.

GOUTTE. On donne ce nom à une maladie qui est caractérisée par la douleur, le gonflement et la rougeur des petites articulations, qui occupe le plus souvent, dans le principe, celle du gros orteil, et qui est toujours accompagnée d'un état fébrile de l'économie, quelquefois très considérable. Outre la goutte régulière on distingue les trois formes de goutte irrégulière que l'on désigne sous les noms de goutte rentrée, goutte mal placée et goutte atonique, et qui sont toutes dues, selon les auteurs, à un état particulier de l'économie que l'on nomme la diathèse goutteuse. Nous ne parlons de cette maladie, qui est plutôt du ressort de la médecine générale, que pour avertir nos lecteurs qu'elle produit fréquemment des métastases qui affectent non-seulement les organes intérieurs mais aussi le tissu gencival, les mâchoires et les dents en y produisant souvent des douleurs intolérables que l'on ne peut faire disparaître qu'en ramenant la goutte à son siége primitif, en irritant par des topiques rubéfiants et vésicants l'endroit de la surface du corps qu'elle vient de quitter.

GOUTTE sereine. C'est un nom donné quelquefois à l'amaurose ou paralysie du nerf optique. On a vu cette maladie disparaître à la suite de l'extraction des débris des dents cariées qui irritaient sourdement les organes dentaires voisins et les mâchoires du malade.

GOUTTE. On évalue, dans les pharmacies, le poids d'une goutte de liquide à un grain ou cinq centigrammes, mais il est évident que le poids de la goutte varie selon la nature du liquide, et qu'une goutte d'éther sulfurique ne pèse pas autant qu'une goutte d'huile de croton, etc.

GOUTTES. On donne ce nom à certains médicaments liquides que l'on n'administre qu'à petite dose, quelques gouttes à la fois, et qui ordinairement sont doués de beaucoup d'énergie. Les trois sortes de gouttes suivantes peuvent être utiles au dentiste, et doivent être connues de lui.

GOUTTES anodines. Médicament composé de 30 grammes d'écorce de sassapas, d'autant de racine d'azarum européenne, de 4 grammes d'huile volatile de corne de cerf rectifiée, de 15 grammes de bois d'aloès et de 10 grammes d'opium. On fait digérer ces substances dans un litre d'alcool. Ces gouttes qui sont calmantes, sudorifiques et toniques, sont données, à la dose de 10 à 60 gouttes, dans les cas d'odontalgies nerveuses, goutteuses et rhumatismales.

GOUTTES calmantes. Les ingrédients qui y rentrent sont :

Alcool à 40 degrés . . . .   94 gram.
Éther sulfurique   31   —   25 centigram.
Laudanum liquide   31   —   25   —
Baume du commandeur   31   —   25   —
Baume de la Mecque.   11   —   72   —
Baume de tolu   11   —   72   —
Essence de girofle   11   —   72   —

Cette liqueur que l'on doit conserver hermétiquement fermée est employée par quelques dentistes, comme un remède
très efficace contre les maux de dents produits par la carie de
ces organes. Pour s'en servir, on nettoie avec le plus grand
soin la dent cariée, on introduit un morceau de coton imbibé
de ces gouttes, en prenant la précaution de ne pas humecter
les gencives ni les dents voisines.

GOUTTES céphaliques d'Angleterre. Elles sont composées
de 15 grammes d'esprit volatil de soie crue, de 4 grammes
d'huile de lavande et de demi-once d'alcool rectifié. On les
donne dans les névralgies dentaires qui dépendent de la surexcitation du système nerveux.

GRAIN. Le grain est en pharmacie la soixante-douzième
partie d'un gros, ou la vingt-quatrième partie d'un scrupule.
Ces poids sont remplacés aujourd'hui, dans la pharmacie et
dans les arts, par ceux du système décimal, dont le poids
normal est le gramme qui vaut environ dix-huit grains des
poids anciens; le grain vaut cinq centigrammes d'aujourd'hui.

GRAINS de vie. Ce sont des pilules stomachiques décrites au mot *Gourmandes*.

GRAISSE. C'est une sbstance non azotée que l'on trouve
dans les tissus des animaux. Elle est composée de deux principes immédiats, la stéarine, l'élaine et un principe odorant;
elle est quelquefois incolore, mais plus souvent jaunâtre; sa
consistance varie selon les animaux et les parties qui l'ont
fournie. Sa saveur est douce et fade; quand elle est pure, elle
n'a pas d'action sur le tournesol. Elle est plus légère que
l'eau; cette liqueur même bouillante ne se dissout point,

mais elle est légèrement soluble dans l'alcool. Quand on chauffe la graisse avec des matières alcalines, telles que la potasse et la soude, elles se décompose en donnant les acides margarique, oléique et stéarique qui se combinent avec les alcalis pour former du savon. La graisse qui est mauvais conducteur du colorique, sert dans l'économie animale pour empêcher le refroidissement trop rapide du corps et semble logée par la nature dans les aréoles de nos tissus, pour fournir un aliment aux puissances assimilatrices dans le cas de maladies où le canal intestinal et les autres organes digestif refusent d'agir sur les substances alimentaires usuelles. L'usage de la graisse dans les arts et dans la médecine est très commun. C'est avec la graisse de porc un axonge que l'on mélange les substances médicamenteuses qui doivent être employées en friction à l'extérieur du corps. On donne indifféremment à ces mélanges le nom de graisse ou de pommades. Ainsi, graisse ou pommade mercurielle, graisse ou pommade de Goudret, graisse ou pommade anti-névralgique, etc. Nous citerons à l'article pommade celles qui doivent être connues du dentiste.

GRAMME. C'est le poids qui forme le point de départ du nouveau système décimal des poids. Le poids du gramme est égal à celui d'un centimètre cube d'eau distillée à 40° du thermomètre centigrade. Il vaut un scrupule ou dix-huit grains de l'ancien système, et forme la trente-deuxième partie d'une once.

GRASSEYMENT. On donne ce nom à un vice de la parole, qui consiste à ne pouvoir prononcer ou à prononcer mal la lettre *R*. La position, ni la perte des dents n'y contribuent nullement.

GRENADIER. C'est le nom d'un arbrisseau originaire d'Afrique, qui appartient à la famille des myrthoïdes. On forme avec son fruit, la grenade, des boissons rafraîchissantes. Ses fleurs, desséchées, connues sous le nom de balaustes, sont usitées comme astringentes ; et sa racine, en décoction, est un excellent anthelmintique, surtout contre le ténia.

GRENOUILLE. Nom donné à un genre de reptile de l'ordre des batraciens. On fait de sa chair des bouillons rafraîchissants, analogues à ceux de veau.

GRENOUILLETTE. On appelle ainsi une tumeur qui se forme sous la langue par l'accumulation de la salive, dans le canal de Warthon, ou canal excréteur de la glande sous-maxillaire. Les parois de ce canal offrent moins de densité, de résistance que celles du conduit de Stenon, et se laissent distendre facilement par la salive, quand le cours de cette dernière se trouve ralenti par un rétrécissement ou par un calcul. Les tumeurs qui résultent de la distension de ce canal peuvent faire saillie sous la peau, au-dessous du corps de la mâchoire inférieure, et être prises, comme nous l'avons vu fréquemment, pour des abcès froids et des gonflements scrofuleux. Le plus souvent, ces tumeurs se développent sous la partie antérieure de la langue, et restent molles, fluctuantes et transparentes, tant que leur volume est peu considérable ; mais, avec le temps, elles grandissent, deviennent dures par l'épaississement de leurs parois, et la salive qu'elles contiennent s'altère, perd de sa transparence, et se mêle à une matière puriforme fournie par le kiste ; la voix est plus ou moins altérée par ces tumeurs, quand elles ont pris un certain accroissement, et le nom de grenouillette leur a été donné parce qu'on a comparé au croassement des grenouilles la manière de parler des personnes qui en sont affligées. Ces tumeurs acquièrent quelquefois un volume si grand, que la langue en est refoulée en haut et en arrière, et produit une gêne considérable dans la respiration. Nous en avons vu repousser en avant les dents incisives et canines, et amener ainsi une grave ulcération des lèvres. Quand ces tumeurs s'ulcèrent à leur face inférieure, il peut se former des fistules salivaires au-dessous de la mâchoire, qui sont très difficiles à guérir ; et, comme nous l'avons dit à l'article *Fistule*, un chirurgien distingué de notre cité s'est vu dans la nécessité de faire l'extirpation de la glande même. Mais c'est là un moyen extrême auquel il ne faudrait avoir recours qu'après avoir essayé tous les moyens de guérison ordinaires. En prenant cette maladie à temps, on peut la guérir en faisant traverser la tumeur d'une mèche, ou en enlevant avec les ciseaux un lambeau de la tumeur, de manière à faire une ouverture artificielle pour le passage de la salive dans la bouche. Mais l'on n'y réussit pas toujours, même en s'aidant de corps dilatants qui empêchent les lèvres de la plaie de se cicatriser ensemble; car, en élevant les corps dilatants, les tissus se rapprochent et s'unissent. Un médecin de nos amis s'est vu forcé, dans un cas de cette espèce, de renouveler plusieurs fois l'opération à des distances de temps variées, et en enlevant chaque fois une portion plus considérable de la tumeur; mais à la fin le malade s'est complètement guéri.

GUBERNACULUM dentis. Un de nos confrères distingués de l'Angleterre signala le premier l'existence d'un cordon qui, partant du follicule de la dent parmanente, vient se continuer avec la gencive, à travers un petit canal osseux, creusé derrière les alvéoles de la première dentition. Ce canal et ce cordon, dont nous avons maintes fois constaté l'existence, ont reçu de nos jours le nom d'*iter dentis* et *gubernaculum dentis*, et on les croit avec raison destinés à diriger la dent pendant le phénomène de son éruption. Ce cordon, dit un célèbre anatomiste moderne, me paraît plein, et nullement canulé; il est très prononcé pour les incisives, et presque filiforme pour les molaires. Du reste, l'influence du canal et du cordon dont nous parlons ne s'exerce pas d'une manière constante sur le trajet des dents permanentes pendant leur éruption.

GUÉRISON. On donne ce nom au rétablissement complet de la santé dans l'économie entière ou dans une de ses parties. Elle est quelquefois un acte spontané de la nature; mais, dans un grand nombre de cas, pour qu'elle vienne, il faut aider à son arrivée par l'usage des moyens et des principes consignés dans nos bons traités de médecine et de chirurgie dentaires.

GUIMAUVE. On nomme ainsi une plante médicinale de la famille des malvacées, qui est indigène, et qui croît sur les bords des rivières. Toutes les parties de cette plante, et surtout la racine, sont chargées d'un principe mucilagineux abondant, et sont employées comme émollientes à l'extérieur comme à l'intérieur. On en fait des pâtes, des boissons, des lotions, et du sirop qui sont fort en usage.

GUTTURAL. Ce mot ce dit des parties qui ont rapport au gosier. La fosse gutturale est la partie moyenne de l'ovale inférieur de la tête osseuse, qui va, d'un angle de la mâchoire à l'autre, jusqu'au trou occipital.

GUTTURO-MAXILLAIRE. Nom donné, dans la nomenclature anatomique de Chaussier, à l'artère maxillaire interne.

GYPSE. Ce mot, qui est synonyme de sulfate de chaux, de plâtre, etc., fut employé par les anciens à cause de l'aspect terreux de cette substance, et parce qu'on est obligé de la chauffer fortement avant de l'employer, pour la priver de l'eau qu'elle contient, le mot gypse voulant dire terre cuite.

HABDEN. Nom arabe de la noix de Ben. Cette noix fournit une huile précieuse qui ne rancit pas, et dont on se sert pour les fins ouvrages d'horlogerie.

HABITATION. La position des maisons ou habitations est souvent la cause principale de plusieurs affections dentaires. Il faut, dans le choix de nos habitations, avoir en vue toutes les influences extérieures qui agissent sur le corps de l'homme, qui l'environnent, et auxquelles, dans nos meilleurs traités d'hygiène, on a donné le nom de *circumfusa*. Parmi elles se trouvent la nature du climat, l'élévation du sol, la qualité du terrain, l'exposition au soleil, aux vents, le voisinage des lacs, des rivières, des marais, des mines, et des grands établissements industriels ; les gaz, les odeurs et les miasmes qui s'échappent des routoirs, des puits, des égoûts et des lieux où se font les différentes sortes de fermentation. Les habitations qui sont placées près des étangs en reçoivent des émanations malsaines; celles qui sont humides sont une source fréquente de rhumatismes maxillaires et de névralgies dentaires ; celles qui sont trop basses ne sont pas bien aérées, et favorisent le développement des affections strumeuses; celles qui sont trop étroites n'ont pas l'espace nécessaire, et les miasmes de la nuit sont très nuisibles aux dents. Je pose comme principe d'hygiène dentaire que la première condition de toute habitation saine est d'être spacieuse, bien aérée, exposée au soleil, et située à une assez grande distance des cours d'eau, des étangs, et surtout des marais.

HABITUDE. C'est une disposition qui résulte de la fréquente répétition des mêmes actes, et qui la rend nécessaire. Certaines habitudes, telle que celle de se tourmenter les dents avec les doigts, des aiguilles et des cure-dents, qui est une véritable manie chez quelques individus, sont on ne peut plus délétères à ces organes. Sous le nom d'*habitude du corps,* on comprend tout ce que présente l'extérieur du corps à l'œil du médecin, tels que son attitude, son volume et sa couleur.

HÆMODIA. On désignait autrefois par ce mot grec, latinisé, la douleur ou bien l'agacement des dents, produit par l'emploi des aliments acerbes ou acides. On trouvera au mot *Acide* notre condamnation de ces sortes d'aliments qui ne peuvent produire l'agacement des dents qu'en ramollissant l'émail et en pénétrant par imbibition jusqu'à la partie nerveuse de l'organe.

HALEINE. On donne ce nom à l'air vicié expulsé des voies respiratoires à chaque expiration. Chez l'homme malade, elle fournit des symptômes dont le médecin doit tenir compte dans le diagnostic qu'il forme de la nature de la maladie.

L'haleine, devenue fétide, doit éveiller l'attention et la sollicitude du dentiste, car elle exerce sur les organes spécialement confiés à ses soins, une action des plus délétères. Quelle que soit la source de cette fétidité, soit malpropreté de la bouche, état maladif des voies digestives, usage inconsidéré des mercuriaux, etc., il devrait chercher à la découvrir et à la combattre par des moyens adaptés à la nature du mal.

HALITUEUX. Ce mot se dit en parlant de la chaleur de la peau dans certains états fébriles de l'économie, tel que celui qui accompagne quelquefois l'éruption difficile des dents chez les enfants. La chaleur halitueuse de la peau, c'est-à-dire une chaleur douce, accompagnée de moiteur de cet organe, est regardée comme un symptôme favorable de la maladie.

HALLUCINATION. On donne ce nom à l'erreur d'une personne qui croit voir, entendre, flairer, savourer ou toucher des choses qui n'existent pas. Nous avons connu un individu que l'extraction de quelques débris des dents a guéri d'une hallucination des plus étranges.

HALOTECHNIE. Nom donné par les alchimistes à la partie de la chimie qui s'occupe de la formation et de la décomposition des sels.

HAPLOTOMIA. Mot employé par Gallien pour indiquer une simple incision.

HARMONIE. Les anatomistes donnent le nom d'harmonie en suture par harmonie à une articulation immobile dans laquelle les enfoncements et les éminences que présentent les surfaces des deux os, se fait par simple opposition de leur surface. L'articulation des deux os maxillaires supérieurs entre eux, nous offre un exemple de suture par harmonie.

HECTOGRAMME. On donne ce nom à un poids de 100 grammes, et qui équivaut à-peu-près à 3 onces 2 gros 12 grains des poids anciens.

HECTOLITRE. Mesure pour les liquides, contenant 100 litres.

HÉDÉRÉE. Nom donné à une gomme provenant du lierre.

HELICAS. Mot grec qui veut dire ulcère.

HÉLIX. On donne ce nom à un repli demi-circulaire qui entoure le pavillon de l'oreille, et qui est limité dans toute son étendue par une gouttière profonde nommée *rainure de l'hélix*. Ce repli, qui commence vers le centre de la conque, au-dessus du conduit auditif, se termine en se continuant, d'une part, avec le lobule de l'oreille, et de l'autre avec une éminence nommée l'*anthélix*.

HELMINTHAGOGUES. On donne ce nom aux médicaments qui ont pour propriété de faire mourir les vers intestinaux, et de les expulser hors du corps. Nous en parlerons au mot *Vermifuges*, qui a la même signification.

HÉLOSIS. On donnait autrefois ce nom aux convulsions des muscles des yeux. Symptôme d'irritation cérébrale qui a assez souvent lieu chez les enfants qui souffrent beaucoup des douleurs de la première dentition.

HÉMAPHOBES. On donne ce nom à certains individus qui éprouvent une frayeur ridicule à la vue du sang. Cette faiblesse est tellement prononcée chez quelques-uns, que la moindre opération qu'on est obligé de leur faire à la bouche les fait tomber en syncope.

HÉMATÉMÈSE. On donne ce nom au vomissement de sang provenant d'un exhalation de ce liquide dans l'intérieur de l'estomac, qui le rejette par l'œsophage et la bouche. Il ne faut pas la confondre avec du sang noir et caillé, qui provient quelquefois des parois de cette dernière cavité, de l'arrière-bouche et des amygdales.

HÉMATITINOS. Nom d'un gargarisme employé par Gallien, dans la composition duquel entrait l'oxyde rouge de fer hématite.

HÉMATOCÈLE. Ce mot veut dire toute tumeur formée

dans une partie quelconque du corps par du sang sorti de ses vaisseaux. On ne l'emploie guère, cependant, que pour désigner un épanchement de sang dans le scrotum.

HÉMATOSE. On désigne par ce mot la transformation du sang veineux et du chyle en sang artériel, en vertu de l'absorption de l'oxygène par la surface pulmonaire dans l'acte de la respiration. Plusieurs causes peuvent ralentir ou vicier l'acte important de l'hématose, telles que certaines maladies des poumons, les passions tristes, les émanations et les gaz de nature délétere qui se mêlent à l'air que nous respirons. Le défaut de l'hématose, qui contribue tant à l'amaigrissement et aux maladies du corps, n'a pas une action moins fatale sur la solidité et la beauté des dents.

HÉMÉRAPATHIE. Maladie ou état de souffrance qui ne dure qu'un jour. Plusieurs formes d'odontalgies sont dans ce cas.

HÉMIÉRAMIE. Douleur qui n'occupe que la moitié du crâne, et qui est souvent due à la présence de dents cariées dans les mâchoires.

HÉMORRAGIE. On donne ce nom à toute espèce d'écoulement de sang hors des vaisseaux destinés à le contenir, que les parois de ces vaisseaux soient rupturés ou non. On les divise en traumatiques et spontanées. Les hémorragies traumatiques sont du domaine de la chirurgie dentaire et générale. Elles font suite aux plaies des veines et des artères par les instruments tranchants ou piquants, ou d'extraction que l'on est obligé d'employer dans les diverses opérations. Les hémorragies présentent de grandes différences sous le rapport de leur nature, de leur abondance, de leur gravité, et des moyens qu'il faut employer pour les faire cesser. Dans les hémorragies qui compliquent les opérations que l'on est forcé de faire sur les organes de la bouche, le sang qui s'échappe des vaisseaux divisés peut s'écouler dans la gorge, s'échapper au dehors ou s'infiltrer dans les tissus qui entourent la partie lésée. Quand le sang vient d'une artère, il se reconnaît à la situation de la plaie, à la couleur vermeille du sang, à la promptitude avec laquelle il s'échappe, et à ce qu'il sort par jets, par saccades. Celui qui vient d'une veine est d'un rouge foncé ; il sort lentement et d'une manière continue, et celui qui vient d'une lésion faite aux vaisseaux capillaires sort en nappe en bavant de toute la surface de la plaie. La simple extraction d'une dent peut être suivie d'une hémorragie de la plus grande gravité, par la rupture du tissu vasculaire qui se trouve au fond de l'alvéole, et parmi les accidents qui peuvent compliquer cette opération et les autres que les besoins de notre art réclament, aucun n'est plus sérieusement alarmant que celui-là. Les moyens que l'on met en usage pour combattre les hémorrhagies traumatiques varient selon l'intensité de celles-ci. Il suffit quelquefois de faire rincer la bouche du malade avec un peu d'eau vinaigrée pour voir cesser de suite l'écoulement du sang; mais d'autres fois on est obligé d'avoir recours à l'agaric, aux poudres hémostatiques, telles que la colophane, le tannin, le sang-dragon, l'alun, le sel de saturne, etc., ou à un mélange d'elles, et quelquefois même aux caustiques et au cautère actuel, que l'on doit porter hardiment sur le siége du mal. Parmi les hémorragies spontanées, la seule qui nous regarde comme dentiste, est l'hémorragie buccale, dont nous parlerons au mot *Stomatorrhée.*

HÉMORROÏDAL. On nomme flux hémorrhoïdal l'écoulement de sang qui se fait par le rectum, et qui dépend des hémorroïdes. La suppression brusque de cet écoulement, chez les personnes qui y sont habituées, donne souvent lieu à des engorgements des mâchoires, à un état inflammatoire des organes de la bouche, et à des névralgies dentaires très graves que l'on ne peut dissiper avant de rétablir le flux sanguin supprimé par des drastiques, des bains de siége et des suppositions irritantes.

HÉMOSTATIQUES. On donne le nom de moyens hémostatiques à ceux que l'on emploie dans le dessein d'arrêter l'écoulement du sang des hémorragies. Ces moyens sont mécaniques, tels que la compression ou la ligature , ou chimiques, tels que le feu, les caustiques ou les astringents.

HEPTAPHARMACUM. On donnait autrefois ce nom à un médicament suppuratif et cicatrisant, composé des sept substances suivantes : Céruse, litharge, poix, cire, colophane, encens et graisse de bœuf.

HERBE. On donne ce nom à toute plante non ligneuse dont la tige se détruit pendant l'hiver. On désignait autrefois la chélidoine sous le nom d'*herbe dentaire*, et sous le nom d'*herbe aux scorbutiques* les deux plantes connues aujourd'hui sous les noms de cochléaria et de cranson. L'*herbe aux cure-dents* croît en Espagne et dans le midi de la France ; mais elle n'a véritablement aucune propriété curative ; lorsque les rayons de ses ombelles sont devenus secs, on en fabrique des cure-dents dont on fait grand usage en Espagne ; ils ont une odeur agréable, et ils sont lisses et de couleur jaunâtre. Le tabac était connu, dans le XVIe siècle, sous le nom d'*herbe sainte*.

HERBIVORES. On donne ce nom à toute la classe des mammifères qui se nourrissent d'herbes. Ils forment, dans la classification de Cuvier, l'ordre des ruminants, qui est peut-être le groupe le plus naturel et le mieux déterminé de la classe des mammifères, les animaux qui le composent étant presque tous construits sur le même modèle. On trouve dans cet ordre les chameaux, les chevrotains, les cerfs, les girafes, les antilopes, les chèvres, les moutons et les bœufs. La disposition de l'appareil masticatoire, chez ces animaux, offre quelques particularités qui ne manquent pas d'intérêt pour le dentiste, et que nous devons consigner ici. Chez les herbivores, les condyles de la mâchoire inférieure sont aplatis, et la cavité articulaire dans laquelle ils se meuvent est si peu profonde, que la racine transverse de l'apophyse zigomatique, dont elle est bornée en avant, existe à peine ; aussi la liberté des mouvements de la mâchoire, dont la déduction est d'arrière en avant, mais toujours dans un sens horizontal, est-elle beaucoup plus considérable que chez l'homme et les autres mammifères. Le nombre des dents, chez ces animaux, varie selon l'espèce; mais, chez tous, il y a absence complète des canines; les incisives n'existent qu'à la mâchoire supérieure, et sont presque toujours au nombre de huit. Quant aux molaires, leur nombre est généralement vingt-quatre, c'est-à-dire six de chaque côté de chaque mâchoire. C'est chez les herbivores que l'on trouve les dents dites *composées*; on ne les observe que dans les molaires, dont la couronne est plate, avec des lames d'émail en croissant ou serpentantes. La couronne est divisée en un nombre plus ou moins considérable de couronnes plus petites, dont chacune est constituée par un noyau d'ivoire revêtu d'une couche d'émail, de sorte que la couronne des molaires, chez ces animaux, n'est qu'un faisceau de couronnes juxta-posées les unes sur les autres, et réunies en un seul par une troisième substance, dites *cement*, qui a beaucoup de ressemblance avec le tartre des dents de l'homme.

HÉRÉDITAIRE. On donne ce nom aux maladies et aux vices d'organisation que les parents qui en sont affectés transmettent, par voie de génération, à leurs enfants. Ces maladies peuvent exister à l'époque de la naissance, ou ne survenir qu'à une époque plus ou moins éloignée de la vie. L'influence de l'hérédité, dans la production des maladies des dents et des autres parties de l'appareil de la mastication, n'est aujourd'hui contestée par personne; et nous avons, dans un de nos précédents ouvrages, en parlant des scrofules, de l'érosion des dents et de la consomption de la racine de ces organes, fourni des preuves abondantes de la vérité de cette hypothèse, aujourd'hui un fait reconnu.

HERMÉTIQUE. Les alchimistas nommaient ainsi la partie de la chimie qui avait pour objet la prétendue transaction des métaux.

HERMÉTIQUEMENT. On dit qu'un vaisseau, un flacon est hermétiquement fermé quand il est bouché de telle sorte qu'aucune des matières qui y sont contenues ne peut s'échapper. Il doit en être ainsi des élixirs dentifrices et autres compositions semblables, dont les cabinets de dentistes doivent être munis, car si les fioles qui les contiennent ne sont fermées qu'avec négligence, la partie volatile s'en échappe, et ces préparations perdent l'arome et l'odeur suave qui doivent toujours les caractériser.

HERPÉTIQUE. Des éruptions herpétiques ou dartreuses paraissent quelquefois sur la figure des enfants par suite des douleurs de la première dentition.

HEVEAS. L'arbre connu sous le nom d'*heveas guianensis*, et qui appartient à l'Amérique Méridionale, fournit la gomme élastique connue sous le nom de caoutchouc, et dont nous avons déjà parlé.

HIPPOPOTAME. On donne ce nom à un grand quadrupède du genre des mammifères et de la famille des pachydermes, qui vit le long des grands fleuves de l'Afrique et de l'Asie, et dont les dents sont employées dans les arts aux mêmes usages que l'ivoire. Depuis plusieurs années, les dents d'hippopotame ou cheval marin sont préférées à l'ivoire des éléphants, pour la fabrication des pièces artificielles de la bouche. Nous fûmes parmi les premiers à faire sentir l'énorme différence qui existe entre ces deux substances dans leur application à l'art du dentiste; et les *dents osanores vraies*, qui sont et qui resteront notre propriété exclusive, ne sont que de l'hippopotame, modifié dans sa consistance et dans sa durabilité par des procédés chimiques qui ne sont connus que de nous-même. Pour que les dents et les pièces artificielles que l'on fait de l'hippopotame soient bien émaillées, il faut choisir un morceau de ce dernier, d'une blancheur éclatante, sans sillon et sans gerçure. Les dents du cheval marin se fendent au soleil, à la chaleur du feu et même au grand air, de sorte que, pour les conserver intactes, il faut les tenir dans un lieu humide et à l'abri de l'air extérieur.

HISTOIRE naturelle. On donne ce nom à la partie des

sciences physiques qui est consacrée à l'étude méthodique des êtres qui se trouvent dans les trois règnes de la nature, c'est-à-dire dans les règnes animal, végétal et minéral. Les trois grandes divisions de l'histoire naturelle sont la botanique, la zoologie et la minéralogie, que tout dentiste instruit est censé avoir étudiées.

HOFFMANN. Pour la liqueur minérale anodine d'Hoffmann, voyez le mot *Liqueur.*

HOLMICOS. Mot employé par quelques dentistes grecs pour désigner les cavités des os maxillaires qui logent les dents. (Voyez le mot *Alvéole.*)

HOMME. L'homme, ou *homo sapiens*, appartient à la classe des mammifères, et constitue à lui seul l'ordre des bimanes, selon la classification du célèbre Cuvier. Seul parmi les mammifères, il jouit naturellement de la faculté de se tenir sur deux pieds, et de transmettre ses pensées par des signes et par des sons articulés. Sous le rapport de la dentition, l'homme, qui est omnivore, tient le milieu entre les carnivores et les herbivores, et ses arcades alvéolaires sont garnies de deux sortes de dents qui n'existent que séparément dans les deux autres classes d'animaux. L'homme est, par sa nature, cosmopolite, et habite tous les climats du globe terrestre. Le genre homme se partage en plusieurs races, distinguées les unes des autres par des caractères particuliers, tirées des cheveux, de la forme du visage, de ses traits, de la couleur de la peau, etc. Ces races, dont nous parlerons au mot *Races*, sont la race caucasique, ou arabe-européenne, la race hiberboïenne, la race mongole, la race malaise, et la race nègre ou éthiopienne.

HOQUET. On donne ce nom au bruit instantané produit à la glotte par la contraction subite et involontaire du diaphragme.

HOUBLON. On donne ce nom à une plante sarmenteuse et grimpante de la famille des orticées, qui est cultivée en plusieurs pays, et qui croît naturellement dans les haies. Le

fruit de cette plante est composé d'écailles foliacées, persis-
tantes, et couvertes de petits poils chargés d'une matière pou-
dreuse, nommée lupuline. Le houblon a une couleur jaune
verdâtre, et une saveur amère et aromatique. En vertu de son
amertume il exerce une action très tonique sur l'économie
animale, et on l'emploie avec avantage comme fortifiant, pour
remédier aux vices de la digestion, que tout le monde sait
avoir un effet très désastreux sur la couleur et la santé des
dents. Il n'est aucune plante plus propre à aider le dentiste
dans les efforts qu'il fait pour dissiper l'état scorbutique des
gencives et des engorgements scrofuleux qui se forment autour des mâchoires de ses jeunes malades. Le houblon entre
dans la composition d'une foule de boissons toniques, et
dans un grand nombre d'opiats et d'élixirs odontalgiques
d'une grande efficacité. L'odeur qui émane du houblon a des
propriétés narcotiques peu connues, et qui nous sont journellement utiles dans l'état d'agitation et de surexcitation
nerveuse qui tourmente souvent les jeunes enfants pendant les douleurs de la première dentition. Pour produire
l'effet calmant dont nous parlons, on n'a qu'à remplir de
houblon un petit sac que l'on place sous la tête de l'enfant
qui souffre, en guise d'oreiller.

HOUILLE. C'est un des noms du charbon de terre, substance combustible composée de carbone, d'hydrogène, d'oxygène et d'azote, et qui paraît provenir de la décomposition
des végétaux enfouis dans le sein de la terre. Cette substance,
connue de tout le monde, sert de combustible dans les grandes fabriques, et pour les usages domestiques ; mais elle est
peu propre aux ateliers de dentiste. Après la distillation de
la houille, pour en extraire le gaz bicarbone d'hydrogène,
ou gaz d'éclairage, il reste dans l'appareil une matière nommée coke, qui donne un feu clair et sans fumée, qui est très
employée dans les arts.

HOUPPE du menton. On nomme ainsi un petit faisceau
musculaire qui se trouve placé au-devant du symphyse du

menton. Il est épais, conique, et se fixe par son sommet dans une fossette qui est creusée sur la côte de la symphyse de l'os maxillaire inférieur, d'où ses fibres vont, en divergeant et en s'épanouissant à la manière d'une houppe, se porter dans la peau du menton. Ce muscle, qui est appelé quelquefois *incisif inférieur*, élève le menton et pousse en haut la lèvre inférieure que ses fibres supérieures concourent à renverser.

HUILE. Les huiles qui sont fournies par les animaux sont toutes fixes; celles qui proviennent des végétaux sont divisées en huiles fixes, ou grasses, et en huiles essentielles, ou volatiles. On a démontré, il y a quelques années, que toutes les huiles fixes sont composées d'au moins deux principes immédiats, dont l'un, moins fusible, est semblable à la margarine, et l'autre, plus fusible, à l'oléine. Les huiles fixes animales sont celles de marsouin, de dauphin, l'huile de poisson du commerce, et l'huile de foie de morue. Les huiles fixes végétales ne se trouvent que dans le péricarpe et dans les semences douces de noix, de lin, de colza, d'œillet et de ricin. Elles sont presque toujours liquides, visqueuses, à-peu-près inodores, et d'une saveur désagréable ; leur couleur, jaune ou verdâtre, et leur pesanteur spécifique moindre que celle de l'eau. Elles sont insolubles dans l'eau, mais presque toutes solubles dans l'alcool et dans l'éther. C'est en faisant bouillir les huiles grasses avec les alcalis, soude, potasse et ammoniaque, que l'on fait les différentes espèces de savon.

HUILES volatiles. On les nomme aussi essences ou huiles essentielles. Elles sont, pour la plupart, âcres, caustiques, odorantes et non visqueuses; elles sont plus légères que l'eau, et restent souvent liquides à 10° au-dessous de zéro. Elles sont très inflammables, peu solubles dans l'eau, mais très solubles dans l'alcool. Elles dissolvent les résines, le camphre, le caoutchouc et les huiles grasses. Les huiles volatiles se rencontrent dans un grand nombre de plantes; ce sont elles qui, se volatilisant, répandent les odeurs qui sont propres aux plantes labiées, ombellifères et autres. Quelquefois elles existent dans toutes les parties du végétal, quelquefois dans les enveloppes florales seules; et quelquefois les différentes parties d'une même plante dégagent une huile essentielle qui est propre à chacune d'elles. Ainsi, l'oranger fournit une huile qui se trouve dans ses fleurs, une autre qu'on ne peut extraire que des feuilles, et une troisième qui n'existe que dans l'écorce de son fruit. Du reste, chacune des huiles essentielles a une odeur qui lui est particulière, et elles peuvent, pour la couleur, être jaunes, roses, vertes, bleues, ou parfaitement incolores. Le chlore décompose toutes les huiles essentielles en s'emparant de leur hydrogène; l'acide nitrique aussi les décompose, et l'acide sulfurique les carbone, même à froid. L'acide chlorhydrique convertit quelques-unes de ces huiles en une matière analogue au camphre. On les prépare de la manière suivante : on chauffe, dans un appareil distillatoire, les végétaux qui les contiennent avec de l'eau; les vapeurs de cette dernière passent dans le récipient, chargées de l'huile volatile qui se dégage de la plante. Quand le mélange se refroidit, l'essence, qui est beaucoup plus légère que l'eau, surnage, et l'on peut la séparer de cette dernière par la décantation, ou bien on verse le tout dans un entonnoir dont on bouche momentanément le tuyau, et quand l'huile s'est séparée de l'eau par le repos, on débouche le tuyau et on la laisse s'échapper avec l'eau qui est au fond. Le choix des huiles volatiles que l'on emploie dans la fabrication des élixirs dentifrices et des collutoires, dépend du goût et de la sagacité du dentiste; et nous devons nous borner à en citer quelques-unes des plus utiles et des plus employées, telles que celles de jasmin, de lys, de violettes, de menthe et de lavande.

HUIT de chiffres. On donne ce nom au bandage dont on entoure l'articulation du coude après la saignée du bras.

HUMEUR. On désigne par ce mot les différentes sortes de liquides contenus dans un corps organisé. Parmi le peuple, ce mot est employé dans le sens d'humeur viciée; les humeurs morbides sont tour-à-tour la cause et le résultat des diverses affections des dents et de leurs annexes. Les engorgements scrofuleux des ganglions maxillaires, ou les causes cachées de ces affections, sont souvent connues sous le nom d'*humeurs froides*.

HUMIDITÉ. On nomme ainsi l'état d'un climat, d'un sol ou d'une demeure chargés de particules aqueuses ou saturées d'eau. L'humidité constante des lieux et des habitations est une source certaine d'une foule d'affections scrofuleuses et rhumatismales qui agissent d'une manière fâcheuse sur les dents et sur les mâchoires.

HYDARTHROSE. On nomme ainsi une accumulation morbide de synovie dans les capsules des articulations. L'articulation temporo-maxillaire n'est que très rarement atteinte de cette maladie.

HYDRARGYRE. Nom grec du vif-argent ou mercure. Voyez ce mot.

HYDROCHLORATE d'ammoniaque. Cette substance, connue dans les arts sous le nom d'ammoniaque, est solide, blanche, âcre, piquante, urineuse, inaltérable à l'air, et soluble dans trois fois son poids d'eau. Le sel ammoniaque est employé par quelques dentistes pour décrasser les métaux qu'ils ont besoin de travailler.

HYGIÈNE dentaire. Bien que l'hygiène générale se lie étroitement à l'hygiène dentaire, nous ne parlerons que de cette dernière, et nous la définirons : *la partie de l'art du dentiste qui s'occupe des moyens les plus propres à conserver la santé et la beauté des dents*. Elle diffère de la thérapeutique dentaire, en ce qu'elle ne s'occupe que des dents dans l'état de santé, tandis que cette dernière a pour but la guérison ou le soulagement des maladies dont ces organes peuvent être affectés. L'objet de l'hygiène dentaire est d'apprendre à éviter les choses nuisibles aux organes de la mastication, et à faire un bon usage des choses qui leur sont utiles. Nous avons publié, il y a quelques années, un *Manuel d'hygiène dentaire*, à l'usage de toutes les classes et professions.

Dans cet ouvrage, dédié au célèbre professeur docteur Lallement, de Montpellier, nous avons considéré l'homme dans toutes les positions de la vie sociale, et établi des règles pour la conservation de ses organes dentaires au milieu des influences si variées des climats, des occupations, des habitudes et constitutions auxquelles il peut être exposé.

HYGMORE. On nommait autrefois antre d'hygmore la cavité creusée dans l'os maxillaire supérieur, et qui est connu aujourd'hui sous le nom de sinus-maxillaire. (Voyez le mot *Sinus.*)

HYO-GLOSSE. On donne ce nom à un muscle qui se fixe en même temps à l'os hyoïde et à la langue. Il est mince, quadrilatère, et placé à la partie supérieure et antérieure du cou. Quelques anatomistes le divisent en trois portions à cause de ses insertions à trois points différents de l'os hyoïde. L'une de ces portions s'attache à la face supérieure de la grande corne de cet os, et monte, en se rétrécissant, obliquement d'arrière en avant vers la partie inférieure et latérale de la langue où elle se continue avec les fibres du muscle stylo-glosse; la seconde portion qui est moins large, mais plus épaisse, et séparée de la précédente par l'artère linguale, naît de la partie supérieure de la face antérieure du corps de l'os hyoïde, et monte obliquement d'avant en arrière; la troisième portion de ce muscle provient de la petite corne du même os ainsi que du cartilage qui se trouve entre le corps et la grande corne, et monte sur les côtés de la racine de la langue où elles se confond avec les muscles génio-glosse et lingual. Ce muscle a pour usage d'abaisser la base de la langue, ou d'élever l'os hyoïde lorsque celle-ci est fixée. Il peut aussi tirer la langue de côté.

HYOIDE. On donne le nom d'os hyoïde ou os lingual à un arc osseux très mobile, et d'une figure parabolique à connexité antérieure qui est suspendu horizontalement au milieu des parties molles du cou, entre la base de la langue et le larynx. L'os hyoïde est complètement séparé du reste du squelette, et composé de cinq pièces distinctes unies entre elles par du cartilage, et mobiles les unes sur les autres. La pièce centrale qui est la plus considérable se nomme *le corps* de l'os, et donne attache, par sa face antérieure et ses bords, à plusieurs muscles, dont les deux autres pièces latérales portent le nom de *grandes cornes,* et les deux pièces connues sous le nom de *petites cornes* de l'os hyoïde se trouvent au-dessus des pièces précédentes. Les cornes comme le corps de cet os donnent attache à des muscles et à des ligaments.

HYPENE. Ce mot désigne dans quelques anciens traités d'anatomie les poils qui couvrent la lèvre supérieure et quelquefois la lèvre même.

HYPEROA. Mot grec dont on se servait autrefois pour dire la voûte palatine.

HYPORINION. Autre mot grec qui veut dire *sous le nez,* et qui désigne les moustaches ou la lèvre supérieure.

HYPTIASMOS. Mot employé par les auteurs grecs pour désigner le vomissement ou la régurgitation des aliments.

IATRALEPTES. Ce mot grec qui veut dire médecin à friction fut donné à Prodicus, disciple d'Esculape, et à ceux qui comme lui ne traitaient les maladies que par des moyens externes, tels que les onguents, les baumes, les pommades, etc., appliqués en friction à l'extérieur du corps. Cette secte systématique n'existe pas aujourd'hui, mais la médecine *iatraleptique* qui consiste dans l'application des médicaments, à l'extérieur, par la voie des frictions est d'une utilité incontestable dans l'art du dentiste. Seule ou combinée avec des médicaments internes, et des soins hygiéniques, on la voit faire cesser des engorgements scrofuleux des mâchoires et des douleurs rhumatismales et névralgiques des dents et des gencives.

ICHOR. On donne ce nom à une liqueur fétide qui découle des vieux ulcères et des trajets fistuleux qui aboutissent à des os cariés. Cette matière, qui a un teint verdâtre, est âcre, et consiste dans un mélange de sang vicié et de pus altéré par le contact de l'air. On le voit souvent dans certaines affections des alvéoles, dans les nécroses, et dans les caries des os maxillaires, et dans les fistules dentaires produites par la consomption de la racine des dents. L'ichor dans tous ces cas ne cesse de couler que quand on a détruit la surface ulcérée où cariée au moyen du fer chaud ou des caustiques.

ICTÈRE. Les personnes atteintes d'ictère ont souvent l'origine de la muqueuse buccale comme le reste des téguments colorié en jaune ou jaune verdâtre. Les gencives et les dents même subissent aussi une sorte d'altération dans leur teint qui se dissipe cependant avec la maladie qui l'a produite.

IDIOSYNÉRASIE. On donne ce nom à une particularité de constitution, à une manière d'être de certains individus qui détermine, dans la manière dont ils sont affectés, par les médicaments ou par les autres agents extérieurs, des phénomènes tout différents de ceux qu'ils produisent chez les autres personnes dans des circonstances semblables. On cite des personnes qui ne pouvaient sentir l'odeur d'une rose sans tomber en syncope; on en voit chez qui une seule goutte d'opium, mise dans la cavité d'une dent cariée, produit des symptômes marquants de narcotisme, et d'autres qui éprouvent des agacements dentaires et de vives névralgies par des causes qui n'ont aucun effet semblable sur d'autres personnes, même chez celles dont l'état d'irritabilité générale est plus développé.

IMITATION des gencives en émail. Il arrive souvent que la perte de substance du système alvéolaire est si considérable qu'il faut de toute nécessité la remplacer; le seul moyen d'y parvenir c'est de figurer les gencives sur la pièce artificielle. Lorsque cette pièce terminée s'adapte convenablement dans la bouche, on imite les gencives sur le socle du dentier, en émaillant, avec toutes les précautions nécessaires, afin qu'on n'ait pas besoin d'y retoucher.

IMMERSION. Action de plonger un corps dans un liquide quelconque. Quelques névralgies dentaires dues à une surexcitabilité du système nerveux, et qui sont rebelles à tout autre moyen de traitement, se dissipent rapidement à la suite de l'immersion du corps dans de l'eau froide ou presque froide.

IMPAIR. On nomme organes impairs ceux qui sont situés sur la ligne médiane du corps, et dont il n'y a qu'un seul dans l'économie ; ainsi le vomer ou cloison du nez, et la langue sont des parties impaires ; l'os maxillaire inférieur est aussi un organe impair.

IMPALPABLE. On donne cette épithète aux corps qui sont réduits en une poudre tellement fine que leurs molécules ne semblent faire aucune impression sur le toucher. Les poudres employées dans la composition des dentifrices doivent être parfaitement impalpables, autrement elles ne font que rayer et gâter l'émail des dents.

IMPÉNÉTRABILITÉ. En physique, ce mot indique une propriété des corps en vertu de laquelle ils ne peuvent en même temps occuper la même place. En langage ordinaire, ce mot exprime la résistance de quelques corps à l'imbibition des liquides et des gaz. Il n'y a aucun corps parfaitement impénétrable, parce que les plus compactes d'entre eux sont poreux. C'est par un défaut d'impénétrabilité que les pièces artificielles en hippopotame se noircissent et se détruisent, et l'agacement des dents n'est dû, le plus souvent, qu'à la pénétrabilité de l'émail qui se laisse imbiber par les acides provenant des fruits aigres dont on a le tort de se servir.

IMPERFORATION. On nomme ainsi un vice de conformation qui consiste dans l'absence d'une ouverture naturelle telle que *celle de la bouche*, et c'est la seule qui doit occuper l'attention du dentiste. Ce vice de conformation est le plus souvent congénial, et dû à une adhérence complète ou par-

tielle des bords libres des deux lèvres. Il faut se hâter de remédier à ce vice de conformation, en incisant horizontalement l'adhérence, suivant la direction du sillon plus ou
moins profond qui marque les limites des deux lèvres. Dans
cette opération le bistouri doit être guidé sur une sonde cannelée, et l'on couvre ensuite les lèvres d'un linge fin enduit
de cérat, en les tenant écartées l'une de l'autre, au moyen
d'emplâtres agglutinatifs, et d'un bandage convenable.

IMPLANTATION. Ce mot qui, en parlant des dents, équivaut au mot gomphose, se dit de la manière dont ces organes sont fixés dans les alvéoles des deux os maxillaires. Elle
peut être comparée à un levier dont le bras le plus court est
représenté par la couronne, et le bras le plus long par la racine. L'implantation des dents est d'autant plus solide que
les racines sont plus longues, que la bouche est saine, que le
périoste alvéo-dentaire est plus fort, que les fibriles du tissu
dense qui unissent la racine avec l'alvéole et la gencive sont
plus nombreux. C'est à cette solidité d'une implantation qu'il
faut attribuer ces tours de force que font certains hommes
qui soulèvent avec leurs dents les fardeaux les plus lourds.

IMPRESSION. Ce mot est quelquefois employé dans le
sens d'empreinte. (Voyez le mot *Empreinte*). Il exprime
aussi la sensation, le plus souvent douloureuse, produite
dans les nerfs des dents par le contact de ces derniers organes avec certaines substances, telles que les matières alimentaires trop chaudes ou trop froides, des courants d'air
trop frais, un vent glacial, des sucs aigres, etc. Ces impressions doivent être évitées avec soin, car en se renouvelant
souvent elles exposent le malade à des névralgies dentaires
incurables.

INCANDESCENCE. Opération qui consiste à chauffer un
métal au-delà de la chaleur rouge. Un grand nombre d'entre
eux passent par ce degré avant de pouvoir être en fusion. A
l'état incandescent, la surface du métal présente une couleur
blanche très éclatante. Les cautères actuels, de formes va-

riées, que le dentiste emploie pour la destruction des filets dentaires, pour faire cesser le progrès de la carie des dents, et pour détruire certaines tumeurs de mauvaise nature, qui se développent dans l'intérieur de la bouche, doivent être chauffés au blanc, car plus le cautère émet de chaleur, plus la destruction de la partie malade est prompte et moins le malade souffre.

INCÉRATION. On nomme ainsi l'incorporation de la cire avec d'autres substances, telles que les matières colorantes, etc. C'est dans la cire ainsi préparée que l'on modèle les pièces anatomiques. Pendant quelque temps certains dentistes se sont servis du procédé de l'incération pour poser des dents en cire; mais ce système de prothèse n'a duré que peu d'années.

INCINÉRATION. Opération qui consiste à réduire en cendres les balayures qui proviennent de l'atelier et du cabinet du dentiste, dans le dessein d'en extraire les particules d'or, d'argent, de platine qu'elles contiennent. L'incinération se fait le plus souvent dans un fourneau à vent, de forme cylindrique, de quatre pieds de hauteur, sur six pouces de diamètre intérieur. Ce fourneau est divisé en quatre parties dont les trois supérieures sont des foyers, et la quatrième est un cendrier. La grille de chaque foyer est un peu serrée. On charge chaque grille de charbon, et quand celui-ci est incandescent, on met dessus les balayures. Les cendres qui proviennent du premier, tombent à travers la grille, dans le feu du second, et de là dans le feu du troisième, et de ce dernier dans le cendrier. On soutient le feu, et à mesure que les balayures sont réduites en cendres, on en met de nouveau jusqu'à ce que tout soit brûlé. L'air pénètre dans ces foyers par des trous pratiqués dans les parois du fourneau. Voyez les mots *Cendre, Lavage et Analyse.*

INCISIF. On a donné le nom de muscle *incisif supérieur* à l'élévateur propre de la lèvre supérieure et *incisif inférieur* à la houppe du menton; nous les avons décrits. *La fosse in-*

cisive est une dépression de l'os maxillaire supérieur qui se trouve au-dessus des dents supérieures du même nom.

INCISIVES. Les dents incisives occupent à chaque mâchoire la partie antérieure et moyenne des arcades dentaires. Nous en avons donné à l'article *dent* une description générale ; nous dirons ici seulement qu'elles occupent l'extrémité antérieure du levier interpuissant que représente chaque côté de la mâchoire, et qu'à cause de leur position défavorable, elles ne servent qu'à diviser, comme des ciseaux, les corps peu résistants. Presque tous les mammifères ont des dents incisives, mais c'est chez les rongeurs, tels que le rat, le lapin, le castor, etc., que cette classe de dents est à son maximum de développement. Chez l'homme les incisives supérieures ont un volume beaucoup plus considérable que les inférieures. Les moyennes supérieures sont beaucoup plus considérables que les incisives latérales de la même mâchoire, tandis qu'à la mâchoire inférieure il y a bien peu de différence de volume entre les moyennes et les latérales.

INCISIFS. On donnait autrefois le nom de *remèdes incisifs* à des médicaments que l'on croyait propres à dissiper les humeurs épaissies et coagulées. Les dentistes d'autrefois s'en servaient pour obtenir la guérison des engorgements glandulaires des mâchoires et des odontalgies chroniques.

INCISION. On donne ce nom à des solutions de continuité des parties molles produites dans un dessein curatif, à l'aide des instruments tranchants, tels que le bistouri et les ciseaux. Pour pratiquer avec succès les incisions que réclame la chirurgie dentaire, il faut se souvenir que les instruments destinés à les faire doivent être bien acérés, et exempts de rouille ; que les parties à inciser doivent être convenablement tendues ; que l'on dirige l'incision parallèle au trajet des vaisseaux de la partie ; que l'on fasse agir l'instrument plutôt en sciant qu'en coupant ; que l'incision soit faite avec promptitude, et qu'elle ait du premier coup toute l'étendue qu'elle doit avoir ; que la main soit assez sûre pour ne pénétrer ni plus loin, ni moins loin dans les parties qu'il ne faut, et pour ne pas faire d'échappées qui pourraient blesser l'opérateur, le malade ou les aides. En ouvrant des abcès, il faut faire l'incision à la partie la plus déclive de la tumeur; dans les incisions faites à l'une ou à l'autre des lèvres, il faut chercher à éviter les artères coronaires qui parcourent ces organes horizontalement, et qui se trouvent dans leur épaisseur tout près de la muqueuse labiale. Quant à l'incision des gencives, pour faciliter la sortie des dents dans les cas de dentitions difficiles, c'est un moyen extrême auquel on ne doit recourir que quand on voit les gencives opposer trop de résistance à la dent qui tend à sortir. On ne doit se décider à inciser que lorsque les parties sont très dures, très tendues, et qu'on voit au point du contact de la dent avec la gencive, une couleur blanche qui est souvent circonscrite par une vive rougeur. Dans les incisions faites pour remédier à l'adhérence anormale des lèvres, le bistouri doit être dirigé à l'aide d'une sonde cannelée. Au reste les incisions peuvent être droites, elliptiques, cruciales, en V et en T selon la nature de l'opération, selon la forme de la partie que l'on enlève ou selon la direction que l'on veut donner à la plaie.

INCISORIUM. Nom donné autrefois à la chaise à opération. Celle qui convient à un cabinet de dentiste d'aujourd'hui doit être grande, solide et élégante; et munie d'une mécanique qui permette d'en élever le siége, et d'en incliner le dossier à divers degrés, selon la nature de l'opération et la taille du malade.

INCORRUPTIBLES. Les dents en pâtes minérales, dites *dents incorruptibles*, sont dues à l'invention d'un pharmacien de Saint-Germain-en-Laye, nommé Duchâteau, qui, en 1774, aidé des conseils de M. Dechement, dentiste de Paris, forma des dentiers complets de ces sortes de dents. Il se servit de la terre à porcelaine qui se durcit, se cristallise par la cuisson, et se couvre d'émail. Il perfectionna plus tard le procédé; le sable de Fontainebleau, le soude d'Alicante, la

marne, le cobalt, l'oxyde de fer rouge, furent les substances
dont il se servit pour cette amélioration. En 1788 il obtint
de Louis XVI un brevet d'invention qu'on trouve dans les
Annales des arts et des manufactures. MM. Tonzi, Pernetti,
Desforges, ont, depuis ce temps, modifié la fabrication des
dents incorruptibles, et plusieurs autres dentistes les ont pro-
pagées dans toute l'Europe. En Angleterre, les dents incorruptibles ont eu une vogue instantanée ; mais le procédé n'a
pu se maintenir, parce que la porcelaine est cassante, et que
la mastication a toujours été dangereuse pour les personnes
qui ont adopté le système de M. Dechement. En second lieu,
il est très difficile, pour ne pas dire impossible, de fabriquer
avec le sable à porcelaine un dentier qui s'adapte bien à la
mâchoire ; la haute chaleur le racornit, et l'empreinte prise
avec le moule se trouvant considérablement rétrécie, les gencives éprouvent une pression très douloureuse. Il n'en est pas
de même de l'hippopotame et d'autres matières semblables,
que le dentiste peut façonner à son gré. Il arrivait aussi quelquefois que la cuisson étant incomplète, le dentier tombait
en dissolution, et il m'est venu des personnes qui m'ont dit
qu'elles avaient mangé leur ratelier. Je passerai sous silence
le bruit qui est occasioné par les dentiers minéraux en parlant, et qui est pareil à celui de deux cailloux qui s'entre-
choquent. Je conseille donc à mes confrères de renoncer à
un procédé qu'on adopta, parce qu'on croyait n'avoir rien
de mieux à une époque où l'odontotechnie était encore à ses
premiers essais (1). Mais de nos jours, tout homme qui s'occupe d'un art quelconque doit s'éloigner de la routine et s'ef-
forcer d'innover ; c'est le seul moyen d'être utile à ses semblables, et de rendre honorable la profession qu'on exerce.
Il est vrai que dans le temps où on était obligé de se servir,
pour les besoins de notre art, des dents humaines et des dents
des animaux, telles que celles de cheval, de mouton, de cerf,

(1) *Encyclopédie* du dentiste, page 429.

de baleine et de morse , l'invention de ces dents en faïence,
ou dents incorruptibles, était un vrai bienfait pour le monde;
mais aujourd'hui que les sciences pratiques de l'art du dentiste ont fait tant de progrès, il faudrait être bien en arrière
de son siècle pour s'en servir.

INCRUSTER. Ce mot est employé par quelques dentistes
pour exprimer le travail auquel on soumet le bloc ou rondelle d'hippopotame sur lequel on doit sculpter les dents artificielles, ou que l'on doit convertir en dentier, en creusant
sur une de ses faces une gouttière pour emboîter les portions
du bord alvéolaire de la mâchoire qui sont dégarnies de
dents. Pour bien incruster une pièce, il faut avoir beaucoup
de jugement, un coup-d'œil sûr, et une longue habitude de
ce genre particulier de travail. Quand on a choisi la pièce
d'hippopotame à travailler, d'une blancheur parfaite, sans
strie ni fêlure, et d'une épaisseur et d'une largeur déterminées par les dimensions du modèle auquel on va l'adapter, il
peut se présenter deux cas : ou bien le modèle représente
une mâchoire, et c'est ordinairement la supérieure, entièrement dépourvue de dents, ou bien le modèle représente une
arcade dentaire ébréchée, c'est-à-dire une mâchoire avec des
dents éparses, et laissant entre elles des intervalles à combler.
Dans le premier cas, après que le modèle en plâtre a été
trempé pendant quelques instants dans de la cire chaude, et
essuyé, on passe sur la partie qui représente le bord libre de
la mâchoire un pinceau trempé dans une matière colorante,
qui est ordinairement un mélange de vermillon et d'huile.
Prenant alors le modèle par la base, on pose la partie colorée
sur une des faces de l'hippopotame dans une position telle que
les bords de ce dernier dépassent d'une ligne et demie antérieurement et sur les côtés la portion la plus saillante des
gencives représentées par le modèle. On prend alors une
échoppe grande et bien aiguisée, avec laquelle on enlève les
parties de l'hippopotame rougies par le modèle; on applique
ce dernier de nouveau pour enlever avec l'instrument les nou-

velles taches qu'il imprime, et l'on continue ainsi le travail
en usant de plus de précaution à mesure que l'on avance jusqu'à ce que la gouttière qui doit loger le bord libre de la
mâchoire ait assez de profondeur, et que toutes les éminences irrégulières dont sa surface peut être couverte soient re-
çues dans des fossettes correspondantes de l'hippopotame. La
paroi antérieure de cette gouttière doit être assez large pour
pouvoir monter aux portions les plus saillantes des gencives
auxquelles la pièce doit s'adapter. La paroi postérieure, assez
large pour pouvoir s'appliquer dans une étendue de deux
centimètres au moins au palais de la bouche; mais il importe
de ne pas creuser le bloc trop profondément, car la partie
solide au-dessous de la gouttière doit avoir assez d'épaisseur,
pour que les dents que l'on va y sculpter, aient une longueur
convenable , longueur qui est déterminée par l'écartement
naturel des mâchoires de l'individu pour lequel on travaille,
et qui est représentée par l'articulation des deux modèles
dont il est question ailleurs. (Voyez le mot *Articulation.*)
Dans le second cas, on rougit avec le pinceau la couronne
des dents que présente le modèle, et on pose ce dernier sur
l'hippopotame, dans la position que nous avons déjà décrite.
Les points rougis par la couronne des dents sont enlevés
avec l'échoppe ; le modèle réappliqué tache de nouveau l'hippopotame dans les mêmes endroits : ces marques sont de
nouveau enlevées avec l'échoppe, et l'on continue l'opération jusqu'à ce que la direction que doivent prendre les dents
du modèle, la direction dans laquelle le bloc doit être excavé
soit exactement déterminée. Alors, pour faciliter le travail, on
perfore, au moyen du foret, un passage pour une ou deux
molaires de chaque côté, et pour les dents antérieures qui
doivent être à découvert, on lime à leur niveau le contour
antérieur de l'hippopotame jusqu'à ce que la face postérieure
de chacune d'elles se trouve dans une rainure qui lui est
propre. On continue alors à couper le bloc dans les parties
marquées par le rouge du modèle, jusqu'à ce qu'il se forme

dans le bloc une gouttière semblable à celle que nous avons décrite dans le cas précédent. Remarquons cependant que le bloc d'hippopotame choisi doit avoir assez d'épaisseur pour permettre l'excavation d'une gouttière gencivale assez profonde avant que les points des dents n'aient outre-passé la face inférieure du bloc, et que les parois du passage que traversent les dents molaires soient échoppées et limées à leur face intérieure, de manière qu'elles s'appliquent exactement sur les côtés de ces dents.

Nous avons ici décrit deux des cas d'incrustation les plus ordinaires, et il ne serait pas possible, dans un ouvrage de ce genre, d'entrer dans plus de détails à cet égard, ni de décrire certaines particularités du travail que la fréquentation des ateliers, et l'habitude de manier les instruments, seules, peuvent enseigner. Quand le bloc d'hippopotame est incrusté, on lui enlève le centre, c'est-à-dire toute la portion du bloc qui se trouve en dedans du bord de la paroi postérieure de la gouttière, et pour le reste du travail auquel la pièce est soumise, nous renvoyons le lecteur aux mots *Limer*, *Articuler*, et *Sculpter*.

INCUBATION. On désigne par ce mot le temps qui s'écoule entre l'application de certains virus sur le corps humain et le développement de la maladie qu'ils ont pour effet de produire.

INCURABLES. On nomme ainsi les maladies qui ne sont pas susceptibles de guérison et les malades qui en sont affligés. Il y a trois sortes de causes qui peuvent rendre une maladie incurable et qui sont : l'impuissance de l'art ; la nature du mal, la nécessité de prévenir des maladies plus fâcheuses. Grâce aux progrès des lumières dans ces derniers temps, il n'y a pas de maladies buccales incurables, si l'on veut excepter la carie dentaire arrivée à son dernier degré.

INDIGÈNE. Ce mot est employé pour désigner les plantes médicamenteuses nées dans le pays même où on les emploie. La mauve, la guimauve, la réglisse, etc., sont des remèdes indigènes, qui offrent souvent de grands avantages au dentiste.

INDIGESTION. On nomme ainsi une difficulté d'élaboration des matières alimentaires introduites dans l'estomac et qui est accompagnée d'un sentiment de pesanteur à l'épigastre, de rapports aigres nidoreux, etc., et souvent de vomissements et de douleurs abdominales. Parmi les causes les plus fréquentes des indigestions, on peut ranger la perte et le mauvais état des dents qui, en laissant les aliments se dérober à une mastication parfaite, permettent l'introduction dans l'estomac de matières compactes et volumineuses qui fatiguent cet organe et qui finissent par le jeter dans un état d'irritation chronique, et qui, à son tour, engendrent sympathiquement des stomatites, des aphthés et autres désordres de la bouche.

INDOLENT. Ou applique cette épithète à certaines tumeurs qui peuvent se développer aux gencives, aux lèvres et dans le voisinage des mâchoires, et qui sont remarquables par leur peu de rougeur, leur lenteur de développement et par le peu de souffrance qu'elles font éprouver. Certaines tumeurs de nature squirrheuse et des engorgements glandulaires chroniques ont un caractère d'indolence très marqué.

INDURATION. On nomme ainsi un des moyens de terminaison du phlegmon. C'est une dureté des tissus qui reste ou qui survient dans une partie enflammée et qui, le plus souvent, ne se dissipe pas avec elle. Tous les tissus qui se trouvent dans l'intérieur de la bouche ou qui en constituent les parois, peuvent devenir le siége des indurations. On remarque même que dans certains cas d'odontalgie produits par la carie d'une dent, le tissu gencival qui l'avoisine devient le siége d'une induration très persistante.

INÉGALITÉ. Dans une bouche bien conformée, les couronnes des dents, à leur sommet, ne présentent pas des inégalités, autrement la mastication ne pourrait être que très imparfaite. Si un pareil défaut se présentait, il faudrait se servir de la lime pour le détruire. Il n'est guère possible de remédier aux inconvénients qui résultent de l'irrégularité du rebord dentaire qui s'observe quelquefois à la suite des fractures de l'os maxillaire inférieur quand les fragments se sont consolidés dans une position vicieuse. Aussi dans les fractures de cet os, il importe beaucoup que la coaptation se fasse d'une manière parfaite. Les inégalités ou aspérités qui se trouvent sur le sommet et sur les parties latérales des dents cariées, corrodées ou brisées, doivent être détruites au moyen de la lime; car leur présence dans la bouche produit la déchirure et l'excoriation des parties molles, et il n'est pas rare de les voir développer des ulcères et des endurcissements squirrheux au point et sur les parties latérales de la langue.

INFANTILES dentes. Ces mots latins désignent les dents de l'enfance ou dents de lait.

INFECTION. On désigne par ce mot l'introduction dans l'économie des effluves, des miasmes et des émanations putrides provenant des égoûts, des marécages, des mines, etc., et qui, outre leur effet sur le corps en général, sont très funestes aux organes dentaires. Quelques auteurs emploient comme synonymes les mots *infection* et *contagion*; mais ils diffèrent beaucoup, car les maladies produites par infection ne sont pas transmises par les malades aux personnes saines qui les entourent, tandis qu'il en est tout autrement des maladies produites par la contagion.

INFERNAL. On nomme *pierre infernale* le nitrate d'argent fondu que le dentiste est souvent obligé d'employer, pour cautériser des aphthes et pour brûler les excroissances, les plaies baveuses et les bourgeons charnus de mauvaise nature qui se présentent à son observation dans certains états maladifs de la bouche.

INFIRMITÉ. On nomme ainsi certaines affections devenues incurables qui ne troublent qu'une ou plusieurs fonctions et qui ne menacent pas la vie de la personne qui en est affectée. On peut regarder comme des infirmités la perte

des dents et les imperfections du palais, qui sont, stricte-
ment parlant, incurables; mais aux inconvénients desquels
notre art peut porter remède.

INFLAMMATION. On nomme ainsi une affection particulière à laquelle tous les tissus de l'économie animale sont
exposés et qui est caractérisée par *la rougeur, la chaleur, la
tuméfaction* et *la douleur* de la partie qui en est affectée. Ces
inflammations sont quelquefois *accidentelles* et dues à des
causes externes évidentes, telles que les contusions, les plaies,
les alcalis, les acides, les sels corrosifs et le feu. Elles sont
quelquefois *spontanées* et produites, à ce que l'on croit, par
des changements brusques d'atmosphère, des erreurs de régime, la suppression des évacuations habituelles, des fatigues
considérables, des veilles prolongées et autres choses semblables. Il y aussi des inflammations *symptomatiques*, c'est-
à-dire dont l'existence dépend d'une maladie qui a son siége
dans une autre partie, dans un autre organe, telles sont
quelques inflammations de l'appareil buccal qui dépendent
des irritations aiguës ou chroniques des premières voies, et
qui ne peuvent guérir qu'avec elles. La terminaison de l'inflammation, dans les divers tissus, peut avoir lieu de cinq
manières qui sont : 1° *La délitescence*, ou disparition brusque de l'inflammation : elle donne souvent lieu à une métastase, ou transport de la maladie sur un autre organe. On
voit quelquefois la disparition brusque d'une odontalgie inflammatoire, suivie d'une ophthalmie ou d'un coryza violent, et *vice versâ;* 2° *La résolution,* ou disparition graduelle de l'inflammation et de ses symptômes; 3° *La suppuration,* ou formation de pus à la surface ou dans l'intérieur de
l'organe inflammé où il s'accumule et forme un *abcès.* (Voyez
ce mot.) 4° *La gangrène,* ou mortification des tissus enflammés; 5° *L'induration :* cette dernière, dont nous avons déjà
parlé comme siégeant quelquefois aux gencives et dans les
parois de la bouche, diffère du squirrhe en ce que la structure de la partie affectée n'est pas entièrement détruite. Le

traitement de l'inflammation doit être entièrement anti-phlogistique : saignées, sangsues, diète, révulsifs et calmants. Quant aux inflammations particulières de la bouche, on les trouvera décrites aux mots *Stomatite*, *Gingivite*, *Palatite*, *Amygdadalite*, *Pharyngite* et *Glossite*.

INFLAMMATOIRE. On dit état inflammatoire, l'état dans lequel se trouvent plusieurs enfants pendant l'époque de la première dentition, par suite des difficultés de cette dernière, et qui est marquée par la couleur rosée de la peau du corps, la rougeur de la face, la rapidité de la circulation, la chaleur halitueuse du corps et un sentiment de pesanteur. On doit chercher à combattre cet état en facilitant la sortie des dents par la diète, les bains et les boissons délayantes.

INFUSION. Opération dans laquelle on verse de l'eau ou tout autre liquide bouillant sur des plantes ou d'autres substances médicamenteuses, et en le laissant en repos jusqu'à ce qu'il soit refroidi. Le liquide ainsi chargé des principes médicinaux est aussi nommé infusion, mais *infusum* est le nom que l'on doit lui donner.

INGESTA. Mot employé dans les traités d'hygiène et de physiologie, pour désigner les matières que l'on introduit dans les voies digestives pour servir d'aliments, d'assaisonnements et de boissons. Les ingesta devraient être, pour le dentiste, un objet spécial d'étude ; car, non-seulement, la santé du corps, en général, mais la beauté, la structure et la durabilité des dents, dépendent de la nature des aliments et des boissons dont on a l'habitude de se servir.

INGRÉDIENT. On donne ce nom aux diverses substances qui entrent dans la composition d'un médicament composé. Il est inutile de dire combien de circonspection le dentiste doit avoir dans le choix des ingrédients qu'il emploie dans la confection de ses collutoires et de ses poudres et lotions dentifrices.

INHÉRENT. On nomme *cautère inhérent* le cautère actuel appliqué, plus ou moins de temps, sur le même endroit, comme cela se fait dans la destruction des caries dentaires et osseuses, et dans celle de certaines gangrènes et de tumeurs cancéreuses, qui peuvent se montrer aux lèvres ou dans l'intérieur de la bouche. On le nomme ainsi pour le distinguer du cautère *transcurrent*, qui ne fait que passer rapidement sur la surface de la partie et du cautère *objectif*, qui ne touche pas la partie malade et qui ne brûle que par les rayons de calorique qu'il y envoie.

INJECTION. Ce mot est quelquefois employé dans le sens de lavement, mais il indique plus souvent les courants de liquides caustiques et autres que l'on projette dans les trajets fistuleux et les clapiers purulents, afin de faire cesser la carie qui les entretient et de produire l'adhésion de leurs parois. Les injections sont quelquefois utiles dans les cas de fistules dentaires. Les anatomistes font aussi des injections de cire et de térébenthine colorée dans les artères et les veines des cadavres destinés à la dissection, afin de démontrer plus facilement la distribution de ces vaisseaux dans les diverses parties du corps. C'est sur des pièces ainsi préparées que le dentiste doit étudier tout ce qui a rapport aux vaisseaux de la bouche.

INNÉES. Ce mot a la même signification que le mot congéniales, et les maladies innées sont celles que l'enfant porte en naissant.

INOMINÉE. On nomme artère innominée le tronc brachiocéphalique qui fournit les artères carotide et sous-clavière du côté droit du corps. On appelle aussi du nom de nerfs innominés les nerfs de la la cinquième paire ou rijumeaux.

INOCULATION. On nomme ainsi un moyen curatif qui consiste à introduire, sous l'épiderme, certains virus, et même des substances médicamenteuses. En voici un exemple, cité par un médecin distingué, M. Bureaud de Lioffray. — « Appelé près d'une jeune dame qui souffrait d'une douleur très vive dans la mâchoire, je proposai l'inoculation de la morphine. La malade y consentit; elle fut d'abord comme étourdie et demi-ivre. La douleur suspendue pendant plusieurs heures, reparut dans la journée; on renouvela les piqûres, et la guérison fut permanente. »

INORGANIQUES. Tous les corps minéraux et la coque calcaire qui forme la couronne des dents sont inorganiques, c'est-à-dire privés de vaisseaux et de tissus.

INOSCULATION. Les anatomistes nomment ainsi une sorte d'anastomose de vaisseaux sanguins qui ne forment pas un angle en se rencontrant. Les artères coronaires ou labiales des deux côtés s'abouchent par inosculation dans l'épaisseur des lèvres.

INSALIVATION. On nomme ainsi le phénomène du mélange des aliments avec la salive de la bouche pendant l'acte de la mastication. La présence de la matière alimentaire dans la bouche excite la sécrétion des glandes parotides, submaxillaires et sous linguales qui versent en grande quantité le produit sécrété dans cette cavité, où il se mêle intimement aux matières soumises à la mastication. C'est de sa coopération avec ce dernier acte que résulte la digestion buccale sans laquelle la digestion proprement dite est pénible, laborieuse et imparfaite.

INSENSIBILITÉ. On nomme ainsi l'incapacité d'apercevoir des impressions par des organes naturellement doués du pouvoir de les ressentir. L'insensibilité des organes du goût à impression des saveurs est nommée *Angeustie*. L'insensibilité générale au contact des corps étrangers peut être due à une affection du cerveau qui rend ce dernier impropre à ses fonctions de perception, ou à une affection des nerfs de la partie qui les rend impropres à transmettre au cerveau l'impression qu'ils reçoivent. Quand les impressions sont douloureuses, l'insensibilité est un bienfait que l'on cherche à obtenir en narcotisant la partie souffrante par des préparations opiacées, comme cela se fait dans la carie dentaire, et dans les irritations nerveuses des dents. La carie réduit quelquefois les dents à l'état d'insensibité, au point qu'elles tombent une à une, sans occasioner la moinde douleur.

INSOLATION. On nomme ainsi un moyen curatif qui consiste à exposer les individus cacochymiques et languissants aux rayons solaires. C'est un moyen excellent contre les diathèses scrofuleux, scorbutiques et rhumatismaux qui, comme on sait, ont un effet des plus désastreux sur la santé des dents elles-mêmes, et sur celles des tissus qui les avoisinent.

INSOMNIE. On donne ce nom à l'absence du sommeil dont on jouit dans l'état de santé. Elle peut être due à une surexcitation du système nerveux et à la douleur. Celle qui est produite par la carie des dents est une cause très fréquente d'insomnie. L'insomnie est un des effets les plus pénibles que produit la dentition difficile chez les enfants, et elle s'accompagne souvent de rêvasseries, d'agitations, de soubresauts des tendons et de convulsions qui mettent la vie du petit malade en danger. On doit chercher, dans ce dernier cas, à s'en rendre maître par des sangsues, des bains, des lavements émollients, des potions antispasmodiques et par des révulsifs sur les extrémités inférieures.

INSTRUMENT. On nomme ainsi tout objet mécanique employé dans les opérations des arts et de la chirurgie. Les instruments dont on a besoin pour la fabrication et la pose des pièces artificielles pour la bouche sont trop nombreux et trop connus pour que nous les citions ici. Mais nous allons énumérer, d'après la nature de leur usage, ceux qui doivent garnir le cabinet du dentiste.

INSTRUMENTS à extraction. Les principaux sont les clés de Garengeot, le pied de biche, le davier, les pinces à extraction, et l'extracteur de racines; instrument de l'invention duquel je fais hommage à notre art. Lui et les autres instruments de cette catégorie sont décrits chacun à la place que son nom lui assigne dans cet ouvrage, et nous ne ferons ici que remarquer qu'il convient au dentiste d'avoir un petit assortiment de chacun d'eux, car certaines particularités dans la structure individuelle de la bouche exigent un choix dans le volume, la force et la finesse de l'instrument que l'on a besoin d'employer.

INSTRUMENTS de chirurgie dentaire générale. Nous placerons dans cette catégorie les lancettes, les scarificateurs, les bistouris des diverses espèces, les ciseaux droits et ceux qui sont courbés sur leur plat et sur leur tranchant. Les sondes cannelées, un passe-mêche, et autres instruments du même genre que nous avons décrits ailleurs, et qui doivent être pour les dentistes l'objet d'un soin particulier, car l'opérateur ne saura trop se souvenir combien le succès définitif d'une opération dépend de la bonté et de la propreté des instruments dont il se sert.

INSTRUMENTS à nettoiement. Les instruments destinés à enlever les croûtes tartreuses qui se forment sur les dents sont de petites rugines, à tranchant ordinaire ou en biseau, des poinçons carrés, etc. Presque tous les dentistes se bornent aux instruments suivants : *La rugine en langue de carpe*, espèce de grattoir tranchant des deux côtés; la rugine dite *bec-d'âne* qui est en forme de biseau; la rugine en gouttière ou rugine à bec de cuiller; le poinçon cavié, taillé en biseau ou à une seule pointe.

INSTRUMENTS à perforer les racines des dents. A proprement parler, il n'y a qu'une seule sorte de perforateur, dont la plus simple expression est une tige en acier, quadrangulaire au corps, et terminée par un sommet pointu et tiédrique. Cet instrument, dont on se sert pour faire le canal qui doit loger la tige des dents à pivot, était autrefois mis en mouvement à l'aide du manche octaèdre auquel il était uni, et que l'opérateur faisait aller en lui imprimant un mouvement de rotation entre le pouce et l'index. A ce genre de mouvement, qui est lent, peu sûr, et agaçant pour la mâchoire, on en a essayé d'autres, parmi lesquels nous pouvons mentionner l'archet en baleine, mais qui ne sont guère moins défectueux que celui obtenu par le simple mouvement des doigts. Le perforateur dont nous nous servons dans notre cabinet, depuis quelques années, remédie aux graves inconvénients qui résultent de l'emploi de ceux qui précèdent : il consiste en un porte-foret, dont une des extrémités tourne au moyen d'un pivot sur la convexité d'un arceau métallique qui embrasse la portion du bord radial de la main gauche, comprise entre le pouce et l'index ; dans l'autre extrémité est fixée une tige perforante en acier fin. La surface du porte-foret est marquée dans toute sa longueur de rainures fines qui la contournent en hélice ou en vis d'Archimède. Un anneau métallique épais, présentant en dehors un manche, et en dedans des pas de vis qui marchent dans les sillons du porte-foret, embrasse ce dernier. Quand on le fait monter le long du porte-forêt, il fait faire à ce dernier, et à la tige perforante qui le surmonte, une série d'évolutions rapides de gauche à droite ; quand on le fait descendre, des évolutions semblables se font, mais en sens contraire. La perforation de la racine se fait alors de la manière suivante : la pointe du perforateur est appliquée au milieu de la section de la racine, le bord de la main gauche de l'opérateur soutient et dirige l'instrument, tandis qu'avec la main droite ce dernier fait marcher l'anneau qui tourne le porte-forêt et la tige perforante qu'il soutient.

INSTRUMENTS à plombage. Ce sont des tiges d'acier rondes, le plus souvent droites, montées sur un manche d'ébène ou d'ivoire, et terminées à leur extrémité libre en boule, en olive ou en pointe mousse.

INSTRUMENTS divers. Les *limes* du dentiste, et nous ne parlons que de celles dont il se sert dans le cabinet pour détruire les aspérités des dents, pour enlever les débris des couronnes gâtées, pour égaliser ces couronnes ou pour agrandir les intervalles qui se trouvent entre elles, doivent avoir des formes très variées. Il faut en avoir de rondes, de demi-rondes, de plates, de carrées à angle mousse, et d'autres à angles plus ou moins prononcés, car la position qu'occupent les parties à enlever, est quelquefois des plus bizarres. Les *cautères* employés à la destruction des tumeurs fongeuses et cancéreuses de la bouche, sont ronds, numulaires, ou en forme d'olive, mais ceux qui sont spécialement destinés à la cautérisation des dents sont, en général, pointus, plus ou moins effilés, courbés ou coudés à leur extrémité, et munis d'un renflement *pyrophore*, qui est de notre invention, et dont nous avons démontré les avantages à l'article consacré à cet instrument. (Voyez le mot *Cautère*). Le glosso-catache, ou *speculum oris*, de Paul Egine, est remplacé, chez la plupart des dentistes d'aujourd'hui, par une simple spatule en argent. Nous bornerons ici ce que nous avons à dire sur les instruments qui doivent garnir le cabinet d'un dentiste, car les limites de notre ouvrage ne nous permettent pas d'entrer dans de plus longues digressions à cet égard.

INTERDENTIUM. Ce mot est employé dans les traités odontotechniques, qui sont écrits en latin pour désigner les interstices des dents.

INTER-MAXILLAIRE. On nomme os inter-maxillaire, os incisif, une pièce osseuse qui se trouve enclavée dans les premiers temps de la vie intra-utérine, entre les deux os maxillaires supérieurs, et qui supporte les dents incisives d'en haut. Dans les cas de bec-de-lièvre double, on trouve souvent cet os distinct et séparé des os maxillaires avec lesquels il devrait être confondu.

INTERSTICE. On nomme ainsi les intervalles triangulaires qui se trouvent entre les dents voisines, et qui peuvent, lorsqu'elles sont trop considérables, rendre la mastication imparfaite. C'est la présence de ces interstices qui rend nécessaire l'emploi des cure-dents, car, quand on ne les cure pas, les matières alimentaires qui s'y logent subissent à la longue une décomposition putride qui modifie d'une manière très désagréable l'haleine de la personne. Ces matières fernissent aussi l'aspect de la bouche, et contribuent plus ou moins à la décadence des dents. Nous avons déjà parlé d'un instrument destiné à faire sauter les particules tartreuses qui se trouvent enclavées dans ces interstices; et, à l'article consacré aux *Brosses à dents*, nous avons indiqué la meilleure manière de manier cet instrument, quand il s'agit de débarrasser ces interstices des impuretés qui peuvent s'y loger.

INTUMESCENCE. On désigne par ce mot toute espèce de gonflement qui survient dans une partie ou dans la totalité du corps.

IODE. Cette substance doit son nom à la belle couleur violette de sa vapeur, quand on la volatilise. L'iode, découvert en 1813 dans les eaux-mères de la soude de Vareck, est solide, en lames gris-bleuâtre, d'un éclat métallique et d'une odeur semblable à celle du chlorure de soufre. Il jouit de la propriété de former, avec la fécule, un composé bleu qui ne saurait être confondu avec aucun autre. Ce corps était le principe actif des éponges brûlées avec lesquelles on guérissait autrefois les goîtres, et c'est probablement lui qui donne à l'huile de foie de morue sa puissante efficacité contre les affections strumeuses. L'iode en teinture, et les iodures de potassium, de plomb et de soufre, sont journellement employés avec succès contre diverses affections locales et générales qui agissent d'une manière destructive sur les dents et sur les autres organes de la bouche. Tels sont les vices rhumatismaux, syphilitiques et scorbutiques, les engorgements scrofuleux du cou, les indurations squirrheuses des gencives, des lèvres, de la langue, et autres affections semblables.

IODURE. On nomme ainsi les corps qui résultent de la combinaison directe de l'iode avec les autres corps simples, tels que le mercure, le plomb, le soufre et le fer. Ils sont tous anti-scrofuleux.

IOTACISME. On nomme ainsi un vice de la prononciation qui empêche d'articuler les lettres G et J mouillées. Nous ne croyons pas que les défauts des arcades dentaires y contribuent ; mais il n'en est pas de même des imperfections du palais.

IRIDIUM. Métal découvert dans la mine de platine, et rangé dans la sixième classe du baron Thénard. Il est solide, blanc, grisâtre, légèrement ductile, dur et d'une pesanteur spécifique inconnue. Il est très difficile à fondre, et presque inattaquable, même par l'eau régale. Nous ne lui connaissons pas d'usages dans les arts.

IRRÉDUCTIBLE. Ce mot se dit des luxations de la mâchoire inférieure qui ne peuvent pas être réduites. Il importe de réduire la luxation de cet os aussi tôt que possible, après l'accident ; car, quand les condyles franchissent la racine transverse de l'apophyse zygomatique, ils tendent à contracter des adhérences avec les parties qui les environnent, et de plus, les cavités glénoïdes qui les logeaient se comblent et s'effacent.

IRRITABLE. On nomme ainsi les personnes d'une grande susceptibilité nerveuse, et qui éprouvent aux moindres causes des impressions vives au physique comme au moral. C'est dans cette classe de personnes que l'on trouve le plus souvent ces névralgies dentaires et ces tics de la face qui tourmentent tant l'existence, et c'est plutôt les moyens généraux, tels que les voyages, les bains de mer, les distractions, les ferrugineux, et les toniques reconstituants que le dentiste devrait conseiller dans ces cas, car les remèdes locaux n'apportent qu'un soulagement momentané à ces pénibles affections.

IRRITANT. On nomme ainsi tous les moyens employés pour produire une irritation à la surface du corps, dans le dessein de dissiper un engorgement, une congestion sanguine, ou une douleur qui occupe un de nos organes. Les agents irritants sont nombreux ; on trouve parmi eux les cantharides, la moutarde, l'alcool, les acides et les alcalis. La thérapeutique dentaire tire un grand secours des agents irritants, et l'on voit se dissiper des odontalgies terribles et des états fluxionnaires des mâchoires, à l'aide des frictions irritantes, des vésicatoires derrière les oreilles, et des pédiluves synapisés.

ISOLOIR. On nomme ainsi le tableau de verre recouvert d'une couche de résine, sur lequel on fait placer les personnes que l'on veut soumettre à l'influence de la machine électrique.

Nous avons déjà dit combien peu de ressources les bains électriques et les étincelles offrent au dentiste pour faire cesser les maux qui sont du ressort de son ministère.

ISTHME. Ce mot, qui est d'origine grecque, veut dire une langue de terre qui sépare deux mers l'une de l'autre, et les anatomistes ont employé l'expression d'*isthme du gosier* pour désigner la portion rétrécie de la cavité buccale qui sépare la bouche proprement dite de l'arrière-bouche du pharynx. Ce détroit est irrégulièrement quadrilatère et formé, en haut, par le bord libre du voile du palais et par la luette, latéralement par les piliers de ce voile, et par les amygdales, et, en bas, par la base de la langue. La mobilité de ces parois fait que les dimensions de l'isthme du gosier varient dans une foule de circonstances, et il est sujet aux mêmes affections que les cavités qu'il sépare.

IVOIRE. On donne ce nom à la matière qui forme les défenses de l'éléphant. Il est, chimiquement considéré, formé en grande partie de phosphate de chaux. Depuis près de deux siècles on fait avec l'ivoire, tantôt des dents partielles, et tantôt des dentiers complets. Mais comme cette substance, dépourvue d'émail, jaunit très vite dans la bouche, où la salive et le mucus buccal la décomposent, et qu'il est bien loin de valoir, pour les besoins de notre art, la substance connue sous le nom d'hippopotame, on y a renoncé depuis quelques années. Nous dirons cependant que les dentistes de province, qui ne peuvent pas toujours se procurer des matières de première qualité, doivent employer de préférence l'ivoire qui occupe le centre de la dent, et qui est voisin de la pointe. L'ivoire *vert*, qui provient de l'animal récemment tué, est préférable aux autres espèces pour la facilité du travail et pour la durabilité.

IVOIRE des dents de l'homme. Cette substance, que nous avons décrite à l'article *Dents*, est sécrétée par la tunique interne d'une follicule dentaire. Il est composé de couches intimement appliquées les unes sur les autres, et durcies chacune au moment de la formation; on n'y voit ni pores, ni suc médulaire, ni une trame de tissus cellulaires, comme cela se voit dans les os; aussi il se détruit par décomposition chimique, et non par carie, proprement dite, ou suppuration, comme ces derniers. L'ivoire constitue la racine et la partie interne de la couronne des dents, et se trouve, dans l'état sain, intimement engréné avec l'émail qui le recouvre.

JASMIN. On nomme ainsi un genre de plantes de la famille des jasminées. Le jasmin ordinaire ou officinal est un arbrisseau, natif de la côte de Malabar, et nous le cultivons dans nos jardins à cause de l'odeur suave de ses fleurs. Les liqueurs et les essences faites avec ses fleurs sont très recherchées dans la parfumerie, et quelques dentistes s'en servent pour rendre plus agréables à l'odorat leurs eaux et leurs poudres dentifrices les plus perfectionnées.

JAUNE. La couleur jaune des dents est naturelle chez quelques individus et tient à la nature de leur composition; mais, le plus souvent, c'est un indice d'un défaut de santé de la bouche et de la destruction prochaine des dents par la carie. Les dentifrices acidulés finissent, à la longue, par jaunir et même noircir les dents : les teintures pour les cheveux, les pâtes épilatoires et la plupart des compositions cosmétiques pour la peau, produisent le même effet. Certaines affections, telles que la variole confluente, la syphilis et les fièvres des marais, ont aussi pour effet de pourrir et de dégrader le teint de ces organes.

JOINTURE. Nom vulgaire des articulations.

JOUE. On nomme joues les parois latérales de la bouche; mais elles ne constituent pas un organe particulier et distinct.

Leur extérieur, qui est couvert de poils dont l'ensemble forme les favoris, n'a pas de limites précises : les joues se continuent en haut avec la paupière inférieure; en bas, elles descendent jusqu'à la base de la mâchoire ; en avant, elles se terminent aux ailes du nez et à la commissure des lèvres, et en arrière au conduit auditif. Chez les personnes chargées de graisse, les joues sont saillantes et arrondies; mais chez les vieillards, les valétudinaires et les personnes maigres, celles surtout qui ont perdu leurs dents molaires, les joues sont creuses et quelques fois sillonnées par des rides. La face interne des joues est libre, revêtue d'une membrane muqueuse et répond aux arcades alvéolaires et aux arcades dentaires. C'est à la face interne des joues que se trouve l'orifice du canal de Sténon, au niveau de l'intervalle qui sépare la première grosse molaire supérieure de la seconde. Voici ce que l'on trouve dans la structure des joues :

La peau, qui est fine, vasculaire et qui contribue, par sa coloration, à l'expression des passions;

La membrane muqueuse, continuation de celle qui revêt les autres parties de la bouche, mais un peu plus mince qu'elle;

Une couche de glandules salivaires buccales, qui soulèvent la muqueuse et s'ouvrent à sa surface par des orifices distincts. Deux de ces glandules, situées entre le buccinateur et le masseter, s'ouvrent au niveau de la dernière dent molaire ou dent de sagesse;

Une couche musculeuse, constituée en bas par le masseter et le peaucier; en haut, par l'orbiculaire des paupières, et au milieu, par le buccinateur et par les grand et petit zygomatiques;

Une couche adipeuse, qui est très mince dans les régions molaire et massetérine et très épaisse entre elles. La boule graisseuse qui donne aux joues leur saillie arrondie et qui se loge entre le masseter et le buccinateur, est très développée chez les enfants. Il n'est qu'à l'état de vestige chez les vieillards amaigris et chez les personnes à joues creuses et émaciées;

Les artères, qui sont nombreuses, sont fournies par les artères sous-orbitaires, dentaires inférieures buccales, massetérines et alvéolaires, qui sont elles-mêmes des branches de la maxillaire interne. Les artères faciale et transversale de la face y jettent aussi beaucoup de ramifications;

Les veines : elles suivent le même trajet que les artères et portent les mêmes noms qu'elles;

Les vaisseaux lymphatiques : ils se rendent dans les ganglions cervicaux et parotidiens;

Les nerfs : parmi eux se trouvent les nerfs buccaux et molaires fournis par le nerf facial et les rameaux buccal, massetérin, sous-orbitaire et mentonnier, fournis par la cinquième paire. Les joues qui, comme nous avons dit, forment les parois latérales de la bouche, servent à la mastication, à la succion, à l'articulation des sons, au jeu des instruments à vent et à l'expression des passions. On trouvera aux articles *Fluxion, Fistule, Gangrène, Pluie,* etc., des détails sur les affections morbides dont les joues peuvent devenir le siége. C'est souvent dans les muscles des joues que résident les mouvements convulsifs et douloureux connus sous les noms de *tics,* et dont il sera question ailleurs.

JUGAL. Qui a rapport à l'apophyse zygomatique. L'os molaire est quelquefois nommé l'os jugal.

JUGALIS sutura. Nom imposé à la suture qui a lieu entre l'os molaire et l'os maxillaire supérieur.

JUGULAIRES. Nom des deux veines principales de la tête et du cou, qui doivent être connues du dentiste et que nous allons décrire.

Veine jugulaire interne. Ce vaisseau, nommé veine céphalique par Chaussier, reçoit, par le golfe de la veine jugulaire, le sang veineux provenant de toutes les parties de l'encéphale et qui est préalablement versé dans les sinus de la dure-mère. Elle reçoit, en outre, le sang noir de la veine faciale, qui suit le trajet de l'artère du même nom. Elle reçoit celui qui est apporté par les veines linguale, pharyngienne, occipitale et thyroïdionne supérieure. Après avoir reçu ces veines, elle descend presque verticalement le long de la partie antérieure et latérale du cou, depuis la base du crâne jusqu'au niveau de la clavicule. Elle est en rapport, *en arrière,* avec la colonne vertébrale, le grand droit antérieur de la tête, le muscle long du cou, et le scalène antérieur; *en avant,* avec l'apophyse styloïde, le bouquet de riolan et le sterno-cléido-mastoïdien; *en dedans,* avec la carotide interne, la carotide primitive et le nerf pneumogastrique. Elle se termine enfin en s'ouvrant dans la veine sous-clavière, de chaque côté.

Veine jugulaire externe : celle-ci reçoit la veine dont les racines accompagnent les divisions de l'artère maxillaire interne et celle qui répond à l'artère temporale superficielle. Elle reçoit, en outre, les veines cervicales antérieures et latérales, scupulaires et sous-claviculaires, après quoi elle descend le long de la partie antérieure et latérale du cou, en passant entre le peaucier et le sterno-cléido-mastoïdien dont elle croise la direction. Elle devient ensuite plus profonde et passe sous le muscle omophyoïdien pour s'ouvrir près du bord externe du muscle sterno-cléido-mastoïdien, dans la partie supérieure de la veine sous-clavicule. Cette veine est très visible à travers la peau et le peaucier qui la recouvre. Elle est parallèle aux fibres de ce dernier.

JUMEAUX. On nomme nerfs *tri-*jumeaux, nerf tri-facial, nerf de la cinquième paire, et nerf petit sympathique, celui qui fournit les rameaux nerveux aux dents. Nous le décrirons au mot *Nerf.*

JUS. On donne ce nom aux sucs des végétaux et des animaux, extraits par la pression et concentrés par l'évaporation. Tels sont les jus d'herbe, de réglisse et de viande.

JUSQUIAME. Plante de la famille des solanées, qui est

très vénéneuse, mais dont la poudre et la teinture sont quelquefois administrées comme calmants.

JUXTAPOSITION. Dans l'articulation nommée *harmonie*, les os s'unissent par juxtaposition : exemple, les deux os sus-maxillaires.

KAOLIN. On donne ce nom à une sorte de sable argileux, de terre friable, qui happe un peu à la langue, qui est infusible au chalumeau et qui conserve sa couleur blanche quelle que soit l'intensité du feu auquel il est exposé. Le kaolin se trouve en abondance à Saint-Yriex-la-Perche, près de Limoges. On le mêle avec un fondant nommé pelunzé, sorte de feldspath quartzeux, composé de silicate de chaux, pour former la porcelaine dure ou chinoise. Il fait aussi la base des dents artificielles, dites incorruptibles, dont il est question dans plusieurs endroits de ce dictionnaire.

KARATS ou Carats. Mot employé pour désigner des poids fictifs qui déterminent le titre des métaux. Le karat d'or se divise en trente-deux parties, dont chacune porte le nom de trente-deuxième de karat; mais ces trente-deuxièmes de karat ne sont que des poids proportionnels et relatifs, comme le karat lui-même.

KERATO-GLOSSE. On nomme ainsi la portion du muscle hyoglosse qui s'attache aux cornes de l'os hyoïde.

KERMÈS. On donne le nom de kermès animal, ou coccus ilicis, à un insecte de l'ordre des hémiptères qui vit sur un chêne vert que l'on trouve abondamment dans les terres incultes de la France méridionale, en Espagne et dans les îles de la Grèce. Cet insecte a l'apparence d'une petite coque sphérique et inanimée, de couleur rouge-brune et recouverte d'une poussière légèrement cendrée. On lui attribuait, autrefois, beaucoup de propriétés médicinales, mais aujourd'hui il n'est guère employé que pour teindre la soie, la laine, les liqueurs dentifrices et les lotions cosmétiques auxquelles il donne un teint d'un beau rouge cramoisi.

KILOGRAMME. Ce poids, dans le nouveau système décimal, vaut mille grammes et est équivalant à environ deux livres six gros des anciens poids.

KILOLITRE. Mesure qui contient mille litres.

KINO. Cette substance, qui est fournie par le *necclea-gamber*, qui croît à Sumatra, est presque entièrement composée de tannin. C'est à tort qu'on l'appelle *gomme* kino. Le kino est en masses dures, opaques, fragiles, d'une couleur rouge-noire et inodore. Sa saveur est douceâtre et astringente : il peut être employé avec avantage dans la formation des collutoires antiscorbutiques et toniques.

KYSTE. On donne ce nom à des sacs membraneux qui se développent dans l'intérieur de nos tissus et qui renferment de la sérosité trouble ou des matières semblables par leur couleur et leur consistance au miel et à la bouillie. Les causes de cette production anormale ne sont pas bien connues. Ils peuvent occuper toutes les parties du corps; mais il est assez rare de les voir se développer dans les organes de la bouche.

LABIAL. On désigne par ce mot certaines parties qui entrent dans la composition des lèvres et qui sont :

Le muscle labial ou orbiculaire des lèvres qui est formé par des fibres musculaires propres existant dans l'épaisseur de l'une et de l'autre lèvre, et par la terminaison des muscles zygomatiques, élévateurs, propres et communs, et des muscles cannins, triangulaires, carrés, buccinateurs et releveurs du menton. L'extrémité de tous ces muscles, s'entrelaçant les unes avec les autres, et de plus avec le faisceau circulaire des fibres, constituent plus particulièrement l'orbiculaire ou sphincter des lèvres. Les fibres de ce faisceau se trouvent au bord libre des lèvres; elles sont concentriques courbées et partagées en deux plans demi-ovales, dont chacun occupe une des lèvres et qui confondent leurs fibres de chaque côté pour former la commission des lèvres ou angles de la bouche. Le muscle lubial adhère *en avant* à la peau; en arrière, il est séparé de la muqueuse buccale par un grand nombre de glandules salivaires; *son bord libre* est revêtu par la membrane rouge des lèvres et *son bord adhérent*, où grande circonférence, se continue avec les extrémités des muscles dont nous venons de parler. On dit qu'une bouche est grande ou petite selon l'étendue de la circonférence interne de ce muscle, mais cette étendue n'a aucune influence sur la capacité de la cavité buccale. L'action de ce muscle est de rapprocher les lèvres l'une de l'autre, de resserrer l'ouverture de la bouche comme dans l'action de siffler, de donner un baiser, de humer, de sucer et de jouer des instruments à vent.

Glandules salivaires labiales. Ces petits organes que l'on prenait autrefois pour des follicules mucipares, forment une couche épaisse placée entre la partie musculaire des lèvres et la membrane muqueuse qu'elle soulève. Cette couche est constituée par un grand nombre de ces petits organes sécréteurs, inégaux en volume, et distincts les uns des autres. Chaque glandule s'ouvre par un orifice qui lui est propre à la face postérieure de la membrane muqueuse qui les recouvre.

Membrane muqueuse labiale. Elle est recouverte d'épiderme sur le bord libre des lèvres, où elle est en contact avec l'air, et auquel elle adhère fortement; son adhérence à la face postérieure des lèvres est très peu marquée.

Artères labiales. On les nomme aussi coronaires, elles sont fournies par l'artère faciale; une pour chaque lèvre qui marche transversalement dans l'épaisseur de cet organe très près de la membrane muqueuse sous laquelle on peut sentir ses battements.

Veines labiales ou coronaires des lèvres. Toutes les deux, la supérieure et l'inférieure, s'ouvrent dans la veine faciale qui est une des racines de la veine jugulaire interne.

LABIÉES. On donne ce nom à une famille de plantes qui sont remarquables par leur nombre et par leur importance pharmaceutique. Presque toutes les espèces de cette famille sont toniques, aromatiques et stimulantes. Ces qualités sont dues au camphre, à l'huile volatile et au principe amer que l'on trouve en diverses proportions en chacune d'elles. Parmi les plantes de cette famille, se trouvent la sauge, l'hysope, le lierre terrestre, le romarin, la lavande, le thym, la mélisse, la menthe et autres dont le dentiste peut employer avec avantage les infusions et les eaux distillées dans la formation de ses gargarismes, collutaires et lotions dentifrices.

LABIUM leporinum. Un des noms du bec-de-lièvre.

LABORATOIRE. Ce mot désigne tout lieu destiné à la préparation des produits chimiques ou pharmaceutiques. Pour le dentiste, c'est l'endroit où il confectionne les pâtes, les poudres, les élixirs et les lotions qui sont propres à entretenir la santé de la bouche, la beauté et la blancheur des gencives et des dents.

LACÉRATION. Ce mot veut dire la déchirure accidentelle des gencives qui peut arriver quand on opère l'extraction des dents avec négligence ou gaucherie, et qu'on n'a pas eu le soin de séparer au moyen du déchaussoir la gencive d'avec le collet de la dent, auquel elle est plus ou moins adhérente.

LACTATION. On désigne par ce mot l'action de nourrir un enfant avec du lait. C'est l'allaitement dont nous avons parlé à l'article consacré à ce dernier mot.

LACUNE. On nomme lacunes certaines petites dépressions que l'on trouve à la surface de la muqueuse buccale et qui ne sont souvent que les orifices excréteurs des cryptes muqueux ou des glandules salivaires. L'avulsion des dents et la carie de ces organes produisent des lacunes dans les arcades dentaires, qu'il est du ressort de notre art de combler par des pièces artificielles confectionnées avec soin.

LAUDANUM. Nom d'une gomme résine d'une odeur fort agréable qu'on faisait entrer dans la composition des emplâtres résolutifs; aujourd'hui, on ne l'emploie guère que comme ingrédients des clous odorants que l'on prépare pour embaumer les appartements.

LAGOSTOME. C'est l'un des noms du bec-de-lièvre. Voyez le mot *Bec*.

LAINE philosophique. Nom donné par les alchimistes à

l'oxyde de zinc obtenu par la sublimation. Elle flotte dans l'air comme des flocons de laine.

LAIT. On donne ce nom au liquide sécrété par les glandes mammaires des femelles des animaux mammifères. Le lait est une matière azotée; car, quand on le distille dans des vaisseaux clos, il founit, outre d'autres produits, du carbonate d'ammoniaque. Le lait abandonné à lui-même se sépare en trois parties : la crême qui vient à la surface, le caséum qui va au fond, et le petit-lait qui occupe la partie moyenne de la masse. La plupart des acides, l'alcool et certains sels, tels que l'hydro-chlorate d'étain, ont pour propriété de précipiter le caséum qui va au fond du lait. Le lait de vache, le seul qui soit employé pour les usages domestiques ordinaires, fournit, quand il est évaporé à siccité et mêlé avec du sucre et des amandes, le mets recherché connu sous le nom de *frangipane*. C'est aussi avec ce lait que l'on prépare la crême, le beurre, le fromage, le petit-lait clarifié et le sucre de lait. Le lait seul, ou chauffé avec des figues, de la tête de pavot, etc., forme un excellent collutoire emmollient et calmant pour certains états inflammatoires de la bouche et des gencives, ou pour apaiser les douleurs névralgiques des dents. Voici un mot sur le lait des différents animaux:

Lait d'ânesse. Il ressemble beaucoup à celui de la femme. Il en a la consistance, l'odeur et la saveur, mais il a moins de crême et plus de caséum que lui.

Lait de brebis. Il donne beaucoup de crême qui fournit un beurre mou et beaucoup de caséum d'une nature grasse et visqueuse. On emploie ce lait pour préparer les fromages de Roquefort.

Lait de chèvre. Il ressemble beaucoup au lait de vache, mais la matière butyrique qu'il offre, est plus solide que celle du lait de vache.

Lait de jument. Il renferme une matière butyrique presque fluide, un caséum qui est très mou et beaucoup de sérosité.

LAIT DE FEMME. Celui-ci offre beaucoup d'intérêt au dentiste, car l'influence qu'exercent les qualités du lait et l'état de santé de la nourrice qui le fournit sur le travail de la dentition et sur la composition des dents de l'enfant, est de la plus haute importance. Le lait de femme contient beaucoup de crême et de sucre de lait, mais peu de caséum. Il est très séreux dans les premiers temps qui suivent l'accouchement; mais il se charge de globules et devient plus consistant à mesure qu'on s'éloigne de cette époque. Les examens microscopiques du lait dont on a tant vanté l'utilité depuis quelques années, ne nous paraissent pas mériter toute la confiance qu'on leur accorde, et nous avons vu du lait fourni par les seins d'une femme phtysique et scrofuleuse, soumis à l'examen d'un microscopiste très connu et prononcé par lui comme excellent. Le dentiste qui, au moment de la première dentition, est souvent consulté par les familles à ce sujet, doit moins se guider sur de pareilles recherches, que sur la santé et l'apparence de la nourrice, qui doit être brune, bien faite, d'un caractère égal et animé, dont la bouche doit être garnie de dents belles et saines, et qui fournit à son nourrisson un lait abondant, d'un blanc bleuâtre et assez consistant, pour que la gouttelette qu'il forme sur l'ongle soit bien arrondie et ne s'étende pas. Le lait de la nourrice est le meilleur topique que l'on puisse employer contre les irritations douloureuses des gencives, produites par la sortie difficile des dents.

LAIT d'amandes. Voyez le mot *Emulsion*.

LAIT virginal. On désigne sous ce nom une préparation cosmétique dont nous avons déjà parlé, et qui est employée pour donner de la souplesse à la peau des mains et de la figure, et pour conserver ou rehausser la fraîcheur du teint du visage. La liqueur cosmétique connue sous le nom de lait virginal, est une des moins nuisibles aux organes dentaires que les femmes puissent employer. En règle générale, les préparations cosmétiques méritent de la part du dentiste une condamnation sévère, mais nous croyons devoir indiquer la préparation de celle-ci, car il vaudra mieux pour le dentiste, l'indiquer à ses belles clientes que de les laisser avoir recours à des préparations du même genre faites avec des sels et des oxydes métalliques, et dont le moindre inconvénient est de noircir, faire tomber les dents, et de couvrir le visage d'éruptions dartreuses. — Teinture alcoolique de Benjoin : 8 grammes que l'on mêle, en l'agitant, avec 375 grammes d'eau de roses; dans ce mélange l'eau s'empare de l'alcool, de la teinture, tandis que l'acide benzoïque se précipite en blanc, et donne à la liqueur l'apparence du lait.

LAITON. On le nomme aussi cuivre jaune. C'est un alliage de cuivre et de zinc qui n'est jamais employé à la confection des pièces artificielles pour la bouche, mais qui fait partie d'une foule d'instruments, et d'objets de première nécessité pour l'atelier et l'établi du dentiste.

LALLATION. Vice de prononciation dans lequel la lettre *l* est doublée ou mouillée mal à propos.

LAMELLEUX. Ce mot veut dire composé de lames. Quelques auteurs emploient ce mot, en parlant de l'ivoire des dents qui est, comme on sait, composé de lamelles de consistance osseuse, sécrétées par la tunique interne de la pulpe dentaire, et superposées les unes aux autres.

LAMPES à souder. Il y en a deux, la lampe à huile et la lampe à esprit-de-vin.

La lampe à huile se compose d'un bassin rond ou ovale, au milieu duquel s'élève une colonne surmontée d'un réservoir, en forme de saucière, destiné à contenir l'huile et le coton qui sert de mèche à la lampe. Le grand bassin au fond, ne sert qu'à sauver l'huile qui échappe par débordement au réservoir. Cet appareil est ordinairement logé dans une niche qui communique, par une ouverture, avec le tuyau d'une cheminée, et qui y dirige la fumée provenant de la lampe. On se sert de la lampe à huile quand il s'agit de projeter avec le chalumeau une flamme large et forte sur une surface métallique étendue, ou pour souder plusieurs pièces à la fois.

La lampe à esprit-de-vin. C'est un flacon de verre, à parois épaisses, large et peu profond, dans le goulot duquel on adapte un petit tuyau en cuivre jaune. C'est à travers ce tuyau que passe l'extrémité du faisceau des fils de coton qui sert de mèche à la lampe, et dont le reste baigne dans l'acool dont le flacon est rempli. Quand on a fini de souder, on coiffe d'une capsule en laiton, ou mieux, en verre épais, le goulot de la lampe pour empêcher l'alcool de se volatiliser. Cette capsule est dite *chapeau* dans les ateliers.

LANCETTE. On donne ce nom à un petit instrument qui sert chez le dentiste pour pratiquer la phlebotomie, mais plus souvent pour faire de légères scarifications aux gencives, dans quelques états inflammatoires de la bouche, et pour ouvrir de petits abcès qui se forment quelquefois dans cette cavité. La lancette se compose d'une châsse et d'une lame faite en acier fin et bien poli. La châsse se forme de deux petites lames d'écaille mobiles sur la lame qu'elles sont destinées à conserver. Il y a trois espèces de lancettes qui diffèrent les unes des autres par la forme de la lame. Dans la lancette *à grain d'orge*, la lame conserve sa largeur jusque vers sa pointe. La lancette *à grain d'avoine* a une lame moins large, et dont la pointe est plus allongée, et la lame de la lancette *à langue de serpent* présente une pointe plus allongée que celles des précédentes.

LANCINANT. On donne le nom de douleur lancinante à une douleur qui consiste dans des élancements que l'on peut comparer à ceux que produiraient des instruments acérés, brusquement introduits dans la partie souffrante. Les douleurs lancinantes sont un des symptômes des tumeurs squirrheuses arrivées au deuxième degré. Leur présence, dans quelques tumeurs indolentes qui peuvent se développer dans les parois de la bouche, doit faire craindre la nature cancéreuse de celles-ci, et faire hâter leur extirpation.

LANGUE. La langue est un organe musculaire, mobile et symétrique, logé dans la cavité de la bouche, et s'étendant depuis l'os hyoïde et l'épiglotte jusque derrière les dents incisives. Cet organe présente à considérer deux faces, deux extrémités et une circonférence. *La face supérieure*, ou dos de la langue est libre, plate et recouverte par la membrane muqueuse de la bouche. Cette face est divisée en deux moitiés latérales par un sillon peu marqué qui, près de la base de la langue, présente un enfoncement considérable, et de dimensions variables, connu sous le nom *de trou borgne*, et dans l'intérieur duquel s'ouvrent les conduits excréteurs des follicules mucipares qui se trouvent logés près de lui. Des côtés du trou borgne partent deux lignes assez marquées, formées par une double série de cryptes muqueux qui représente un V dont le sommet est tourné en arrière. La face supérieure ou dos de la langue, est couverte d'un grand nombre de papilles dont il sera question plus tard. *La face inférieure* de cet organe est libre dans son tiers antérieur, et sur les côtés, parties qui sont revêtues par la muqueuse buccale; mais sa partie médiane et postérieure adhère, au moyen des muscles génio-glosses, à l'os maxillaire inférieur et à l'os hyoïde, au moyen des muscles hyo-glosses. Sur la ligne médiane de cette face, se voit un sillon longitudinal qui sépare les deux saillies formées par les muscles linguaux. *La circonférence* de la langue est épaisse des deux côtés en arrière, mince en avant et arrondie dans toute son étendue. Supérieurement, on voit une série de stries étroites, verticales et parallèles les unes aux autres, qui se continuent en haut avec les papilles dont la face dorsale de la langue est recouverte. *La base* de la langue, ou son extrémité hyoïdienne, se continue avec l'épiglotte et avec les piliers du voile du palais. Sa plus grande épaisseur se trouve au niveau du trou borgne; mais elle va de là en s'amincissant jusqu'à l'os hyoïde auquel elle s'attache. La pointe de la langue est arrondie et libre, et varie beaucoup en volume, suivant les individus, et suivant les positions de l'organe. Dans *l'orga-nisation* de la langue, on trouve une portion musculeuse, une membrane muqueuse, des papilles lenticulaires-fongiformes et coniques, des artères, des veines et des nerfs.—*La portion musculaire de la langue*, est composée des fibres des muscles stylo-hyo-glosses et génio-glosses que l'on trouvera décrits ailleurs, et qui s'entrelacent d'une manière inextricable avec deux faisceaux de fibres, parallèles l'un à l'autre, et que l'on a nommés les *muscles linguaux.* Vers la partie supérieure de la langue, les fibres musculaires sont entremêlées de petites globules remplies d'une graisse presque fluide. Selon la professeur Gerdy l'entrelacement des fibres musculaires de la langue, que la plupart des anatomistes disent être *inextrica-ble*, présente des fibres *verticales* qui vont d'une des faces de la langue à l'autre, des fibres *transversales* qui s'étendent de chaque côté, depuis le raphé médial jusqu'aux bords de l'organe, et deux plans de fibres longitudinales dont l'un est supérieur et l'autre inférieur. La membrane muqueuse de la langue n'offre rien de remarquable à sa face inférieure, excepté qu'au niveau de la symphyse de l'os maxillaire infé-rieur, elle forme un repli nommé *le frein de la langue* (voyez le mot *Frein*), qui se prolonge vers le point de l'organe, et qui laisse voir sur ses côtés les deux veines canines. Dans la région dorsale de la langue, elle offre *un derme* dur et épais, au-dessus duquel se trouve une membrane propre, très dense, qui, selon **M.** Gerdy, donne beaucoup de solidité à l'insertion des fibres musculaires sous-jacentes. A la face supérieure de la langue, cette membrane paraît rugueuse et inégale, par l'existence d'un grand nombre d'éminences, de forme et de nature diverses, nommées *papilles*, que nous allons décrire.

Papilles lenticulaires. Elles sont au nombre de dix ou quinze, et forment, sur les côtés du trou borgne de Morga-gni, les deux lignes saillantes en forme de **V**, dont nous avons parlé. Ce sont des follicules mucipares de forme irré-gulière.

Papilles fongiformes. Elles sont plus nombreuses que les précédentes, et disséminées près des bords et de la pointe de la langue. Elles sont d'un teint blanchâtre, d'une forme arrondie, et supportées par un pédicule étroit, court. Leur nature et leurs usages sont inconnus.

Papilles coniques. Celles-ci sont les plus nombreuses de toutes, occupent la partie moyenne de la face dorsale de la langue, et sont plus régulièrement arrangées vers la partie postérieure de la langue qu'en avant. Ce sont de petits cônes, dont la base est confondue avec le tissu de la langue, et dont le sommet est libre. Celles qui sont en arrière sont grosses et verticales, tandis que celles qui se trouvent plus rapprochées de la pointe de l'organe sont un peu inclinées et mobiles sur leurs pédicules. Les papilles de cette espèce qui occupent la partie antérieure des bords de la langue sont filiformes. La plupart des anatomistes regardent les papilles coniques de la langue comme des épanouissements des filets du nerf lingual. Elles sont, en général, pressées les unes contre les autres, et enveloppées d'un lacis vasculaire très apparent. C'est ce lacis, formé par l'entrecroisement de mille et mille vaisseaux, qui entoure comme un réseau les extrémités des nerfs et des follicules muqueux, et qui donne à la langue le teint rouge qui lui est particulier.

Les nerfs de la langue sont au nombre de trois : 1° le nerf lingual, provenant de la branche maxillaire inférieure de la cinquième paire, que l'on croit être destiné à la perception des saveurs ; 2° le nerf grando-hypo-glosse, qui se distribue dans le tissu musculaire de la langue, et qui semble présider aux mouvements de cet organe ; et 3° le nerf glosso-pharyngien, dont les filets se disséminent dans la base de la langue, dans les piliers des voiles du palais, dans les amygdales et dans les parois du pharynx. Ce nerf établit, dans l'acte de la déglutition, des rapports d'harmonie entre les mouvements de ces diverses parties.

Les artères de la langue. Les principales sont les artères linguales, fournies par les carotides externes qui, une fois entrées dans la langue, marchent horizontalement en avant, entre les muscles génio-glosses et les linguaux, jusqu'à la pointe de l'organe, où elles s'anastomosent par arcade, l'une avec l'autre. Chacune d'elles fournit deux branches qui sont l'artère dorsale de la langue, et l'artère sub-linguale. La langue reçoit aussi quelques branches des artères palatines et jousillaires.

Les veines de la langue sont, de chaque côté, la veine superficielle, la veine [ranine, la linguale et la sous-mentale, qui se vident toutes dans la veine jugulaire interne.

La langue est le principal organe du goût; mais le pouvoir de percevoir les saveurs réside principalement à sa pointe et sur ses bords; une partie très limitée du voile du palais jouit aussi de la même propriété. Cet organe sert aussi à la mastication en ramassant les aliments dans les divers recoins de la bouche pour les placer entre les arcades dentaires; à la déglutition, en se creusant en canal pour faire glisser le bol alimentaire dans le pharynx; à l'articulation des sons, par les formes innombrables qu'elle affecte. Ses mouvements sont de deux sortes : les mouvements de totalité, dus à l'action des hio, génio et stylo-glosses, et dans lesquels l'organe est porté en avant, en arrière, et de côté; et les mouvements intrinsèques dus aux contractions partielles des différents faisceaux des fibres musculaires, à l'ensemble desquels on a donné le nom de *muscle lingual*. Ainsi, par la contraction des fibres verticales, cet organe se creuse en gouttière; par celle des transversales, elle se durcit en diminuant de largeur. La contraction simultanée des faisceaux longitudinaux supérieur et inférieur la fait faire boule, du fond de la cavité buccale; et quand ces deux plans de fibres se contractent isolément, la partie antérieure de la circonférence de l'organe est appliquée contre le palais ou contre le plancher de la bouche. La langue peut être le siége de l'inflammation, des endurcissements, des tumeurs squirrhéuses, et des excoriations, maladies qui ont souvent leur origine dans l'état délabré des arcades dentaires, et que l'on peut quelquefois prévenir ou faire disparaître par l'avulsion d'une dent cariée, ou en détruisant avec une lime les aspérités des dents et autres saillies anormales de ces organes, qui l'agacent.

LANGUE de carpe. On donne ce nom à un instrument dont se servent encore quelques dentistes pour faire l'extraction des dernières dents molaires. La langue de carpe s'adapte très bien au manche de la clé de Garengeot, instrument qui remplace très bien la langue de carpe, et qui suffit, entre les mains d'un opérateur habile, pour effectuer l'extraction des dents molaires, quelle que soit la position qu'elles occupent.

LANGUE de serpent. On donne ce nom à un des instruments employés par le dentiste, pour enlever le tartre aux dents de la mâchoire inférieure. Voyez les mots *Nettoiement* et *Instrument.*

LANGUEUR. État maladif de l'économie en général, qui affecte le plus souvent les femmes et les jeunes filles, et qui est accompagnée d'une pâleur générale des tissus, et d'une grande diminution des forces. La décoloration et bouffissure des gencives est un des symptômes de cet état.

LANIAIRES. Les dents canines portent quelquefois le nom de dents laniaires : on en trouvera la description au mot *Dent.* Leur moindre distance du point d'appui du levier représenté par la mâchoire inférieure les rend plus propres à vaincre les résistances que les dents incisives. Leur couronne et leur racine sont plus longues que celles de toutes les autres dents, et c'est chez les animaux carnassiers que ces dents se trouvent à leur maximum de développement. C'est à la mâchoire supérieure, surtout, que la longueur et l'épaisseur des dents laniaires de l'homme sont remarquables. Leurs racines s'étendent quelquefois dans l'épaisseur de la mâchoire jusqu'à la base de l'apophyse montante, disposition qui explique la difficulté de leur évulsion, et les accidents dont cette évulsion est quelquefois suivie. Nous avons, dans notre collection de pièces anatomiques, des os sus-maxillaires où l'on voit ces dents comme enterrées dans l'épaisseur de l'apophyse montante, et renversées de manière à présenter la couronne en haut.

LAPIDILLUS. Nom donné autrefois à une espèce de petite curette dont on se servait pour extraire les concrétions pierreuses des canaux salivaires et des amygdales.

LAPIS-DENTIUM. Mot autrefois employé pour désigner les concrétions tartreuses qui se forment sur les dents.

LAQUE. Cette substance, qui est résineuse, sèche, cassante, demi-transparente, d'un rouge brun et d'une odeur aromatique, transude du corps d'une sorte de fourmi qui habite les branches de certains arbres des Indes, tels que l'*erythrina monosperma*, et le figuier des Payodes. Il y en a trois sortes : 1° *la laque en bâton*, qui est d'un rouge foncé, et que l'on trouve sous forme de croûte, attachée aux rameaux des arbres ; 2° *la laque en grains*, qui n'est que la précédente, frottée dans de l'eau pour la dépouiller de sa matière colorante ; elle est brunâtre ; 3° *la laque en écailles*. Celle-ci est simplement la première, dépouillée d'une partie au moins de sa matière colorante, ensuite fondue et coulée en plaques minces. D'après les recherches des chimistes, la laque est composée de résine, de matière colorante, de cire, de gluten, et quelques autres principes insignifiants. La laque rend des services à la médecine et aux arts. Fondue avec de la térébenthine et le vermillon, elle forme la cire à cacheter rouge ; en remplaçant le vermillon par le noir d'ivoire, on obtient la cire à cacheter noire. Elle forme l'ingrédient principal des vernis les plus utiles : sa matière colorante donne une belle teinture écarlate. On peut l'utiliser dans l'atelier et le cabinet du dentiste ; on en a fait une sorte de mastic pour les dents cariées, et elle entre dans la composition des trochiques de Karabé, dans une foule d'opiats dentifrices, astringents et toniques, dans des pastilles et des masticatoires odorants.

LARMES. On appelle ainsi un liquide salin, incolore et inodore, sécrété par les glandes lacrymales, et qui échappe en gouttelettes d'entre les paupières, quand les conduits destinés à le diriger dans le canal nazal sont obstrués par une cause quelconque. Les vives émotions de chagrin et de joie amènent une supersécrétion des larmes, et elles coulent quelquefois en abondance, par suite de l'irritation sympathique des glandes lacrymales, éveillée par les douleurs qui occupent les gencives pendant le travail de la première dentition.

LARYNX. La contiguité de cet organe important à ceux qui sont spécialement confiés aux soins du dentiste, nous impose le devoir d'en offrir à nos lecteurs une description succincte. Le larynx est l'organe de la voix; son extrémité inférieure se continue avec la trachée-artère, et la supérieure est unie par des ligaments à l'os hyoïde, au-dessous duquel le larynx est situé. La partie supérieure de cet organe fait saillie au-dessous de la peau du cou, et il est séparé, en totalité, de la colonne vertébrale par le pharynx et l'œsophage. Parmi les éléments dont le larynx se compose, se trouvent : 1° *le cartilage thyroïde,* ou scutiforme, qui est quadrilatère et composé de deux moitiés latérales, qui se réunissent à angle sur la ligne médiane; 2° *le cartilage cricoïde,* qui est en forme d'anneau, échancré en avant, et qui constitue la portion la plus solide et la plus immobile du larynx. Les parties latérales de sa surface extérieure s'unissent au moyen de deux facettes articulaires avec le cartilage précédent, et la partie postérieure de son bord supérieur présente deux apophyses articulaires convexes, au moyen desquelles il s'articule avec les suivantes; 3° *les cartilages arythénoïdes,* ou pyramidaux, au nombre de deux. Leur forme est celle d'une pyramide triangulaire, dont le sommet, qui est tourné en dedans, est surmonté du tubercule de san-

torini et dont la base, munie d'une facette concave, s'articule avec le cartilage précédent; leur face postérieure donne
attache à un petit muscle, et les faces antérieures et internes
sont tapissées par la membrane muqueuse; 4° *l'épiglotte*,
sorte de fibro-cartilage, comparé à une feuille de pourpier
dont la face antérieure est unie à la base de la langue par
les trois replis glosso-épiglottiques, dont la face postérieure
est recouverte par la muqueuse laryngée et dont la circonférence, qui est libre supérieurement, se fixe par une sorte de
queue dans l'angle rentrant du cartilage thyroïde. Dans l'acte
de la déglutition, l'épiglotte s'abaisse sur l'ouverture supérieure du larynx pour empêcher le bol alimentaire de pénétrer dans cette cavité. Les articulations du larynx sont : *l'articulation thyro-hyoïdienne, l'articulation crico-thyroïdienne,*
l'articulation crico-arythémoïdienne et celle dite *thyro-ary-*
thénoïdienne, qui se fait par deux ligaments qui s'étendent
depuis l'angle antérieur de chaque cartilage arythénoïde jusqu'à l'angle rentrant du cartilage thyroïde, et qui constituent
les deux *cordes vocales inférieures.* Les muscles du larynx
sont les *extrinsèques*, qui impriment des mouvements de
totalité à l'organe, et des *intrinsèques*, qui font mouvoir les
parties dont il se compose, les unes sur les autres, pour produire les différentes modulations de la voix. Dans l'intérieur
du larynx on trouve une portion circulaire formée par le
cricoïde, et une portion évasée par le thyroïde : entre elles se
trouve *la glotte,* fente triangulaire dont le sommet est en
avant et la base en arrière, et dans les bords, qui sont tranchants, sont *les lèvres de la glotte.* Entre les cordes vocales
inférieures dont nous avons parlé et les supérieures, formées
par un repli de la membrane muqueuse, se trouvent deux
cavités latérales, sous forme d'un bonnet phrygien, qu'on
appelle *les ventricules du larynx.* La base du larynx qui est
tournée en haut présente une ouverture triangulaire, qui est
fermée au moment de la déglutition par l'épiglotte, et son
sommet, qui est en bas, s'unit au premier anneau de la tra-

chée-artère. — Le larynx est peu développé avant l'époque de la puberté. Celui de la femme est beaucoup plus petit que celui de l'homme, et, chez elle, l'angle formé par le thyroïde est beaucoup moins prononcé.

LARYNGIEN. Ce mot se dit des nerfs et des vaisseaux qui ont rapport au larynx.

LAUCANIA. Mot grec, qui, pour quelques anatomistes anciens, désignait l'arrière-bouche et l'œsophage, et pour d'autres le menton.

LAUDANUM. On a appelé indistinctement du nom de laudanum toutes les préparations solides et liquides de l'opium; aujourd'hui, ce nom n'est donné qu'aux deux préparations pharmaceutiques que nous allons citer et qui sont souvent employées par le dentiste, soit en friction, le long de la base des mâchoires, pour calmer les névralgies maxillaires, ou combinées dans les collutoires qu'il forme, ou mises à l'aide de boulettes de coton dans les cavités des dents cariées pour apaiser les douleurs atroces dont elles sont quelquefois le siége.

LAUDANUM de Rousseau. Cette préparation, connue autrefois sous le nom de gouttes de l'abbé Rousseau, médecin de Louis XIV, et qui est un hydromel opiacé et fermenté, est fait d'une partie d'opium choisi, trois parties de miel blanc, quinze parties d'eau chaude et une seizième partie de levure de bière. Pour la préparer, on dissout, dans l'eau chaude, le miel et l'opium; ce dernier préalablement séché et pulvérisé, on ajoute ensuite la levure et l'on verse le tout dans un matras, qui est tenu, pendant un mois, dans une étuve chauffée à vingt-huit degrés. Quand la fermentation a cessé, on réduit, par l'évaporation, à trois parties, on refroidit et l'on ajoute une partie d'alcool rectifié. Cette préparation, qui est beaucoup plus opiacée que la précédente, contient, par gros, vingt grains d'opium brut, ou dix d'opium pur. Huit gouttes de cette préparation équivalent à un grain d'opium purifié.

LAUDANUM de Sydenham. On prend seize grammes d'o-pium choisi, huit de safran, un de cannelle de Ceylan et un de clous de girofle. On coupe menu l'opium et le safran; on concasse le girofle et la cannelle, et l'on fait macérer le tout pendant quinze jours dans cent vingt-huit grammes de vin de Malaga. On passe avec expression et on filtre. Cette préparation contient quatre grains et demi d'opium *pur* par gros, ou vingt gouttes, contient un grain, ou cinq centi-grammes d'opium purifié.

LAURIER. Genre de plante de la famille des laurinées. On y trouve le *laurus camphora*, de Linnée, qui fournit le camphre, substance employée par quelques dentistes dans la confection de leurs collutoires et dentifrices calmants. Pour en extraire le camphre, on chauffe, dans de l'eau, le bois concassé de cet arbre : le camphre, qui est volatile, monte avec la vapeur de l'eau pour se condenser dans le cucurbite de l'appareil. Ce genre de plantes offre aussi le laurier com-mun, ou *laurus nobilis*, dont les baies, quand elles sont ma-cérées dans l'axonge, donnent une substance connue sous le nom d'*huile de laurier*, et qui est employée avec avantage en frictions, le long des mâchoires, contre les douleurs rhu-matismales et nerveuses.

LAURIER cerise. Cette plante appartient à la famille des rosacées et au genre cérasus. Les feuilles qui sont amères et d'une odeur amandée, sont narcotiques et, à haute dose, vénéneuses. Elles sont employées comme assaisonnement et comme médicament. Elles contiennent de l'acide prussique, ou hydro-cyanique, et l'eau distillée qu'on en fait est un puis-sant calmant, auquel on a souvent recours pour apaiser les irritations du système nerveux, et les odontalgies, et les aga-cements dentaires qui en dépendent.

LAUTISSIMA vina. Nom que l'on donnait autrefois au vin fortement chargé de myrrhe et qui est très utile comme stimulant et astringent, dans le cas d'atonie de la muqueuse buccale.

LAVAGE. On donne ce nom à l'opération à laquelle on soumet les cendres provenant de la combustion ou incinération des balayures de l'atelier du dentiste, et qui a pour objet de leur enlever les matières terreuses et charbonneuses qu'elles renferment, de manière à laisser plus à nu les particules métalliques qui s'y trouvent mêlées et qui doivent être soumises à l'opération que nous avons décrite au mot *Analyse*. Les cendres, ramassées dans le cendrier du fourneau à incinération, sont d'abord passées au crible métallique pour leur enlever le charbon le plus grossier. On renouvelle même cette partie de l'opération deux ou trois fois. La poudre obtenue est alors mise sur le même crible, et le tout mis dans un baquet d'eau pour en imbiber les cendres, pour *tremper* la masse. On examine les cendres, après quelque temps de trempage pour en extraire les particules métalliques visibles. Alors on les laisse sécher, on les pile dans un mortier de fer, pour les tamiser de nouveau. Après cela on procède au lavage, proprement dit, ce qui se fait ainsi : on met une sébile en bois remplie au quart, de ces cendres imbibées d'eau, dans un baquet plein du même liquide. On remue doucement les cendres au fond de l'eau, avec la main ou avec un bâton; l'eau du baquet se salit en se chargeant de la partie la plus légère de la masse. On découle l'eau salie du baquet pour le remplir d'eau claire; on remue de nouveau les cendres de la sébile, et ainsi de suite jusqu'à ce qu'elles ne souillent plus l'eau. On met alors de côté les cendres lavées de la sébile et on purifie le reste de la masse des cendres de la même manière. Les cendres lavées sont alors séchées pour être plus tard soumises à l'analyse. (Voyez ce dernier mot.)

LAVANDE. Cette plante, la *lavandula spica*, de la famille des labiées, est cultivée dans toutes les parties de la France. Elle fournit du camphre et une huile essentielle connue sous le nom d'huile de lavande, ou *huile d'aspic*, et qui entre comme ingrédient dans une foule d'élixirs et de lotions dentifrices. L'odeur aromatique de cette huile est délicieuse.

LAVEMENT. On nomme ainsi de l'eau simple ou un véhicule quelconque chargé de principes médicamentaux et introduit dans l'économie par la voie du rectum. Les principes narcotiques, calmants, etc., administrés de cette manière, ont, en général, une action plus prompte et plus puissante que quand ils sont portés dans l'estomac; car ce dernier leur faits ubir une sorte de digestion qui tend à les dénaturer, et l'absorption se fait plus activement dans les gros intestins que dans les autres parties du canal alimentaire. Nous donnons plus bas la formule de quelques lavements qui ont été ordonnés avec succès, à titre de révulsifs et de calmants dans des cas d'odontalgie, de névralgies maxillaires et d'inflammation de la muqueuse buccale et des gencives. On peut les employer seuls ou concuremment avec des médicaments topiques appliqués au siége du mal.

LAVEMENT anti-rhumatismal. Huile volatile de térébenthine, 30 grammes; triturée avec un jaune d'œuf, à laquelle on mêle, peu-à-peu, trois cent soixante-quinze grammes de décocté de têtes de pavot.

LAVEMENT calmant. Décocté de racine de guimauve, cinq cents grammes, auquel on ajoute quinze gouttes de laudanum liquide de Sydenham.

LAVEMENT laxatif. Décocté de graine de lin, trois cent soixante-quinze grammes, auxquels on ajoute soixante-cinq grammes de sirop de Nerprum.

LAVEMENT purgatif. Faites infuser trente-et-un grammes de feuilles de séné, pendant une demi-heure, dans trois cent soixante-quinze grammes d'eau bouillante. Passez et ajoutez soixante-deux grammes d'huile de ricin.

LAXATIFS. On donne ce nom aux médicaments qui ont pour effet de purger doucement et sans irriter le canal intestinal. Parmi eux se trouvent la casse, le tamarin, la manne, le miel et l'huile de ricin.

LÉGUMINEUSES. On nomme ainsi une famille de plantes dicotylédones polypétales, dont le fruit est une gousse ou légume. Ce sont des plantes de cette famille qui fournissent le sucre, les différentes espèces de gommes, la casse, les tamarins, le réglisse, l'indigo, le sang-dragon, et une foule d'autres produits qui sont journellement employés dans l'économie domestique, dans la médecine et dans les arts.

LENTICULAIRE. Les papilles lenticulaires de la langue ne sont que des follicules muqueux analogues à ceux des amygdales. Elles sont disposées à la base de l'organe, sur deux lignes obliques en forme de V et réunies angulairement au niveau du trou borgne. (Voyez le mot *Langue.*)

LENTILLE. On donne ce nom à un instrument d'optique qui consiste dans un verre, dont les deux surfaces ou l'une d'elles sont sphériques. La seule lentille dont le dentiste se sert est une lentille biconvexe pour agrandir les objets menus qui ne se présentent pas facilement à l'examen de l'œil nu, et dont nous parlerons à l'article *Loupe.*

LENTISCINUM vinum. Ancien nom d'un collutoire formé de vin imprégné de mastic, mais qui est aujourd'hui inusité.

LENTISQUE. C'est le nom d'un petit arbrisseau dont les rameaux étaient employés par les Romains pour faire des cure-dents. Le poète Martial condamne les cure-dents d'argent et affirme que le lentisque est infiniment supérieur :

Lentiscum melius : sed si tibi frondea cuspis
Defuerit; dentes penná levare potes.

« Le lentisque est meilleur, mais si vous n'avez pas un « tendre rejeton, vous pouvez soulager vos dents en vous « servant d'une plume. » Malgré le conseil et l'autorité de Martial, le cure-dent de lentisque fut proscrit de la haute société romaine, et il fallait vivre familièrement avec quelqu'un pour s'en servir en sa présence. Martial parle encore de cette plante, ou des cure-dents qu'on en fabriquait dans une épigramme adressée à Esculanus : « Celui, dit-il, qui couché « au milieu de son lit, la tête chauve et surchargée de par- « fum, et qui fatigue ses mâchoires avec des branches de

« lentisque, celui-là, dis-je, ment. O Esculanus, il n'a pas
« de dents. » De nos jours, comme au temps de Martial, il
nous arrive de voir des personnes édentées qui ont toujours
le cure-dent à la bouche. C'est pour donner le change à ceux
qui les regardent, car il n'y a personne qui ne veuille qu'on
croie qu'il possède ce dont l'âge ou les accidents l'ont privé.
Pline, le naturaliste, parle aussi du lentisque qui, selon lui,
communique non-seulement son doux parfum à l'haleine,
mais encore fortifie les gencives et contribue à la solidité
des dents. Ambroise Paré, chirurgien de Henri III et de
Henri IV, dit que les cure-dents de lentisque étaient très
communs en Lauguedoc, d'où on les apportait aux seigneurs
de la cour. La coutume qu'on avait de les mâcher, aurait-
elle donné l'idée d'en faire de petits pinceaux pour les dents ?
Souvent en Amérique, la liane à savon a ces deux destina-
tions, et dans le royaume de Cambaie, suivant un rapport du
voyageur Careri, les pauvres et les riches passent tous les ma-
tins deux heures à se frotter les dents avec un petit morceau de
bois. Nous croyons y trouver l'origine des brosses (1) à dents.

LENTISQUE. On nomme ainsi un arbre, le *terebinthus
lentiscus*, qui croît dans l'archipel de la Grèce, et particulièrement dans l'île de Chio, et qui laisse découler le mastic
de ses branches et de son tronc. C'est une espèce de plante
du genre pistachier, qui appartient à la famille des térébenthacées, et qu'on cultivait autrefois dans tout l'Orient. Les
femmes grecques, turques, juives et arméniennes mâchent
presque continuellement du mastic, surtout le matin. Il se
ramollit dans la bouche comme de la cire, parfume leur haleine, fortifie leurs gencives et contribue à conserver la blancheur de leurs dents; il augmente la sécrétion de la salive,
et peut être de quelque utilité dans les maux des dents et
dans les fluxions catarrhales. On a formulé un mélange de
mastic en larmes, d'alun et d'éther comme pouvant servir à

(1) *Encyclopédie du dentiste.*

l'obturation permanente des dents cariées. Nous ne citons cette composition ici que pour condamner son emploi, car d'après nos propres expériences, outre son odeur et sa saveur détestables, elle est totalement impropre à remplir le but indiqué. Les Grecs et les Romains, comme nous le disons plus haut, employaient les petites branches de lentisque à faire des cure-dents. Martial dit d'un vieux fat :

Fodit que tonsis ora cava lentiscis.

On appelait *schino trogues*, c'est-à-dire *rongeurs de lentisque*, les hommes d'une propreté recherchée, qu'on voyait sans cesse cet instrument à la bouche.

LEPIDOSARCOME. Nom donné par Marc-Aurèle Séverin à des tumeurs sarcomateuses et couvertes d'écailles irrégulières qu'il a vu se développer sur les gencives et dans d'autres parties de la bouche.

LEPORIMA labra. Un des noms du bec-de-lièvre.

LEPORUNUM rostrum. Même signification que le mot précédent.

LÉSION. Ce mot se dit dans la pathologie dentaire des altérations qui surviennent par accident ou par maladie dans la texture des organes de la bouche. Les lésions *de continuité* qui affectent ces parties sont les fractures, les ulcères et les plaies ; les lésions *organiques* dont elles peuvent être atteintes, sont celles qui se développent lentement et sans cause bien connue, telles que les tumeurs squirrheuses, l'osteosarcome et la carie dentaire.

LÈVRES. On nomme ainsi deux voiles mobiles, extensibles et contractiles qui forment la paroi antérieure de la bouche, et qui circonscrivent l'ouverture de cette cavité. La direction des lèvres au nombre de deux, une supérieure et une inférieure, est verticale comme les dents et les arcades alvéolaires contre lesquelles elles sont appliquées, et cette direction, comme le dit bien le célèbre anatomiste auquel nous empruntons ces détails, est propre à l'espèce humaine, et surtout à la race européenne ou caucasique; des lèvres déjetées en avant, comme chez les animaux, et non placées sur un même plan vertical, donnent à la physionomie un caractère bas. La hauteur des lèvres est mesurée par celle des arcades qu'elles recouvrent. Ces organes présentent à considérer une face cutanée ou antérieure, une postérieure ou muqueuse, un bord adhérent, un bord libre et deux commissures. *La face antérieure* de la lèvre supérieure, offre le *sillon sous-nasal* qui naît de la sous-cloison du nez, pour se terminer en bas par un tubercule plus ou moins prononcé. De chaque côté de ce sillon, la lèvre supérieure se couvre, chez l'homme fait, de poils longs et raides dirigés obliquement en dehors, qui constituent la barbe. La lèvre inférieure ne présente pas de sillon et se couvre de poils seulement à sa partie moyenne. La face postérieure des lèvres est libre, excepté sur la ligne médiane où se trouve le frein au filet de la lèvre, et qui n'est qu'un repli de la muqueuse buccale. Le filet de la lèvre supérieure est plus marquant que celui d'en bas. La face postérieure des lèvres est humide et en contact avec les dents et les arcades alvéolaires. *Bords adhérents des lèvres*. La muqueuse qui recouvre la face postérieure des lèvres, se porte sur les os des mâchoires, en formant entre ces parties un sillon profond, nommé cavité buccale antérieure au *vestibule de la bouche*. Le bord adhérent de la lèvre supérieure est limité en avant par la base du nez et distingué latéralement d'avec les joues par le bord interne du muscle releveur commun. La lèvre inférieure est limitée sur la ligne médiocre par une dépression transversale qui la sépare du menton, et latéralement, elle est limitée par le bord interne du muscle triangulaire des lèvres qui la séparent des joues; les deux lèvres, prises collectivement, représentent une ellipse dont le grand diamètre est transversal. *Les bords libres des lèvres* sont arrondis et recouverts d'une membrane rose qui tient le milieu entre les tissus cutané et muqueux. Ils sont comme renversés en dehors, surtout l'inférieur, et décrivent selon leur longueur, une ligne ondulée, qui fixe l'attention des peintres. A la lèvre supérieure, ces bords présentent une saillie médiane et deux dépressions latérales; à la lèvre inférieure, une dépression médiane et deux saillies latérales. Les lèvres sont plus épaisses à leurs bords libres que partout ailleurs; mais cette épaisseur varie beaucoup selon les individus. En général, on regarde les lèvres épaisses comme le cachet de l'affection scrofuleuse; ce sont les extrémités de ces bords qui constituent par leur réunion les angles ou *commissures des lèvres* et la fente transversale qu'elles circonscrivent est nommée l'ouverture antérieure de la bouche qui est très dilatable et se prête à l'introduction de corps volumineux. *Structure des lèvres.* On trouve dans ces organes une *couche cutanée*, remarquable par son épaisseur, sa densité et le nombre de follicules pileux qui sont logés dans ou au-dessous d'elle, et par une adhérence si intime avec le tissu musculaire que le scalpel ne peut les séparer sans empiéter sur elle ou sur ce dernier. *La couche muqueuse* n'offre une adhérence intime qu'au niveau du bord libre des lèvres; et elle est remarquable par la présence d'un épiderme très facile a démontrer. *La couche glandueuse.* On nomme ainsi un grand nombre de glandes salivaires labiales qui sont sphéroïdales, de volume inégal, et juxtaposées les unes sur les autres. Chacune de ces glandules s'ouvre par un conduit excréteur à la face libre de la muqueuse sous laquelle elles se trouvent immédiatement placées.—*La couche musculeuse* est constituée par le muscle orbiculaire des lèvres, et par les extrémités de vingt-quatre muscles que nous avons désignés au mot *labial* (voyez ce mot) et qui entrelacent leurs fibres avec les siens. Aucun tissu fibreux n'entre dans la structure des lèvres. *Les artères* et *les veines* des lèvres sont décrites au mot *labial*; elles reçoivent leurs *filets nerveux* de la cinquième et de la septième paire. Le tissu cellulaire des lèvres peut s'infiltrer d'une grande quantité de sérosité, mais il ne se pénètre

jamais que d'une très petite quantité de graisse. Selon plusieurs anatomistes, la lèvre supérieure se développe par trois
parties distinctes, deux latérales et une médiane, et cette
dernière résulte de deux pièces qui se réunissent de très
bonnne heure; mais cette manière de voir est un peu hypo-
thétique et réfutée d'une manière victorieuse par les observateurs modernes. Suivant les auteurs, la lèvre inférieure
aussi se développait par deux moitiés latérales, mais à aucune époque de la vie fœtale, on ne peut reconnaître une
semblable division. Chez le nouveau-né, la longueur des lèvres est très favorable à la succion et tient à l'absence des
dents; leur longueur chez les vieillards est due aussi à l'absence de ces dernières et des bords alvéolaires qui s'absorbent. *Usage des lèvres.* Ces organes forment au-devant des
dents et des arcades alvéolaires une espèce de chaussée qui
retient la salive. Cet usage est bien important, car dans les
cas où elles sont détruites, l'écoulement de la salive peut
amener l'épuisement et la mort. Outre leur utilité dans la
préhension des liquides, dans la succion, dans le jeu des
instruments à vents, dans l'action de siffler et dans l'articulation des sons, les lèvres jouent un grand rôle dans l'expression des passions. La fierté, le dédain, la joie, etc., se
peignent sur le pourtour des lèvres, et elles sont le siége
principal des grimaces.—Remarquons, pour terminer, que la
maladie connue sous le nom de bec-de-lièvre, n'affecte jamais
la lèvre inférieure, et chose singulière, c'est toujours à cette
dernière que l'on voit se développer les boutons cancéreux.

LEVATOR palati. Nom donné par Albinus au muscle péristaphylin interne.

LEVIER. On désigne par ce mot une barre inflexible,
droite, courbe ou coudée qui sert à soutenir, à élever des
fardeaux ou à vaincre une résistance quelconque. Chaque
levier présente *un point d'appui* ou point sur lequel il se
meut; *une puissance,* ou force qui le fait mouvoir, et *une
résistance,* c'est-à-dire le poids qu'il faut mouvoir ou vaincre.

Les distances qui existent entre le point d'appui et la résistance et la puissance sont nommées les bras de levier. La facilité de vaincre une résistance est d'autant plus grande que le bras de levier de la puissance est considérable. Ainsi, avec une puissance de trois kilogrammes, on soulève une résistance de neuf kilos, pourvu que le point d'appui soit placé de manière que le bras de levier de la puissance, ait trois fois la longueur du bras de levier de la résistance. Il y a trois genres de leviers. Dans le premier genre, le point d'appui se trouve entre la puissance et la résistance: dans le deuxième, le point d'appui se trouve à une des extrémités, et la résistance entre lui et la puissance; dans le troisième qui est le plus faible dans ses effets, c'est la puissance qui est au centre entre le point d'appui et la résistance qui occupe les extrémités. Plusieurs des instruments employés par le dentiste représentent des leviers; la clé de Garengeot, les ciseaux, etc., sont des leviers du premier genre, et la mâchoire inférieure forme un levier du troisième dont le point d'appui, à l'une des extrémités, se trouve dans l'articulation temporo-maxillaire : la résistance formée par les corps qui résistent à l'action des dents se trouve à l'autre extrémité, et la puissance, c'est-à-dire l'insertion des muscles masseters, se trouve au centre.

LEVIER composé, ou à crochet et à plaques mobiles. Cet instrument qui est une tige demi-plate et cannelée sur une de ses faces, est un peu courbé à une de ses extrémités, et muni d'un manche en forme de poire à l'autre. Ce levier sert pour extraire les racines des dents et même les dents elles-mêmes. La manière d'employer cet instrument consiste à introduire l'extrémité du crochet le plus en avant possible, au-dessous de la racine, tout en prenant avec la plaque articulée un point d'appui sur une dent antérieure ou postérieure, et celle que l'on veut extraire.

LEVIER simple. Nom d'un instrument de chirurgie dentaire qu'on emploie le plus souvent pour extraire la racine des dents cariées. C'est une tige presque droite et arrondie, d'acier à demi trempé, avec laquelle on pénètre aussi loin que possible dans la partie latérale de la dent que l'on veut extraire; ensuite, avec un des angles, on soulève la racine dans le sens de son alvéole, ou bien encore, on la retire en exécutant un mouvement de bascule de gauche à droite, et de droite à gauche, après avoir pris le point d'appui sur une dent voisine.

LÉVIGATION. Opération mise en usage, par quelques dentistes, pour réduire en poudre très fine les substances dont se composent leurs poudres dentifrices. On pulvérise la matière, on la met dans de l'eau, les parties les plus grosses vont au fond, et les molécules fines restent suspendues dans l'eau. On met l'eau ainsi chargée en repos jusqu'à ce que les molécules suspendues se déposent.

LIGAMENT. On donne ce nom aux membranes fibreuses, et aux faisceaux fibreux qui lient entre eux les os qui forment les articulations du corps humain. Ces faisceaux sont réguliers ou irréguliers, tantôt ronds et tantôt plats, d'un blanc nacré, et entrelacés par leurs deux extrémités avec le périoste. Cette dernière particularité les distingue des tendons des muscles qui sont de même nature qu'eux. Les ligaments sont d'un blanc-grisâtre, durs, peu élastiques, mais très résistants, et capables de soutenir les efforts les plus considérables. Nous ne citerons ici que ceux qui intéressent spécialement le dentiste, c'est-à-dire ceux qui concourent à former l'articulation temporo-maxillaire. Ces ligaments ont été jusque dans ces derniers ans au nombre de trois, savoir : le ligament latéral externe, le ligament latéral interne, et le ligament stylo-maxillaire ; mais il est aujourd'hui bien prouvé que les deux derniers n'ajoutent rien à la solidité de cette articulation. *Le ligament latéral* externe s'étend depuis l'espèce de tubercule qui existe à la jonction des deux racines de l'apophyse zygomatique jusqu'au côté externe du col du condyle; il est obliquement dirigé de haut en bas, et d'avant en arrière, sous forme d'une bandelette assez épaisse, qui recouvre tout le côté externe de l'articulation, et qui répond en dehors à la peau, en dedans aux deux synoviales et au cartilage inter-articulaire. La bandelette aponévratique à laquelle on a absurdement donné le nom de *ligament latéral interne*, n'appartient à cette articulation, ni par sa position, ni par ses usages. Elle s'étend depuis l'épine du sphénoïde, jusqu'à l'épine située en dedans de l'orifice du canal dentaire inférieur. Elle est mince, et recouvre les vaisseaux et les nerfs dentaires inférieurs qu'elle sépare des muscles ptérygoïdiens. Remarquons que ce qu'on appelle ligament interne n'est nullement nécessaire, car les articulations des deux condyles avec les temporaux, étant solidaires, le ligament latéral externe de l'une, remplit à l'égard de l'autre l'office de ligament latéral interne. Le faussement nommé *ligament stylo-maxillaire* est une bandelette aponévrotique, étendue depuis l'apophyse styloïde, jusqu'à l'angle de la mâchoire inférieure, et totalement étranger à l'union des surfaces articulaires.

LIGATURE. On nomme ainsi un petit ruban fait avec des brins de fils cirés, avec lequel on serre les artères ou les veines, de manière à détruire leur calibre dans un point, et cela dans l'intention de prévenir ou d'arrêter une hémorragie. Dans la chirurgie dentaire, on a rarement recours aux ligatures des vaisseaux; on devrait préférer, dans les accidents de cette nature, la cautérisation et la compression exercée sur l'artère faciale, à son passage sur la mâchoire et sur les carotides.

LIGATURE. Dans la prothèse dentaire, on appelle ainsi les fils de lin, de soie, et des divers métaux employés dans le dessein d'affermir les dents chancelantes, et pour maintenir en place les dents artificielles que l'on substitue aux dents naturelles qui ont disparu des arcades dentaires. D'après nos recherches historiques, l'usage des ligatures pour affermir les dents vacillantes, et pour maintenir en place les pièces artificielles, remonte à la plus haute antiquité. Au temps d'Hippocrate, les dentistes se servaient de fil d'or pour assujettir les fausses dents, et dans-les plus anciennes lois des Romains, celle des *douze tables*, il fut défendu d'enlever à la bouche des morts les fils d'or qui en servaient de ligature. Celse dit aussi que c'était le seul moyen employé à Rome et en Occident. Il paraît, cependant, que des fils moins solides, tels que ceux de lin, par exemple, étaient employés, car Horace, dans sa huitième satyre, raconte que la sorcière Canivie laissait tomber son ratelier en parcourant la ville. Tishbain, dans son livre *des peintures de Vatel*, dit qu'on trouva dans une tombe, avec plusieurs vases grecs, sept dents réunies par un fil d'or. Les dentistes grecs et romains prescrivaient aussi le fil de chanvre, pour assujettir et affermir les dents ébranlées, dans la fracture de la mâchoire inférieure. De nos jours, les principales substances employées à la ligature des dents et à la fixation des pièces artificielles sont les suivantes :

Le cordonnet de soie écrue dont on fait un usage assez fréquent, car il offre une grande solidité et s'altère assez difficilement dans la bouche. Il a cependant, comme tous les autres modes de la ligature, l'inconvénient de se gonfler plus ou moins, suivant le degré de torsion qu'on lui imprime ; quand il est trop tordu, il remonte vers les gencives en déchaussant les dents, et en usant celles qui lui servent de points d'appui. — *Les fils de lin* et de chanvre ne sont plus en usage à cause de la facilité de leur destruction, par l'humidité tiède de la bouche. *Le crin de Florence* est préféré aux précédents par les dames, à cause de sa transparence et de son exiguité qui le rendent presque imperceptible entre les dents. *La racine chinoise* qui n'est que le cordonnet de soie écrue, soumis à une certaine préparation, et fortement tordu, présente les mêmes désavantages que le cordonnet même. *Les ligatures en or et en platine* sont plus en usage aujourd'hui que les précédents. Quand le fil métallique ne présente qu'un seul arceau pour serrer la dent voisine, il porte le nom de *crochet*. On lui donne le nom de *ligature cintrée*, quand il présente une suite d'arceaux qui embrasse plusieurs dents à la fois, et dont les angles de jonction s’insèrent dans les interstices des dents.

LIGNE. *La ligne médiane du corps* est une ligne imaginaire que l’on suppose parti du sommet de la tête, et tomber entre les deux pieds, de manière à partager le corps en deux moitiés latérales, égales et symétriques. Les organes situés sur la ligne médiane du corps, sont impairs, tels que la luette, la langue, et la simphyse du menton.

LIMAGE. On entend par ce mot l’action d’enlever avec la lime la portion cariée de la couronne des dents, de détruire des saillies anormales de ces organes qui défigurent les arcades dentaires, de séparer les unes des autres les dents qui sont trop rapprochées, et d’aplanir la base des racines qui sont encore saines dans les alvéoles, de manière à pouvoir mieux poser les plaques et les pivots des dents artificielles. On emploie encore le limage pour raccourcir les dents dont la longueur dépasse celles des dents voisines, et qui ont pour effet d’empêcher la coaptation régulière des arcades dentaires dans l’acte de la mastication, et d’ébranler les dents contre la couronne desquelles elles se heurtent. Voici quelques détails à l’égard de cette opération. On commence par faire asseoir la personne sur un siége solide, et dans une position propre à se faire donner autant de jour que possible. On se place alors à droite, l’instrument tenu entre le pouce et l’index. Quelle que soit la dent qu’on veut limer, il est indispensable de prendre un point d’appui avec le petit doigt, et de faire aller la lime avec un va-et-vient parfaitement uniforme, et sans la moindre précipitation ; s’il s’engage avec les dents, il faut arrêter l’opération pour la dégager avec adresse. Dans le cas où la dent qu’on lime est, dans le moindre degré, vacillante, il faut en soutenir la base de la couronne, non pas en l’entourant d’un cordon, comme le veulent quelques dentistes, mais en posant dessus la pulpe de l’index gauche, ou en appuyant légèrement l’ongle au niveau du collet. Le dentiste, dans cette opération, doit toujours avoir à côté de lui un vase contenant de l'eau chaude, surtout en hiver, de manière à pouvoir y plonger l'instrument de temps en temps; et d'empêcher une sensation de foid qui est, pour quelques personnes, excessivement pénible. On doit, de plus, avoir, près de soi, de l'eau dégourdie et une brosse, pour pouvoir enlever le détritus qui se forme sous l'action de la lime. Avec les limes cintrées on peut facilement enlever une grande partie de la face supérieure de la couronne des dents, et c'est cette partie qui forme le siége le plus fréquent de la carie. Pour raccourcir les dents qui sont beaucoup trop longues, la plupart des dentistes conseillent d'employer les limes demi-rondes; mais nous préférons, dans ce cas, faire simplement avec la lime une trace ou rainure qui limite exactement la portion de la dent qu'on veut détruire, et de l'emporter d'un seul coup avec les pinces coupantes, comme cela se fait dans la résection de ces organes; on évite, de cette manière, l'agacement désagréable qui accompagne toujours l'action de la lime, et on abrège de beaucoup la durée de l'opération. Une dent bien limée doit être assez polie pour ne présenter à la loupe la moindre cavité. Tous les praticiens savent que ce n'est guère qu'à quinze ans qu'on peut porter la lime sur la couronne des dents permanentes; cependant, il est des cas où la carie devient si intense qu'il ne faut point tenir compte de l'âge de l'individu, et on doit séparer les dents saines de celles qui sont atteintes de maladie. Quand il s'agit de produire des intervalles entre des dents trop serrées, il est nécessaire d'accoupler deux limes plates sur le même manche, où on les fixe au moyen d'une vis de pression, et là, comme dans tous les autres cas de limage des dents, il faut avoir soin de ne pas faire éclater l'émail de la couronne.—Savoir bien manier la lime, dit un auteur distingué, n'est pas chose facile; il ne suffit pas simplement de la faire aller et venir, ou de la diriger plus ou moins legèrement en différents sens, il faut encore opérer sans secousses, et ne chercher à la faire mordre que dans le sens de sa taille. Malgré les règles les plus exactes qu’on puisse donner sur le limage des dents, il faut, aux novices dans notre art, une assez longue pratique pour qu’ils puissent opérer avec tout le succès et toute la délicatesse voulus.

LIMES. Ces instruments sont de la première nécessité, dans l’atelier comme dans le cabinet du dentiste. Leur grandeur, leur forme, la force de leurs dents, et leur taille, diffèrent selon le genre de travail auquel on les emploie. Celles qui doivent polir, ou qui sont destinées à limer les plaques, les ligatures et les pivots des dents minérales, ont la taille et les dents très fines ; celles qu’on emploie pour enlever les parties les plus grossières des rondelles de l’hippopotame, sont grandes, fortes, et douées de dents épaisses et tranchantes comme celles d’une râpe. On a aussi pour limer cette substance des limes d’une grandeur moyenne, plus finement taillées, et d’autres qu’on emploie pour former les dents et pour polir les pièces qui ont des lames peu épaisses et des dents presque imperceptibles. On donne dans les ateliers le nom de *queue de rat* à une petite lime ronde, à extrémité effilée, dont on se sert principalement en incrustant les blocs de cheval marin. Quand on vent enlever le premier mordant des limes, on commence par les faire agir sur du cuivre ou tout autre métal qui ne leur offre que peu de résistance. On peut donner du mordant à celles que le travail a émoussées, en les plongeant dans de l’eau seconde affaiblie, qui a aussi la propriété d’enlever les corps étrangers qui se trouvent entre leurs grains. Les limes, pour agir sur les dents de la bouche, sont toutes d’une taille très fine ; dans celles qui sont destinées à donner le dernier poli à la surface qu’on vient de limer, les dentelures sont à peine perceptibles. Quelques dentistes même emploient pour ce dernier objet des limes de pâte végéto-minérale, c’est-à-dire des lames et des baguettes de bois, ou autres choses enduites de gomme laque, et saupoudrées d’émeri, ou bien encroûtées d’une pâte qui résulte du mélange intime de ces substances. Ces limes n’ont, en gé-

néral, qu'une longueur de quatre ou cinq pouces, et leurs
formes varient à l'infini : elles sont rondes, demi-rondes,
plates et carrées, tantôt droites et tantôt effilées; quelques-
unes sont courbées à leur extrémité, de manière à pouvoir
mieux atteindre la partie postérieure des dents.

LIMAILLE. On nomme ainsi les particules des divers métaux emportées par la lime dans la confection de pièces artificielles pour la bouche. Les limailles qui recouvrent l'établi ou qui tombent dans les tiroirs, les tabliers, et sur le parquet de l'atelier, doivent être soigneusement recueillies et
mises à part pour en séparer les particules d'or, d'argent et
de platine qui s'y trouvent quelquefois en assez grande abondance. On trouvera, au mot *Analyse*, les moyens employés
pour opérer cette séparation.

LIMONADE. On nomme ainsi une boisson composée de
suc de citron, de sucre et d'eau. Les *limonades minérales* se
font en acidulant un pot d'eau sucrée avec 1 gramme ou plus
des acides sulfurique, nitrique, ou chlorydrique. Les limonades
sont rafraîchissantes, et peuvent être prescrites avec avantage
dans les états fébriles de l'économie, entretenus par les irritations morbides de la bouche.

LIMPIDE. Ce mot se dit des liqueurs qui sont claires,
transparentes et exemptes de trouble, de sédiment et de
nuage. Il est inutile de dire que les eaux, les élixirs dentifrices et autres, qui garnissent le cabinet du dentiste, doivent
être d'une limpidité parfaite.

LINGUAL. Cette dénomination est donnée à plusieurs parties qui entrent dans la structure de la langue. Pour la veine
et l'artère linguale, et le nerf et le muscle linguaux, nous
renvoyons le lecteur à la description que nous avons donnée de la *Langue*. L'os hyoïde est décrit par quelques anato-
tomistes sous le nom d'*Os lingual*.

LINIMENT. On donne ce nom à un médicament onctueux,
préparé en incorporant des substances médicamenteuses ac-
tives dans de l'axonge ou de l'huile. Nous en citerons quel-

ques-uns qui peuvent être utilement employés en friction derrière les oreilles, et le long de la base des mâchoires, dans certains cas d'odontalgies nerveuses et rhumatismales.

LINIMENT anodin. Teinture d'opium, 1 gramme ; huile d'olives, 3 grammes. Mêlez et agitez chaque fois. Pour friction sur les parties douloureuses.

LINIMENT calmant et résolutif. Savon râpé, 8 grammes; extrait de jusquiame, 2 grammes. Faites liquéfier à une douce chaleur dans 185 grammes d'huile de lis. Contre les engorgements glandulaires des mâchoires.

LINIMENT stimulant et rubéfiant. Agitez 3 grammes d'ammoniaque liquide dans 16 grammes d'huile d'olives, et appliquez avec un morceau de flanelle.

LIPOTHYMIE. On donne ce nom à la cessation presque complète du mouvement et du sentiment. Elle diffère de la syncope en ce que, dans cette dernière, il y a aussi cessation de l'action du cœur et des poumons. Quelques individus peureux tombent en lipothymie aux opérations un peu douloureuses qu'on est obligé de pratiquer à leur bouche, à la vue du sang et même à celle des instruments. On les fait revenir à leur état naturel en les exposant au grand air, en leur aspergeant le visage avec de l'eau vinaigrée, en leur faisant flairer un flacon d'ammoniaque, etc.

LIQUÉFACTION. On nomme ainsi le passage de l'état solide à l'état liquide de tous les corps. La liquéfaction des métaux et des corps silicés se fait sans eau, à l'aide de la chaleur, et porte le nom de *fusion.* Il en est de même des corps gras, tels que la cire, etc. D'autres corps ne se liquéfient qu'à l'aide de l'eau, qui sépare les unes des autres les molécules dont ils sont composés. La liquéfaction, dans ce dernier cas, porte, en général, le nom de *solution.*

LIQUEURS. On désigne par ce mot certains corps liquides, stomachiques et médicamenteux, qui ont le plus souvent l'alcool pour base. Voici quelques-unes de celles qui doivent être connues du dentiste :

LIQUEUR de Kœchlin. C'est un remède puissant contre les engorgements ganglionaires des mâchoires et autres symptômes de l'affection scrofuleuse chez les enfants. On donne de cette liqueur une forte cuillerée à café tous les jours après le principal repas, et, par-dessus, un huitième de verre de bon vin. Cette liqueur est fortement préconisée par Helvétius, Baudeloque, et autres. Voici sa formule :

Teinture de cuivre ammoniacal.	64 grammes.
Acide chlorhydrique.	20 —
Eau distillée	320 —

LIQUEUR philontique et anti-spasmodique. Elle combat certaines affections nerveuses des dents, dissipe la mauvaise odeur de la bouche, rétablit et entretient la fermeté des gencives, et prévient la carie dentaire, si l'on s'en sert à temps et à propos. On en verse 10 gouttes dans un quart de verre d'eau, et, dans ce mélange, on trempe la brosse dont on se sert pour nettoyer les dents et les gencives. Sa formule est :

Alcool à 38 degrés.	2 litres.
Huile essentielle de menthe anglaise.	32 grammes.
Huile essentielle de néroli.	16 —
Essence de cannelle	8 —
Esprit d'ambre musqué et rosé	4 —

LIQUEUR de Swediour. Elle est principalement employée contre les aphthes. On en imbibe un plumasseau de charpie avec lequel on touche les aphthes plusieurs fois dans la journée. Sa formule est :

Borax en poudre	5 grammes.
Teinture de myrrhe.	32 —
Eau de rose distillée	32 —
Miel rosat.	64 —

LIS. L'*huile de lis* faite en infusant les pétales de lis blanc ou *lilicum condidum*, dans de l'huile d'olives, est quelquefois employée en frictions contre les névralgies dentaires.

LITRE. Mesure qui contient 1 décimètre cube d'eau distillée à 4° du thermomètre, point où ce liquide est à son maximum de densité.

LOCALITÉS. On peut appliquer aux organes dentaires ce que les savants ont écrit sur l'influence des localités, sur la santé générale, depuis le temps d'Hippocrate jusqu'à nos jours. Les localités basses et humides sont nuisibles aux dents. Dans les pays secs et élevés, l'homme conserve ses dents sans beaucoup de précautions; mais le voisinage des marais est pestilentiel pour la bouche.

LOTION. En hygiène, ce mot exprime l'action de laver le corps en partie ou en totalité. On doit se garder de mouiller la tête des enfants qui font leurs premières dents; on doit se borner à la frotter avec des brosses de chiendent, etc., ou à la nettoyer avec un morceau d'éponge ou de laine. En lotionant les autres parties du corps il faut avoir soin que l'eau ne se réfroidisse pas, car les jeunes nourrissons pourraient en éprouver des souffrances vives.

LOTION. On emploie également le mot lotion pour désigner quelques médicaments liquides au moyen desquels on lave, on nettoie, on déterge certaines parties du corps qui sont devenues le siége de souffrances. Les lotions peuvent être émollientes, détersives, toniques astringentes, anti-psoriques, anti-odontalgiques, anti-rhumatismales, etc. Elles se pratiquent avec la main seule, ou avec des éponges, du linge ou de la charpie. L'art dentaire emploie les lotions simples et composées ; les premières, quand il s'agit seulement d'entretenir la fraîcheur et la santé des organes, et les secondes, lorsqu'il faut prévenir une lésion ou y couper court. Les lotions dentaires composées sont connues sous les noms de collutoires, d'opiats, d'élixirs, d'eaux balsamiques, etc.

Les lotions simples ou d'eau pure et fraîche, sont très favo--rables à l'entretien des dents.

LOUPE. On nomme ainsi un instrument d'optique formé d'un verre bi-convexe, dont les dentistes se servent pour examiner les objets qui sont trop petits pour pouvoir être appréciés par l'œil nu. Pour que la loupe soit bonne, il faut que le verre ait au moins 30 millimètres de diamètre, et un foyer d'environ 39. Un verre plus grand ne grossirait pas assez; plus petit il grossirait trop les objets que l'on regarde.

LUETTE. On nomme ainsi l'appendice ou prolongement charnu suspendu au milieu du bord libre du voile du palais. Elle est de forme conique, et plus ou moins volumineuse, selon les individus. Elle donne au bord libre du voile du palais l'apparence d'une arcade à double cintre, qui se termine de chaque côté par deux piliers qui se continuent avec la langue et avec le pharynx. La luette est formée par un dédoublement de la membrane muqueuse palato-pharyngienne qui renferme dans son épaisseur des follicules mucipares, et un faisceau de fibres musculaires qui constitue le petit muscle palato-staphylin, ou releveur de la luette.

LUXATION. On donne ce nom à une maladie dans laquelle les surfaces articulaires des os ou des dents ont perdu en totalité ou en partie leurs rapports naturels, soit par l'effet d'une violence extérieure accidentelle, soit à la suite des efforts faits pour détruire momentanément ces rapports, et cela dans un dessein curatif. S'il s'agissait ici de la luxation des os, en général, il nous faudrait entrer dans quelques détails sur les genres d'articulation qui sont le plus exposés à ces accidents, sur la direction du déplacement de l'os luxé, et sur l'étendue de ce même déplacement; car, dans la généralité des cas, ce déplacement se fait à divers degrés, ou, en d'autres mots, la luxation peut être complète ou incomplète. Ces détails, dans un livre spécialement en rapport avec l'art du dentiste, seraient au moins superflus, et nous n'aurons à nous occuper que des luxations suivantes :

LUXATION de l'os maxillaire inférieur. Cette luxation a toujours lieu *en avant*; la luxation *en arrière* est impossible, en ce que la rencontre des dents de cette mâchoire avec les dents supérieures empêche le menton de s'élever assez pour que le condyle puisse passer au-dessous de la crête vaginale du temporal. L'opposition que met l'apophyse épineuse du sphénoïde aux mouvements latéraux trop étendus de cet os, empêche la mâchoire de se luxer *de côté*. Chez les enfants, cet os ne peut se luxer, même en avant, à cause du parallélisme presque complet qui existe entre la branche et le corps de cet os, disposition qui fait que les mouvements d'élévation et d'abaissement de cet os se font autour d'un axe qui passe par les condyles, et que dans la plus grande ouverture de la bouche, ces éminences ne tendent guère à sortir de la cavité glénoïde qui les loge. Chez l'homme fait, au contraire, les branches de la mâchoire font un angle considérable avec le corps de cet os, et les mouvements d'élévation et d'abaissement se font autour d'un axe fictif qui passerait par le milieu des branches; aussi, quand le menton s'abaisse, les condyles se portent en avant et en bas, au-dessous de l'apophyse zygomatique du temporal, en décrivant ainsi un arc de cercle en sens inverse de celui que décrit le menton.

Les causes immédiates de cette luxation sont toutes celles qui sont susceptibles d'abaisser trop fortement le menton. Aussi, elle a lieu quelquefois dans les vomissements, dans les bâillements, et dans les efforts exagérés que font quelques individus pour ouvrir largement la bouche, pour faciliter l'extraction des dents, et autres opérations que l'on est quelquefois obligé de faire aux organes contenus dans cette cavité.

Le mécanisme de cette luxation est facile à comprendre : une fois que, par l'abaissement exagéré du menton, par l'action des muscles sus-hyoïdiens, le condyle se trouve porté au-dessous de la racine transverse, la contraction subite des muscles ptérygoïdiens lui imprime un mouvement qui le porte en même temps en avant et en haut, de manière à l'appliquer contre la face antérieure de cette racine, et rendre la fermeture de la bouche impossible. C'est par un mécanisme semblable qu'a lieu la luxation d'un seul des condyles; mais, dans ce cas, celui qui se déplace se porte à la fois en bas, en avant et en dedans, de manière à décrire un arc de cercle autour du condyle qui conserve ses rapports naturels.

Les symptômes de cette luxation sont l'écartement prononcé des deux mâchoires; mais bientôt l'inférieur, relevé par la contraction du muscle crotaphyte ou temporal, se rapproche de la supérieure, jusqu'à ce que son apophyse coronoïde se trouve arrêtée par l'éminence molaire de l'os maxillaire supérieur, par la dent de sagesse supérieure, ou par ces deux obstacles a la fois. Dans cette position, la bouche est ouverte, les mâchoires écartées d'au moins quatre centimètres, les dents inférieures dépassent en avant les supérieures, le menton est allongé, les lèvres ne peuvent se rapprocher, et l'articulation des sons et des voyelles labiales est impossible. En portant le doigt du côté du conduit auditif, on ne sent plus sous la peau la saillie formée par la présence du condyle, mais une dépression considérable qui marque son absence; et, en touchant par le côté intérieur de la bouche, on sent dans l'épaisseur des joues une saillie remarquable formée par l'apophyse coronoïde de la mâchoire. La salive, dans ce moment, coule en abondance et échappe à la bouche, tandis que le tiraillement auquel sont soumis les muscles crotaphite et masseter aplatit d'une manière très marquée la fosse temporale et la joue.

Conséquences. Cette maladie, quand elle est négligée, se termine de deux manières : dans la première, l'os d'abord comme enclavé dans sa nouvelle position, reprend peu-à-peu ses mouvements qui cessent d'être douloureux, les lèvres s'allongent par leurs efforts répétés de s'approcher l'une de

l'autre, et finissent par se mettre en contact; les dents incisives inférieures fortement portées en avant, ne peuvent rencontrer les supérieures, mais les molaires qui sont plus ou
moins en contact opèrent, mal il est vrai, la mastication qui,
comme l'articulation des sons, est pour le reste de la vie très
imparfaite. Dans l'autre cas, qui est le plus grave, les mouvements de l'os maxillaire ne se rétablissent pas, et il se
forme un ankylose, par la soudure du condyle avec les
parties osseuses voisines.

Traitement. Les indications à remplir sont d'abaisser les
condyles au-dessous de la racine transverse de l'apophyse
zygomatique, et les pousser en arrière d'elle. Aussitôt qu'un
pareil accident arrive, et que le dentiste a reconnu la maladie, il fait asseoir le malade sur une chaise basse et solide,
en faisant assujettir, par un aide, la tête que ce dernier appuie sur sa poitrine en croisant les mains sur le front. Le
dentiste, alors placé devant le malade, et ayant les deux
pouces garnis de linges, les porte aussi loin que possible
entre les arcades dentaires, et appuie leur face palmaire sur
la couronne des dernières molaires. Embrassant alors tout
le corps de l'os maxillaire avec les autres doigts portés sous
le menton, il presse fortement avec ses pouces sur l'arcade
dentaire inférieure, de manière à abaisser fortement la mâchoire, sans faire éprouver au menton aucun mouvement de
bascule; et lorsqu'il a dégagé les condyles et les a ramenés
au-dessous du niveau de la racine transverse de l'apophyse
zygomatique, il les porte en arrière en appuyant avec ses
pouces sur les dents molaires inférieures, en même temps
qu'avec ses doigts croisés sous le menton il relève doucement cette partie. Cette dernière partie de la réduction exé-
cutée, l'opérateur jette rapidement ses pouces en dehors
entre les arcades dentaires, et les joues, d'abord pour n'être
pas mordu par le brusque rapprochement des mâchoires,
et pour ne pas s'opposer au retour complet des condyles
dans la cavité glénoïde. On doit ensuite soutenir le men-

ton avec une fronde pendant un mois après l'accident.

LUXATION des dents. Nous devons ici considérer la luxation de ces organes comme une maladie, et non pas comme un moyen thérapeutique ou d'orthopédie dentaire qui aurait pour effet de faire cesser des douleurs ou pour corriger la difformité naturelle, la position anormale des dents. Nous traiterons dans un article à part la luxation des dents considérée sous ce dernier point de vue, et nous n'en parlerons ici que comme un accident, un état morbide de ces organes auquel il faut se hâter de porter remède. La maladie dont il s'agit, consiste dans le déplacement d'une ou plusieurs dents, qui leur fait perdre leurs rapports avec les parois des alvéoles dans lesquels elles sont implantées. La luxation des dents présente plusieurs degrés : dans le premier, la dent peut être simplement ébranlée ; mais de manière que les fibriles de tissu serré qui l'assujettissent au périoste alvéolaire soient en grande partie déchirées, et que la solidité naturelle de leur réunion avec l'alvéole soit détruite ; dans le second, la dent est soulevée hors de sa place, et fortement inclinée en avant ou en arrière de l'arcade dentaire, sans cependant que les parties molles qui constituent les moyens d'union entre la racine et l'alvéole soit complètement rompues ; dans le troisième, ces derniers cessent de la retenir, et la dent est jetée par la violence de la cause complètement hors de la bouche. La luxation peut arriver à une dent fracturée, cariée, ou à une dent saine ; elle peut être simple ou compliquée des contusions, des plaies, des gencives de rupture de bords alvéolaires et d'hémorragie. Toutes ces considérations font varier à l'infini la gravité de l'accident et les moyens de traitement auxquels il faut avoir recours. Les causes de la luxation des dents sont en général les violences extérieures, telles que les chutes, les corps et les missiles qui peuvent rencontrer ces organes ; mais elle est aussi due dans l'opération de l'extraction à la maladresse, à la négligence, ou à la coupable préoccupation de l'opérateur qui fait agir son instrument sur une dent saine, au lieu de la dent malade, et qui la fait sauter de son alvéole seule, ou en même temps que la dent malade. Dans le cas où la luxation n'est qu'au premier degré, il suffit d'exercer une légère pression continue sur la couronne de la dent, et de s'abstenir de la mastication d'aliments de nature dure, pendant un ou deux jours après l'accident. Dans les luxations au deuxième degré, il faut se hâter de redresser la dent que la violence a déviée de sa position verticale, et la faire descendre dans l'alvéole d'où elle était à demi avulsée. Le malade doit se nourrir pendant quelques jours d'aliments mous, et pour s'assurer qu'une adhésion parfaite se forme entre les parois de l'alvéole et la racine, il devrait porter pour un temps assez considérable, une petite gouttière en or, dont la concavité embrasse toute la couronne de la dent luxée, et dont les ligatures qui doivent être également en or se fixent en forme de crochets sur les deux dents entre lesquelles la dent luxée se trouve. La possibilité d'obtenir une guérison dans les luxations du troisième degré, a longtemps été, pour les dentistes, un sujet de controverse. En effet, on ne se représente pas facilement comment une dent complètement arrachée de l'arcade dentaire, et dont toutes les attaches fibrillaires, vasculaires et nerveuses, avec l'alvéole, ont été rompues, puissent contracter de nouvelles adhérences avec cette cavité. Cependant, une foule d'observations recueillies depuis longtemps, et cela, par des observateurs consciencieux, ne laissent aucun doute sur la possibilité de ce résultat désiré. La dent arrachée par mégarde, ou forcée par une cause accidentelle de quitter son alvéole, doit y être replacée sur-le-champ. Nous avons, dans notre *Encyclopédie du dentiste*, donné le conseil de raccourcir légèrement le sommet de la racine avec une lime, avant de la remettre dans sa cavité, et le témoignage de quelques-uns de nos confrères qui ont expérimenté notre procédé, et qui l'approuvent, nous fait ici un devoir de réitérer le conseil que nous avons donné. En remettant une dent sortie de son alvéole, il faut bien avoir égard à la direction de la racine, et à celle de l'alvéole, de manière que ces parties se touchent partout selon leurs anciens points de contact. Plus l'opération suit de près l'accident, plus il y aura chance de réussite; mais quand même un laps de temps de deux ou trois heures se serait écoulé depuis l'accident, on ne doit pas désespérer du succès, car la science possède des exemples encourageants à cet égard. La dent replacée sera, comme dans le cas précédent, assujettie au moyen d'une coiffe d'or, dont les crochets se fixeront sur les dents de chaque côté, et cet appareil qui ne gêne nullement le malade, doit être maintenu en place au moins pendant plusieurs mois.

LUXER. Nous allons considérer dans cet article la luxation des dents comme moyen thérapeutique recommandé, et employé par des praticiens distingués, dont les travaux et les opinions font figure dans les annales de notre art. Les deux cas dans lesquels on a conseillé cette opération, sont d'abord : ou une dent saine et bien portante devient le siége de douleurs qui résistent à toute autre sorte de médication; et en second lieu, ou une ou plusieurs dents ont une direction tellement vicieuse, qu'il faut avoir recours à un des procédés indiqués pour le redressement de ces organes. Nous ferons remarquer que la luxation des dents comme moyen de faire cesser des douleurs, est aujourd'hui presque partout abandonnée, et avec raison aussi, parce que les dents sur lesquelles on voudrait opérer, ne sont saines qu'en apparence, et dans un grand nombre de cas, bien que la couronne soit belle et bien constituée, on trouve à un examen plus attentif de l'organe, que le sommet de la couronne est atteint de consomption, et que le seul remède auquel on devrait avoir recours, est l'avulsion complète du corps malade qui ne manquerait pas, par son séjour dans la mâchoire, de communiquer la maladie aux parois de l'alvéole qui la renferme, comme aux dents qui l'avoisinent. Si les douleurs dont la dent est le

siége proviennent d'une irritation idéopathique du nerf dentaire, la luxation de l'organe sera suivie d'une des deux conséquences que voici : ou bien, crainte de rompre complètement les communications vasculaires et nerveuses qui unissent la dent à son alvéole, on ne fait que luxer légèrement,
et au lieu de rompre le nerf, on ne lui fait subir qu'un tiraillement pénible qui l'agace et qui remplace les douleurs exis-
tantes par des douleurs beaucoup plus grandes; ou bien, la
luxation est portée assez loin pour que les communications
dont nous venons de parler, se brisent complètement, et on
court la chance de faire flétrir le périoste alvéo-dentaire et
de voir l'organe luxé vaciller d'abord pour être un peu plus
tard spontanément expulsé de la bouche. Nous ne voulons
pas dire que cela arrive toujours, on cite des cas de succès, et
nous pourrions, dans notre pratique particulière, en fournir;
mais ces succès sont loin d'être constants, et nous avons cru
mettre nos jeunes confrères sur leurs gardes contre les espérances illusoires dont ils pourraient se bercer à l'égard de
cette opération.—Parlons maintenant de la luxation des
dents comme moyen de redressement, et disons pour débu-
ter, que c'est un moyen éminemment absurde. Les premières
traces que nous trouvons de cette manière brusque, et on
pourrait dire brutale, de redresser les dents, sont dues au
célèbre Fauchard, qui conseillait de luxer la dent en un seul
temps, au moyen du pellicum, et de la fixer dans sa nouvelle
place par une plaque d'argent et des fils. Les observations
données par Fauchard à l'appui de sa méthode, n'ont pu
empêcher la luxation des dents comme moyen de redressement d'être vouée à une proscription générale basée sur une
connaissance plus approfondie de l'union intime qui existe
entre la dent et son alvéole. Le savant M. Duval, loin d'accorder son approbation aux doctrines de Fauchard, dit qu'il
faut être circonspect à l'égard de cette opération, et ajoute
que, pour quelques succès du moment qui parlent en sa
faveur, il y a multitude de bouches qui ont eu à s'en plain-

dre. Je doute même, dit Lafforque, de la possibilité de redresser les dents par ces manœuvres violentes; car, ajoute-
t-il, la force à employer fera casser la dent, on l'extraira
plutôt que de fléchir l'alvéole pour se prêter à la marche
qu'on se propose. Quant à Maury, il ne juge cette opération
que d'une manière très défavorable, et cite parmi les autres
dangers qui l'accompagnent la meurtrissure des gencives, la
déchirure du périoste alvéo-dentaire, la fracture des alvéoles,
et la rupture et l'extraction involontaires de la dent que l'on
cherche à redresser. Malgré la juste désapprobation des auteurs éminents que nous venons de citer, et malgré l'o-
pinion d'un très honorable confrère, qui, comme nous,
pense qu'il faudrait avoir du courage pour se soumettre
à une pareille opération, nous trouvons à Paris des dentistes qui s'obstinent à mettre en pratique les conseils
erronés de Fauchard, sans se soucier des dangers auxquels
ils exposent leur malade, et sans se souvenir que dans le
redressement des dents, il faut chercher les puissances de
déplacement parmi celles qui agissent d'une manière calme et
graduée, et qui permettent à l'alvéole de suivre exactement
le mouvement imprimé à la dent, et cela sans tendre ou déchirer les tissus vasculaires et fibreux qui les unissent l'une
à l'autre. Nous reviendrons sur cette matière à l'article *redressement*, et nous exposerons les appareils que l'odontotechnie moderne a substitués au moyen violent nommé
luxation, et parmi les autres, celui connu sous le nom de
Régulateur Rogers, qui unit à son extrême simplicité tous les
avantages des appareils qui sont les plus compliqués dans
leur mécanisme et dans leur structure.

LYMPHATIQUE. On nomme système lymphatique l'ensemble des ganglions et des vaisseaux qui se chargent dans
l'économie animale de la circulation et de l'oberration de la
lymphe. Ce système forme pour le dentiste un objet important d'étude, car une foule d'affections, de nature scrofuleuse,
qui siégent dans les alvéoles, dans la bouche et autour des

mâchoires, dépendent entièrement du plus ou moins de développement de ce système et de certains états anormaux dont
il peut être atteint. Nous renvoyons le lecteur à l'article
Ganglions lymphatiques pour la description de ces organes,
et nous parlerons ici des vaisseaux lymphatiques qui portent
le nom de veines, parce que, semblables aux veines proprement dites, le liquide que ces vaisseaux renferment, est pompé
dans toutes les parties du corps pour être porté par eux
vers l'organe central de la circulation. L'origine des vaisseaux lymphatiques dans les diverses parties du corps, est
varié, quelques-uns font suite aux dernières divisions des
artères et des veines, d'autres naissent dans la profondeur
des organes ou à la surface de la peau, des membranes muqueuses et des tuniques séreuses des poumons et du ventre.
A partir de leur origine, ces vaisseaux s'unissent ensemble
et se séparent encore de manière à former un vaste réseau.
Ils ne sont pas régulièrement cylindriques, mais rétrécis de
de distance en distance à cause des valvules qui garnissent
leur intérieur. Ces vaisseaux ne suivent pas un ordre d'accroissement régulier, et malgré leur abouchement fréquent,
ils restent toujours grêles. On trouve ces vaisseaux dans
toutes les parties du corps, excepté dans la moelle épinière,
l'encéphale, l'œil et le placenta. Ils forment deux plans, l'un
superficiel, l'autre profond, qui communiquent entre eux
par des anastomoses fréquentes. Leur nombre est immense
et leur capacité est au moins double de celle des artères.
Après un trajet qui est, d'espace en espace, interrompu par
des ganglions, ils se terminent dans deux troncs principaux,
qui sont le canal thoracique et la grande veine lymphatique
droite. Le premier, qui commence par le réservoir de pecquet, reçoit les vaisseaux de la moitié inférieure et du quart
supérieur gauche du corps. Le second, qui s'ouvre dans la
veine sous-clavière droite, reçoit les vaisseaux du quart
supérieur droit du corps. Ces vaisseaux sont formés de
deux tuniques, une interne qui est très mince, et une externe

ou calluleuse qui est épaisse et résistante. C'est la tunique interne qui forme les valvules qui sont sémilunaires, rangées par paires et assez larges pour pouvoir obturer complètement la lumière des vaisseaux.

LYMPHE. On nomme ainsi le liquide contenu dans les vaisseaux lymphatiques (voyez le mot *Lymphatique*) et dans le canal thoracique. Divisé dans tous les organes du corps, il se mêle au sang veineux, avant que ce dernier soit chassé par le cœur dans les poumons pour y être converti en sang artériel. Les propriétés et la composition de la lymphe, varient suivant les parties où les vaisseaux lymphatiques la prennent; mais en général, c'est un liquide transparent, alcalin, blanc jaunâtre, ou d'un rouge de garance, d'une odeur spermatique, d'une saveur salée, qui est soluble dans l'eau, mais qui se trouble par son mélange avec l'alcool. Abandonnée à elle-même, elle se sépare en deux portions comme le sang, et le caillot qu'elle donne, prend une couleur rouge écarlate quand on le met en contact avec le gaz oxygène.

MACHELIÈRES. On donne quelquefois le nom de dents mâchelières aux grandes et petites molaires.

MACHER. Mot vulgairement employé pour désigner l'acte de la mastication.

MACHINE. On donne ce nom à tout instrument simple ou composé, employé à transmettre l'action d'une force à un corps qui ne se trouve pas dans la direction de cette force, et à produire du mouvement, à déterminer une action quelconque. Les machines simples sont le levier, la poulie et le plan incliné.

MACHINE électrique. On nomme ainsi une machine dont on se sert pour développer le fluide électrique. Celle que l'on emploie le plus souvent est composée d'un plateau de verre qui tourne sur un axe, entre deux coussins saupoudrés d'or massif, et un conducteur métallique isolé et armé de pointes qui attirent le fluide électrique à mesure qu'il se dégage par le frottement des coussins contre le plateau de verre. (Voyez *Électricité*.)

MACHOIRE. Nom donné aux deux os de la face qui sou-
tiennent les dents, et qui servent, au moyen de ces dernières,
à opérer la mastication des aliments. Nous en donnerons une
description au mot *Maxillaire.*

MAGISTÈRE de Bismuth. Nom donné au sous-nitrate de
ce métal qui est aussi connu sous le nom de *blanc de fard.*

MAGNÉSIE. On donne ce nom à un oxyde métallique
qui est blanc, doux au toucher, insoluble dans l'eau et insipide. Il se combine promptement avec les acides, pour donner naissance à des sels, et il est très employé sous forme de
pastilles, contre les aigreurs de l'estomac pour neutraliser
les acides qui se développent dans cet organe et qui ont toujours une influence très pernicieuse sur les organes dentaires.

MAGNÉTIQUES. On nomme fluide magnétique un corps
impondérable qui se développe quand on met en contact les
aliments naturels ou artificiels avec certains corps, tels que
le fer, le cobalt et le nickel. On admet généralement deux
fluides de ce nom, l'un boréal et l'autre austral, dont les propriétés sont analogues à celles des fluides électriques. Nous
avons parlé à l'article *Aimant*, de l'applicabilité du fluide
magnétique à la guérison des névroses dentaires.

MAIGREUR. On entend par ce mot un défaut d'embonpoint. Il ne faut pas confondre ce mot avec le mot amaigrissement. Ce dernier indique une décroissance graduelle du volume du corps qui est le plus souvent le résultat de l'état maladif de nos organes. La maigreur n'est pas incompatible avec
la santé, mais les personnes naturellement maigres sont très
exposées aux odontalgies nerveuses et rhumatismales.

MAILLET. On nomme ainsi une espèce de marteau dont
la masse est en plomb ou en bois. On s'en sert conjointement
avec le ciseau et la gouge pour enlever des esquilles osseuses
dans certains cas de névrose. Il n'est presque jamais employé dans la chirurgie dentaire.

MAL. On dit mal de dents, maux des dents, pour exprimer

les douleurs dont ces organes sont le siége. (Voyez le mot *Odontalgie*).

MALADIE. On désigne par ce mot un état opposé à la santé, et qui consiste dans des sensations douloureuses qui se font sentir dans nos organes ou bien dans un changement notable, soit dans la position et dans la structure des parties, soit dans l'exercice d'une ou plusieurs de leurs fonctions. Les maladies dont sont affectées la bouche et les organes différents qui en font partie, sont très nombreuses, et demandent de la part du dentiste consciencieux un examen sérieux et profond. Nous allons ici en énumérer les principales, en les classant selon la partie spéciale de la bouche dans laquelle elles se développent, en avertissant le lecteur que chacune d'elles sera décrite dans la partie de cet ouvrage que lui assigne son nom, et où l'on trouvera en même temps les moyens thérapeutiques qui lui sont communément opposés.

MALADIES des alvéoles. Inflammation du périoste alvéodentaire, ulcération scorbutique et syphilitique de cette membrane, carie des cloisons alvéolaires, absorption prématurée de ces mêmes cloisons.

MALADIES de la bouche. C'est-à-dire celles qui peuvent occuper toute la surface de la cavité buccale, et qui sont : la stomatite simple ou inflammatoire, les aphthes, le muguet ou blanchet, nommé aussi erronément aphtha infantilis ou infantium, la stomatite pseudo-membraneuse ou couenneuse, les ulcères et la gangrène de la bouche.

MALADIES des dents. Les odontalgies nerveuse, inflammatoire, sanguine, rhumatismale, goutteuse, gastritique et celle qui dépend de la carie, fracture et entamure des dents, fracture du collet et de la racine, usure des dents, érosion des dents, consomption de la racine, fistules dentaires, inflammation de la pulpe et du cordon dentaire, état vacillant des dents, luxation des dents, exostose des dents, nécrose des dents, etc.

MALADIES des gencives. Phlegmons et abcès des gencives, ulcérations syphilitiques, décoloration, scorbut, épulies, tumeurs squirrheuses, fistules gencivales et dentaires, adhérence anormale des gencives avec les joues.

MALADIES de la langue. Glossite ou inflammation de cet organe, excoriation de ses bords, squirrhe ou cancer de la langue.

MALADIES des lèvres. Les principales sont les fissures, les abcès et le cancer ou carcinome.

MALADIE des os maxillaires. Carie, nécrose, ostéo-sarcame et spina ventosa.

MALADIES du sinus maxillaire. Polypes, hydropisie du sinus, inflammation de sa muqueuse, les abcès purulents qui s'y forment, et la fracture de ces parois.

MALAIRE. On nomme os malaire ou de la pommette, un os qui est placé à la partie latérale et supérieure de la face. Il est irrégulièrement quadrilatère, et percé de conduits par lesquels passent des vaisseaux et des nerfs qui se distribuent aux téguments de la face, par sa face supérieure, il fait partie de l'orbite, et par sa postérieure, il entre dans la composition de la face temporale. Sa face externe qui est presque sous-cutanée donne attache aux deux muscles grand et petit zygomatique.

MALAIRE. On nomme apophyse malaire une éminence rugueuse et triangulaire de l'os maxillaire supérieur qui s'articule avec l'os malaire que nous venons de décrire.

MALLÉABILITÉ. On nomme ainsi la propriété dont jouissent certains métaux, de se laisser aplatir en lames de plus en plus minces par l'action du marteau, ou par la pression du laminoir. Parmi les métaux, il y en a environ dix-sept qui possèdent cette propriété à un degré plus ou moins grand. On a tort de supposer que tous les métaux ductiles sont en même temps malléables, car le fer, par exemple, est peu malléable, bien que sa ductilité soit très prononcée.

MALLÉABLES. Parmi les métaux malléables se trouvent l'or, l'argent, le platine, l'étain, le fer et le zinc. La grande malléabilité des quatre premiers des métaux cités les rend très utiles à notre art, soit pour l'obturation des dents cariées, soit pour les pièces artificielles que l'on confectionne pour la bouche.

MALVACÉES. Nom d'une famille de plantes qui fournit à la médecine et à l'économie domestique une foule de produits utiles, tels que le coton, les graines du cacaotier dont on fait le chocolat, le beurre de cacao, la mauve, la guimauve et autres plantes très connues et très employées par le dentiste.

MANCHE. On nomme ainsi la partie d'un instrument par où on le prend pour s'en servir. Les manches des instruments, tels que ceux des lancettes et des bistouris qui s'ouvrent ou qui offrent une gouttière pour recevoir la lame portent le nom de châsses. Les manches solides sont en général arrondis ou quadrangulaires, et faits d'os, d'ivoire, d'écaille ou d'ébène.

MANCHE. On nomme ainsi des sacs en laine, en flanelle ou en feutre, ayant la forme d'un cône renversé, et dont quelques dentistes se servent pour filtrer les liquides épais et sirupeux dont ils font usage dans la confection des lotions et des liqueurs dentifrices qui doivent se trouver dans leur cabinet.

MANDIBULE. Nom donné par quelques anatomistes à l'os maxillaire inférieur.

MANILUVE. On nomme ainsi un bain de mains. Les maniluves, qui sont rendus irritants au moyen de l'acide chlorhydrique, ou de la farine de moutarde, sont, comme les pédiluves, utiles pour dégorger le système vasculaire des mâchoires dans les odontalgies inflammatoires et dans les fluxions.

MANSORINS. Nom donné par Columbus au muscle buccinateur.

MARC DE CAFÉ. On l'emploie quelquefois pour diminuer un peu la blancheur trop éclatante des dents et des pièces artificielles faites en hippopotame.

MARMELADE de Tronchin. C'est une sorte de looch

épais et d'une saveur agréable, employé comme adoucissant et laxatif. On le prépare avec 62 grammes d'huile d'amandes douces, autant de sirop de violettes, de manne en larmes, de pu'pe de casse très récente, 2 grammes de gomme adragante, et 2 gros d'eau distillée de fleurs d'oranger. On le donne souvent aux enfants pendant les troubles de l'économie, suscités par les difficultés de la première dentition. On le fait prendre par petites cuillerées, d'heure en heure, dans la matinée, deux jours de suite.

MARTIAL. On désigne par cette épithète les préparations ferrugineuses.

MASSETER. C'est le nom d'un muscle qui est placé sur la face externe de la branche de la mâchoire inférieure. Il s'attache en haut, aux deux tiers antérieurs et externes du bord inférieur de l'arcade zygomatique, à la partie postérieure du même bord, à la face interne de l'arcade, et en même temps un peu à l'aponévrose interne du muscle temporal. Ces trois insertions ont lieu d'une manière distincte; la première, par une aponévrose très forte, large et épaisse, qui recouvre la face externe du muscle jusqu'au-delà de sa partie moyenne, et se divise en plusieurs languettes qui s'interposent entre les fibres charnues; la seconde, par de petits faisceaux beaucoup plus courts, et la troisième par de petits plans fibreux encore moins étendus. Les fibres charnues qui proviennent de ces trois points suivent une direction différente; les premières, qui constituent la partie principale du muscle, se portent obliquement en bas et en arrière, et vont s'implanter en dehors de l'angle de la mâchoire par des lames aponévrotiques; les secondes descendent verticalement et se fixent un peu plus haut; les troisièmes, enfin, viennent obliquement, en bas et en devant, se terminer en dehors de l'apophyse coronoïde par d'autres aponévroses.

La face externe de ce muscle est recouverte en arrière par la glande parotide; en bas, par le muscle peaucier; au milieu, par le canal de Sténon, par le nerf facial, par l'artère transverse de la face; en avant et en haut par les muscles orbiculaires des paupières, et par le grand zygomatique. Tous les autres points de cette face sont sous-cutanés.

La face interne est en rapport avec la branche de la mâchoire; le tendon du muscle temporal, et le buccinateur, dont il est séparé par une quantité considérable de graisse. Ce muscle élève la mâchoire dans l'acte de la mastication ; il est énormément développé chez quelques carnassiers.

MASSETÉRINS. Les vaisseaux massetérins viennent de l'artère maxillaire interne. Le nerf massetérin est fourni par le nerf maxillaire inférieur, qui est lui-même une des branches des trijumeaux. Le tiraillement qu'éprouve le nerf massetérin dans les luxations de la mâchoire inférieure cause quelquefois des douleurs intolérables.

MASTIC. On donne ce nom à une pâte formée d'un mélange pétri de blanc d'Espagne et d'huile de lin. Les vitriers s'en servent pour fixer les carreaux des fenêtres, et quelques dentistes en font usage pour entourer les empreintes de cire dans lesquelles ils veulent couler du plâtre pour former le modèle de la bouche.

MASTIC de Chio. On nomme ainsi une résine odorante qui découle des feuilles et des rameaux du *pistachia lenticus*, arbre de la famille des térébenthacées, qui est cultivé dans plusieurs parties du Levant, et particulièrement dans l'île de Chio. Il est sous forme de larmes ou de grains jaunâtres, fragiles, demi transparents, et d'une saveur qui n'est pas désagréable. Lorsqu'on le chauffe, il se fond et exhale une odeur suave; il se ramollit dans la bouche, et détermine la salivation, ce qui l'a fait mettre au rang des masticatoires. Les Orientaux le mâchent pour parfumer leur haleine et pour blanchir leurs dents. On l'a employé, seul ou dissous dans l'éther, et combiné avec d'autres substances pour remplir la cavité des dents cariées; mais les services qu'il rend sous ce dernier rapport sont bien peu considérables.

MASTICATION. On nomme ainsi l'action de mâcher les

substances alimentaires introduites dans la bouche, autrement de les broyer avec les dents pour les imprégner de salive et les préparer à être soumises à la digestion stomacale. Les instruments au moyen desquels la mastication s'exécute sont les dents des deux arcades, les mâchoires, surtout l'inférieure, qui est en même temps un levier de deuxième et de troisième genre, et les muscles nombreux qui lui impriment ses mouvements. Dans l'acte de la mastication, la mâchoire inférieure exécute des mouvements *d'élévation*, au moyen des muscles temporaux, masseters et ptérygoïdiens internes; *d'abaissement*, au moyen des muscles digastriques et sus-hyoïdiens, de protraction et de déduction latérale, au moyen des ptérygoïdiens externes. La mâchoire supérieure n'est pas entièrement immobile dans l'acte de la mastication; mais on n'est pas d'accord sur le mécanisme du léger mouvement d'élévation qu'elle exécute. La mâchoire inférieure, au niveau des dents incisives, représente un levier de troisième genre. Le bras de levier de la résistance est, à cet endroit, très long, et, conséquemment, l'action de la mâchoire faible; mais, plus les matières que l'on mange s'approchent des extrémités de l'arcade, plus la longueur du bras de levier de la résistance diminue, et plus les efforts de la mastication ont de force. Cette force est à son maximum au niveau des grosses molaires, où la mâchoire se convertit en levier de deuxième genre.

La section de ces matières est opérée par les dents incisives, dont les tranchants se croisent comme des branches de ciseaux; le déchirement s'opère au moyen des dents lanières; et les dents molaires, dont le sommet de la couronne est aplati et tuberculeux, triturent ces matières en se heurtant de front. Il est digne de remarque que le degré de solidité de l'os maxillaire supérieur varie, pour l'implantation des dents, selon la force que ces dernières déploient dans les efforts de la mastication. Ainsi les incisives, dont l'action est faible, sont implantées sous le vide des fosses nazales, tandis que les canines sont soutenues par les apophyses montantes des os sous-maxillaires, et les molaires par les parties les plus épaisses de ces os, parties dont la solidité est rendue plus marquante par l'os molaire qui s'articule avec elles. La langue, les muscles buccinateurs et les glandes salivaires, jouent aussi un rôle important dans l'acte de la mastication; la première, en ramassant les particules des matières dispersées dans les différents recoins de la bouche; les secondes, en les poussant entre les arcades dentaires, et les dernières en aidant à la désagrégation de leurs molécules, en les imbibant des sucs qu'elles sécrètent.

MASTICATOIRE. On donne ce nom à certaines substances que l'on mâche dans le dessein d'exciter une plus abondante sécrétion de salive, ou pour aromatiser la bouche, ou pour se procurer des sensations que l'habitude rend agréables. Les masticatoires les plus connus sont : le mélange d'arec, de chaux vive, et de piper-bétel, connu sous le nom de bétel, et dont nous avons parlé à l'article consacré à ce dernier mot; le mastic, sorte de résine qui découle des incisions faites au *térébenthus lentiscus,* qui croît surtout dans l'île de Chio; il est tonique, aromatique, et légèrement sialologue, sans avoir aucune des propriétés délétères du bétel; le tabac, ou feuilles du *nicatiana tabacum,* planté de la famille des solanées, soumise à une sorte de fermentation, est la substance masticatoire le plus en vogue dans les pays européens. Le succès obtenu par ce masticatoire est dû aux sensations que sa saveur procure; l'habitude finit par émousser l'action du tabac comme du bétel, et par la réduire à des proportions telles, qu'il devient flatteur au goût. L'un et l'autre augmentent d'une manière considérable la sécrétion salivaire, qui est colorée en brun par le tabac, et en rouge brique par le bétel, et dont la déglutition, à cause des principes toxiques dont elle se charge, peut être suivie d'accidents très graves. Selon Ramazzini, la mastication de ces substances peut apaiser la faim, elle désennuie, et quand elle a été souvent re-

produite, elle devient la source d'un besoin dont les retours
sont fréquents, et qui, semblables à l'appétit, cesse avec la
santé et revient avec elle. On a remarqué que les chiqueurs
de tabac manquent souvent d'appétit, et quelques-uns attribuent à l'absorption du suc narcotico-âcre, dont le tabac baigne la muqueuse buccale, divers états pathologiques des organes intérieurs. Ce n'est pas ici le lieu d'examiner, sous ce
rapport, les effets des masticatoires. Quant à l'action des
masticatoires sur les dents, nous avons dit à l'article *Bétel*
combien cette composition leur est nuisible. Le mastic ne fait
certainement qu'entretenir leur blancheur; et, pour le tabac,
il n'est pas prouvé qu'il contribue à la destruction de ces organes; son effet le plus nuisible est de les colorer en jaune.

MAXILLAIRE. Ce mot se dit de plusieurs parties qui entrent dans la composition des deux mâchoires.

Os maxillaires supérieurs. Ces os, au nombre de deux,
constituent par leur réunion, la charpente osseuse de presque
toute la face. Ils s'articulent avec toutes les pièces dont cette
dernière est composée. Ces os, dont le volume est considérable et la forme inégale, occupent la partie moyenne et antérieure de la mâchoire supérieure. Ils font partie de l'orbite,
des fosses nasales et de la bouche; ils sont traversés de plusieurs nerfs et vaisseaux et servent de point d'insertion à plusieurs muscles. On leur considère deux faces et une circonférence.

Face externe ou orbito-faciale. Cette face est surmontée,
en dedans, par une éminence aplatie, latéralement nommée
Apophyse nasale ou montante, qui est lisse et concave, de haut
en bas et en dehors; elle présente, en cet endroit, plusieurs
trous par lesquels pénètrent les vaisseaux nourriciers, et
fournit des points d'insertion aux muscles élévateurs propres
de la lèvre supérieure et élévateurs communs de cette dernière, et de l'aile du nez. En dedans, cette apophyse fait partie de la paroi externe des fosses nasales; on y remarque
supérieurement des inégalités qui se joignent aux masses la-

térales de l'ethmoïde, au-dessous desquelles est une gouttière qui appartient au meat moyen des narines, et plus bas
une crête horizontale unie au cornet inférieur; des sillons
artériels parcourent aussi cette région de l'apophyse, qui se
termine, en haut, par un sommet tronqué qui s'articule avec
le coronal; en avant, par un bord oblique, qui repose sur
l'os du nez; en arrière, par une gouttière qui fait partie de la
gouttière lacrymale et dont la lèvre postérieure s'articule
avec l'os lacrymal, tandis que la lèvre antérieure donne attache à quelques fibres du muscle orbiculaire des paupières.
En dehors et en arrière de l'apophyse montante, est une surface lisse et triangulaire qui fait partie du plancher de l'orbite. Vers sa partie moyenne, on voit la gouttière qui commence le *canal sous-orbitaire* destiné au passage des vaisseaux
et des nerfs du même nom et qui se divise en deux conduits
secondaires, l'un postérieur, qui est étroit et creusé dans la
paroi antérieure du sinus maxillaire; il porte le nom de
conduit dentaire antérieur et livre passage aux vaisseaux et
aux nerfs destinés aux dents incisives et canines supérieures;
l'autre, large et court, se termine au trou sous-orbitaire.
Entre les bords antérieurs et postérieurs de la surface triangulaire dont nous parlons, se trouve une éminence dite *apophyse molaire*, à surface rugueuse, qui s'articule avec l'os
du même nom. De l'angle externe de cette dernière apophyse
descend un bord mousse et saillant qui sépare une portion de
l'os qui appartient à la fosse zygomatique d'une dépression
large et assez marquée, connue sous le nom de *fosse canine*,
percée en haut par le *trou sous-orbitaire*, qui livre passage
aux vaisseaux et aux nerfs de ce nom et donnent attache, en
bas, au muscle canin. Un peu en avant de la fosse canine,
se trouve la fosse myrtiforme, enfoncement peu prononcé,
dans lequel s'insère le muscle abaisseur du nez.

Face interne ou naso-palatine. On ne voit bien cette face
qu'en séparant les deux os maxillaires supérieurs l'un de l'autre. La partie supérieure de cette face fait partie des fosses

nasales, et sa partie inférieure forme la portion la plus considérable de la voûte palatine. Ces deux parties sont séparées l'une de l'autre par *l'apophyse palatine*, éminence aplatie, horizontale et épaisse, surtout en avant, et qui, en haut, fait partie des fosses nasales, et en bas, de la bouche. La face supérieure de cette éminence est concave, transversalement lisse et polie, et offre antérieurement une des ouvertures du canal palatin antérieur. La face inférieure est rugueuse, inégale et parcourue de sillons qui, en arrière, se changent en arcades osseuses pour laisser passer les vaisseaux et les nerfs palatins. L'apophyse palatine s'articule, en arrière, avec l'os du palais; en dedans, par un bord épais et strié avec l'os du même nom : elle présente une gouttière dirigée obliquement en avant, qui concourt à former le *canal palatin antérieur*. Ce bord est surmonté d'une crête qui forme la moitié de la rainure qui reçoit le vomer. Au-dessus de l'apophyse montante, la face interne de l'os présente une large surface verticale, qui présente l'ouverture du sinus maxillaire, cavité pyramidale et triangulaire, creusée dans l'épaisseur de l'os, et que nous décrirons à l'article *Sinus*. Cette ouverture, qui est irrégulière, à bords minces et frangés, est quelquefois double et s'articule, en haut, avec l'ethmoïde; en bas et en avant, avec le cornet inférieur; en bas et en arrière, avec l'os palatin. Tous ces os et la membrane pituitaire qui les recouvre, rétrécissent singulièrement cette ouverture. En avant de cette ouverture est une gouttière profonde faisant suite à celle dite lacrymale et qui forme la plus grande partie du *canal nasal*. Derrière elle est une surface inégale, qui s'articule avec l'os du palais et qui présente une gouttière superficielle, qui concourt à former le *conduit palatin postérieur*.

Circonférence. Elle présente, en arrière, *la tubérosité maxillaire*, éminence inégale, qui s'affaisse considérablement après la sortie de la dent de sagesse et qui est percée par les conduits dentaires postérieurs. Ceux-ci disparaissent graduellement en s'approchant des alvéoles et laissent les nerfs et les vaisseaux, destinés aux dents molaires, descendre de cellule en cellule dans le diploé de l'os. Antérieurement, la circonférence présente un bord libre et concave qui forme une portion de l'ouverture antérieure des fosses nasales, et plus bas, une portion saillante et articulée avec l'os du côté opposé et qui présente vers son milieu une éminence qui forme la moitié de *l'épine nasale antérieure*. En bas, la circonférence est constituée par le bord alvéolaire supérieur, qui est moins épais en avant qu'au niveau de l'insertion du muscle buccinateur. Ce bord, qui décrit une portion de parabole, est creusé des alvéoles, cavités profondes et coniques qui logent les racines des dents. Ces alvéoles, qui sont décrites ailleurs, sont au nombre de huit pour chaque os. En dehors, le bord de l'os maxillaire, où elles sont creusées, présente des bosselures et des enfoncements qui correspondent à eux et aux cloisons qui les séparent les uns des autres. L'os maxillaire supérieur est comme creux et soufflé, à cause du sinus qui en occupe le centre; il est, en général, épais et celluleux dans son bord alvéolaire et vers ses diverses apophyses.

Os maxillaire inférieur. Cet os, qui occupe la partie antérieure et inférieure de la face, est symétrique, de forme parabolique et divisé en portions horizontales ou *corps*, et en portions verticales ou *branches*. Il offre à considérer :

La face externe, qui présente sur la ligne médiane, *la symphyse du menton*, trace de la soudure des deux moitiés de l'os et qui surmonte une éminence rugueuse et triangulaire, nommée l'apophyse du menton. De chaque côté de cette éminence se trouve une fossette superficielle où s'insère la houppe du menton, et, plus en dehors, une ouverture ovale nommée *trou mentonnier*, qui termine le canal dentaire inférieur et par où passent les vaisseaux et les nerfs du même nom. Des deux angles inférieurs de l'apophyse du menton, part, à droite et à gauche, une ligne saillante, horizontale en avant et qui monte en arrière pour se confondre avec le bord antérieur de l'apophyse coronoïde. C'est *la ligne oblique externe* qui donne attache aux muscles carré du menton, triangulaire des lèvres et peaucier. Tout-à-fait en arrière, se trouve la face externe de la branche qui est quadrilatère, inégale et recouverte par le masseter.

La face interne, elle est concave et tournée vers la cavité buccale. Au bas de la ligne médiane, elle présente quatre éminences placées par paires, les unes au-dessous des autres, et dont les deux supérieures donnent attache aux muscles génio-glosses, et les deux inférieures aux muscles génio-hyoïdiens : ce sont les *apophyses génio.* Au-dessus d'elles, on trouve deux enfoncements qui logent les glandes sublinguales ; et au-dessous, deux fossettes inégales, dans lesquelles s'insèrent les muscles digastriques. Au niveau même des apophyses géni naissent les lignes obliques internes ou mylo-hyoïdiennes, qui montent en arrière vers l'apophyse coronoïde et qui donnent attache, en avant, aux muscles mylo-hyoïdiens, et en arrière aux muscles constricteurs supérieurs du pharynx. Au-dessous de cette ligne, se trouve une fosse oblongue et superficielle où se loge la glande sous-maxillaire et un sillon qui monte vers *l'orifice interne du canal dentaire inférieur,* trou qui est entouré d'inégalités, pour l'insertion d'une bande fibreuse. Ce trou occupe le centre de la face interne de la branche de la mâchoire et livre passage aux vaisseaux et au nerf qui pénètrent dans le canal dentaire. Au-dessous de lui se trouvent des inégalités pour l'insertion du muscle ptéry-goïdien interne. *Le bord inférieur,* ou *base de la mâchoire,* est arrondi et présente, vers ses deux tiers postérieurs, un sillon ou gouttière ascendante, qui loge l'artère faciale. *Le bord supérieur ou alvéolaire* est large, surtout en arrière, où il est déjeté en dedans. C'est dans l'épaisseur de ce bord que sont creusées les alvéoles, ordinairement au nombre de seize et dont l'ensemble constitue *l'arcade alvéolaire inférieure.* (Voyez les mots *Arcades* et *Alvéoles.*) Ce bord est surmonté, en arrière, par *l'apophyse coronoïde*, éminence triangulaire qui naît de la réunion des lignes obliques interne et externe. Elle donne attache, par son bord antérieur, au muscle buccinateur; et par son sommet, au tendon du muscle temporal. Le bord postérieur, ou parotidien, est libre, mousse et presque vertical; il forme, par sa rencontre avec le bord inférieur, *l'angle de la mâchoire*, qui est obtus et plus ou moins déjeté en dehors, et qui donne attache, en dehors, au muscle masseter; en dedans, au ptéry-goïdien interne, et en arrière au ligament stylo-maxillaire. Ce bord, qui est en rapport avec la glande parotide, se termine, en haut, par une éminence oblongue, dirigée en dedans et en arrière, nommée *condyle de la mâchoire*. Ce dernier est encroûté de cartilage. Pour s'articuler avec l'os temporal, ce condyle est soutenu par un pédicule osseux, nommé le *col du condyle*, qui donne attache antérieurement au muscle ptéry-goïdien externe, et en dehors et en haut au ligament latéral externe de l'articulation temporo-maxillaire. Le condyle est séparé de l'apophyse coronoïde par *l'échancrure sygmoïde*, qui livre passage au nerf et aux vaisseaux massetérins.

Cet os est compacte à l'extérieur, celluleux au centre et parcouru, dans la plus grande partie de son étendue, par le *canal dentaire inférieur*, qui communique par des transforts nombreux avec les alvéoles. (Voyez le mot *Canal.*) L'os maxillaire inférieur naît par deux centres d'ossification qui se réunissent à la symphyse du menton.

MAXILLAIRE. Pour les artères, veines, nerfs et glandes maxillaires. (Voyez les mots *Artère, Veine, Nerf, Ganglion.*)

MAXILLO-LABIAL. Nom donné, par Chaussier, au muscle triangulaire des lèvres.

MÉCANIQUE. On donne ce nom à la partie de la physique qui a pour objet les lois de l'équilibre et du mouvement des corps. La mécanique de l'art du dentiste se nomme prothèse, et s'occupe des moyens à réparer les brèches faites aux arcades dentaires par les accidents, les maladies ou les progrès de l'âge. (Voyez le mot *Prothèse*.)

MÈCHES. On nomme ainsi une bande de toile effilée sur les bords, ou faite avec des fils de lin, de coton ou de soie, et qui sert à déterger les foyers purulents, ou pour élargir des conduits naturels morbidement rétrécis, ou pour entretenir des fistules faites dans un dessein curatif, comme cela se voit dans les rétrécissements du conduit de Stenon, et dans les cas de fistules salivaires.

MÉDECINE. Science qui a pour objet la guérison des maladies, et la conservation de la santé. Elle comprend un grand nombre de branches, dont les principales sont l'anatomie, la physiologie, l'hygiène, la matière médicale, la pathologie et la thérapeutique. Les rapports nombreux qui existent entre les affections morbides des organes dentaires, et celles de l'économie, en général, exigent de la part de celui qui se destine à l'art du dentiste des connaissances étendues et exactes dans les branches variées de la médecine.

MÉDIANE. On nomme *ligne médiane* une ligne verticale que l'on suppose partager longitudinalement le corps de l'homme en deux parties égales.

MÉDICAL. Ce mot se dit de tout ce qui a rapport à la science de la médecine.

MÉDICINAL. On ajoute cette épithète aux substances, plantes, potions, mixtures, etc., que l'on croit douées de propriétés médicamenteuses.

MÉDICAMENT. Toute substance simple ou composée qui jouit de la propriété de modifier l'état morbide d'un ou de plusieurs de nos organes, et de les faire revenir à leur état normal. Les médicaments sont fournis par les trois règnes de la nature, mais c'est surtout aux végétaux que nous devons la plupart des substances qui contribuent à la guérison des maladies. Les médicaments sont classés selon les changements qu'ils produisent dans l'action de nos organes, et la classification suivante est celle qui est généralement adoptée.

Les émollients, qui relâchent le tissu des organes;

Les tempérants, qui modèrent la trop grande activité vitale de ces organes;

Les laxatifs, qui produisent des évacuations, plutôt en troublant les mouvements péristaltiques des intestins qu'en les irritant;

Les purgatifs, qui produisent ces évacuations en irritant momentanément la muqueuse intestinale;

Les émétiques, qui déterminent des vomissements en excitant la contraction de l'estomac et des muscles abdominaux;

Les astringents, qui, appliqués sur les tissus vivants, y déterminent une sorte de resserrement fibrillaire;

Les toniques, qui augmentent d'une manière lente mais égale l'énergie vitale de nos organes;

Les stimulants, qui excitent d'une manière prompte l'activité fonctionnelle de nos organes. Il y a des stimulants *généraux,* qui se font sentir dans toute l'économie, et des spéciaux qui n'agissent que sur quelques organes en particulier, tels que les reins, la peau et le cerveau;

Les narcotiques, qui tendent à stupéfier les nerfs et les centres cérébro-spinaux, et à faire cesser momentanément leurs fonctions;

Les rubéfiants, qui déterminent l'irritation passagère des parties auxquelles on les applique;

Les vésicants, qui provoquent une accumulation de sérosité sous l'épiderme qu'ils soulève;

Les caustiques, qui, par leur action chimique, déterminent la désorganisation des parties qu'ils touchent;

Les anthelmintiques, qui déterminent la mort et l'expulsion des vers intestinaux hors des premières voies.

Il n'en est pas une seule parmi les classes de médicaments que nous venons de citer, qui ne puisse offrir au dentiste instruit des ressources précieuses contre les états maladifs des dents elles-mêmes, et contre les troubles que l'éruption de ces organes et leurs diverses maladies produisent dans l'économie totale de l'homme.

MEDULLAIRE. Qui a rapport ou qui est analogue à la moelle des os. Selon Bichat il y a deux systèmes médullaires; l'un occupe le tissu aréolaire des os plats, des os courts et des extrémités des os longs, l'autre ne se trouve que dans le canal central de ces derniers. Le système médullaire n'existe pas dans les organes dentaires.

MÉLISSE. Plante de la famille aromatique des labiées, qui croît dans les lieux incultes des contrées méridionales de l'Europe. Doucement aromatique, médiocrement amère et fortifiante pour les nerfs, la mélisse fait partie de plusieurs élixirs odontalgiques, opiats et dentifrices. On s'en sert aussi pour les lotions partielles et les gargarismes.

MEMBRANE. On donne ce nom, en anatomie, à des organes minces, représentant des espèces de toiles souples, plus ou moins élastiques, qui varient dans leur structure et dans leurs propriétés vitales, et qui sont destinées à exhaler, à sécréter et à absorber les fluides, ou à isoler et à envelopper certains organes. Parmi les membranes qui entrent dans la composition de la bouche, se trouvent : la *muqueuse* buccale, la membrane *fibro-muqueuse* dont sont formées les gencives, la membrane palatine, la membrane *fibreuse* capsulaire de l'articulation de la mâchoire, et la membrane *séreuse* qui constitue les capsules synoriales de cette articulation.

MENFRIGE. Ancien nom du mastic de Chio.

MÉNIANTHE. On nomme ainsi une plante de la famille des gentianées. Le ménianthe offre à la thérapeutique dentaire un tonique énergique. Le scorbut est une des affections dans lesquelles il a été le plus vanté, le plus usité. On cite plusieurs exemples de cette maladie, guérie avec le suc de cette plante. En Angleterre, elle est un remède domestique contre les éruptions scorbutiques qui surviennent au printemps.

MENINGÉE. Nom d'une artère fournie par l'artère maxillaire interne.

MENINGITE. Inflammation des membranes qui enveloppent le cerveau, et qui se montre quelquefois par l'effet des dentitions difficiles.

MENSTRUE. Mot employé dans la chimie et dans la pharmacie, dans le même sens que le mot dissolvant. Ainsi l'eau, l'alcool, l'éther, les acides et les huiles sont des menstrues.

MENTAGRE. Maladie particulière de la face. Cette affection dont Pline donne une description dans le vingt-septième livre de son histoire naturelle souleva de longues discussions entre les dentistes de l'antiquité. On a cru longtemps que le mentagre était une variété de lèpre, mais aujourd'hui tout le monde sait qu'elle doit être rangée parmi les dartres cutanées.

MENTHE. Nom d'une plante de la famille des labiées. Elle est aromatique et stimulante. La variété, connue sous le nom de *menthe poivrée*, est employée comme stimulant, anti-scorbutique, stomachique et carminatif, sous forme d'infusion de pastilles, d'eau distillée, de teinture alcoolique et d'huile essentielle contre l'atonie des gencives, les rapports nidoreux de l'estomac, et pour aromatiser les préparations dentifrices, tels que les élixirs, les lotions et les gargarismes.

MENTO-LABIAL. Chaussier réunit sous ce nom le muscle carré des lèvres et la houppe du menton.

MENTON. On nomme ainsi la partie médiane et inférieure de la face qui se trouve au-dessous de la lèvre inférieure. On trouve dans sa composition la peau du tissu cellulaire, des muscles, des vaisseaux, des nerfs, et l'os maxillaire inférieur.

MENTONNIER. On nomme ainsi plusieurs parties qui ont rapport au menton. Le *trou mentonnier*, qui termine le canal dentaire inférieur, se trouve au niveau de la dent canine, et livre passage à l'*artère mentonnière*, branche de l'artère dentaire inférieure qui se distribue à la lèvre et au *nerf mentonnier*, branche du nerf dentaire inférieur qui distribue ses filets dans les muscles de la lèvre inférieure.

MENTONNIÈRE. Bandage employé dans les cas de fracture et de luxation de l'os maxillaire inférieur. (Voyez le mot *Fronde*.)

MÉPHITIQUE. Ce mot se dit principalement des exhalaisons pernicieuses qui proviennent des mines, des égoûts, des marais et des grandes fabriques, et qui sont toutes détrimentales aux organes dentaires.

MERCURE. Nom d'un métal connu de toute antiquité, et qui existe dans la nature à l'état natif, c'est-à-dire en globules disséminés dans les mines mercurielles, ou uni à l'argent, au soufre et au chlore. C'est un métal, liquide à la température ordinaire, mais solide et malléable quand on l'expose à un froid de 40° au-dessous de zéro. Il est d'un blanc bleuâtre très brillant. Il pèze treize fois et demi plus que l'eau; il est volatil, même à la température ordinaire, et entre en ébullition à 360°. L'air froid ne l'altère pas; mais, à une haute température, il absorbe l'oxygène de l'air pour se changer en byoxide rouge. On se procure le mercure pour le commerce, en chauffant le cinabre ou bisulfure rouge naturel, avec de la chaux éteinte. Le soufre du cinabre s'unit à la chaux, et le mercure, mis en liberté, se volatilise. Les usages du mercure, dans la médecine et dans les arts, sont très nombreux. Le dentiste est quelquefois obligé d'avoir recours à ce métal et à ses préparations pour faire cesser les affections syphilitiques qui portent leurs ravages sur les organes de la bouche, mais il faut diriger son emploi avec une prudence extrême, car ses effets ne sont guère moins déplorables pour les dents et leurs annexes, que ceux de la maladie que l'on cherche à guérir avec lui. L'amalgame de mercure et de poudre d'argent, employé par quelques-uns pour l'obturation des dents carriées, est une composition vile et délétère, qui mérite la réprobation de tout homme d'honneur de tout dentiste qui se respecte; car, non-

seulement il noircit la dent qui la loge, mais celles qui l'avoisinent, et porte son influence destructive sur la membrane
alvéo-dentaire et sur les languettes fibreuses qui en naissent.
On sait combien est dangereux pour les plaques et les ligatures d'or que l'on fabrique dans nos ateliers le moindre
contact avec ce métal; aussi cette substance doit-elle être
bannie de chez le dentiste. Nous ne pouvons mieux faire
que de citer ici les paroles remarquables du célèbre Fox à
son égard. « Le mercure, dit-il, engendre presque toujours
une agmentation de glandes salivaires, la fétidité de l'haleine,
et de vives douleurs dans les parties de la bouche. Une conséquence nécessaire de l'usage du mercure est un accroissement d'action dans les vaisseaux absorbants, surtout dans
les cloisons alvéolaires. L'emploi de cette substance minérale, en produisant l'absorption des cloisons, occasione très
souvent la perte prématurée des dents. Si l'usage du mercure est trop prolongé, les dents deviennent vacillantes, et
menacent de tomber pendant qu'on l'administre. Il occa-
sionne sur les dents un dépôt de tartre qui produit de fort
mauvais effets si l'on ne prend la précaution de l'enlever dès
qu'on cesse de faire usage de ce remède.

MESSO-GLOSSET. Nom donné par quelques anatomistes aux muscles génio-glosses.

MESSALINÆ dentifricium. Non d'un dentifrice employé
par la courtisane Messaline, et composé, selon Scribonius
Largus, de corne de cerf brûlée, de mastic de Chio, et de
sel ammoniaque.

MÉTAL. On désigne sous ce nom toute substance solide
ou liquide plus pesante que l'eau, douée d'un brillant considérable, conduisant le calorique et l'électricité, et susceptible de recevoir un grand degré de poli. Les métaux se combinent avec l'oxygène pour former des acides métalliques et
des oxydes qui, en s'unissant par combinaison aux acides,
forment des sels. Il se trouve dans la nature à plusieurs états :
à l'état natif ou vierge, l'or, l'argent et le platine sont

dans ce cas ; ou à l'état d'oxyde, de sulfure, de chlorure, d'alliage ou de sel. Les corps auxquels les chimistes donnent le nom de métaux sont au nombre de trente-neuf. Ils ont été divisés en six sections par M. Thénard, d'après leur affinité pour l'oxygène et l'action qu'ils exercent sur l'eau, soit à chaud, soit à froid. C'est dans la troisième section de cette classification que se trouvent le zinc, le fer et l'étain. Le cuivre, le plomb et le bismuth sont rangés dans la quatrième ; le mercure et l'argent se trouvent dans la cinquième ; et l'or et le platine, comme étant les moins altérables à l'air et dans l'eau, sont placés nécessairement dans la dernière. Dans le langage ordinaire des arts, on réserve le nom de métaux à celles de ces substances qui sont malléables et ductibles, et qui servent à former les alliages dont les arts se servent. Voici quelques particularités sur les métaux les plus communs : le fer se fait remarquer par son extrême *ténacité*, c'est-à-dire la difficulté que l'on éprouve à rupturer ses fils par l'attraction ou par les poids qu'on y suspend ; la *sonorité* du cuivre est plus grande que celle des autres métaux ; l'arsénic n'entre pas en fusion, mais se volatilise par l'effet de la chaleur ; le mercure, liquide à la température ordinaire, devient solide et malléable à 40° au-dessous de zéro. Le fer carboné, ou acier, doit seul servir à la fabrication des instruments de la chirurgie dentaire, et nous allons dire un mot sur les métaux qui conviennent le mieux au dentiste par la confection des plaques, des crochets, des ligatures, des palois artificiels, des obturations et des appareils pour le redressement des dents.

Tous les objets que nous nommons sont destinés à rester dans la bouche et sont exposés au contact continuel de la salive, du mucus buccal et des émanations provenant des premières vo'es et des poumons, émanations qui sont souvent chargées d'acide sulfydrique et autres gaz propres à corroder les métaux employés, et à former avec eux des sels dont la saveur est désagréable et l'absorption dangereuse. On doit donc nécessairement les fabriquer avec les métaux que ces liquides et ces gaz excrémentiels ne peuvent pas altérer, et qui n'offrent d'eux-mêmes rien d'offensant pour les nerfs olfactifs, ni pour l'organe des saveurs. Les métaux qui remplissent le mieux les conditions précitées et qui offrent en même temps le degré de résistance, de malléabilité et de ductilité nécessaires à la formation de ces pierres, sont l'or et le platine, et qui sont en réalité les seuls que les bons dentistes d'aujourd'hui emploient. « L'argent, dit Laforgue, qui, avec Tauchard, recommandait ce métal pour certains appareils de redressement, doit être recuit et assez dur pour ne point fléchir quand on l'enfonce dans les racines. » Mais, malgré l'approbation de ces hommes éminents, nous disons que l'argent ne doit point être employé dans nos travaux pour la bouche; car pur, il est trop mou, et allié avec le cuivre il est dangereux, et en outre, il se forme sur lui un sulfure d'argent qui est noir et d'une saveur détestable. (Voyez, pour compléter l'histoire des métaux, les mots *Platine*, *Or* et *Alliage*.)

MÉTÉOROLOGIE. Science des météores ou des phénomènes qui se passent dans l'atmosphère et les espaces célestes. La méréotologie, considérée dans son domaine le plus étendu, n'est pas du ressort des études du dentiste, pourtant son influence n'est pas sans effet sur l'état sanitaire en général, et sous ce point de vue mérite son attention.

MEURTRISSURE. État d'une partie qui a éprouvé les effets de la contusion. Les meurtrissures à la face sont très souvent suivies d'odontalgies dont l'intensité varie à l'infini.

MEULE. On nomme ainsi un instrument dont il y a plusieurs sortes, et qui sert, dans l'atelier et dans le cabinet du dentiste, soit à aiguiser les burins, les échoppes et autres outils employés à incruster ou à sculpter les pièces artificielles faites en hippopotame, soit à user le tranchant ou la la base des dents minérales, ou à enlever ce qui est en excès de leurs faces latérales et leurs talons, de manière à les aligner exactement avec les dents qui garnissent encore les arcades dentaires, ou avec les autres dents minérales, avec lesquelles elles doivent être montées.

MEULE à dents. Les fabricants de la substance qui représente dans cette machine la pierre meulière des meules ordinaires, continuent de masquer le secret de sa composition sous le nom de pâte à mouler, pâte minérale, végéto-minérale, etc. Les expériences que nous avons faites à cet égard nous permettent d'assurer à nos lecteurs que cette substance n'est autre chose qu'un mélange intime de gomme-laque et du corindin granulaire, sorte de roche formée d'un silicate de fer et d'alumine, dont la poudre est connue dans les arts sous le nom d'émeri. Pour former les gâteaux circulaires de cette substance, qui doivent servir à la taille des dents, on met cette dernière dans des moules de grandeurs variées, mais dont les plus considérables ont environ vingt-deux centimères de diamètre, sur vingt ou vingt-cinq millimètres d'épaisseur, et dont les plus petites ont environ le quart de ces dimensions. Pendant tout le temps de la dessication de la pâte, cette dernière est soumise, dans le moule qui lui donne sa forme, à l'action d'un massif pressoir à vis, de manière qu'une fois fait, le gâteau, devenu parfaitement compacte, a pris la consistance, l'aspect et les propriétés d'un grès excessivement fin. Aucun grès, cependant, ni aucune matière granitique, ne pourrait offrir les mêmes avantages pour la taille des dents minérales fines que cette composition; car tout en usant avec rapidité les portions de la dent qu'on veut détruire, elle laisse après elle un poli de surface égale à celui d'une facette de boyau. Cette propriété de la pierre elle-même, unie aux avantages qui résultent de la construction particulière de l'appareil sur lequel elle est montée, rend la meule dont nous parlons, la chose la plus parfaite dans son genre qui soit encore connue dans notre art. Voici une description succincte de cet appareil : sur les deux côtés opposés d'une base quadrangulaire en bois, se lèvent deux colonnes d'environ

un mètre trente-cinq centimètres de longueur, qui soutien-
nent une table carrée d'un demi-mètre de large et entourée
d'une bordure peu profonde, qui empêche de toucher les objets qu'on place dessus, et sert en même temps d'appui aux
poignets de l'opérateur qui applique la pièce minérale à la
meule. Sur le milieu de cette table est attaché, au moyen de
vis, un bloc de fonte, à fond plat, qui repose sur la table. Ce
bloc, qui est large et peu épais à sa partie moyenne, se relève, aux extrémités, en forme de pyramide aplatie, pour
soutenir, dans des gouttières pratiquées dans leur partie la
plus élevée, l'axe ou arbre de métal qui traverse les meules.
Nous disons les meules, car l'axe est disposé de manière à
permettre au dentiste d'en adapter deux et même trois, à la
suite les unes des autres et dont les dimensions varient selon
les besoins du travail. L'arbre ainsi soutenu et muni de ses
meules, est mis en mouvement, au moyen d'un système de
deux poulies, dont la supérieure, qui est petite, est placée à
gauche des meules et sur le même arbre qu'elles. L'autre, qui
est grande, massive et en forme de roue, tourne sur un axe
qui lui est propre, dont les extrémités s'insèrent dans des
coulisses faites dans les colonnes qui supportent la table et
qui occupent le tiers inférieur de leur hauteur. La courroie
ou la corde de boyaux qui lie les mouvements des deux poulies, après s'être logée dans la gorge de la petite, traverse
deux ouvertures que lui présente la table, pour aller s'engager dans le bord évidé de la grande. L'axe qui soutient cette
dernière n'est pas comme dans les meules ordinaires, droit,
mais offre, vers le milieu de sa longueur, et à droite de la
roue, une portion coudée à angle aigu. C'est du sommet de
de cet angle que part la tige qui lie l'axe à la pédale et qui lui
transmet la pression que le pied imprime à cette dernière.
On peut voir, par ce que nous venons de dire, que la portion
coudée du grand axe, qui représente la manivelle des meules
ordinaires, occupe une position qui augmente considérablement le bras de levier de la puissance, et qui fait qu'avec

beaucoup moins de force on produit une quantité égale de mouvement. On doit de plus remarquer que le diamètre de la poulie supérieure n'étant qu'une fraction minime du diamètre de la grande roue, la pression, presque imperceptible, du pied, qui fait faire à cette dernière une seule évolution, fait décrire à la poulie d'en haut et aux meules qui occupent le même axe que lui, un nombre de rotations qui donnent à leur mouvement un caractère de vélocité remarquable. Nous avons oublié de remarquer que les meules, dans ce cas, au lieu de plonger dans une auge, comme les meules ordinaires, sont humectées à mesure qu'on travaille de la manière que voici : une branche métallique arquée, qui s'élève d'une des colonnes, supporte un réservoir d'eau froide qui égoutte, au moyen d'un petit robinet, sur un morceau d'éponge fine, qu'une autre tige élastique tient légèrement appliquée contre la surface de la meule. En somme, nous regrettons que cette machine, qui est de forme élégante, qui n'occupe que peu de place et qui offre tant d'avantages sous les rapports de la finesse et de la sûreté du travail, ne soit pas plus connue par nos confrères de Paris.

MEULE à outil. La meule ordinaire est un plateau de grès, à grain fin et de forme circulaire, dont le centre est traversé d'un axe en fer ; les bouts de cet axe sont reçus et tournent dans deux échancrures pratiquées sur les côtés d'une auge qui est remplie, au tiers, d'eau, dans laquelle la meule tourne. Une manivelle, attachée à une des extrémités de l'arbre, permet de faire aller l'instrument avec la main ; mais il vaut mieux la faire aller avec le pied, comme celles des rémouleurs, au moyen d'une pédale fixée au bas du support de l'instrument et attachée à la manivelle dont nous avons parlé, au moyen d'une corde. Il est utile de fixer sur la partie postérieure de l'auge, un capuchon en fer blanc, en tôle ou en bois, qui recouvre en partie la circonférence de la meule, et qui fait retomber dans l'auge l'eau éparpillée par les évolutions de cette dernière. Maury, dans son excellent ouvrage, conseille

de donner aux meules un diamètre de cinquante-cinq centimètres; mais nous sommes convaincu, avec la plupart des
dentistes d'aujourd'hui, que le diamètre de ces instruments
ne doit pas dépasser trente-cinq à quarante. Elles sont, ou
planes à leur circonférence, ou taillées en moulures inégales,
qui facilitent l'usure des pièces en tous sens et dans toutes les
directions. Les meules de cette espèce servent parfaitement à
tous les besoins de l'atelier; mais nous ne les recommandons
pas pour tailler les dents minérales. Nous savons bien que
quelques-uns de nos confrères prétendent ne se servir que
d'elles, et que seules elles peuvent convenir quand on a acquis l'habitude à tailler les dents minérales, quelque fines
qu'elles soient. Nous ne croyons pas beaucoup à cette assertion. La chose est tout au plus possible quand il s'agit des
dents minérales opaques; mais pour celles qui sont dites
transparentes ou de fabrication anglaise, dont la texture est
fine et si délicate, l'emploi des meules seules ne pourrait
convenir à beaucoup près. Nous avons donné à l'article
Meule à dents, quelques détails sur la nature et sur la construction de cette meule dont nous nous servons depuis quelques années dans notre cabinet et que nous regrettons de
n'être pas mieux connue en France; elle est la seule qui
mérite d'être employée à l'usage dont nous parlons.

MIASME (*miasma*, *souillure*). Les miasmes influent
de la manière la plus funeste sur les organes dentaires. La
source des miasmes est le corps de l'homme affecté de maladie, les substances qui tombent en putréfaction. Les personnes qui tiennent à la beauté de leur denture doivent, par tous
les moyens possibles, se prémunir contre toutes les émanations miasmatiques.

MIEL. On donne ce nom à une substance mucoso-sucrée
fournie par les abeilles domestiques qui la récoltent dans les
nectaires des fleurs. Le miel, employé comme médicament,
est adoucissant, relâchant et légèrement laxatif. On le donne
comme tel aux enfants pendant les douleurs de la première

dentition. Mélangé avec l'acide chlorhydrique, il forme un excellent collutoire contre les aphthes des enfants et des adultes.

MIGRAINE. Douleur qui n'occupe que la moitié de la tête. Elle afflige souvent les femmes et les personnes nerveuses, et peut être entretenue par la présence des dents cariées dans les mâchoires.

MILIAIRE. Éruption de petits boutons rouges et isolés, peu élevés au-dessus du niveau de la peau, qui peut survenir dans tous les états fébriles de l'économie, quelle qu'en soit la cause. L'éruption miliaire accompagne quelquefois la sortie difficile des dents.

MILLEFEUILLE. Nom d'une plante très commune en France, où elle croît le long des chemins. Elle est amère, aromatique, et stimulante. Son infusion est quelquefois employée comme gargarisme contre le scorbut et l'atonie des gencives.

MILLEPERTUIS. Cette plante, le *hypericum perforatum*, croît partout, dans les bois et dans les campagnes de la France. Elle est très aromatique et astringente, et entre dans la composition d'une foule de gargarismes et de collutoires.

MILLIGRAMME. Nouveau poids qui vaut la millième partie d'un gramme, et environ la cinquantième d'un grain.

MILLIMÈTRE. La millième partie du mètre, ce qui équivaut à-peu-près à deux cinquièmes de ligne.

MINÉRAL. Pris substantivement, ce mot s'applique à tout corps inorganique que l'on trouve dans le sein de la terre. La composition des minéraux varie singulièrement; tantôt ils sont composés d'un seul métal, ou de plusieurs, mêlés avec des substances terreuses; tantôt ce sont des oxydes, des sulfures et des chlorures, et quelquefois des sels.

MINÉRALES. Nous avons, à l'article *Eaux*, parlé des eaux minérales naturelles et artificielles. On les distingue en gazeuses, salines, sulfureuses, ferrugineuses, etc. La composition, et les vertus médicinales de ces eaux, doivent être connues du dentiste.

Dents minérales. Les dents, dites minérales, sont devenues, depuis un demi-siècle, un article si important de prothèse dentaire, que le lecteur nous saura gré du long article que nous allons leur consacrer, et que nous diviserons en un certain nombre de paragraphes qui traiteront de leur histoire, des ingrédients dont elles se forment, des moyens employés à leur coloration, de leur moulage, cuisson, et autres particularités de la fabrication de ces sortes de dents.

Histoire des dents minérales. L'origine des dents minérales est généralement attribuée à un pharmacien de Saint-Germain-en-Laye, nommé Duchâteau; mais, en remontant un peu plus haut dans les annales de la science, il est facile de voir que, longtemps avant lui, les esprits travaillaient à découvrir quelque chose, à substituer aux matières putrescibles jusqu'alors employées dans la fabrication des pièces de prothèse dentaire, et que si M. Duchâteau a eu l'honneur d'être le premier à confectionner en pâte minérale des dents pour remplacer les dents naturelles des arcades, l'idée première de l'emploi de cette substance pour les besoins de la prothèse dentaire n'est pas certainement due à lui. Ainsi, à une époque fort reculée, Gillemeau recommande et semble avoir employé une composition formée de cire, de résine élémi, de mastic en larmes, et de nacre de perles. Cette composition n'eut, en réalité, rien de minéral, mais peut-être a-t-elle suffi pour éveiller dans l'esprit de Fauchard l'idée de rechercher une composition plus résistante; et nous trouvons, dans le XIX⁰ chapitre de son ouvrage, qu'après s'être mis en rapport avec plusieurs émailleurs, il s'était convaincu que la composition minérale dont ils se servaient, pourrait être avantageusement employée dans la fabrication des pièces artificielles pour la bouche. Il résulte cependant des paroles même de Fauchard que la seule application qu'il fit de cette substance était d'en couvrir d'émail des pièces artificielles faites avec d'autres matières. Il n'en est pas de même cependant, de Bourdet, qui dit, dans ses *Recherches*, « qu'après avoir médité le beau travail de Fauchard, il est parvenu à faire la partie gencivale de ses pièces avec la matière minérale conseillée par ce dernier pour les émailler. » Les travaux de Bourdet sont de vingt ans antérieurs à la prétendue découverte du pharmacien Duchâteau. Nous disons prétendue, car il est plus que probable que ce dernier n'a fait que pousser plus loin l'idée qui lui avait été fournie par les expériences de Fauchard et de Bourdet. Quoi qu'il en soit, Duchâteau, ayant fabriqué un râtelier en pâte minérale, le présenta comme une découverte, en 1776, à l'Académie de médecine. Quinze ans plus tard, Dubois Dechemant, qui exerçait alors à Paris la chirurgie, et non l'art du dentiste, comme on l'a dit généralement, fabriqua aussi un râtelier du même genre pour une dame à laquelle il donnait ses soins, et le présenta aussi à la Société de Médecine comme sa découverte à lui. Quelques-uns pensent qu'il n'a fait que surprendre le secret de Duchâteau, et nous sommes de ceux qui pensent que la découverte que ces messieurs s'attribuent est due, non pas à eux, mais aux travaux de leurs prédécesseurs, Guillemeau, Fauchard et Bourdet. Dubois Dechemant obtint du roi Louis XVI un brevet d'invention que l'on trouve consigné dans les *Annales des arts et des manufactures*, et après avoir soutenu pendant quelques années une guerre de brochures contre les détracteurs de son système, il passa en Angleterre pour y prendre un nouveau brevet, et pour y continuer son industrie. Après lui est venu Dubois Foucault, qui, d'abord adversaire violent des dents minérales, chercha lui-même à en faire. Après des essais répétés, il réussit à en produire d'aussi belles et d'aussi durables que celles de Dubois Dechemant, et il eut, de plus, le grand mérite de ne tenir pas secrets ses procédés, qu'il livra au public dans une brochure publiée en 1808.

Ici se trouve une nouvelle phase dans l'histoire des dents

minérales. Jusqu'au moment dont nous parlons, on ne faisait que des dentiers d'un seul morceau, et c'est Fonzi qui a eu, le premier, l'idée de faire des dents séparées qui pouvaient, à l'aide de crampons faisant corps avec elles, être montées sur des socles métalliques qui se moulaient sur les gencives. Depuis le temps de Fonzi, la fabrication des dents minérales a éprouvé des améliorations importantes, auxquelles ont pris part Pernette, Desforges, et autres dentistes de distinction. On connaît aujourd'hui deux sortes de dents, qui diffèrent l'une de l'autre par les ingrédients qui en forment les pâtes ; ce sont les *dents minérales opaques* et les *dents minérales transparentes*, deux sortes qui varient par la forme qu'on leur donne; ce sont les *dents plates* et les *dents à talons*.

MINÉRALES. *Conversion de la pâte en corps de dent ou moulage.* La pâte qui doit former le corps des dents, ayant pris le degré de consistance voulu, on s'occupe, comme nous avons dit, de lui donner la forme des dents de la bouche.

Dents à façade ou dents plates. Le premier procédé qu'on emploie à la formation de cette sorte de dents, procédé que nous sommes loin de recommander, consiste à bien nettoyer le plateau de porcelaine, et à étendre dessus une couche parfaitement unie, et dont l'épaisseur varie selon la force qu'on veut donner aux dents. Alors avec une lame de couteau, on divise la couche de pâte en une série de carrés longs dont on efface les angles et les arêtes, au moyen d'une lame de couteau mouillée, pour pratiquer plus tard, sur leur face aplatie, la rainure qui doit loger les crampons. A ce procédé qui est long, grossier et imparfait, les bons dentistes d'aujourd'hui substituent l'emploi de plateaux en platine, en cuivre, en porcelaine ou en ivoire, dont une des faces parfaitement polie est creusée de plusieurs séries de moules ou d'excavations à surface lisse, et présentant exactement la forme des dents que l'on désire obtenir. Les fragments de pâte mis dans ces moules en prennent la forme et s'y dessèchent. On conçoit aisément combien il est facile, dans ce cas, et cela sans courir le hasard de déformer la face antérieure de la dent qui est partout soutenue par le moule, de tracer la rainure et d'y insérer les crampons. (Voyez *Dents à talon.*)

Dents à talon. Celles-ci diffèrent des précédentes, en ce qu'elles reproduisent toutes l'épaisseur de la couronne, et la racine même des dents de la bouche, et au lieu de présenter sur une de leurs faces une rainure, comme cela se voit dans les dents à façade, elles sont traversées dans toute leur longueur d'un canal central qui commence au sommet de la racine pour se terminer sur la face postérieure de la couronne, tout près de sa base. La manière de fabriquer des dents à talon, recommandée par un honorable confrère, est assez curieuse pour être citée, mais trop défectueuse pour être adoptée par les praticiens éclairés d'aujourd'hui. Il commence par souder un pivot aux crampons d'une dent plate, et quand cela est fait il surajoute la partie postérieure et le sommet de la dent avec une pâte qui est fusible à un fourneau ordinaire et qui se compose de terre à porcelaine, de gypse calciné, de sable blanc et d'un oxyde colorant. Cette manière de faire les dents à talon est essentiellement vicieuse en ce qu'une pareille dent est composée d'éléments hétérogènes qui ont des degrés de fusibilité et de durabilité différents, en ce qu'il faut de nouveau exposer au feu du fourneau une dent qui a déjà subi celui de la cuisson et celui de la soudure, et en ce que, pour plusieurs raisons, la pâte nouvelle ne s'unit jamais d'une manière intime avec la façade de la dent. Quelques dentistes forment encore leurs talons d'un morceau de platine qu'ils font souder avec le pivot et les crampons de la dent plate. Le temps et l'expérience cependant ont montré que la seule bonne manière de faire ces sortes de dents, est de les couler, tout d'une pièce, dans des moules d'une forme convenable, et dont le milieu est traversé d'une tige polie, et légèrement enduite d'huile fine. Quand la dent ainsi formée est suffisamment séchée et durcie à l'air, on retire avec précaution la tige qui laisse derrière elle le canal central dont nous avons parlé, et la dent est mise au four.

Dents molaires minérales. Ce que nous venons de dire, dans les deux paragraphes précédents, des dents à façade et des dents à talon n'a rapport qu'aux incisives et aux canines des deux mâchoires. Quant aux dents molaires minérales, nous ne les employons jamais, et nous croyons que nos confrères de Paris ne s'en servent que très rarement; aussi nous ne dirons que peu de mots à leur égard. Quand ces dents doivent se fixer sur *le devant* des plaques, on en prend qui ont trois de leurs côtés seulement de forme molaire, tandis que la quatrième qui est plate et dépourvue d'émail, est munie des crampons qui servent à monter la dent. Quand elles doivent s'attacher *au-dessous* de la cuvette, on a soin de pratiquer des dépressions légères sur les faces qui répondent aux interstices dentaires, pour loger les crampons qui doivent unir la dent à des tiges soudées avec la cuvette. Nous préférons cependant le procédé qui consiste à prendre des dents perforées d'un canal vertical, étroit vers la racine, et évasé du côté de la surface triturante; on fait passer dans ce canal un pivot métallique, préalablement soudé à la cuvette et ensuite sur la partie du pivot qui occupe la portion évasée du canal, on fait souder une petite coiffe ou virole de platine qui empêche la dent de se détacher. On objecte à cette manière de fixer les molaires minérales qu'elle laisse au milieu du sommet de la couronne, une tache noire formée par le bout du pivot, mais comme il s'agit des dents qui sont complètement cachées aux regards, cette objection n'a pas la moindre valeur.

MINÉRALES. *Crampons et mise des crampons des dents minérales.* Les crampons sont des fragments de platine de formes variées dont une des extrémités est enterrée dans la pâte de la dent, et qui, après la cuisson, fait corps avec elle. L'autre extrémité qui est libre et saillante au fond de la rainure ou le long de ses bords est destinée à être soudée avec le type qui doit unir la dent à la plaque ou à la cuvette métallique sur laquelle elle sera montée. Quelques dentistes se contentent de planter quelques fragments droits de platine dans le fond même de la rainure, mais la plupart préfèrent avec raison les insérer dans les bords et dans les parties latérales de ce canal. Les crampons eux-mêmes ne se font pas toujours de la même manière. On en trouve qui consistent dans un petit bout de fil de platine fendu dans presque toute sa longueur, et dont on écarte les branches pour les enfoncer simultanément dans les points correspondants des deux côtés de la rainure. D'autrefois, le fil de platine après avoir été passé au laminoir, est coupé en fragments d'une longueur convenable, et chacun d'eux est partagé en lanières à l'extrémité qui doit se fixer dans la pâte. Il est évident que c'est à cette mauvaise implantation des crampons dans les dents qu'est due la facilité avec laquelle ils se séparent de ces dernières, et qui fait que souvent les pièces de denture les mieux montées sont rapportées au dentiste pour qu'il remplace avec de nouvelles dents, celles qui se sont détachées de la pièce, en laissant leurs crampons sur la tige à laquelle on les avait soudées. C'est pour parer à cet inconvénient que, depuis quelques années, nous ne nous servons que des crampons faits avec soin, et auxquels nous faisons donner la former d'un Z à angles arrondis, ou plutôt celle d'un *S* italique dont la plus grande moitié est logée dans la dent ; non pas en l'y enfonçant comme on le fait trop souvent avec une négligence coupable, mais en lui faisant décrire dans la pâte molle un trajet circulaire, de manière qu'une fois posée, elle embrasse, dans la concavité de sa courbure, une portion considérable du corps de la dent, et se trouve, par conséquent, dans l'impossibilité d'en sortir. Les extrémités libres de nos crampons un peu moins contournées que celles qui sont prises dans la pâte proéminente, sur le bord de la rainure, de manière que par leur rencontre avec les crampons du côté opposé, elles forment une série de deux ou trois anneaux qui embrassent en totalité le pivot de la dent. On a reproché à l'emploi des crampons pour fixer les pièces minérales, qu'il faut exposer la dent au coup de feu qui est nécessaire pour souder ces crampons au pivot, mais le remède qu'on propose est mille fois pire que le mal lui-même. Voici ce remède que personne n'emploie, à moins que ce ne soit le dentiste à l'invention duquel ce remède est dû : couper dans une lame de platine un morceau en forme de croix, dont la portion verticale couchée dans la rainure de la dent doit servir de pivot, tandis que les ailes de la croix dirigées obliquement en arrière, s'enfoncent dans la pâte pour y jouer le rôle de crampons. Un homme éminent dans notre art a déjà objecté à ce procédé, qu'une si grande masse métallique logée dans la pâte, et dilatée par la chaleur qui fait en même temps éprouver un retrait à cette dernière, doit finir par faire éclater la dent, et, en effet, sur vingt dents qu'on tente de confectionner de cette manière, plus de la moitié au moins se trouvent à la fin de la cuisson complètement hors d'état de servir.

MINÉRALES. *Cuisson des dents minérales.* Quelques dentistes, pour se conserver le monopole de la fabrication des dents, ont laissé accréditer l'opinion que cette fabrication était entourée de difficultés et de frais trop considérables pour que leurs confrères, jeunes ou moins fortunés qu'eux, pussent faire d'eux-mêmes les dents qu'ils croient nécessaires pour les besoins de leur cabinet ; il fallait en outre, selon eux, avoir à sa disposition les grands fourneaux des fabriques de porcelaine et de poterie fine, pour leur faire subir le degré voulu de cuisson. Rien cependant de tout cela n'est exact ; on peut voir, en lisant les paragraphes précédents, combien est simple la composition, la coloration, et le moulage des pâtes, et, quant aux cuissons, il faut se garder de croire qu'on ne peut l'opérer qu'à l'aide des appareils grandioses des grandes fabriques ; chaque dentiste peut avoir chez lui son fourneau ; il peut en acheter de tout faits, ou une demi-journée de maçon suffira pour lui en établir dans un endroit choisi de son établissement. Ce fourneau, dont le foyer doit avoir 30 centimètres sur 35 de profondeur, et 40 de hauteur, doit être chargé de charbon de terre ou de charbon de bois, et muni de coffrets et de moufles, pour empêcher le combustible d'avoir une action directe sur les dents qu'on met à cuire. Quant à ces dernières, dès qu'elles sont assez sèches, et l'émail assez adhérent au corps de la dent, on les pose les unes à côté des autres, sur des assiettes en terre réfractaire un peu profondes, sur lesquelles on répand préalablement une légère couche de sable, et on les introduit, ainsi placées, dans le four. Il faut, dans cette partie de l'opération, avoir soin que les dents placées sur les plateaux, ou, comme on les nomme en langage technique, sur les gazettes, ne se touchent pas par leurs bords, car l'émail, en entrant en fusion, les ferait adhérer les unes aux autres. Il faut aussi avoir soin qu'elles soient placées dans une position parfaitement horizontale, pour que l'émail en fusion ne se distribue pas inégalement à leur surface. On ne peut juger du degré de cuisson des dents ainsi mises au four, ni par la quantité du combustible employé, ni par la durée du feu, ni par les différentes espèces de calorimètres et de pyromètres qu'on a voulu employer à cet objet. Le seul moyen, qui est en même temps infaillible et pratique, est le suivant : on a soin de fixer l'extrémité d'un fil de platine dans un certain nombre des dents que l'on met au four ou dans quelques morceaux de pâte émaillée qui ont parfaitement la même composition qu'elles. Ces échantillons doivent être placés dans différents endroits de la masse, et on les retire de temps en temps, au moyen des fils qui y sont attachés, pour examiner les progrès de la cuisson. On juge que celle-ci s'est assez prolongée quand les échantillons ne sont plus attaquables à la lime, et quand l'émail, devenu demi transparent, a pris une teinte jaune-paille ou serein. Il faut alors retirer promptement le feu, et laisser refroidir lentement l'appareil avant de retirer les gazettes du four.

MINÉRALES. *Ingrédients des dents minérales opaques.* Ces dents se composent comme les dents naturelles vivantes, d'un corps de dents et d'une couche vitrée dite couverte en émail. Le corps de la dent est formé d'une substance connue dans les arts sous les noms de kaolin, terre de Limoges, argile feldspathique, etc. La couverte se fait avec le petunzé, ou feldspath granuleux, auquel on ajoute un peu de kaolin pour en modérer la trop grande diaphanéité. A la rigueur, les dents minérales pourraient se faire de ces substances seules ; mais pour les rendre plus propres à soutenir l'action du feu, on y ajoute un corps infusible, tel que le silex blanc, le sable fin ou la terre de Vanves cuite. La proportion de ces corps infusibles, qu'on fait entrer dans la composition des dents, n'est pas la même pour le corps de dent et pour la couverte. Mais quelle que soit la divergence d'opinions des dentistes à cet égard, nous pouvons assurer que la proportion suivante, c'est-à-dire une vingtième de corps infusible pour la base, et au moins un tiers pour la couverture, donne des résultats les plus satisfaisants. Cependant ces ingrédients ne suffisent pas encore, car les dents qu'on en obtiendrait, bien que solides et durables, seraient d'une blancheur éclatante, qui n'a aucun rapport avec les couleurs si variées des dents vivantes. On est donc obligé d'avoir recours à certaines substances, telles que les oxydes et les sels métalliques, pour leur donner les teints qu'on désire avoir. Nous en parlerons bientôt.

MINÉRALES. *Ingrédients des dents minérales transparentes dites aussi dents anglaises.* Nos rapports fréquents avec quelques-uns de nos honorables confrères d'Outre-Manche, nous permettent d'offrir à nos lecteurs quelques renseignements utiles sur ces sortes de dents, dont la composition n'est pas généralement connue, mais qui sont, pour la plupart des dentistes d'aujourd'hui, l'objet d'une préférence marquée, et que les frais seuls de leur fabrication empêchent de devenir d'un emploi général. Disons d'abord que la nature et la quantité des ingrédients qui entrent dans la composition de ces dents, varient selon l'intensité du feu employé à leur cuisson, et que pour ceux qui se servent du feu actif du porcelainier, le mélange se fait avec du petunzé et du sable, préalablement réduit à l'état de silicate et auquel on enlève la base au moyen de l'acide sulfurique concentré. C'est à ce silex mou et gélatiniforme mélangé en proportions diverses avec les terres d'ambre et de Sienne et avec d'autres matières colorantes, que la plupart des dents anglaises doivent la belle apparence translucide qui les rend si remarquables. Avec un feu moindre, tel que que celui d'un fourneau ordinaire, on obtient de beaux résultats avec le petunzé mélangé d'environ un quinzième de son poids de potasse purifiée à l'alcool et une quantité, que des essais nombreux, seuls, peuvent déterminer des colorants métalliques et terreux.

MINÉRALES. *Matières colorantes des dents minérales.* Du temps de Dubois Foucaut on bornait les couleurs des dents à trois principales, qui étaient le blanc-bleu, le blanc-gris et le blanc-jaunâtre. Il réussit à obtenir ces teintes à l'aide d'oxydes métalliques seuls, ou combinés avec des matières terreuses. Aujourd'hui, les teintes données aux dents minérales sont beaucoup plus variées et les matières employées à leur coloration beaucoup plus nombreuses. Il est une remarque importante à faire, c'est que souvent le colorant employé donne à la dent une couleur tout autre que la sienne propre. Ainsi, l'or qui est jaune, colore les dents en violet, le chlorure de potassium, qui est blanc, les colore en rouge; et le chlorure de platine donne aux dents une couleur bleue prononcée. De plus une même matière colorante donne à la dent des nuances très différentes, selon l'intensité du feu, ou le degré de cuisson auquel cette dernière est soumise. Il arrive souvent aussi que pour produire une nuance voulue, au lieu

d'un seul colorant on est obligé d'en employer deux ou trois
et de les mélanger, en proportions diverses, avant de les incorporer dans la pâte. C'est à cause de cette dernière circonstance que nous croyons devoir insérer ici une liste de
matières qui produisent toujours des teintes identiques et qui
serviront, comme les couleurs simples sur la palette d'un
peintre, pour produire, par leur mélange, les teintes composées que l'on désire obtenir. Le cobalt colore toujours en bleu,
le platine en blanc-noirâtre, l'or en violet ou en rouge, le
mercure en gris, l'argent en blanc-jaune, le fer en jaune-
roux, la manganèse en gris, l'urane et le titane en jaune-
paille, et l'antimoine en jaune pur. Le nombre des substances
employées à la coloration des dents est très considérable et
varie selon le goût et selon les expériences de celui qui s'en
occupe. Maury se servait des oxydes de bismuth, de platine,
d'or, de titane et d'urane, de l'acide tungstique, du chromate de baryte et des chlorures d'étain et d'étain et d'or,
connus sous le nom de pourpre de Cassius. Voici, au reste,
un dosage de matières colorantes que nous pouvons recommander à cause des excellents résultats qu'il donne : 1° en
mêlant mille grammes de pâte avec vingt grammes de tungstate ferreux, trente grammes de bi-oxyde de manganèse, et
un gramme de chlorure d'or, on obtient des dents d'une couleur jaune, qui offre un reflet bleuâtre, vineux ou gris, selon
l'intensité de la chaleur. La couverte, pour ces mêmes dents,
se fait avec un demi-kilogramme de pâte et deux gros d'oxyde de
titane; 2° Avec un kilogramme de pâte, trois cents grammes
de terre de Vanves, et cinq de terre d'ambre, on a des dents
d'un joli jaune tirant sur le roux. La couverte, pour ces dents,
se fait avec cinq cents grammes de pâte à émail, et environ
quinze d'oxyde tungstique. Il ne faut qu'un degré de cuisson
différent pour obtenir, avec les mêmes mélanges, une belle
couleur jaune, mêlée d'un teint gris; 3° Avec un kilogramme
de pâte à base, et quatre grammes d'oxyde de cobalt, on a des
dents d'un jaune-bleuâtre, et dont la couverte se fera avec

cinq cents grammes de pâte à émail et quinze d'oxyde de manganèse ; 4° Des dents d'un gris pur et clair s'obtiennent avec le mélange que voici : pâte à base cinq cents grammes, tungstate ferreux dix, bi-oxyde de manganèse dix, et quatre d'un chlorure d'or, obtenu en dissolvant le métal dans de l'eau régale et en séchant le précipité. La couverte, pour ces dernières, se fait avec cinq cents grammes de pâte à émail, et huit décigrammes de protoxyde de platine. Il est inutile de faire remarquer qu'on peut avoir des dents aussi blanches qu'on voudra en diminuant simplement la quantité des colorants, car les pâtes cuites de kaolin et de petunzé sont, comme nous l'avons déjà dit, d'une blancheur éclatante. Ajoutons qu'il est quelquefois utile de donner au corps de la dent et à la couverte des couleurs différentes, car on voit souvent la couleur des corps marier ses reflets avec les teints de l'émail, qu'elle traverse, pour produire des nuances aussi belles qu'inattendues.

MINÉRALES. *Mise de l'émail sur le corps des dents minérales.* Quelques dentistes suivent la mauvaise pratique de mettre la couverte dans le moule avant d'y introduire la pâte qui doit former le corps de la dent. Il est évident que cette manière d'opérer est vicieuse, car cette dernière écrase en quelque sorte la couverte, qui est diffluente, et la fait accumuler en quelques endroits, tandis que dans d'autres, il la réduit à un état de minceur extrême. On peut, du reste, se convaincre de la vérité de notre assertion à cet égard, en usant à la meule une dent émaillée de cette manière, car, alors, on voit au contour de la section une ligne indentée ou onduleuse qui est, en quelques points, si peu marquée, que le corps de la dent est presque à nu. On agit beaucoup plus sûrement, et avec la certitude d'obtenir un meilleur résultat, en émaillant les corps des dents les uns après les autres, en ayant soin que la couverte ne soit pas trop diffluente, et qu'elle soit étendue dans une coulisse dont l'épaisseur soit partout égale. Il faut, dans cette opération, tenir la dent en place jusqu'à ce que la couverte, en se séchant, ait pris une certaine consistance, et puisse, sans danger de déplacement, être introduite dans le four.

MINÉRALES. *Préparation de la pâte pour le corps des dents minérales.* Les quantités voulues des matières premières qui entrent dans la composition de la pâte, étant pesées, on les malaxe avec de l'eau froide, de manière à en former une masse molle. On ajoute à cette masse une certaine quantité de couverte, pour en corriger la trop grande opacité et pour faciliter l'union plus intime des colorants avec les ingrédients terreux. Nous verrons que, dans la préparation de la couverte, au lieu de prendre les colorants en nature, on doit s'en servir à l'état de fritte, pour que leur division dans la masse soit parfaite ; mais dans la préparation de la pâte qui doit constituer le corps de la dent, cette précaution n'est nullement nécessaire. On met la masse molle dont nous venons de parler, sur un plateau de porcelaine, dont l'étendue varie selon les besoins du fabricant, et avec une mollette de la même substance, on broie le tout pendant longtemps et en arrosant, selon le besoin, le plateau, jusqu'à ce que le mélange soit dans toutes ses parties parfaitement homogène, unicolore et liant. Ce résultat obtenu, et la pâte ayant pris par l'évaporation de son eau en excès, une certaine consistance, on s'occupe de lui donner la forme des dents dont on a besoin. Pour cela, il y a deux procédés différents, que nous indiquerons plus loin.

MINÉRALES. *Préparation de la couverte, ou émail des dents minérales.* On commence, comme dans la préparation de la pâte précédente, par réunir dans les proportions voulues, les différents ingrédients qui entrent dans la composition de la couverte et que nous avons déjà indiqués. On les mêle ou les malaxe avec de l'eau froide et on les broie sur le plateau de porcelaine. Quelques dentistes combinent avec la masse les oxydes colorants à l'état de nature ; mais nous préférons nous servir d'une fritte, dans laquelle on les a déjà incorporés. On entend par le mot *fritte*, un émail déjà cuit et fortement coloré, que l'on pulvérise dans un mortier et qu'on emploie comme colorant du nouvel émail, après l'avoir fait passer à travers un tamis très fin. De cette manière, on est certain du teint que les dents vont avoir, et comme la matière colorante est doublement divisée dans la nouvelle pâte, on peut s'assurer que les dents, après leur cuisson, ne présenteront ni strie, ni tache à leur surface. Il faut, dans la préparation de l'émail, faire aller la mollette avec une persévérance remarquable et de manière qu'aucune particule de la masse n'échappe à son action. Quand on lui a donné tout le degré de finesse possible, on la suspend dans l'eau, chargée de gomme arabique, et qui doit être en assez grande quantité pour donner au tout la consistance d'une épaisse bouillie. — C'est dans cet état qu'on l'emploie.

MINÉRALES. *Taille des dents minérales.* Quels que soient les soins qu'on ait pris dans le moulage et la cuisson des dents minérales, leurs formes et leurs dimensions ne sont jamais telles qu'on puisse les introduire dans la bouche avant de les avoir soumises à l'action de la meule pour faire accorder leurs dimensions avec celles des dents de la bouche, et pour les accommoder aux brèches des arcades dentaires qu'elles sont destinées à combler. On trouvera à l'article *Meule* tous les renseignements nécessaires à cet égard.

MINÉRALES. *Tubes et mise des tubes des dents minérales.* Les tubes sont des charnières en or ou en platine, qu'on loge quelquefois dans la rainure des dents à façade, mais qui sont beaucoup plus souvent employés pour doubler le canal qu'on pratique dans l'épaisseur des dents à talon. Ils servent à loger les pivots ou tiges métalliques qui unissent les dents aux plaques, et qui sont préalablement soudées avec elles. L'introduction de ces tubes, dans la fabrication des dents minérales, est une innovation utile qui, depuis quelques années, a pris une extension très considérable. Mais il faut remarquer que, pour que ces tubes méritent la préférence qu'on leur accorde, il faut qu'ils soient confectionnés et mis de manière à pouvoir s'engrèner parfaitement avec le corps de la dent; autrement, et cela se voit assez souvent, ils ont le même défaut que nous avons reproché à quelques crampons, c'est-à-dire de se détacher de la matière minérale qui les entoure, et de laisser tomber la dent qu'ils étaient destinés à supporter. On lit, dans quelques auteurs, qu'on peut faire ces tubes en convertissant en gouttière une bande mince de platine, et en faisant toucher l'un à l'autre les bords de cette gouttière. On peut aussi, dit-on, les faire avec une lame métallique de 3 millimètres de large, qu'on convertit en canal en la tournant en spirale. Mais c'est précisément parce qu'on fait les tubes de ces manières, qu'on a si souvent à déplorer les accidents auxquels ils sont exposés, et qui détournent quelques praticiens de leur emploi. Convaincu de cette vérité, nous avons, de concert avec quelques-uns de nos confrères de Londres, confié la fabrication de nos tubes à des personnes qui s'en occupent spécialement; car, nous repétons que ce ne sont pas des choses que l'on puisse improviser aussi facilement qu'on voudrait bien le dire. Un tube, pour qu'il soit bon, outre le poli et le calibre égal de son intérieur, doit présenter en dehors une surface taraudée ou hérissée d'éminences qui l'assimilent à une râpe, et qui, en s'engrènant dans la pâte qui l'entoure, rende sa séparation de la dent parfaitement impossible. Les tubes sont mis dans les dents quand ces dernières sont encore à l'état de pâte molle, non pas en les y enfonçant brutalement, comme on dit dans un ouvrage récemment publié, mais en les glissant sur les tiges polies qui traversent les moules, et qui sont destinées à former le canal central de la dent. Nous dirons, en terminant, que, bien que l'on pose des tubes au lieu des crampons dans la rainure de quelques dents à façade, l'emploi en est beaucoup plus fréquent dans la fabrication des dents à talon, et surtout de celles qui sont de fabrication anglaise.

MINIUM. C'est un deutoxide rouge 'e plomb qui, mêlé

à l'huile, forme, pour quelques dentistes, la matière colorante rouge à l'aide de laquelle on incruste les blocs d'hippopotame. Il est loin de valoir, pour cet usage, le vermillon, qui est un peu plus cher, mais qui marque les blocs avec beaucoup plus de délicatesse et de netteté. Quand on incruste avec le minium, il faut avoir la précaution de ne pas laisser le rouge trop longtemps sur le bloc, car cet oxyde se change à l'air en un carbonate de plomb qui noircit plus ou moins l'hippopotame que l'on travaille.

MINORATIF. On donne ce nom aux médicaments qui purgent doucement, et sans irriter la muqueuse intestinale.

MIROIR. On donne ce nom à toute surface réfléchissante. Les miroirs sont planes, concaves ou convexes. Celui que les dentistes emploient pour examiner les caries qui existent sur le revers des dents, pour voir la position qu'occupent les ligatures des pièces artificielles sur la face postérieure de ces organes et autres choses semblables, est de la grandeur d'un verre à lunette ovale. Il est concave sur sa face réfléchissante, et enchâssé dans un cercle de métal qui tourne sur deux pivots qui l'attachent aux branches d'un manche bifurqué fait, le plus souvent, en ivoire ou en ébène. Ces miroirs, qu'on a beaucoup modifiés, perfectionnés de nos jours, sont très utiles à notre art.

MIXTURE. On nomme ainsi des médicaments liquides qui sont, le plus souvent, actifs, contenant peu de véhicules aqueux, et administrés ordinairement par gouttes. On l'emploie aussi très souvent comme synonyme de *Potion*. Voici quelques mixtures que tout dentiste doit connaître :

MIXTURE anti-aphtheuse :

Sucre de grande joubarbe.	32 grammes.
Miel de Narbonne	32 —
Sulfate d'alumine et de potasse.	2 —

On touche avec, les aphthes, d'heure en heure.

MIXTURE astringente :

Sulfate d'alumine et de potasse ....   4 grammes.

Faites dissoudre dans :

Decocté d'orge mondé ....,..   62   —

Ajoutez :

Sirop diacode.   15   —

Cette mixture, prescrite par Bennati contre l'atonie des organes de la voix, agit utilement sur la muqueuse buccale, à la fin des stomatites inflammatoires et mercurielles.

MIXTURE de Maury :

Miel de première qualité ....   1 kilog.
Alun calciné...................   63 grammes.
Extrait de quinquina...............   33   —
Huile essentielle de menthe poivrée...........   16   —
Huile de cannelle.................   16   —
Esprit d'ambre musqué et rosé...........   8   —

Cette préparation a les mêmes propriétés que la poudre détersive.

MIXTURE odontalgique :

Éther sulfurique.................   4 grammes.
Laudanum liquide   4   —
Baume de commandeur...............   4   —
Huile essentielle de girofle ....   6 gouttes.

Cette excellente composition est due à M. Cadet-Gassicourt, qui recommande de mêler le tout avec soin, et d'appliquer dans la cavité de la dent douloureuse un peu de la mixture, au moyen d'une boulette de coton.

MOBILITÉ nerveuse. On nomme ainsi une extrême susceptibilité du système nerveux, jointe à de légers mouvements convulsifs. On la voit le plus souvent chez les femmes maigres, et chez les enfants pendant les douleurs de la première dentition.

MODÈLE en plâtre. On s'en sert pour avoir le modèle métallique dont nous parlerons bientôt, et pour incruster les blocs d'hippopotame destinés à former des dentiers complets ou incomplets, ou des socles des gencives sur lesquels on peut monter des dents minérales et naturelles. L'empreinte en cire (voyez le mot *Empreinte*) étant prise et devenue dure dans la cuvette qui la loge, on fait, en battant ensemble du plâtre frais et de l'eau froide, un mélange qui doit avoir la consistance d'une bouillie très épaisse. Prenant alors dans la main gauche le manche de la cuvette, on porte avec le bout de la spatule qui a servi à battre le plâtre, une quantité peu considérable de ce dernier sur une des extrémités de l'empreinte; on percute le fond de la cuvette, ou mieux, le dessous de son manche contre le bord du vase à plâtre, de manière à faire étendre le plâtre graduellement dans la gouttière et dans les alvéoles de l'empreinte. En agissant ainsi, on est sûr de ne pas emprisonner des bulles d'air dans les cavités de la cire, et de n'avoir pas de défaut aux dents du modèle, car le plâtre, ne pénétrant dans les alvéoles que d'un côté, chasse au devant de lui l'air qui s'y trouve. On porte du plâtre, et on percute de la manière prédite jusqu'à ce que les alvéoles soient successivement remplies, et que le plâtre présente, dans toute la gouttière de l'empreinte, une surface égale. Arrivé à ce point du travail, on peut hardiment entasser le plâtre en masse de manière à en former un monceau qui ait une hauteur de 6 centimètres au-dessus des bords de la cuvette. Si on a fait le plâtre assez épais pour ne pas s'affaisser trop sous le poids de l'empreinte et de la cuvette qui la contient, on peut à l'instant renverser le tout de manière à avoir le fond de cette dernière en haut; sinon, on laisse le plâtre prendre un peu de consistance en se desséchant, et alors on le renverse. Plus tard, quand il a pris un certain degré de dureté, on enlève avec une lame de couteau toute la portion de sa circonférence, qui déborde les côtés de la cuvette. On peut alors le laisser sécher en place, ou bien le détacher de la table pour le porter dans un endroit plus sec et plus chaud. Ce n'est que quand le plâtre est devenu complètement dur qu'on doit essayer de le dépouiller de la cire de l'empreinte. Pour cela, on ramollit cette dernière devant le feu ou dans un fourneau, et on lui enlève la cuvette qui la coiffe, pour soulever ensuite la cire elle-même avec la pulpe des doigts seule, ou en s'aidant avec la pointe du couteau, un poinçon, etc. Quand les dents et les gencives du modèle sont mises à nu, on pare ce dernier, c'est-à-dire on lui enlève, avec un couteau ou une râpe, toutes les parties de son contour qui n'ont pas été en contact avec la gouttière de l'empreinte. Le modèle, paré, est ensuite plongé pendant une minute dans de la cire fondue et très chaude, pour être, en sortant, essuyé avec un linge fin. On cire ainsi les modèles pour en rendre la surface plus lisse et plus compacte, et pour empêcher l'absorption de la portion huileuse du rouge qu'on est obligé de mettre sur les dents quand on incruste les blocs d'hippopotame. Les modèles en plâtre, pour les deux mâchoires, se font de la manière que nous venons de décrire; mais quand les besoins du travail obligent d'articuler ces modèles l'un avec l'autre, il faut faire à leur partie postérieure, qui est plane, des creux et des rainures dont nous avons parlé au mot *Articulation*. (Voyez ce mot.)

Ajoutons à ce que nous venons de dire, qu'en faisant le plâtre pour les modèles, il faut agir avec célérité, car il se gâte en restant trop longtemps dans le bassin, et il faut encore, en l'écrasant contre les côtés de ce dernier, s'assurer qu'il ne contient pas de grumeaux de plâtre sec. Quand on fait le modèle d'une mâchoire ébréchée, on a soin de planter une épingle de fil de fer dans la partie la plus profonde de chaque alvéole de l'empreinte. Ces fils de fer, qui doivent être assez minces, et long de 3 à 4 centimètres, occupent, dans le modèle, le centre des dents et de la partie qui représente les gencives. L'objet de ces fils est de donner de la solidité aux dents isolées du modèle. On ne les met pas dans les modèles d'en bas, surtout, qui présentent les dents en série régulière, et qui ne servent le plus souvent qu'à l'articulation des pièces. Quant à la portion du fil de fer qu'on enfonce dans la cire de l'empreinte, et qui surmonte le tranchant de la dent, on l'enlève au niveau de ce dernier à l'aide des pinces coupantes.

MODÈLES en métal. C'est ordinairement du cuivre ou du zinc dont on se sert pour former ces modèles : nous ne nous servons que du dernier. Quand on veut avoir un modèle en zinc, on fait fondre une grande cuillerée de ce métal sur un fourneau chargé de charbon de terre ou de coke, et pendant le temps que le métal prend pour entrer en fusion, on prépare le moule dans lequel il doit être coulé. Voici la manière d'agir dans ce cas. Après avoir bien pulvérisé la terre de fondeur, et après l'avoir fait passer à travers un tamis très fin, on place le modèle en plâtre sur une table solide, la base en bas, les dents en haut, et au milieu d'un cerceau large de 25 centimètres et haut d'environ 20 ou 25. On verse dans ce cerceau la terre tamisée, et, à mesure qu'elle s'accumule, on la presse avec un pilon, de manière à faire former une masse serrée qui prend bien le modèle de toutes parts. Le cerceau étant ainsi comblé de terre devenue compacte par la pression, on le retourne sur la table de manière à avoir le bord inférieur de sa circonférence en haut. Au niveau de ce bord, on trouve à nu la base du modèle en plâtre, qu'on soulève avec précaution en retirant le modèle dans une position parfaitement verticale. Le zinc, fondu, écumé, et versé dans le moule qu'il laisse après lui, reproduit, quand on le laisse refroidir en place, la forme exacte du modèle en plâtre, et conséquemment celle de la bouche pour laquelle on travaille. Le modèle, ainsi obtenu, est nommé *modèle en relief*. Le *modèle en creux* est obtenu en posant le précédent, quand il est complètement froid, les dents en bas, dans une cuillerée de plomb fondu. Le point de fusion du plomb est bien au-dessous de celui du zinc ; aussi ce dernier reste solide et isolé au milieu du plomb qui se moule sur lui. Le modèle en relief permet de marteler autour de ses dents les fils d'or qu'on convertit en ligatures. La plaque, en platine ou en or, sur laquelle les dents minérales doivent être montées, après avoir été coupée à ses bords de manière à recevoir ces dents, est battue entre le modèle creux et le modèle en relief, pour faire prendre à sa surface une courbe et des moulures semblables à celles de la partie gencivale du palais contre laquelle elle doit être appliquée.

MOELLE. On nomme ainsi un suc huileux blanc, jaunâtre et inflammable, qui remplit le canal médullaire des os longs, les arcades du tissu spongieux qui occupent l'extrémité de ces os, le diploé des os plats et l'intérieur des os courts. La moelle est sécrétée par la membrane médullaire.

MOELLE épinière. On nomme ainsi un gros cordon nerveux, logé dans le canal vertébral, depuis la protubérance cérébrale jusqu'au niveau de la première ou de la deuxième vertèbre des lombes. Sa forme, qui est cylindrique, présente deux renflements qui répondent à la naissance des nerfs des plexus brachial et lombaire. Elle se compose, comme le cerveau et le cervelet, auxquels elle fait suite, de deux substances, l'une grise et l'autre blanche, avec cette différence que, dans la moelle, c'est la blanche qui se trouve à l'extérieur. La moelle donne naissance à trente-et-une paires de nerfs qui se distribuent dans le tronc et dans les membres. Ceux qui regardent plus spécialement les dents sont des nerfs encéphaliques. (Voyez le mot *Nerf*.)

MOFFETTE. Ce mot désignait autrefois le gaz azote, et, en général, toutes les exhalaisons qui se dégagent des souterrains et des mines. Elles sont impropres à la respiration, et excessivement délétères pour les dents.

MOGILALISME. On nomme ainsi une difficulté de parler,

d'articuler les sons. Il peut être dû au renversement ou à la mauvaise disposition des dents et des arcades dentaires.

MOLAIRES. On trouvera, au mot *Dent*, une description générale des dents molaires qui sont au nombre de vingt, et distinguées en grandes ou multicuspidées, et en petites ou bicuspidées.

Nous ajouterons ici quelques remarques pour compléter ce que nous avons dit à l'égard de ces organes. Les petites molaires inférieures se distinguent des supérieures par leur moindre volume, par l'inclinaison de leur couronne, qui est déjetée en dedans, et par l'usure de leur tubercule extérieur. La première petite molaire inférieure n'offre quelquefois qu'un seul tubercule, l'externe, ce qui pouvait faire croire au développement de deux dents canines. La seconde petite molaire supérieure, se distingue des autres en ce qu'elle a généralement deux racines. Les grosses molaires de la mâchoire inférieure sont plus volumineuses que celles d'en haut, disposition qui est l'inverse de celles des autres dents des deux arcades. La couronne des molaires inférieures est déjetée en dedans ; celle des molaires supérieures est verticale. Les molaires inférieures n'ont que deux racines ; celles d'en haut en ont toujours trois. Les premières grosses molaires, aux deux mâchoires, sont les plus volumineuses. Les troisièmes dents, ou dents de sagesse, sont les plus petites, et ont leurs racines courtes, et comme soudées ensemble. Ces dernières, comme on sait, restent quelquefois ensevelies dans l'épaisseur de la tubérosité maxillaire.

MOLÈNE. C'est un des noms du bouillon-blanc, plante de la famille des solanées, et employé dans une foule de cas comme émollient.

MOLLETTE. Nom d'une pierre très dure employée dans les pharmacies pour broyer les médicaments, et chez les fabricants de dents minérales, pour donner de l'homogénéité aux pâtes qui doivent former le corps et l'émail de ces dents.

MOLYBDÈNE. Nom d'un métal rangé dans la quatrième classe de M. Thénard. Il a la couleur du fer arsénical; il est fixe, cassant, et difficile à fondre. Il n'est pas employé dans les arts.

MOMISCUS. Ce mot, selon James, fut autrefois employé pour désigner la portion des dents molaires qui touche à la gencive, et quelquefois pour désigner les dents molaires mêmes.

MORDANTS. On donne ce nom à quelques agents, tels que l'alun et les sels d'étain, employés dans la teinture pour fixer les couleurs.

MORDICANTE. Épithète donnée à la chaleur morbide de la peau dans certains états fébriles, et qui donne aux doigts une sensation de picottement.

MORGAGNI. Le trou de Morgagni est le trou borgne de la langue.

MORPHINE. On nomme ainsi un alcali végétal qui existe à l'état de méconate dans l'opium, et auquel ce dernier doit le plus grand nombre de ses propriétés. La morphine est solide et incolore, et se présente en petits cristaux qui semblent des pyramides tronquées, transparentes et belles. Elle se décompose dans les vaisseaux clos à la manière des substances végétales non azotées. Le soluté alcoolique de morphine ramène au bleu le papier de tournesol rougi par les acides; l'eau bouillante n'en dissout qu'un cinq centième. Le peu de solubilité de la morphine lui fait préférer les sels qu'il forme avec les acides acétique et chlorhydrique. C'est un des plus puissants stupéfiants du système nerveux; un quart de grain ou un demi-grain de chlorhydrate de morphine, frotté avec le bout du doigt sur la gencive, fait quelquefois cesser des névralvies dentaires atroces.

M. Durand de Rioffrey l'inocula avec succès dans quelques cas d'odontalgie rebelle. Mais il faut être extrêmement circonspect dans l'emploi de cet agent thérapeutique, car son absorption est quelquefois suivie de symptômes très marqués de narcotisme.

MORSIUNCULA. C'est un mot latin employé par quelques auteurs pour désigner les douleurs dentaires auxquelles les petits enfants sont sujets.

MORTARIOLUM. Mot latin qui est synonyme d'alvéole.

MOUVEMENTS. La mâchoire supérieure, dans l'acte de la mastication, éprouve un léger mouvement d'élévation, mais dont le mécanisme n'est pas bien expliqué. La mâchoire inférieure est susceptible de mouvements d'abaissement, d'élévation, de déduction et de projection. Les mouvements de cet os se font chez l'adulte, autour d'un axe fictif qui passerait par le milieu des branches. C'est dans le mouvement d'abaissement exagéré qu'arrive la luxation de la mâchoire. Chez les enfants, cet accident ne peut arriver; car, à cet âge, l'angle de la mâchoire est très peu marqué, et les mouvements d'abaissement et d'élévation se font autour d'un axe qui passe par les condyles mêmes.

MOXA. On nomme ainsi un cylindre de coton, de papier nitré, ou de duvet d'armoise qu'on fait brûler sur la peau. C'est une sorte de cautère employé dans la chirurgie générale, mais très rarement dans notre art.

MUCOSÆ-PAPILLÆ. Nom donné quelquefois aux papilles lenticulaires de la langue.

MUCUS. Nom d'un liquide visqueux, transparent, filant, inodore et insipide, que l'on trouve à la surface de toutes les membranes muqueuses. Celui de la bouche est produit par la sécrétion des follicules mucipares de cette cavité et par ceux des amygdales.

MUQUEUSE. La membrane muqueuse, ou tégument interne, revêt toutes les cavités qui communiquent au-dehors et qui reçoivent ou qui rejettent des substances étrangères. Sa partie la plus importante forme une doublure à tout le canal alimentaire, depuis la bouche jusqu'à l'anus; mais, pour ne pas sortir de notre spécialité de dentiste, nous nous bornerons à en décrire la partie qui tapisse la cavité de la bouche, et qui est connue sous le nom de *membrane muqueuse buccale*. Cette dernière, qui se continue avec la peau des lèvres, revêt leur face postérieure et se réfléchit ensuite sur les os maxillaires, en formant sur la ligne médiane un repli, nommé frein ou filet des lèvres. A deux lignes de distance du bord libre des alvéoles, la muqueuse se convertit en tissu gencival, qui se réfléchit sur lui-même, pour se continuer avec le périoste alvéo-dentaire. *A la mâchoire inférieure,* elle quitte le bord alvéolaire pour se porter sur la paroi inférieure de la bouche, et de là sur la face inférieure de la langue, en formant le repli connu sous le nom de *frein* ou *filet* de cet organe. Après avoir revêtu les bords et la face dorsale de la langue, elle se réfléchit de sa base sur l'épiglotte, en formant *les trois replis glosso-épiglottiques,* et se continue ensuite avec celles qui tapissent le pharynx et le larynx. *En haut*, la muqueuse buccale, après avoir quitté le bord alvéolaire, passe sur la voûte palatine, en passant sur les trous palatins antérieur et postérieur, sans y pénétrer, et après avoir revêtu la face antérieure du voile du palais, elle se confond à son bord libre avec la muqueuse des narines. Elle couvre, à cet endroit, sur les côtés, les piliers du voile, l'excavation des amygdales, les amygdales mêmes, et se continue ensuite avec la partie qui revêt la base de la langue. Sur les côtés de la bouche, elle quitte les bords alvéolaires pour revêtir la face interne des joues en formant, par cette réflexion, une rainure, en haut et en bas, de chaque côté. — Cette membrane envoie des prolongements, qui sont quelquefois d'une ténacité extrême dans les différents conduits salivaires et muqueux qui s'ouvrent dans la bouche. Ceux qui tapissent les canaux de Sténon, de Wharton et des glandes sublinguales, sont très évidents.

La muqueuse buccale est partout continue; mais elle est loin d'avoir les mêmes caractères dans les différents points de son étendue. Elle est dense, épaisse et adhérente aux tissus sous-jacents, au niveau des gencives et de la voûte palatine, où elle devient d'un caractère *fibro-muqueux*. Elle est partout couverte d'un épiderme, ou épithélium, qui est très épais aux gencives, à la voûte palatine et à la langue, sur laquelle il forme autant d'étuis-cornes qu'il y a de papilles. Cet épithélium est rendu très manifeste par la macération, la coction ou les acides.

MURIATE. Ancien nom des chlorures et des chlorhydrates. (Voyez ces mots.)

MUSC. On donne ce nom à une substance très odorante, amère, solide et d'un brun-foncé, renfermée dans une poche située vers l'anus du muscus muschiférus, mammifère ruminant, du genre des chevrotains. Le musc, qui est regardé comme puissant antispasmodique, est quelquefois donné en teinture et en poudre pour calmer les convulsions qui surviennent chez les enfants pendant les douleurs de la première dentition. L'odeur forte et diffusible qui en émane, tend à calmer l'irritabilité nerveuse des femmes délicates, et les agacements dentaires qui l'accompagnent.

MUSCLES. On nomme ainsi des organes rouges ou rougeâtres éminemment contractiles, formés de fibres longues et parallèles, au moyen desquels s'exécute le plus grand nombre de mouvements dans l'homme et dans les animaux. Les muscles ont généralement une forme prismatique; ils sont mous, humides et composés de faisceaux qui se subdivisent en fascicules, visibles à l'œil nu. Ces derniers résultent de la juxtaposition de fibres microscopiques, formées de particules de sang, dépouillées de leur matière colorante, mais dont les globules centraux sont enchaînés les uns à la suite des autres, au moyen d'une sorte de gelée et mucus, qui est invisible à cause de sa transparence. Les muscles sont *involontaires*, tels que ceux qui forment les plans musculaires du cœur, de l'estomac et des intestins, et *volontaires*, c'est-à-dire ceux qui se trouvent au-dehors du corps, qui s'attachent sur les os, qu'ils font mouvoir, et qui obéissent à la volonté. Le nombre des muscles volontaires du corps humain s'élève, selon Chaussier, jusqu'à trois cent soixante-huit. On trouve dans chacun d'eux un ventre et deux extrémités qui sont le plus souvent tendineux, pour se fixer aux os. Les muscles sont classifiés, selon la partie du corps qu'ils occupent, en muscles de la tête, de la face, du cou, du thorax, de l'abdomen, etc., et chacune de ces parties est subdivisée en régions. Nous ne ferons ici que le dénombrement des muscles de la face et d'une partie du cou, comme étant les seuls qui offrent un intérêt spécial au dentiste.

MUSCLES de la face. On y trouve dix régions, qui sont :

1° *Région palpétrale*, dans laquelle on trouve les muscles orbiculaires des paupières, sourcillier et élévateur de la paupière supérieure;

2° *Région oculaire*, qui présente les muscles droit, antérieur, abaisseur, abducteur, adducteur, grand oblique et petit oblique du globe de l'œil. Ils sont tous contenus dans l'orbite;

3° *Région nasale*, où se voient les muscles pyramidaux du nez, élévateur commun de l'aile du nez et de la lèvre supérieure, dilateur du nez et abaisseur de l'aile du nez ou myrtiforme;

4° *Région maxillaire supérieure*, qui contient l'élévateur de la lèvre supérieure, le canin et les grand et petit zygomatiques;

5° *Région maxillaire inférieure*, dont les muscles sont, l'abaisseur de l'angle ou triangulaire, l'abaisseur de la lèvre ou carré, et le releveur ou houppe du menton;

6° *Région inter-maxillaire*, ce sont les muscles buccinateurs et l'orbiculaire des lèvres, ou labial ou sphincter;

7° *Région ptérygo-maxillaire :* les muscles ptérygoïdiens interne et externe;

8° *Région temporo-maxillaire :* les muscles crotaphites, ou temporal et masseter;

9° *Région linguale :* les muscles hyo-glosse, génio-glosse, stylo-glosse et lingual;

10° *Région palatine :* les muscles péristaphylins interne et externe, palato-staphylin, pharyngo-staphylin et glosso-staphylin.

MUSCLES du cou :

1° *Région cervicale superficielle,* les muscles peaucier et sterno-mastoïdien;

2° *Région hyoïdienne supérieure,* les muscles, digastrique, stylo-hyoïdien, mylo-hyoïdien et génio-hyoïdien ;

3° *Région hyoïdienne inférieure,* les muscles omoplat-hyoïdien, sterno-hyoïdien, sterno-thyroïdien et thyro-hyoïdien;

4° *Région pharyngienne,* les trois muscles constricteurs du pharynx.

Les muscles de ces régions qui concourent à former les parois de la bouche, ou qui contribuent aux mouvements des lèvres, de la langue et de la mâchoire, sont décrits au long, dans un article consacré à chacun d'eux et qui se trouvera dans la partie de cet ouvrage, indiqué par le nom du muscle.

MUTACISME. Sorte de bégaiement ou vice de prononciation qui consiste à répéter plusieurs fois les lettres M.B.P., ou à les substituer à d'autres consonnes.

MYATOMIE. Partie de l'anatomie qui s'occupe particulièrement des muscles.

MYLO-GLOSSE. Nom donné à tort, par Winstow, à un faisceau de fibres musculaires qui appartient au muscle constricteur supérieur du pharynx.

MYLO-HYOIDIEN. C'est le nom d'un muscle large, mince et aplati qui est situé au-devant du cou et derrière la mâchoire inférieure. Il s'enserre à la ligne oblique interne de .a mâchoire, depuis la dernière dent molaire jusqu'auprès des apophyses génio. Ses fibres antérieures qui sont les plus courtes se portent obliquement en bas et en-dedans pour se confondre avec celles du muscle opposé, le long d'un ruphé tendineux qui s'étend entre la symphyse du menton et l'os hyoïde :

les fibres latérales d'autant plus longues qu'on les examine plus en arrière sont de moins en moins obliques, et finissent par devenir verticales. Elles se terminent toutes en se fixant par une aponévrose au corps de l'os hyoïde. *La face externe* de ce muscle est en rapport avec la digastrique, le peaucier et la glande sous-maxillaire. *La face interne* avec le génio-hyoïdien, génio-glosse et hyo-glosse, avec la glande sublinguale, le prolongement de la glande sous-maxillaire, le canal de Wharton et le nerf lingual. Ce muscle est un des abaisseurs de la mâchoire : il peut aussi élever et porter en avant l'os hyoïde.

MYRIAGRAMME. Nom donné dans le nouveau système décimal au poids de dix mille grammes ou dix kilogrammes.

MYRIAMÈTRE. Mesure de dix mille mètres.

MYRRHE. On nomme ainsi une gomme-résine qui nous vient de l'Éthiopie et l'Arabie ; et qui est fournie, selon la supposition de quelques naturalistes, par une plante de la famille des légumineuses et du genre minosa. Cette substance, qui est formée de trente-six parties de résine et de soixante-quatre de gomme, se présente dans le commerce sous forme de larmes ou de grains fragiles d'un jaune-rougeâtre et légèrement transparents, lorsqu'ils sont purs. La cassure est vitreuse, son odeur aromatique, et sa saveur amère et légèrement astringente. La myrrhe est tonique, stomachique et carminative. Elle est très fortifiante pour les gencives, et souvent employée en poudre ou à l'état de teinture, pour entrer dans la composition des électuaires et des lotions dentifrices les plus utiles et les plus recherchées. Le célèbre Celse formule une poudre dentifrice composée de myrrhe, de noix de galle, et de pétales de roses.

MYRTHE. Les coquettes d'Athènes, quand elles ne riaient pas, tenaient ordinairement une branche de myrthe à la bouche, qui restait ainsi entr'ouverte, et laissaient voir la beauté de leurs dents. Le poëte comique Alexis, dans sa description des plaisirs et délices des courtisanes d'Athènes, parle de cette coutume bizarre que nous regardons comme un besoin, et non comme une invention frivole. En effet, dit Pline le naturaliste, le myrthe ne communique pas seulement le doux parfum à l'haleine, mais encore, il fortifie les gencives et doit aussi contribuer à la solidité des dents. Hippocrate faisait mâcher des branches de myrthe pour dissiper l'engorgement des gencives et raffermir les dents ébranlées.

MYRTIFORME. Qui a la forme d'une feuille de myrthe. *Le muscle myrtiforme* est une portion de l'ancien muscle labial de Chaussier. *La fosse myrtiforme*, dite aussi incisive, est un petit enfoncement superficiel de l'os maxillaire supérieur qui est placé en dedans de la fosse canine, et qui donne insertion au muscle myrtiforme ou abaisseur de l'aile du nez.

MYRTITES. Nom d'un ancien collutoire composé avec du miel et du suc de baies de myrthe. Il mérite d'être employé.

MYRTOIDES. On nomme ainsi une famille de plantes dicotyladones qui renferme plusieurs espèces très utiles à la médecine et à l'hygiène dentaire, telles que le grenadier, le giroflier, le myrthe-piment et myrthe commun. Ce dernier, dont on employait chez les Grecs et les Romains les feuilles et les baies comme stimulantes, astringentes et fortifiantes pour les gencives, croît aujourd'hui dans le midi de l'Europe; son port charmant, et ses feuilles odorantes le font rechercher pour les jardins d'ornement.

NACRE. La nacre de perle est une belle substance blanche et brillante qui constitue l'intérieur de beaucoup de coquilles et surtout celle de l'avicule perlière ou huître à perles qui, en raison de son épaisseur, sert à faire des ornements de toilette, des petits meubles précieux et des manches d'instruments de chirurgie dentaire. Guillemeau faisait entrer la nacre de perle en poudre dans une sorte de mastic qu'il employait pour l'obturation des dents cariées.

NAPHTE. On nomme ainsi une sorte de bitume, trouvé en Perse, en Calabre et en Sicile. Il est liquide, limpide, blanc, jaunâtre et plus léger que l'eau ; il est très inflammable; on l'employait autrefois comme anthelmintique chez les jeunes enfants, et on lui reconnaissait des propriétés calmantes qui le faisaient employer dans la confection de collutoires, mais il n'est plus en usage.

NARCOTINE. Principe cristallisable extrait de l'opium. Elle jouit des propriétés médicamenteuses de la morphine, mais à un degré beaucoup moindre.

NARCOTIQUE. On donne ce nom aux substances qui agissent en stupéfiant le système nerveux et produisant l'assoupissement. On les nomme aussi hypnotiques, anodins, calmants, etc. Administrés intérieurement à doses convenables, ils produisent un léger affaissement musculaire et un état de calme général qui sont le plus souvent suivis de sommeil. Appliqués sur la surface du corps, de la bouche, etc., ils n'ont qu'une action purement locale, et n'agissent qu'en diminuant la sensibilité et l'irritabilité des parties sur lesquelles on les applique. Parmi les substances narcotiques on trouve l'opium et sels de morphine, les plantes, dites narcotico-âcres, telles que la belladone, la jusquiame et la pomme épineuse, l'acide hydro-cyanique et les matières végétales telles que les amandes amères et les feuilles de laurier-cerise qui lui donnent naissance. Les narcotiques sont souvent employés par les dentistes pour calmer les convulsions et l'irritabilité générale qui accompagnent les douleurs de la première dentition, et pour combattre les tics douloureux de la face et diverses espèces d'odontalgie.

NARD celtique. Nom donné à la racine de valériane. (Voyez ce mot.)

NARINE. Les narines sont les ouvertures antérieures des fosses nasales. Leur forme est elliptique, elles sont toujours béantes, distinguées en droite et en gauche et séparées l'une de l'autre par la sous-cloison du nez ; elles donnent passage à l'air que nous respirons, aux odeurs que nous flairons et aux fluides muqueux sécrétés par les follicules de la membrane pituitaire.

NARVAL. On donne ce nom à une grande baleine des mers du nord. Ce cétacé est remarquable par une énorme défense qui lui sort de la bouche, et qui a ordinairement une longueur de 5 à 6 mètres. La matière de cette dent ressemble au plus bel ivoire; elle est moins altérable que ce dernier, et les dents artificielles que l'on en fait conservent leur blancheur et leur solidité beaucoup plus longtemps que celles qui sont faites avec la défense d'éléphant.

NASAL. On donne ce nom à plusieurs parties qui ont rapport au nez. *Les os nasaux*, ou os propres du nez, sont quadrilatères, et occupent l'intervalle qui existe entre les apophyses montantes des os maxillaires supérieurs. *La bosse nasale* est une petite éminence de l'os coronal qui se trouve entre les deux arcades sourcillières. *L'échancrure nasale* est une portion escavée du bord de l'os frontal qui s'articule avec les os nasaux et avec les apophyses montantes des os maxillaires supérieurs. Des trois *épines nasales*, la *supérieure* se trouve sur le frontal, à la partie moyenne de l'échancrure nasale; l'*inférieure* et *antérieure* se trouve en arrière des narines; elle est formée par la réunion des os maxillaires supérieurs; l'*inférieure* et *postérieure*, ou épine gutturale de Chaussier, se trouve en arrière de la voûte palatine, et résulte de la réunion des deux os du palais. *L'apophyse nasale*, un des noms de l'apophyse montante de l'os maxillaire supérieur. *Les fosses nasales* ont été décrites à l'article *Fosses*. *Le canal nasal*, ou lacrymal, occupe la paroi externe des fosses nasales : il fait suite au sac lacrymal, et mène les larmes dans le nez.

NASO-PALATIN. Cette épithète est appliquée aux parties qui appartiennent en même temps au nez et à la voûte du palais.

Le nerf naso-palatin est fourni par les sphéno-palatins qui émanent du ganglion de Meckel ; il traverse la voûte des fosses nasales, et descend le long de la cloison, entre les deux feuillets de la membrane pituitaire, pour pénétrer dans le canal palatin antérieur, où il se termine sans arriver dans l'intérieur de la bouche.

Le ganglion naso-palatin a été découvert par un des frères Cloquet dans le canal palatin antérieur. Son existence, comme ganglion nerveux, n'est pas généralement admise.

NATURELLES. Les dents naturelles ou humaines employées comme article de prothèse dentaire offrent, comme qualité principale, d'être de la même composition que les dents qui garnissent les arcades, et d'offrir précisément le même aspect qu'elles. Il faut cependant remarquer que ces organes, privés de vie, perdent, après un certain temps de séjour dans la bouche, leur éclat et leur apparence, pour tomber plus tard en putréfaction. D'ailleurs, la plupart des personnes ont de la répugnance à se les laisser mettre dans la bouche, et cela n'est pas sans un certain degré de raison. En temps de guerre, on peut se procurer ces dents assez facilement; pendant les temps de paix, on ne peut avoir que celles qui sortent des amphithéâtres de dissection ou des cimetières. Prises dans ces derniers endroits, elles sont toujours mauvaises, étant dans un état morbide et près de la décomposition. Les dents provenant des personnes jeunes n'offrent pas assez de résistance, et leur cavité centrale est trop grande; et celles qui sont extraites des cadavres des personnes avancées en âge sont, en général, jaunes et plus ou moins usées. On doit, par conséquent, choisir des dents fournies par des individus morts dans la force de l'âge, c'est-à-dire de vingt à quarante ans. En achetant ces dents, il faut faire une attention particulière aux incisives et aux canines, surtout celles d'en haut; il faut s'assurer qu'elles n'aient ni fêlures ni taches noires, et, qu'à leur section, le cœur soit blanc et sain. Les dents obtenues de cette manière doivent être bien grattées, pour enlever les fragments de gencives, d'alvéoles et de tartre qui peuvent y adhérer. On les macère ensuite pendant une semaine, en ayant soin de renouveler l'eau toutes les vingt-quatre heures. Quelques personnes conseillent de les faire bouillir ; c'est une mauvaise manière de les purifier, car l'eau, à 100°, tend toujours à les jaunir. Il vaut mieux, après les avoir macérées dans l'eau froide, comme nous avons dit, les faire frotter avec de la ponce très finement pulvérisée, et les mettre encore, pendant quelques jours, dans une eau légèrement savonneuse. On les passe alors à l'eau fraîche, on les essuie, et, après les avoir appareillées par séries de six, c'est-à-dire quatre incisives et deux canines, on les conserve dans du son ou on les couvre d'un enduit formé d'une matière grasse et de craie. A ces manières de les conserver nous en avons substitué, depuis quelques années, une autre, qui est d'enfoncer les racines de chaque série jusqu'au collet, dans un petit gâteau de cire ; cette manière, qui est aujourd'hui adoptée par plusieurs de nos confrères, conserve à ces dents leur fraîcheur, et permet de les comparer facilement aux dents qui sont dans la bouche du malade.

NÉCROSE. C'est la mortification ou mort d'un os en totalité ou en partie. Elle est, aux parties dures, ce que la gangrène est aux parties molles. L'os frappé de nécrose est sec, privé de sucs, et forme un corps étranger dont les tissus vivants qui l'entourent cherchent à se débarrasser. C'est la portion compacte des os qui est le plus souvent affectée de nécrose ; la portion spongieuse se détruit ordinairement par la suppuration ou la carie. Quand la surface de l'os seule est atteinte de nécrose, les lamelles mortes se détachent, et forment une *exfoliation* qui est entraînée par la suppuration des parties sous-jacentes. Quand la partie nécrosée occupe la profondeur de l'os, la partie vivante qui l'entoure, irritée par son contact, s'enflamme, se gonfle, et sécrète du pus qui la sépare du *séquestre*, ou partie frappée de mort. Le pus, en s'accumulant, presse contre les couches extérieures de l'os, en perfore les parois en formant des fistules osseuses qui laissent échapper le pus et les débris du séquestre, ou qui en facilite l'extraction au moyen des instruments. Les deux os maxillaires peuvent être atteints de nécrose, produite, soit par des coups ou autres violences extérieures qui auraient fortement ébranlé le tissu osseux, ou par sa séparation du périoste, ou par la suppuration prolongée de la membrane alvéo-dentaire, ou par l'inflammation chronique des parties molles qui entourent l'os. Les dents elles-mêmes sont quelquefois atteintes de nécrose; elles s'ébranlent, perdent leur couleur naturelle, tombent par fragments, ou restent quelquefois dans l'alvéole en occasionant un écoulement fétide entre le collet et la gencive. Quelle que soit la partie qui soit frappée de nécrose, il faut se hâter d'en opérer l'extraction ; car, tant qu'elle reste dans la bouche ou dans ses parois , elle entretient l'irritation inflammatoire et suppurante des tissus qui l'environnent.

NÉFRONDES. Mot par lequel on désignait autrefois, selon Castelli, les personnes qui sont privées des dents, tels que les enfants en bas-âges et les vieillards qui les ont perdues.

NÈGRE. Nom des individus de la race noire, qui habitent la Guinée, la Nigritie, et autres points du continent africain. Quelques peuplades de nègres ont pour habitude d'user les angles des dents incisives pour leur donner l'apparence des dents canines.

NÉNUPHAR. Plante de la famille des renonculacées. Les fleurs des nénuphars blanc et jaune sont anodynes et hypriotiques. On s'en servait beaucoup autrefois dans la confection des collutoires calmants.

NERFS. On nomme ainsi des cordons blancs et cylindriques qui naissent du cerveau et de la moelle épinière, et qui sont les organes conducteurs du sentiment et du mouvement. En s'éloignant du lieu de leur origine, les nerfs se divisent en branches et en rameaux. Ces derniers se terminent par des filets qui se subdivisent en formant des fibrilles nerveuses de plus en plus fines. Les nerfs se répandent dans toutes les parties du corps, et, après s'être divisés, après avoir communiqué entre eux au moyen d'anastomoses simples, d'anastomoses multiples, nommés plexus, et des ganglions, c'est-à-dire des renflements composés de filets nerveux et une substance qui leur est étrangère, ils se perdent dans les organes d'après un mode qui n'est pas encore bien connn. Quelques-uns pensent qu'ils se fondent dans les organes, en s'identifiant à leur substance ; et d'autres, que les filets nerveux répandent autour d'eux, et au-delà de leur terminaison apparente, une *atmosphère nerveuse*.

Tout ce que nous venons de dire se rapporte aux nerfs qui proviennent de l'axe cérébro-spinal ; car, quant aux nerfs du système trisplanchnique, ce n'est pas ici le lieu d'en parler. Les nerfs sont partagés en classes, selon l'endroit de la tige nerveuse cérébro-spinale qui les fournit. Ainsi, il y a douze paires de nerfs *encéphaliques*, huit paires *cervicales*, douze paires *dorsales*, cinq paires *lombaires*, et six paires *sacrées*.

Les nerfs encéphaliques sont les olfactifs, les optiques, les moteurs oculaires communs, les pathétiques, les tri-jumeaux, les moteurs oculaires externes, le facial, l'auditif, le glosso-pharyngien, le pneumo-gastrique, le spinal, et l'hypo-glosse. C'est dans ce groupe que se trouvent les quatre nerfs qui se distinguent dans les organes de la bouche et du pharynx, et qui doivent, par conséquent, fixer spécialement l'attention du dentiste. Nous allons indiquer, aussi sommairement que possible, leur origine, leur trajet, et leur terminaison.

1° *Nerf tri-jumeau.* On le nomme aussi nerf tri-facial, petit sympathique et cinquième paire. Ce nerf naît par des filets nombreux à la partie antéro-latérale de la protubérance annulaire, passe par-dessus le bout supérieur du rocher dans un canal qui lui est formé par la dure-mère ; après être arrivé dans la fosse temporale moyenne il se jette dans le ganglion semi-lunaire ou ganglion de Cassérius du bord convexe duquel il sort en formant trois branches qui sont connues sous les noms de *nerf ophthalmique*, *nerf maxillaire supérieur* et *nerf maxillaire inférieur*.

2° Le nerf ophthalmique se distribue dans l'orbite aux paupières, au front et au nez et ne nous offre pas un grand intérêt.

3° Le nerf maxillaire supérieur, après avoir quitté le ganglion de Cassérius traverse le trou, grand rond du sphénoïde, et pénètre dans la fosse sphéno-maxillaire, d'où il passe dans le canal sous-orbitaire qu'il traverse pour se distribuer dans les muscles et dans les téguments de la joue. Dans ce trajet le nerf maxillaire supérieur fournit les branches collatérales suivantes. *Rameau orbitaire* qui donne un rameau lacrymal pour la glande de ce nom et un rameau temporo-molaire, qui se subdivise en filet molaire qui traverse l'épaisseur de l'os molaire pour se perdre dans la peau de la pommette, et en filet temporal qui traverse le même os pour se perdre dans le muscle temporal. *Les trois nerfs palatins* : ils naissent d'un renflement du nerf maxillaire supérieur connu sous le nom de ganglion de Meckel et se distribuent de la manière suivante ; le grand nerf palatin ou palatin antérieur parcourt le canal palatin postérieur et se termine en se bifurquant à la voûte palatine ; mais avant sa terminaison il donne *un rameau nasal inférieur* destiné aux cornets moyen et inférieur des fosses nasales, *des filets molaires* qui traversent la paroi interne du sinus maxillaire pour se rendre aux dernières dents molaires, et *un rameau staphylin* qui se divise en filets nombreux pour les faces nasale et buccale du voile du palais. Les deux branches de terminaison du grand nerf palatin se divisent dans les couches glanduleuse et muqueuse du palais et dans la face interne des gencives. Les deux autres nerfs palatins se divisent dans la muqueuse nasale du voile du palais. *Les nerfs sphéno-palatins* ou nasaux postérieurs qui se partagent entre la cloison et la paroi externe des fosses nasales.

Le nerf vidian ou ptérygoïdien qui ne nous intéresse pas. LES NERFS DENTAIRES *postérieurs* qui se détachent du tronc du nerf maxillaire supérieur, tantôt unis, tantôt isolés au moment où ce tronc va pénétrer dans le canal sous-orbitaire. Ils s'appliquent d'abord contre la tubérosité maxillaire, donnent des filets au muscle buccinateur et aux gencives et pénètrent ensuite dans les petits canaux dont est criblée la tubérosité de l'os maxillaire. Deux filets qui émanent de ces nerfs s'anastomosent dans la fosse canine après avoir, l'un d'eux, traversé la base de la tubérosité molaire, et l'autre passé au-dessous de cette tubérosité. Dans l'os, les nerfs dentaires postérieurs émettent un très grand nombre de filets, qui, par anastomose, constituent un réseau nerveux des plus remarquables, qui est entièrement contenu dans son épaisseur, mais qui se trouve beaucoup plus rapproché de la surface interne du sinus maxillaire que de la surface externe de la tubérosité. C'est des mailles de ce réseau que naissent les filets déliés qui pénètrent dans les alvéoles et de là dans les racines multiples des trois grandes dents molaires et de la deuxième petite. LE NERF DENTAIRE ANTÉRIEUR. Ce nerf qui est très gros à son origine naît du nerf maxillaire supérieur dans le canal sous-orbitaire et près de l'ouverture antérieure de ce dernier. Il s'engage de suite dans le canal particulier que lui fournit l'os maxillaire supérieur et dont la direction est d'abord horizontale, puis verticale. En parcourant ce canal le nerf contourne l'ouverture antérieure des fosses nasales, se réfléchit sur leur plancher et s'épanouit en un grand nombre de filets qui sont pour la plupart descendants et qui fournissent les nerfs dentaires des dents incisives, des canines et de la première petite molaire : quelques-uns de ces filets se perdent dans l'épaisseur de l'os maxillaire supérieur. Après avoir fourni toutes ces branches le nerf maxillaire supérieur sort de son canal par le trou sous-orbitaire et se divise en un grand nombre de filets qui sont divisés en *ascendants* pour le tissu musculaire et la peau des paupières, *internes* pour les téguments du nez et en *descendants ou labiaux* pour la lèvre supérieure. Ces derniers sont très nombreux et se partagent entre la peau et la muqueuse de cet organe en s'entrelaçant et s'anastomosant avec les filets nombreux du nerf facial dont nous parlerons bientôt.

Le nerf maxillaire inférieur, qui est la plus volumineuse des trois branches fournies par la cinquième paire, sort du crâne par le trou ovale qui le conduit dans la fosse zygomatique, où il s'épanouit de suite en sept rameaux, divisés en collatéraux et en terminaux. Les premiers sont : *le rameau massetérin*, qui donne des filets à l'articulation temporomaxillaire, et après avoir gagné l'échancrure sygmoïde, repasse derrière le tendon du muscle temporal pour gagner les couches les plus profondes du muscle masseter au milieu desquelles il se termine; *le rameau temporal profond externe*, qui se divise dans les fibres du muscle crotaphyte ou temporal; le *rameau temporal profond interne*, destiné au même muscle, le *rameau buccal* ou *bucco-labial*, qui est très volumineux et très étendu dans sa distribution, naît par deux ou trois racines qui traversent isolément le muscle ptérygoïdien externe. Le rameau qui résulte de leur réunion donne des filets au ptérygoïdien externe et au temporal, et parvient au bord postérieur du muscle buccinateur, où il s'épanouit en *filets ascendants* qui se perdent dans la peau de la joue et de la région molaire; en *filets moyens*, qui se portent horizontalement en avant pour se perdre à la peau de la commissure et pour former une sorte de plexus autour de la coronaire inférieure, et en *filets descendants* destinés au muscle buccinateur, à la peau et à la muqueuse buccale. *Le rameau ptérygoïdien interne* se perd entièrement dans le muscle de ce nom.

Le rameau, dit NERF DENTAIRE INFÉRIEUR, plus volumineux que le nerf lingual, descend entre le ptérygoïdien interne et la branche de la mâchoire, contre laquelle il est appliqué par la lame aponévrotique qu'on a improprement nommée ligament interne de l'articulation, et qui le sépare du nerf lingual et du muscle ptérygoïdien interne. Il s'engage aussitôt dans le canal dentaire dont est creusé le corps de l'os maxillaire inférieur, et le parcourt en entier avec l'artère dentaire inférieure. Il donne, en passant, des filets pour les racines des grosses et des petites dents molaires, et un gros filet, dit *rameau myloïdien*, qui passe dans un sillon creusé sur la face interne du corps de la mâchoire, pour se porter sur le muscle mylo-hyoïdien, dans les fibres duquel il s'épanouit. Parvenu au niveau du trou mentonnier, le nerf dentaire inférieur se divise en deux *rameaux*, dont l'un, dit *mentonnier*, sort de ce trou pour monter dans l'épaisseur de la lèvre inférieure, où il s'épanouit en filets divergents qui s'entrelacent et s'anastomosent avec les filets du nerf facial. La plus grande partie de ces filets est destinée à la peau et à la muqueuse labiale; l'autre, rameau dit *incisif*, est très grêle, et marche dans l'épaisseur de l'os maxillaire inférieur jusqu'à la symphise, en donnant des filets aux dents incisives et à la dent canine. Le rameau, dit NERF LINGUAL, fourni par le nerf maxillaire inférieur, est moins gros que le précédent; il reçoit la corde du tympan, passe entre le muscle ptérigoïdien interne et la branche de la mâchoire, se porte en avant, entre la glande sous-maxillaire et la muqueuse buccale, pour gagner le bord de la langue. Il fournit des filets aux glandes sublinguale et sous-maxillaire, et, au niveau de cette dernière, il forme le ganglion nerveux, dit *ganglion sous-maxillaire*, et s'anastomose vers le même endroit avec le nerf hypo-glossé. Dans la langue, il se divise en un grand nombre de filets qui se perdent dans la membrane muqueuse et dans les papilles de cet organe, surtout vers ses bords et sa pointe.

NERF facial, ou portion dure de la septième paire. Ce nerf,

qui prend son origine en partie, au moins, au bord postérieur
de pont de Varole, gagne le conduit auditif interne, parcourt
l'aqueduc de Fallope, et sort du crâne par le trou stylo-mas-
toïdien. Avant sa sortie, il reçoit le filet supérieur du nerf
vidian, et fournit des ramuscules aux osselets de l'ouïe. Après
sa sortie, il donne des rameaux aux téguments de l'apophyse
mastoïde, au pavillon de l'oreille, aux muscles styliens, et au
ventre postérieur du muscle digastrique. Arrivé dans l'épaisseur de la glande parotide, où il est divisé en deux branches
principales, il forme, en se subdivisant, en mêlant ses filets à
d'autres qui proviennent du nerf maxillaire supérieur, un réseau compliqué, connu sous le nom de *plexus parotidien*. De ce
plexus naissent des filets en grand nombre qui se distribuent
dans le tissu musculaire de la tempe, de la pommette, de la
joue, de la commissure labiale et des deux lèvres, de manière
à former un vaste réseau qui occupe les parties latérales antérieures de la figure. Presque partout ces filets se mêlent et
s'entrelacent avec les filets de la cinquième paire ; mais, malgré ces anastomoses fréquents, ces deux nerfs ne peuvent pas
se suppléer ; car le facial, dont les divisions se perdent entièrement dans les muscles, préside aux *mouvements*, tandis
que le tri-facial, et ses branches qui donnent leurs filets à la
peau, à la muqueuse buccale et aux organes des sens, président au *sentiment*, aux sensations.

NERF glosso-pharyngien. Ce nerf, destiné à établir un accord entre les mouvements de la langue et ceux du pharynx,
naît dans le sillon de la moelle qui sépare les corps recti-
formes des éminences olivaires. Il sort du crâne par le trou
déchiré postérieur, et, après s'être anastomosé avec des nerfs
qui l'entourent, il passe entre les muscles glosso-pharyngien
et stylo-pharyngien pour arriver à la partie postérieure de la
langue. Il est placé entre le nerf précédent, qui est au-dessous
de lui, et le nerf lingual, qui est au-dessus et distribue ses
filets dans les fibres musculaires de la langue et du pharynx.

NERF hypo-glosse. Il naît dans le sillon qui sépare les olives des pyramides, et sort du crâne par le trou condylien antérieur. Peu après il se place au-devant de l'artère carotide externe, et se dirige vers le muscle génio-glosse. D'une arcade qu'il forme naît le *nerf cervical descendant*, qui donne des rameaux aux muscles de la région hyoïdienne, et le tronc du nerf hypo-glosse lui-même s'engage entre les muscles mylo-hydoïdien et hypo-glosse pour se jeter dans la partie inférieure et antérieure de la langue. Il est placé sur un plan inférieur à celui du lingual; on le croit destiné à diriger les mouvements de la langue.

NETTOYAGE. On donne ce nom à une opération qui a pour but d'enlever les incrustations tartreuses qui se développent chez quelques individus, sur les dents, et qui sont excessivement nuisibles à ces organes et les couvrent d'une matière calcaire qui les défigure et qui détruit les attaches qui existent naturellement entre le collet de ces organes et les gencives. Les instruments que l'on a inventés pour opérer le nettoyage des dents, sont très nombreux, mais presque tous les dentistes d'aujourd'hui se bornent à de petites rugines à tranchant ordinaire ou en biseau, des poinçons carrés, etc. Nous allons citer les principaux de ces instruments :

1° La rugine, ou *langue de carpe*, qui n'est qu'une sorte de grattoir tranchant des deux côtés;

2° La rugine en forme de biseau, ou bec-d'âne, que l'on enfonce dans la masse tartreuse pour la faire éclater;

3° La rugine à gouttière, ou à bec de cuiller, qui peut être courbée à sa pointe à des degrés différents;

4° Un poinçon carré, et taillé en biseau, à une seule pointe;

5° Deux rugines carrées, à biseau, dont l'une est droite, et l'autre coudée à angle droit;

6° La trigone, lame d'acier triangulaire, tranchante sur ses bords, et soudée sur un manche qui s'insère au point central d'une de ses faces;

7° Une lame droite, mince et élastique, arrondie au bout, à bords émoussés, et d'une largeur de quelques millimètres, pour faire sauter les parcelles tartreuses qui restent enclavées dans la portion la plus étroite des interstices des dents.

On s'aide aussi, dans cette opération, d'un petit miroir, long de 1 mètre 353 millimètres et demi, et large de 0,270, qui n'a d'autre monture qu'une peau mince collée par derrière.

Avant de décrire l'opération dont il s'agit, nous croyons utile de citer ici quelques règles générales qu'on a établies à cet égard, et que l'opérateur doit avoir toujours présentes à l'esprit :

1° Il faut soutenir avec soin les dents branlantes, et couper le tartre, sur la dent même, en plusieurs fragments, sans secousse, et en restant toujours maître de son instrument ;

2° Les instruments doivent toujours agir du collet vers le bord de la dent, pour ne pas blesser la gencive;

3° On ne doit pas espérer de blanchir les canines autant que les incisives, car les premières sont naturellement un peu jaunes ;

4° On ne peut atteindre la même blancheur et le même brillant chez tous les individus; il faut donc se contenter d'enlever tout le tartre et le limon sans toucher aux taches de l'émail même, qui sont le plus souvent indélébiles;

5° Quand on trouve le tissu dentaire ramolli ou privé d'émail il faut procéder avec précaution et il est souvent prudent de laisser un peu de tartre sur la dent;

6° Il ne faut jamais diviser les gencives, ni les séparer des dents.

Voici maintenant quelques instructions sur la manière d'opérer. Le malade étant commodément assis et la tête appuyée sur le dossier d'un fauteuil, on lui met sur l'épaule une serviette blanche et fine, qui sert à essuyer les instruments, et, à peu de distance de soi, un guéridon chargé d'une carafe d'eau fraîche, de quelques verres, d'un flacon d'eau dentifrice aromatique, des brosses à dents et des instruments dont nous avons parlé. Le centre de ce guéridon doit recevoir une cuvette en vermeil dont le fond percé communique, au moyen d'un tuyau, avec un réservoir caché dans son intérieur. On commence par rincer la bouche du malade avec quelques gouttes d'un liquide à arome prononcé pour garantir l'opérateur des émanations désagréables qu'elle pourrait fournir, et pour masquer au malade même les odeurs fétides provenant des débris de la matière tartreuse qu'on enlève. Ensuite, l'opérateur, placé au côté droit du malade et au-devant de lui, se sert des doigts de la main gauche, selon le besoin, pour écarter les lèvres des arcades dentaires, ou pour tenir la tête fixe, ou pour la faire incliner de côté ou d'autre; mais toujours avec la précaution de ne jamais laisser sa main s'appuyer sur la figure. — On commence toujours par la mâchoire supérieure, et, avec *la langue de carpe,* tenue dans la main droite comme un canif, et la lèvre supérieure relevée par les doigts de la main gauche, on enlève le tartre des faces antérieure et latérale droite des dents incisives. Pour la face latérale gauche de ces dents, on tient le même instrument comme une plume à écrire, en prenant son point d'appui avec les doigts annulaire et auriculaire sur les dents voisines. — La rugine, en forme de ciseau, sert à nettoyer la face externe des dents molaires, en agissant de haut en bas et d'avant en arrière; c'est à l'aide de la rugine coudée que l'on nettoie la face interne des mêmes dents. En nettoyant les dents du côté droit, l'opérateur prend son point d'appui sur le pouce de la main gauche. — Pour les dents antérieures et celles du côté gauche, on appuie la paume de la main sur le menton du malade préalablement garni d'une serviette fine. — Pour les dents incisives de la mâchoire inférieure, l'opérateur se place derrière le malade et agit avec la langue de carpe comme il a été dit précédemment, et, après avoir enlevé tant qu'il a pu, il revient en devant, écarte la lèvre inférieure avec le pouce de la main gauche garni de linge ; il soutient les dents si elles sont branlantes avec l'index de la même main, et avec la droite il fait agir l'instrument de bas, en haut. Les molaires de la mâchoire inférieure se nettoient comme celles d'en haut ; les instruments sont aussi les mêmes pour la face interne de toutes les dents. — Le poinçon carré taillé en biseau, sert à enlever tout le tartre qui existe entre les dents ; et, quand la couche tartreuse est trop épaisse, on commence par y faire pénétrer sa pointe jusqu'à la dent, et, en imprimant un mouvement de rotation à l'instrument, on fait éclater le tartre. — La rugine en biseau au bec d'âne est aussi pour cet objet d'une grande utilité. — La rugine en bec de cuiller sert à détacher le tartre du collet des dents en suivant le contour de la gencive, et sans offenser cette dernière. — La lame en acier élastique et mince sert à pénétrer dans la partie étroite des interstices dentaires pour déloger les particules tartreuses qui peuvent y être enclavées. Quand on a, à l'aide de ces instruments, achevé le gros de l'opération, on passe un cure-dent de plume entre les dents : on les frotte avec une boulette de coton, ou une racine mouillée et chargée de poudre dentifrice, et, avec le miroir, on examine à l'intérieur si rien n'a été laissé. — Quand le limon est difficile à enlever avec la rugine, soit parce qu'il est près du collet, ou qu'il occupe les rainures de la dent, on peut se servir d'une brosse fine de la manière que j'ai indiquée à l'article *Brosse*, ou d'une tige de bois pointue qu'on trempe dans un mélange d'une partie d'acide muriatique avec cinq parties d'eau pure. Ajoutons qu'après, comme de temps en temps pendant l'opération, il faut faire rincer la bouche du malade avec une eau dentifrice et aromatique.

NÉVRALGIE. On donne ce nom à un certain nombre de maladies, dont le principal symptôme est une douleur fort vive qui suit le trajet d'une branche nerveuse en s'y bornant, ou bien en s'étendant à toutes les ramifications. Les névralgies ne sont accompagnées d’aucun symptôme inflammatoire des tissus qui entourent le nerf, et la maladie semble consister dans une modification de nature, inconnue de la substance nerveuse même. Les principales névralgies ont été désignées d’après la partie du corps qu’occupe le nerf malade. Ainsi on dit : *névralgie frontale*, *névralgie sous-orbitaire*, *névralgie dentaire* ou *maxillaire*, etc. Nous ne parlerons que des deux dernières.

NÉVRALGIE dentaire inférieure ou maxillaire inférieure. Dans cette variété de névralgie, la douleur affecte des caractères très différents. C’est tantôt un sentiment d’agacement pénible qui occupe quelques dents seulement ou toutes les dents de l’arcade à la fois ; tantôt une sensation vibratile de froid extrême dans ces organes, et tantôt des douleurs violentes et lancinantes qui partent du menton pour arriver aux extrémités de l’arcade, en parcourant la série des dents et des alvéoles qui se trouvent entre ces parties. Il n’est pas rare de voir la douleur parcourir ainsi le canal maxillaire, et s’étendre par les rameaux des nerfs aux dents, aux alvéoles, à la lèvre inférieure, au côté de la langue et aux tempes. L’invasion de ces névralgies est tantôt lente, tantôt subite, et leur marche est quelquefois intermittente. La durée des attaques varie de quelques minutes à quelques heures ; celle de la maladie est souvent fort longue, et persiste même pendant toute la vie, malgré les moyens les mieux dirigés contre elle ; cela cependant est rare, et quand elle est prise de bonne heure, elle est assez souvent guérissable. Quelques névralgies dentaires légères cèdent assez facilement aux révulsifs sur le canal intestinal et sur les extrémités inférieures, à une saignée du bras, à des sangsues placées dans la région maxillaire, à des collutoires opiacés, et à des frictions calmantes sur les parties souffrantes. Les pommades faites avec la céruse et l’oxyde de zinc ont été fortement préconisées contre ces affections. On prétend avoir guéri des névralgies maxillaires au moyen de l’électricité et des aimants. La section et la cautérisation des nerfs au niveau des trous sous-orbitaires et mentonniers font souvent cesser cette maladie, mais c'est un moyen extrême ; le moyen suivant, que nous avons souvent vu suivi d'une guérison complète, nous paraît préférable : donnez des pilules de jusquiame ou celles de meglin à haute dose, c'est-à-dire graduellement et jusqu'à produire un commencement d'intoxication, d'ivresse ; n'en donnez alors que de loin en loin une pilule pour tenir pendant la journée le malade dans le même état. Si l'intoxication se prononce trop, purgez brusquement, et ne recommencez les pilules que le lendemain : ce moyen est efficace mais dangereux.

NÉVRALGIE maxillaire supérieure ou sous-orbitaire. Elle semble avoir son siége dans la bouche du nerf maxillaire supérieur qui traverse le canal sous-orbitaire pour se diviser dans les tissus et dans les téguments de la partie moyenne de la face. Elle est caractérisée par des douleurs aiguës lancinantes, qui reviennent par intervalles et comme par secousses, et produisent un frémissement ou des mouvements convulsifs dans les muscles de la partie affectée. La douleur peut se faire sentir dans toutes les parties où se distribue la branche maxillaire supérieure de la cinquième paire et particulièrement dans le trajet des rameaux dentaires et sous-orbitaires. Elle peut occuper la joue, la lèvre supérieure, la commissure des lèvres, l'aile du nez et une partie ou la totalité de l'arcade dentaire supérieure. Quelquefois aussi elle siége dans la profondeur du sucus maxillaire, au voile du palais, à la luette et à la base de la langue.

NEZ. On nomme ainsi l'organe de l'olfaction : il constitue dans son ensemble une éminence pyramidale qui occupe le milieu de la figure. Il est placé au-dessus de l'ouverture antérieure des fosses nasales et de la lèvre supérieure, au-dessous du front et entre les joues. Les faces latérales du nez se réunissent angulairement pour former la portion saillante connue sous le nom de *dos du nez*, et qui se termine inférieurement par le *lobe* qui surmonte les *narines* (Voyez ce mot). Ces dernières sont bornées en dehors par une portion arrondie et bombée, appelée *aile du nez*. Il est rare de voir le nez occuper exactement la ligne médiane de la figure; il est presque toujours déjeté plus ou moins à droite. Peut-être cette disposition est due, comme le pense le célèbre Beclard, à l'habitude qu'on a de se moucher avec la main droite. La configuration générale du nez offre un certain nombre de variétés, telles que le *nez aquilin*, qui est alongé, pointu et incliné en bas, le *nez camard* ou *épaté*, qui est comme écrasé, et dont les ouvertures, au lieu de regarder directement en bas, se tournent plus ou moins en avant, et le *nez retroussé* ou *à la roxelane* dont le lobe est fortement relevé. (Voyez les mots *Narines* et *Fosses nasales*).

NICKEL. C'est le nom d'un métal de la cinquième classe de minéral, qui se trouve dans la nature allié avec d'autres métaux ou à l'état de sulfure. Il est d'un blanc argentin très difficile à fondre, mais malléable et susceptible d'être tiré en fils très fins. Ce métal ne sert ni dans la médecine, ni dans la prothèse dentaire, mais son oxyde est employé pour colorer l'émail des dents artificielles. (Voyez les mots *Émail*, *Coloration* et *Minérale*).

NICOTIANE. Nom botanique du tabac. (Voyez ce mot.)

NITRATE. Nom d'un genre de sels formés d'une base et d'acide nitrique. Quelques-uns d'entre eux doivent être connus du dentiste.

NITRATE d'argent. C'est un sel qui cristallise en lames minces et brillantes qui sont très solubles dans l'eau. Sa saveur est amère et caustique; il tache la peau en violet, et, quand il est fondu et coulé dans des moules, il constitue la *pierre infernale* employée par le dentiste contre les aphthes, les épulies et autres maladies de la bouche.

NITRATE de bismuth. Ce sel, employé dans la préparation du *blanc de fard*, cristallise en tétraèdres comprimés. Il est blanc et soluble dans l'eau quand il est acide. Quand il ne l'est pas, il se sépare dans l'eau en deux portions, une portion qui reste dissoute, c'est le nitrate acide, et une portion qui se précipite, c'est le sous-nitrate de bismuth ou blanc de fard, très connu comme cosmétique, et dont nous avons parlé au mot *Blanc*.

NITRATE de mercure. Il y en a de plusieurs sortes : le nitrate acide de mercure, employé dans l'art du dentiste pour cautériser certaines tumeurs de mauvaise nature qui se développent dans les divers organes de la bouche, pour réprimer les chairs fongeuses des plaies des gencives, et une foule d'autres usages semblables, est liquide, incolore, et doué d'une saveur âcre et styptique; on lui donnait autrefois les noms d'*eau mercurielle*, de *remède du capucin*, et *remède du duc d'Antin*.

NITRIQUE. L'acide nitrique, connu dans le commerce sous le nom d'eau-forte, d'esprit de nitre, etc., sert, dans l'atelier et dans le cabinet du dentiste, à cautériser les plaies de la bouche, à séparer l'argent des autres limailles, à découper les plaques en or et en platine, à faire l'eau seconde, et une foule d'autres objets de première utilité. On en trouvera une description au mot *Acide*.

NITRO-HYDROCHLORIQUE. Nom donné à l'eau régale.

NŒUD d'emballeur. Bandage compressif employé dans les plaies faites à l'artère et dans celles de la tête. Inutile pour le dentiste.

NOIX. Nom donné par les naturalistes à tout fruit revêtu, comme celui du noyer, d'une coque dure et ligneuse.

NOIX d'arec. C'est le fruit de l'arec de l'Inde, de l'*areca catethu*, sorte de palmier qui croît aux Moluques et à Ceylan. L'amande de cette noix, qui a une saveur âcre et astringente, entre en grande proportion dans la composition masticatoire connue sous le nom de bétel. (Voyez *Arec* et *Bétel*.)

NOIX de Ben. Elle fournit une huile fine qui ne rancit

pas, et dont on se sert pour la fine horlogerie. (Voyez *Ben.*)

NOIX de cacao. C'est le fruit du cacaotier qui fournit le beurre végétal, et dont l'amande sert à faire le chocolat.

NOIX de Galle. Excroissances dures et ligneuses, qui naissent sur les feuilles et sur les rameaux de certains chênes du Levant, par suite de la piqûre du *cynips*. Elles contiennent beaucoup d'acide gallique et de tannin.

NOURRICE. L'état de santé et la constitution morale et physique de la nourrice ont une très forte influence sur la dentition des enfants. Voyez, à cet égard, ce que nous avons dit au mot *Allaitement*.

OBLITÉRATION. On nomme ainsi, dans la chirurgie dentaire, le rapprochement et l'adhérence entre elles des parois d'un canal ou vaisseau, de manière à détruire le calibre de ce dernier, et à l'empêcher de laisser passer les fluides qui le parcourent dans son état normal. Les conduits salivaires, surtout les canaux de Sténon et de Wharton, peuvent être oblitérés dans un de leurs points, à la suite de stomatites aiguës et chroniques, dont l'inflammation se propage souvent dans ces conduits, à la suite de plaies faites aux parois de la bouche, etc. La salive, dans ce cas, s'amasse derrière le point oblitéré, et forme une *tumeur salivaire* qui s'enflamme, et donne naissance à une fistule qui peut s'ouvrir dans la bouche ou en dehors. (Voyez les mots *Grenouillette* et *Fistule*.

OBTURATION. On nomme ainsi les appareils d'espèces différentes employés par les dentistes pour boucher et obturer les ouvertures anormales qui se font à la voûte palatine, et qui établissent une communication entre la bouche et les fosses nasales. Pétronius, qui écrivait en 1565, paraît être le premier qui ait parlé des obturateurs, et il conseille la cire, l'éponge, le coton, etc., comme objets à employer pour les confectionner. Trente ans après, Ambroise Paré fit graver deux modèles d'obturateurs qui, malgré leurs grandes imperfections, furent presque les seuls dont on se servit en

France jusqu'en 1728, quand Fauchard indiqua, dans son *Traité des maladies de la bouche,* cinq nouveaux obturateurs, plus compliqués dans le mécanisme, mais infiniment préférables à ceux qui étaient employés avant son temps. C'est à lui que nous devons l'obturateur à ailes, vanté à outrance comme un modèle d'ingénuité, mais auquel une foule de résultats pratiques ont depuis longtemps enlevé ses mérites prétendus; car il partage, avec la plupart des obturateurs de ce temps, le vice radical de comprimer les bords des perforations, et de s'opposer au rétrécissement de l'ouverture contre laquelle il s'appuie. Il animait aussi les portions saisies entre la plaque et les ailes, de sorte que les parties comprimées étaient graduellement détruites, et la perforation énormément agrandie. Il nous est arrivé, en deux occasions, d'être appelé pour extraire des fosses nasales cet appareil, qui était entièrement passé par l'ouverture qu'il s'était faite au palais. De ces sortes de palais artificiels ou obturateurs qui prenaient tous leur point d'appui sur les bords de l'ouverture anormale, ou passait à *l'obturateur à chapeau* qui consistait en un cylindre creux, fermé en tous sens, et d'une dimension un peu moindre que celle de l'ouverture dans laquelle il pénétrait; on soudait au bas du cylindre un bord circulaire qui recouvrait les bords de la perforation, et qui se fixait antérieurement à deux dents artificielles dont les pivots métalliques s'enfonçaient dans les racines des dents incisives naturelles, coupées exprès pour faciliter la mise de l'appareil. Cette invention, qui avait cela d'utile qu'elle ne tendait pas à agrandir l'ouverture palatine ou à en ulcérer les bords, fut bientôt abandonnée à cause de la douleur de l'opération, de la perte des dents incisives, et de son peu de stabilité dans la bouche du malade. Plus tard sont venus les obturateurs à plaques, maintenus par des tiges qui s'arc-boutent aux dents grandes molaires, et ce sont ceux-ci qui sont aujourd'hui le plus employés. Bourdet fut le premier à faire appliquer à la voûte palatine perforée des {plaques simples que l'on cherchait d'abord à fixer au moyen de cordonnets de soie qui se liaient sur les dents voisines; mais ces fils contenaient mal l'appareil; et, outre cela, ils remontaient trop haut en pénétrant sous la gencive qu'ils excoriaient et qu'ils séparaient d'avec le collet des dents. C'est à ces cordonnets de soie que l'on a substitué les arcs-boutants métalliques dont nous venons de parler.

J'ai cité dans mon *Encyclopédie du dentiste*, page 287, les palais artificiels connus dans le monde, sous le nom *d'obturateurs-Rogers*, et qui se distinguent des autres appareils de ce genre, en ce qu'aucune particule métallique n'entre dans leur composition. Ils sont faits d'une matière douce et légère, et tenus contre le palais par la force de la succion seule, et on peut les ôter et les remettre avec la plus grande facilité. Il y a quelques années, il s'est présenté chez moi une jeune dame américaine, pour me prier de prendre soin de sa bouche. Je vis à la première inspection qu'elle n'avait pas de palais. Les incisives garnissaient le devant des mâchoires, mais toutes les molaires étaient absentes. Le nez et les joues n'étant pas soutenus par les os du palais, pendaient de la manière la plus désagréable, et donnaient un aspect repoussant à la jeune dame que je devais rendre belle quelques jours après. En effet, je pris exactement la dimension de sa bouche, et je fabriquai un palais artificiel que je parvins à assujettir parfaitement. Voici comment je procédai : je mis à profit l'absence des dents molaires de la jeune dame, pour établir dans la place qu'elles avaient dû occuper la base de mon obturateur; le procédé réussit à merveille, et la jeune Américaine eut en même temps des dents molaires et un palais qui ne la gênaient en rien, car cet appareil gracieux et léger se tenait, comme nous l'avons dit, par la succion seule. Cette opération fit grand bruit dans le monde, car la jeune dame qui pouvait à peine se faire comprendre, s'exprima avec pureté et facilité, et chanta peu de temps après de manière à se faire applaudir dans plusieurs salons de Versailles. Nous ne croyons pas devoir donner une description minutieuse de chacun des obturateurs qu'on a inventés depuis le temps de Pétronius et d'Ambroise Paré. Il suffit de dire que les obturateurs à tampon étaient tous essentiellement nuisibles, et que l'introduction de la cire, du coton, de l'éponge, des chapeaux et des boutons en métal entre les bords de la perforation, met un obstacle permanent au rapprochement spontané des bords de l'ouverture anormale du palais, quand même elle n'opère pas l'ulcération de ces bords, et l'agrandissement du mal existant. Les seuls obturateurs reconnus efficaces aujourd'hui par les bons dentistes sont, comme nous l'avons dit, les obturateurs-Rogers dont nous avons donné la description, et les plaques palatines simples soutenues par des tiges arquées qui se fixent sur les dents molaires. Nous mettons ici cependant pour satisfaire à la curiosité de nos lecteurs deux des obturateurs anciens, les plus connus :

OBTURATEUR des ailes. Il est dû à l'invention du célèbre Fauchard, et se compose d'une plaque qui s'adapte exactement aux bords de l'ouverture qu'elle dépasse de deux lignes pour continuer le plan de la voûte palatine et de deux ailes mobiles articulées par charnières à la base d'une tige à canon qui est elle-même soudée à la surface nasale de la plaque. Ces ailes peuvent, à l'aide d'une vis de rappel, mise en jeu par une clé de montre qui s'introduit dans une ouverture qui contient un carré et qui est pratiquée dans la surface palatine de la plaque, être abaissées ou relevées à volonté. Pour appliquer cet appareil, on tient relevées et adossées l'une à l'autre les deux ailes jusqu'au moment où elles ont franchi la perforation. Alors au moyen de la clé on les sépare et on les abaisse sur les bords de l'ouverture qu'elles serrent entre elles et la plaque palatine, et l'appareil est établi.

OBTURATEUR à verrous. Celui-ci, d'une invention plus récente que celui qui précède, n'est qu'une modification de l'obturateur à deux plaques d'Ambroise Paré. En effet, il se compose comme lui d'une plaque palatine qui sert de platine à deux verrous coulant à volonté, et en sens opposés sur la surface nasale, et qui se logent au-dessus des bords de l'ouverture qui leur servent de support. Ces deux obturateurs, comme tous ceux qui prenaient leur point d'appui sur les bords de l'ouverture palatine, sont avec justice abandonnés.

OBTURATION. Ce mot est moins employé que le mot plombage pour exprimer l'opération qui consiste à combler les excavations des dents cariées avec les feuilles d'or, d'argent, de plomb, d'étain, des pâtes minérales, du mastic et d'autres matières semblables. Nous parlerons de cette opération à l'article *Plombage*.

ODAXISME. Nom donné au prurit douloureux des gencives qui accompagnent l'éruption des dents de lait.

ODEURS. Les odeurs sont, selon la plupart des auteurs, des particules matériellesdu corps odorant qui, émanées de sa substance, vont impressionner le sens de l'odorat. On ne sait cependant si les particules odorantes forment un élément unique et particulier des corps, c'est-à-dire un arôme ou esprit recteur, ou si elles sont les molécules intégrantes du corps odorant, qui ont été volatilisées par le calorique et dissoutes dans l'air. Les odeurs ont été classifiées en animales, végétales et minérales. Haller les distinguait en ambrosiaques, en félides et en mixtes. Linnée en établissait sept classes, les *aromatiques*, fournies par les labiées et les laurinées ; les *fragrantes*, données par le lys et le jasmin ; les *ambroisiaques*, telles que celles du musc et des roses ; les *alliacées*, de l'ail, etc. ; les *félides*, celles de la valériane et autres ; les *vireuses*, comme celles qui proviennent de l'opium et des plantes narcotiques ; les nauséeuses des plantes cucurbitacées. Elles se dissolvent sur la muqueuse pituitaire, et fournissent au cerveau des sensations spéciales.

ODONTAGRE. Nom donné à une douleur rhumatismale

ou goutteuse des dents qui est souvent accompagnée d'un gonflement fluxionnaire de la joue.

ODONTALGIE. On désigne par ce mot toute douleur fixe qui a son siége dans une ou plusieurs des dents, et qui se distingue des névralgies maxillaires par la fixité de la douleur et par sa continuité. Les causes qui peuvent produire l'odontalgie sont très diverses, telles sont les violences extérieures qui produisent la fracture ou l'entamure de ces organes, l'inflammation des membranes ou de la pulpe contenues dans la cavité dentaire, le transport des vices rhumatismaux, goutteux, érésipélateux et dartreux, sur une portion des arcades dentaires, le contact des aliments trop chauds ou trop froids, l'air froid et une foule d'autres causes semblables. Mais il est une cause qui est beaucoup plus fréquente que toutes les autres, et qui produit des odontalgies, des souffrances atroces dans les dents qui en sont affectées : c'est la carie ou décomposition spontanée de la portion dure des dents, dont nous avons établi une variété d'espèces que l'on trouvera décrites au mot *Carie.* Voici la classification des diverses espèces d'odontalgie établie par le célèbre auteur du livre intitulé *Doctrina de morbis dentium,* et que nous croyons utile de conserver.

ODONTALGIE aiguë, ou rage de dents. Elle produit des élancements insupportables dans les dents, les gencives, les joues et même dans les oreilles ; elle peut occasioner des syncopes, des convulsions, la fièvre, les spasmes : elle prive entièrement du sommeil. Lorsque la joue et les gencives se gonflent, que la salive devient abondante, c'est un signe de soulagement prochain. Nous renvoyons pour le traitement à l'article consacré à la névralgie maxillaire ou dentaire.

Quant aux odontalgies qui dépendent de la carie des dents on les calme en les entourant d'un morceau de coton imbibé de laudanum et d'une solution de morphine. Aussitôt que la violence de la douleur est passée, on doit cautériser toute la surface cariée avec un cautère chauffé au rouge-blanc et tamponner l'excavation formée avec de l'or ou une des autres substances employées pour l'obturation de ces organes.

ODONTALGIE arthritique ou odontagre. Cette espèce a pour cause une métastase goutteuse et disparait lorsque la goutte a été rappelée à son siége primitif.

ODONTALGIE catarrhale. Elle est caractérisée par le gonflement des gencives, par la tuméfaction pâteuse de la joue, et par une supersécrétion de la salive ; elle se déclare ordinairement dans des temps froids et humides. On oppose à cette espèce, quand elle est encore récente, les moyens locaux et généraux antiphlogistiques ; quand elle se prolonge, on la combat par des collutoires aromatiques et sialagogues, les embrocations et les fumigations narcotiques, les purgatifs et les sudorifiques.

ODONTALGIE gastrique ou vermineuse. Elle est entretenue selon Pleuck, par un état saburral des premièers voies, et par la présence des vers intestinaux. On la guérit en les expulsant.

ODONTALGIE inflammatoire. Elle ne diffère de la précédente que par plus d'intensité : elle exige d'ailleurs le même traitement.

ODONTALGIE névreuse. Nous l'avons déjà décrite au mot *Névralgie dentaire*.

ODONTALGIE rhumatismale. Elle peut se développer dans les dents saines ou affectées de carie ; elle survient particulièrement dans les temps froids et humides, et alterne chez quelques sujets avec des ophthalmies et des affections rhumatismales. Les gencives, dans cette espèce d'odontalgie, ne sont ni rouges ni gonflées. On la combat par des remèdes sudorifiques, des frictions chaudes et aromatiques sur tout le corps, des sangsues aux gencives, des vésicatoires à la nuque, et des sinapismes aux pieds.

ODONTALGIE sanguine. Elle survient particulièrement chez les jeunes sujets, les femmes enceintes et les nourrices. Elle reconnaît pour cause la suppression d'une hémorragie nasale habituelle, des hémorroïdes, du flux menstruel et l'usage des aliments irritants. Les gencives, dans cette espèce, sont rouges, gonflées, et la douleur est pulsative. On conseille la saignée du bras, les sangsues à la mâchoire, les mouchetures sur les gencives, les lavements et les bains. Il faut aussi chercher à rétablir l'évacuation sanguine supprimée.

ODONTALGIQUE. Ce mot est vicieusement employé dans le sens d'antiodontalgique, et s'applique aux lotions, élixirs, poudres et moyens généraux que l'on met en usage pour faire cesser les douleurs dont les dents peuvent devenir le siége.

ODONTAGLYPHON. Sorte de rugine employée par les anciens dentistes, pour enlever le tartre qui s'amasse sur les dents.

ODONTALITHE. Nom donné au tartre des dents, sorte d'incrustation de couleur jaune-verdâtre et quelquefois presque noire qui se forme à la base des dents et qui est formée de phosphate de chaux, de mucus et d'une matière animale, soluble dans l'acide chlorhydrique. (Voyez *Tartre*.)

ODONTOLOGIE. On désigne ainsi la partie de l'anatomie qui traite spécialement de la structure et des rapports des organes dentaires.

ODONTOPHYE. Nom que l'on donnait autrefois à l'accroissement des dents et à leur sortie hors des alvéoles. Voyez à ce sujet les mots : *Dent, Dévoloppement* et *Eruption*.

ODONTOTECHNIE. On désigne ainsi l'art du dentiste, dont le but est de conserver les dents, de remédier à leurs maladies, et de fabriquer et de poser des dents artificielles. La partie de l'odontotechnie qui s'occupe des moyens-mécaniques inventés pour réparer la perte des dents naturelles porte le nom de *prothèse dentaire*. Quoique le célèbre Urbain Henard ait fabriqué des dents artificielles en 1581, l'odontotechnie ne fit aucun progrès avant le dix-huitième siècle, quand Fauchard jeta les fondements de la mécanique dentaire. (Voyez les mots *Dentiste, Dents minérales*, etc.)

Nous avons ici employé le mot odontotechnie, pour exprimer l'art du dentiste, dans son ensemble, car l'expérience prouve, que notre art n'est jamais exercé avec succès, que par le dentiste qui sait à la fois juger de la nature et de l'importance des maladies des organes dentaires, déterminer le traitement spécial qu'elles réclament, et confectionner lui-même, les appareils de prothèse que la suite des maladies de la bouche exige. « On n'est pas dentiste, dit M. Marjolin, « pour reconnaître l'altération morbide d'une dent, ou pour « faire sur elle les opérations les plus simples, les plus gros- « sières manœuvres : il faut, à la connaissance précise de l'a- « natomie de la bouche, réunir des notions générales d'ana- « tomie et de physiologie, de médecine, d'hygiène et de « mécanique, et de plus encore un grand nombre d'opé- « rations d'orfévrerie. » « Pour être sûr de son travail, dit « Lafforgue, en parlant de la partie prothétique de notre art, « le dentiste doit faire lui-même, et pour y parvenir avec « succès, il doit connaître parfaitement les matières qu'il « emploie et les outils dont il faut se servir. »

ODONTOTRIMUM. Mot grec qui est synonyme de dentifrice.

ODORAT. C'est celui des cinq sens qui nous donne la notion des odeurs. Son siége spécial est la partie supérieure des fosses nasales, là où les divisions du nerf olfactif se distribuent. Ce sens, qui est aussi dit *olfaction*, s'exerce, au moyen du nez qui, dans les mouvements d'inspiration, recueille les molécules odorantes pour les réfléchir sur les papilles nerveuses de la muqueuse nasale, qui est souple et humide, et sert à dissoudre les particules odorantes.

OEDÈME. Gonflement partiel, produit par l'accumulation d'un fluide séreux, dans les interstices du tissu cellulaire. Ce gonflement est souvent mou, pâle et indolent. Cette sorte de gonflement, produit par le froid humide, siége quelquefois aux mâchoires, où il est connu sous le nom de *Fluxion.* (Voyez ce mot.)

OEIL. C'est l'organe immédiat de la vision. Il est placé dans la cavité orbitaire, et entouré de parties, telles que les paupières, les cils, les sourcils, les glandes et l'appareil lacrymal, qui sont ses dépendances et auxquelles Haller a donné le nom de *tutamina oculé.* Les maladies de cet organe dépendent souvent de celles des dents.

OEILLÈRE. Nom donné quelquefois aux dents canines de la mâchoire supérieure.

OESOPHAGE. C'est le conduit musculo-membraneux qui fait suite au pharynx pour se terminer à l'orifice supérieur de l'estomac, et qui sert à porter dans ce dernier organe les aliments qui ont subi la digestion buccale.

OFFICINAL. Épithète donnée aux médicaments qui se trouvent composés chez les pharmaciens, pour les distinguer des *magistraux* dont la préparation ne se fait qu'après l'ordonnance du médecin. Les opiats et les élixirs dentifrices qui doivent garnir le cabinet du dentiste peuvent être regardés comme des préparations officinales.

OLIBAU. Matière résineuse connue aussi sous le nom d'encens. Il n'est plus employé aujourd'hui que comme parfum.

OLIVAIRE. Nom d'un cautère actuel, dont l'extrémité brûlante se termine par un bouton qui a la forme d'une olive.

OLYMPIACUM. Sorte de collutoire décrit par Paul Éginette.

OMNIPHAGE. Mot hybride, employé comme synonyme d'omnivore, mais qui doit être rejeté d'un langage exact.

OMNIVORE. Se dit d'un animal qui se nourrit indifféremment des matières qui servent d'aliments spéciaux aux carnivores et aux herbivores. L'homme, par son instinct aussi bien que par la disposition de ses arcades dentaires et de ses dents, se trouve dans cette classe.

ONCE. Poids de l'ancien système qui vaut 31 grammes du système décimal d'aujourd'hui.

ONCTION. Action de frotter une partie du corps avec une matière huileuse, simple ou chargée de principes médicamenteux, tels que le camphre, le laudanum, etc. Les onctions sur les mâchoires sont quelquefois très utiles dans certains cas de maladies de la bouche.

ONGLET. On nomme ainsi, dans les ateliers du dentiste, un petit burin dont la lame plate et étroite est repassée en forme de bec de flûte. On s'en sert pour sculpter les dents sur les dentiers d'hippopotame ou pour réparer les pièces métalliques de la prothèse dentaire.

ONGUENT. Nom donné à des médicaments employés en friction à l'extérieur, et composés d'axonge dans lequel on incorpore des résines, des poudres et des sucs propres à produire l'effet médicamenteux que l'on désire. Les onguents ont reçu des noms différents selon les ingrédients dont ils se composent, ou selon les effets qu'ils produisent, mais il n'y en a pas qui aient de rapports importants avec l'art du dentiste.

OPAQUE. On désigne par ce nom les corps minéraux surtout qui ne livrent point passage aux rayons lumineux. La plupart des dents minérales fabriquées en France sont d'une opacité parfaite. Les dents transparentes, dites anglaises, sont fournies le plus souvent par les fabricants de Londres.

OPÉRATEUR. On désigne par ce mot celui qui se charge dans le cabinet du dentiste, et ce doit être le dentiste lui-même, de faire toutes les opérations de chirurgie buccale qui peuvent se présenter dans la clientèle de l'établissement. Il est inutile de dire que celui qui opère doit avoir profondément étudié les rapports anatomiques et la physiologie de toutes les parties sur lesquelles il va porter l'action de ses instruments. Voici au reste le caractère d'un bon opérateur que nous extrayons des ouvrages d'une des gloires des

sciences médicales : « L'opérateur, dit Celse, doit être jeune
« ou du moins peu avancé en âge ; il faut qu'il ait la main
« ferme, adroite, et jamais tremblante ; qu'il se serve de la
« droite ou de la gauche avec une égale dextérité, qu'il ait
« la vue claire et perçante, l'âme intrépide et impitoyable
« lorsqu'il veut guérir celui dont il est chargé ; qu'il ne se hâte
« pas et ne coupe pas moins qu'il ne faut, mais achève son
« opération comme si les plaintes du malade ne faisaient au-
« cune impression sur lui. » Ajoutons que c'est au dentiste et aux opérations qu'il fait que doit être appliqué le célèbre adage de *citò, tutò et jucundè.*

OPÉRATION. Ce mot est employé dans la chirurgie dentaire, pour désigner l'application des instruments aux dents
et autres organes contenus dans la cavité buccale, dans le
but de guérir les maladies dont ces organes peuvent être atteints. Les opérations ont en général pour but d'effectuer la
division, la réunion des tissus malades, d'en extraire les
parties nuisibles, et de remplacer les parties naturelles qui
manquent par des pièces artificielles. Les principaux modes
opératoires ont reçu les noms de *synthèse, diérèse, exérèse* et
prothèse (voyez ces mots). Outre les opérations de chirurgie
générale qu'on est appelé à faire dans la cavité buccale, et
que l'on trouvera décrites aux articles consacrés aux maladies qui les réclament, il y a un certain nombre d'opérations
qui ne sont applicables qu'aux dents mêmes, et que le lecteur trouvera décrites aux mots *cautérisation, nettoyage,
plombage, limage, luxation, excision, redressement* et *extraction.*

OPHYTE. Sorte de porphyre noir ou pierre cornéenne
d'une couleur noir-verdâtre, que l'on portait autrefois en
amulette pour guérir les maux de dents.

OPHTHALMIE. On désigne le plus souvent par ce mot
l'inflammation de la conjonctive palpétrale ou oculaire :
inflammation qui alterne souvent avec les irritations des
dents.

OPIAT. On ne désignait autrefois par ce mot que les électuaires dans lesquels on faisait entrer l'opium ; mais aujourd'hui on donne improprement ce nom à certaines compositions dentifrices qui ne diffèrent des autres que par l'addition d'un sirop ou d'un peu de miel. En voici quelques-uns des plus utiles au dentiste :

OPIAT du docteur Haudel.

Opium thébaïque	2	gram.	81	centigram.
Huile de jusquiame	3	—	50	—
Extrait de belladone.	19	—	71	—
Extrait de camphre.	19	—	91	—
Huile de cajeput.	31	—	50	—
Teinture de cantharides	31	—	50	—

Cet opiat est utile surtout quand l'odontalgie a son siège à la mâchoire supérieure, parce qu'on peut l'y placer immédiatement, ce qui ne serait pas praticable si l'on se servait de médicaments liquides.

OPIAT de M. Gariot, ex-chirurgien du roi d'Espagne.

Alun de roche	15	gram.	13	centigram.
Sang de dragon.	5	—	73	—
Cannelle	3	—	91	—
Mastic de chio.	3	—	91	—

On réduit tous ces ingrédients en poudre très fine : on y mêle une certaine quantité de miel rosat pour en faire un opiat, dont on se sert avec succès ; après quoi on rince la bouche d'eau aromatisée avec quelques gouttes de mon eau antiscorbutique qui a remplacé avantageusement les élixirs des vieux praticiens.

Nous ajouterons aux opiats précédents celui qui suit, et qui est dû à l'invention du célèbre Desforges.

Corail porphyrisé.	160	grammes.
Tartrate de potasse pulvérisé	96	—
Os de sèche.	64	—
Cochenille.	2	—
Miel de Narbonne	500	

OPIUM. On nomme ainsi un suc épais et laiteux que l'on obtient en faisant des incisions aux capsules et aux tiges du *papaver somniferum*, plante de la famille des papavéracées qui croît très abondamment en Orient. On trouve l'opium dans le commerce sous la forme de masses brunes rougeâtres, dures, d'une odeur vireuse particulière et d'une saveur amère, chaude, et nauséabonde. C'est de l'opium que l'on extrait la morphine, la narcotine et la codéine qui, avec les sels qu'on en forme, sont les plus puissants narcotiques connus. C'est aussi avec l'opium que l'on fait les laudanums liquides de sydenham et de Rousseau. Toutes ces substances avec l'opium lui-même sont d'une grande utilité au dentiste qui les fait entrer dans ses élixirs et opiats calmants, qui les applique en nature sur la dent souffrante, et qui les ordonne quelquefois à l'intérieur pour calmer les irritations intestinales et autres qui accompagnent les difficultés de la première dentition.

OPSIGONE. Mot grec par lequel les anciens désignaient les dernières dents molaires, vulgairement appelées dents de sagesse : ce mot veut dire *naissance tardive*.

OR. C'est un des métaux les plus inaltérables connus et rangé par les chimistes dans la sixième section de la classification de M. Thénard. Il est solide, mais peu dur et d'une couleur jaune, qui est très brillante ; il est dix-neuf fois plus pesant que l'eau, et d'une ductilité et malléabilité très extraordinaires. Il n'est altérable ni à l'air ni à l'eau ; les acides ordinaires n'ont aucune action sur lui, mais il se dissout facilement dans l'eau régale, en donnant naissance à un chlorhydrate d'or qu'on peut convertir en oxyde d'or au moyen de l'eau de Baryte. L'or se combine avec l'argent et le cuivre pour former des alliages qui sont très employés dans les arts. Considéré dans ses rapports avec l'art du dentiste, l'or est certainement le plus utile des métaux que l'on puisse se procurer pour les besoins de la prothèse et son application à la fixation des dents, soit naturelles, soit artificielles, est très ancienne, puisqu'on en parle dans les lois des douze tables, que les anciens Romains avaient empruntées à la Grèce. L'or est employé par les dentistes à l'état de pureté, mais cela seulement pour l'obturation des dents cariées, surtout celles du devant : à cet état, il lui manque la dureté, la résistance et l'élasticité nécessaires pour confectionner les plaques, les ligatures et les ressorts des pièces artificielles. L'or pur est changé en *or vert* en l'alliant avec un dixième de son poids d'argent ; mais pour lui donner la dureté nécessaire, il faut de plus y ajouter une certaine quantité de cuivre. L'or pur est dit or à mille millièmes ou 24 karats, mais celui qu'on emploie pour les besoins des arts a trois titres légaux, qui sont :

$1°$ 920 millièmes ou 22 karats 2/32 $\frac{1}{2}$.

$2°$ 840   —   20   —   5/32 $\frac{1}{4}$.

$3°$ 750   —   18   —

Ce dernier titre, qui est l'or de bijouterie, est donc un composé de trois quarts d'or fin, avec un quart d'alliage. Il est rougeâtre et plus solide que les autres, et, quand il est récroui par l'étirage et le marteau, il a la résistance et l'élasticité nécessaires pour former les crochets et les ressorts. Mais, pour les plaques à monter les dents, il faut avoir de l'or à environ 19 karats, car, à cet état, il a sa belle couleur jaune, il ne s'oxyde pas, et il offre toute la consistance du platine. Pour la soudure, on emploie l'or à 22 karats ; mais on peut aussi souder sur platine avec de l'or à 12. Dans la capitale, on trouve facilement chez les marchands de l'or à différents titres ; mais, pour les dentistes, qui préfèrent préparer eux-mêmes leurs alliages, et pour nos confrères de province, qui ne sont pas à portée de les acheter tout faits, nous croyons devoir leur offrir le tableau suivant du titre respectif des différentes pièces de monnaie qui ont cours en

Europe, et avec lesquelles on peut former les alliages
voulus :

		karats.	32ᵉ	1000ᵉ
HANOVRE.	Ducat	23	30	997
DANEMARK.	Double ducat	23	24	990
	Ducat courant.	24	4	880
HOLLANDE.	Ducat de 1756.	23	20	984
	Ducat de 1804.	23	18	992
PRUSSE.	Ducat de Frédéric-Guillaume	23	16	979
	Double Frédéric et simple.	21	22	904
HAMBOURG.	Ducat de 1740.	23	16	979
ANGLETERRE.	Guinée de Georges Iᵉʳ			
	Id. d'Anne	22	»	917
	Id. de Georges III			
	Demi-guinée			
PÉROU.	Quadruples.	21	24	»
MEXIQUE.	Quadruples.	21	24	»
ESPAGNE.	Quadruples	21	24	»
FRANCE.	Louis de 1785, aux armes.	21	20	904
	Id. 1726, à la lunette	21	16	896
	Id. neuf, pièces de 20 fr.	21	19	900
	Id. vieux de Louis XVI.	21	19	900

OR massif. On donne ce nom à un corps composé de
soufre et d'étain, que l'on emploie en peinture pour dorer ou
pour bronzer, et, en physique, pour frotter les coussinets de
la machine électrique.

ORANGE. Nom d'un fruit très connu, du *citrus auran-
tium*.

ORANGER. Plante de la famille des hespéridées, qui croît
dans les pays chauds. *Les fleurs* de l'oranger donnent une
eau distillée, très estimée comme anti-spasmodique, et une

huile volatile très odorante, connue sous le nom de *néroli.* (Voyez ce mot.)

Les feuilles de cet arbre sont toniques et anti-spasmodiques. *L'écorce* de ses fruits est amère, aromatique et stimulante, et *la pulpe* qui contient de l'acide citrique est rafraîchissante, et sert à préparer la boisson délicieuse connue sous le nom d'orangeade. Le dentiste a souvent occasion d'utiliser tous les produits de cette plante.

ORBITAIRE. Cette épithète est appliquée à toutes les parties qui ont rapport aux orbites, comme les arcades, les apophyses, les artères orbitaires, etc.

ORBITE. Les orbites destinés à loger les globes oculaires sont au nombre de deux. Ce sont des cavités ayant la forme d'une pyramide quadrangulaire, dont la base est tournée en avant, et le sommet en arrière et un peu en dedans. Toutes les faces de cette cavité sont triangulaires. La supérieure porte le nom de *voûte*, l'inférieure, celui de *base*, et les deux latérales de parois interne et externe de l'orbite. Le sommet de l'orbite communique avec l'intérieur du crâne, et livre passage au nerf optique dont l'épanouissement forme la rétine de l'œil.

ORCANETTE. Nom donné à la racine de l'*anchusa tinctoria*, et dont quelques dentistes se servent pour colorer la cire destinée à prendre l'empreinte de la bouche.

OREILLE. Nom donné à l'organe de l'audition, qui est en partie contenu dans l'épaisseur de l'os temporal, et en partie placé libre sur la partie latérale de la tête, derrière l'articulation temporo-maxillaire. Pour faciliter l'étude de cet organe, on l'a divisé en *oreille externe*, composée du pavillon, de la conque, et du conduit auditif; en *oreille moyenne*, ou caisse qui contient les osselets de l'ouïe, et en *oreille interne*, renfermant les parties qui constituent le labyrinthe. L'oreille moyenne communique avec le pharynx au moyen du canal connu sous le nom de *trompe d'Eustache*, et dont l'engorgement, qui est souvent produit par les maladies chroniques de la bouche et des amygdales, est une cause fréquente de surdité.

 OREILLONS. Nom populaire donné au gonflement inflammatoire de la glande parotide elle-même, ou au tissu cellulaire et aux ganglions lymphatiques qui entourent cette glande. Cette maladie attaque le plus souvent les enfants et les adolescents. Elle peut être produite par le froid ou par l'irritation qui occupe les arcades dentaires pendant le progrès des deux dentitions. Elle est rarement grave. On la combat par des révulsifs sur le canal intestinal et sur les extrémités inférieures par des embrocations huileuses sur la tumeur, et en tenant celle-ci constamment couverte avec de la flanelle ou de la ouate.

ORGANE. On donne ce nom aux parties d'un être organisé qui sont destinées à concourir à l'exercice d'une fonction. Ainsi, les yeux sont les organes de la vision, l'estomac celui de la digestion, et les dents, avec les mâchoires dans lesquelles elles sont implantées, sont les organes de la mastication.

ORGANISATION. Ce mot est souvent employé dans le sens de structure, et veut dire l'ensemble des parties différentes dont un organe ou un être vivant est composé. On sait que dans l'organisation de la dent, il se trouve une partie centrale nommée pulpe, et une coque dure composée d'ivoire et d'émail.

ORIFIER. Ce mot, qui serait plus correctement écrit *aurifier*, est employé pour désigner l'opération qui consiste à tamponner la cavité d'une dent cariée avec de l'or. (Voyez, pour cette opération, le mot *Plombage.*)

OROSBET. Mot employé par Guy de Chauliac, pour désigner le col qui se forme dans les fractures de l'os maxillaire comme dans celles des autres os du corps.

ORPIMENT. On donne ce nom au sulfure jaune d'arsenic, que l'on trouve assez abondamment dans la nature. Il est solide, insipide, inodore, et d'une couleur jaune citron. Il se volatilise comme l'arsenic, et n'est guère moins vénéneux que l'oxyde blanc de ce métal. Cette substance, qui fait partie du *rusma* dont se servent les Orientaux, entre chez nous dans les pâtes épilatoires dont on se sert pour détruire le duvet et les poils qui poussent à la figure. On ne saurait trop condamner l'emploi de cette substance et les préparations cosmétiques qu'on en fait, car elles ont une action très délétère sur la santé, en général, et sur les dents particulièrement, dont elles hâtent la désorganisation et la chute.

ORSEILLE. On nomme ainsi une plante de la famille des lichens et de la cryptogamie, de Linnée, qui croît abondamment aux îles Canaries. On fait, avec cette plante, une pâte molle, d'un rouge violet, qui est très employée dans la teinture des soies, et dont les dentistes se servent pour donner un beau reflet rouge aux liquides dentifrices dont leur cabinet est muni.

ORTHOPÉDIE. Quelques traités écrits sur notre art donnent le nom d'orthopédie dentaire à la partie de l'odontotechnie qui s'occupe de prévenir et de corriger la disposition vicieuse des arcades dentaires et des dents. (Voyez les mots *Disposition* et *Redressement*.)

ORVIÉTAN. Électuaire qu'on regardait autrefois comme un antidote précieux contre tous les accidents du corps et contre tous ses maux. Parmi les ingrédients nombreux qu'on y faisait entrer, était la queue de vipère désséchée. Il n'est plus employé.

OS. Les os sont des corps durs et résistants qui forment, par leur coaptation les uns avec les autres, le squelette du corps animal. Ils sont inextensibles, et se brisent en éclat par l'effet des violences extérieures. Quand les os sont frais, ils sont blancs, rougeâtres au dehors, et plus ou moins rouges en dedans. Ces organes sont entourés d'une membrane fibreuse, nommée périoste, et abreuvés, dans tous leurs points, d'un suc de nature huileuse. Les os, en dernière analyse, ne sont que des tissus cellulaires, dont les aréoles sont encroûtées d'une matière calcaire, composée de phosphate de chaux et quelques autres sels. Les os qui entrent dans la formation de la bouche sont les os maxillaires supérieurs et inférieurs, et les os palatins, auxquels on peut ajouter l'os temporal, qui s'articule avec l'os maxillaire inférieur. Ces os sont décrits ailleurs. (Voyez les mots *Maxillaire, Palatin, Temporal.*)

Les maladies auxquelles les os sont exposés sont les suivantes : fracture, nécrose, carie, exostose, ostéo-malavia, et ostéo-sarcame. (Voyez chacun de ces mots.)

OS dentaires. Nom donné à tort à la portion dure des dents.

OS guttural. Nom donné quelquefois à l'os hyoïde.

OS de bœuf. Les os de bœufs et autres animaux furent longtemps employés dans la fabrication des dents artificielles. Il faudrait qu'il y eût disette de toute autre substance pour qu'on employât aujourd'hui ces os pour cet objet. Ils n'ont pas d'émail, ce qui les rend absolument impropres, cemme matière de prothèse dentaire; et cette substance, qui est très poreuse et remplie de matière animale, éprouve promptement dans la bouche la décomposition putride.

OSMIUM. Nom d'un métal rangé dans la cinquième classe de M. Thénard. On ne le trouve que dans le minerai de platine; il est solide, bleu, noirâtre, et facile à transformer en oxyde qui se sublime en formant de beaux cristaux blancs, doués d'une odeur très forte.

OSSEUSE. On dit quelquefois la portion osseuse des dents pour indiquer la coque calcaire de ces organes qui n'offre nullement la structure cellulaire des os.

OSSIFICATION des os. On indique par ce mot, le passage des os qui sont d'abord muqueux, et puis cartilagineux à leur état dur définitif. La matière cartilagineuse dont nous parlons est remplacée dans l'os fait par un parenchyme gélatineux. Le *point d'ossification* d'un os est le point où la calcarisation commence, pour s'étendre aux autres parties de l'organe. Presque tous les os présentent deux et même plusieurs points d'ossification.

OSSIFICATION des dents. Par un vice de langage, on désigne encore par cette phrase le développement de l'ivoire et de l'émail des dents de l'homme. L'os ou la partie éburnée de la dent, dit Richard, se forme le premier ; et on le voit paraître au sommet de la papille dentaire, sous la forme d'une petite calotte, unique pour les dents incisives et canines, et multiple pour les molaires. Cette petite calotte qui a déjà la forme de l'extrémité libre de la dent, est la lame d'ivoire qui sera immédiatement recouverte par l'émail ; elle augmente successivement de largeur, et finit par couvrir entièrement la papille. Dans les dents à papilles, divisées comme les molaires, les petites calottes éburnées, en augmentant de largeur, se rencontrent par leurs bords, et finissent par n'en fournir plus qu'une seule, composée d'éminences égales en nombre à celle de la pulpe. Elle augmente aussi successivement, mais du côté inférieur, c'est-à-dire du côté de la papille, qui en conséquence doit la réduire ou la diminuer proportionnellement de volume ; phénomène qui a dû faire penser que l'éburnification résultait de la transformation de la papille en ivoire, par une déposition calcaire dans son tissu, ce qui est tout-à-fait contraire à l'opinion généralement adoptée par les anatomistes modernes ; savoir : que l'éburnification est une production qui a lieu à la surface de la pulpe, et non pas une transformation de son tissu.

OSSIFICATION de la pulpe dentaire. Ce phénomène curieux a quelquefois lieu dans les dents usées. L'ossification commence dans le voisinage de la table qui renferme encore le canal de la dent ; cette ossification est ordinairement un bienfait de la nature, parce qu'elle retarde le moment où la cavité dentaire sera exposée au contact de l'air et des aliments.

OSTAGRA. Sorte de tenailles incisives ou pinces coupantes employées selon Castelli, dans la chirurgie des anciens, pour opérer la résection des os.

OSTÉOGÉNIE. C'est l'ossification ou développement des os.

OSTÉOLOGIE. C'est la branche de l'anatomie qui traite des os du corps humain. La structure, la forme, le développement et les rapports des os du corps surtout ceux du crâne et de la face doivent être bien connus du dentiste qui désire exercer sa profession avec conscience.

OSTÉOMALAXIE. C'est une affection morbide caractérisée par le ramollissement des os du corps. C'est une maladie rare qui n'atteint jamais isolément les os d'une partie quelconque, telles que les mâchoires ; le ramollissement affecte en même temps tous les os de l'économie, mais il se fait sentir surtout dans les os longs des membres auxquels on peut donner toutes les courbures. Les causes de cette maladie sont inconnues, comme le sont aussi les moyens propres à la combattre.

OSTÉOSARCOME. Voyez le mot *Spina-Ventosa.*

OXYDATION. Transformation d'un métal en oxyde. Les métaux susceptibles de s'oxyder dans la bouche doivent être exclus des appareils de prothèse et de redressement destinés à cette cavité.

OXYDES. Corps qui résultent de la combinaison de l'oxigène de l'air avec les autres corps simples, tels que les métaux. Un certain nombre d'entre eux sont employés par les dentistes, pour colorer et nuancer les dents minérales qu'ils fabriquent. (Voyez le mot *Coloration.*)

OZÈNE. Nom donné à une ulcération de la membrane pituitaire dont un des symptômes est une odeur très fétide qui échappe des narines. Cette ulcération peut se propager au voile du palais, et jusque dans la bouche.

PACHYDERMES. On donne ce nom à l'ordre des animaux mammifères qui renferme l'éléphant et l'hippopotame.

PALAIS. Ce mot désigne la paroi supérieure de la bouche, dont la forme est celle d'une voûte parabolique, et qui est bornée, en avant et sur les côtés, par les dents de l'arcade dentaire supérieure, et, en arrière, par le voile du palais. Le palais est plus long que large, horizontal, légèrement concave, immobile, et parcouru, à sa partie moyenne et d'avant en arrière, d'une ligne blanchâtre et déprimée. On trouve à l'extrémité antérieure de cette ligne un tubercule qui répond à l'orifice inférieur du canal palatin antérieur. En arrière, la voûte palatine est parfaitement lisse ; mais, en avant et de chaque côté de la ligne médiane, elle présente des rugosités en forme de crêtes transversales. Il entre dans la structure du palais :

1° *Une charpente osseuse*, formée par l'arcade alvéolaire supérieure, par la face inférieure des apophyses palatines de l'os maxillaire supérieur, et par les portions horizontales des os du palais;

2° *Une membrane palatine*, qui est de nature fibro-muqueuse, de couleur blanchâtre, très dense et très épaisse, surtout en avant, où elle adhère fortement aux aspérités de la voûte osseuse, auxquelles son chorion envoie des prolongements fibreux très prononcés;

3° *Une couche glanduleuse*, formée d'un grand nombre de glandules salivaires, disposées par séries à la partie postérieure de la voûte, et logées entre le périoste de la voûte osseuse et les trois quarts postérieurs de la membrane palatine, et qui s'ouvrent dans la bouche par une infinité de canaux dont les orifices sont visibles à la face libre de la membrane.

Les artères du palais, comme celles des gencives correspondantes, viennent des branches palatines, alvéolaires, sous-orbitaires et buccales. *Les veines* leur correspondent. *Les nerfs* sont fournis par les palatins faciaux et sous-orbitaires. Le palais, ou voûte palatine, sert à séparer la bouche des fosses nasales, et prête un point d'appui à la langue dans la gustation, dans la mastication, dans la déglutition, et dans l'articulation des sons.

PALAIS. Les imperfections du palais, ou voûte palatine, que nous venons de décrire sont, pour la plupart, dues à un défaut de développement des pièces qui la forment, ou à des affections scrofuleuses, cancéreuses et syphilitiques. Nous avons, au mot *Bec-de-lièvre*, dit que, selon les recherches de Tiedman, Fox et autres, les portions osseuses et membraneuses de la voûte se développent par deux points latéraux qui, dans la marche normale des choses, se réunissent sur la ligne médiane, en séparant complètement la cavité de la bouche de celles des fosses nasales. Quand il survient, pendant la vie intra-utérine, un arrêt de développement dans ces parties latérales, leur réunion sur la ligne médiane n'a pas lieu, et une ouverture, qui est le plus souvent longitudinale, laisse communiquer les cavités dont nous venons de parler. Ce vice de conformation, quand il est congénial, est toujours accompagné d'un bec-de-lièvre simple ou double (Voyez ce mot), et souvent sa guérison spontanée se fait peu de temps après que le bec-de-lièvre a été opéré. Quand ce vice de conformation persiste, malgré les moyens médicaux et chirurgicaux employés pour le faire disparaître, il faut avoir recours à la prothèse, et établir dans la bouche du malade une des variétés des palais artificiels, dont nous avons fait l'histoire et la description au mot *Obturateurs*. Il en est de même des perforations de la voûte palatine, provenant de toute autre cause. Nous dirons cependant que, quand ces perforations sont dues à des ulcères syphilitiques ou scorbutiques, il faut chercher à détruire d'avance le vice constitutionnel, qui est l'origine du mal; il faut, de plus, hâter la cicatrisation des bords de l'ouverture, et, quand cette dernière est complète, il faut se garder d'employer les obturateurs à tampon et à ailes, conseillés par Ambroise Paré et par Fauchard, car ils irritent les bords de l'ouverture et s'opposent à la tendance naturelle qu'ont toutes les ouvertures anormales d'opérer leur propre guérison, et de se fermer avec le temps.

PALAIS artificiels. Nous les avons décrits sous le nom d'*Obturateurs*, et nous désignons spécialement à l'attention de nos lecteurs celui dont nous sommes l'inventeur, et qui est connu dans notre art sous le nom d'*Obturateurs-Rogers*.

PALATIN. L'*os palatin*, dit aussi os du palais, qu'il concourt à former, se trouve en arrière de l'os maxillaire inférieur et au-dessous de la partie moyenne de la base du crâne. Il est formé d'une *portion verticale* et d'une *portion horizontale ou palatine*; cette dernière est quadrilatère et présente une face supérieure qui est lisse et qui fait partie du plancher des fosses nasales; sa face inférieure, qui est moins rugueuse que la surface correspondante de l'os maxillaire supérieur, offre en arrière une crête transversale pour l'insertion du muscle péry-staphylin externe, et fait partie de la voûte palatine. On remarque aussi dans le même sens et un peu en dehors, l'orifice inférieur du couduit palatin postérieur sous forme d'un trou ovale qui est quelquefois double. En avant, la portion horizontale de cet os appuie sur l'apophyse palatine de l'os maxillaire supérieur par un bord qui est coupé en biseau; en arrière, son bord *guttural*, qui est libre, tranchant et échancré, donne attache au voile du palais et présente en dedans une éminence qui se joint à celle du côté opposé, pour former l'*épine nasale postérieure*. Le bord interne de cette portion est épais, inégal et articulé avec l'os palatin du côté opposé. Il est surmonté d'une crête mince, qui concourt à former la rainure qui reçoit le vomer. Cette portion horizontale de l'os palatin est plus mince au milieu qu'ailleurs, et se termine en dehors par un bord qui se confond avec la portion verticale. La *portion verticale* de l'os palatin a la forme d'un carré long; il est plus large et plus mince que la portion palatine. Par sa face interne, elle fait partie des fosses nasales, et sa face externe, qui est inégale, s'articule avec la face interne de l'os sus-maxillaire. En arrière, cette face présente une rainure qui concourt à former le canal palatin postérieur. Le bord antérieur de cette portion se prolonge assez en avant pour rétrécir considérablement l'ouverture du sinus maxillaire. Le bord postérieur repose en grande partie sur le côté interne de l'apophyse ptérygoïde. Le bord supérieur de la portion verticale présente les apophyses *orbitaire* et sphénoïdale séparées l'une de l'autre par une échancrure, qui concourt à former le trou sphéno-palatin, qui livre passage à des nerfs et à des vaisseaux qui pénètrent dans les fosses nasales. L'os palatin, qui est presque entièrement formé de tissus compacts, se développe par un seul point d'ossification, et s'articule avec plusieurs des os du crâne et de la face.

PALATINS. *Les conduits palatins* sont au nombre de deux : l'*antérieur*, formé par la juxta position des deux os sus-maxillaires, est souple en bas, du côté de la bouche, et présente en haut deux ouvertures dont chacune s'ouvre dans la fosse nasale correspondante. Le postérieur se trouve en arrière de la voûte palatine : il remonte entre les os palatins et sus-maxillaires qui le forment, et donne dans ce trajet trois petits conduits palatins accessoires qui, comme lui, livrent passage aux vaisseaux et aux nerfs palatins postérieurs.

PALATINS. *Les nerfs palatins* au nombre de trois, le grand, le petit et les moyens, traversent les conduits palatins postérieurs, et se distribuent au voile du palais, aux amygdales et au pharynx.

PALATINE. *Membrane palatine.* (Voyez le mot *Palais.*)

Artères palatines. Elles se logent dans les mêmes canaux et se distribuent aux mêmes parties que les nerfs palatins.

Fosse palatine. Nom donné à la voûte du palais.

PALATO-PHARYNGIEN. On nomme ainsi un muscle large et membraneux, logé dans les parties latérales du voile du palais et du pharynx. Son action est d'élever le pharynx dans l'acte de la déglutition et d'abaisser le voile du palais.

PALATO-STAPHYLIN. Nom donné à un petit muscle ou faisceau charnu, qui se loge dans l'épaisseur de la luette. Il s'attache à l'épine nasale postérieure et raccourcit la luette en se contractant.

PALEUR. La pâleur des gencives, qui est un signe d'anémie générale, est souvent, chez les personnes scorbutiques, accompagnée de bouffissure et doit être combattue par l'usage interne des toniques reconstituants, et par des collutoires fortifiants et aromatiques.

PALLADIUM. Nom d'un métal découvert par le docteur Wallaston dans la mine de platine, et qui est rangé dans la sixième section de M. Thénard. Ce métal est solide, blanc, malléable, ductile, et douze fois plus pesant que l'eau, mais il est très difficile à fondre et n'est point employé dans les arts.

PALLIATIF. Épithète donnée aux remèdes et aux moyens de traitement qui soulagent le malade, sans guérir complètement la maladie.

PALMIERS. Nom d'une famille végétale dont les arbres qui croissent entre les tropiques sont remarquables par la hauteur à laquelle ils s'élèvent et par les produits utiles qu'ils fournissent. Parmi ces derniers se trouvent l'arec, le cacoa, les dattes et le sagou.

PANSEMENT. Nom donné à l'application méthodique d'un appareil ou des médicaments topiques sur une partie malade. Il est rare qu'on ait besoin de pansements dans l'art du dentiste; cependant nous croyons devoir en dire quelques mots.

Tous les pansements doivent être faits avec douceur et avec promptitude, en observant des règles qui sont particulières à chacun d'eux; les pièces dont se composent les appareils à pansements sont : de la charpie, des compresses, des boules, des emplâtres, des fils cirés, des canules, des alèzes et des attelles. Les instruments le plus souvent employés dans les pansements sont les pinces à anneaux, les pinces à dissé-

quer, des ciseaux, une spatule, une sonde cannelée, un stylet boutonné, un porte-mèche, des bistouris, un rasoir, et
un crayon de nitrate d'argent.

PAPAVÉRACÉES. Nom d'une famille de plantes dans laquelle se trouvent la fumeterre, le papaver-somniferum, et
autres végétaux utiles à la médecine.

PAPILLE. On donne le nom de papilles à de petites éminences qu'on trouve à la surface de la peau et des membranes muqueuses, et qui paraissent être formées par les dernières expansions des vaisseaux et des nerfs. Elles sont susceptibles, dans certains cas, d'une espèce d'érection. L'ensemble des papilles à la peau porte le nom de *corps muqueux*,
et se trouve entre le chorion et l'épiderme. Les papilles de
la langue sont très nombreuses et très prononcées à la face
dorsale de cet organe ou on les distingue en papilles lenticulaires, fongiformes et coniques, que nous avons décrites
longuement à l'article consacré à l'organisation de la langue.
(Voyez ce dernier mot.)

PAPULE. Petite tumeur qui se développe quelquefois à la
figure, par suite de la dentition difficile chez les enfants. Les
apules ne contiennent pas de pus, mais elles laissent suinter
quelque chose d'humide qui se termine par la desquama-
tion.

PARACENTÈSE. Nom donné par quelques auteurs à la
ponction faite à l'abdomen des hydropiques pour laisser
échapper la sérosité qui s'y trouve. D'autres l'emploient
pour désigner les ponctions faites aux autres cavités du corps,
tel que le sinus maxillaire, pour les débarrasser des produits liquides anormaux qu'elles peuvent contenir.

PARAGOGE. Vieux mot qui désignait la réduction des os
fracturés ou luxés.

PARAGUAY-ROUX. Nom donné à une composition pharmaceutique très prônée, il y a quelques années, comme remède anti-odontalgique, mais qui n'avait, en réalité, de succès, comme le dit avec esprit le docteur Foy, que pour les

inventeurs qui l'exploitaient. On faisait le Paraguay-Roux de la manière suivante :

Feuilles et fleurs d'inula bifrons.	1 partie.
Fleurs de cresson de para	4 —
Racine de pyrèthre.	1 —

On coupe, on incise toutes ces substances, on les fait macérer pendant quelques jours dans 8 parties d'alcool à 33°, et on filtre. On exprime.

PARALYSIE. On désigne par ce mot la perte de mouvement, et quelquefois de sentiment dans une partie quelconque du corps. La paralysie est due le plus souvent à une lésion du cerveau ou à un état maladif des nerfs qui se distribuent à la partie affectée. Dans la cérébrite, les muscles de la joue et de la commissure des lèvres du côté opposé à celui du lobe malade, sont atteints de paralysie, ces parties sont flasques, et la bouche est déviée par la contraction des muscles du côté opposé. Nous avons vu la langue déviée, non pas par suite de la paralysie d'une partie de ses muscles, mais par la crainte habituelle des malades, d'en escorier les bords contre les aspérités des chicots et des dents cariées qu'il a suffi d'extraire pour faire disparaître cette déviation de la langue qu'on pourrait prendre pour un symptôme d'encéphalite.

PARAPHONIE. Mot employé comme synonyme d'extinction de voix.

PARATHRÈME. Vieux mot grec qui désignait une luxation de la mâchoire.

PARASTREMMA. Mot grec qui indique une distorsion convulsive des parties molles de la face.

PARÉGORIQUE. Mot grec qui signifie anodine, calmant. L'*élixir parégorique* des Anglais est composé d'opium sec, d'acide benzoïque, de camphre et d'huile d'anis.

PAREIA. Ce mot s'employait autrefois pour désigner toutes les parties de la figure comprises entre les yeux et le menton.

PARIÉTAL. Os de forme quadrilatère qui, avec són homonyme, forme les parties supérieure et latérale du crâne.

PARISTHMIA. Mot employé autrefois pour désigner les amygdales et le gonflement inflammatoire de ces organes.

PARADONTIDES. Ce mot veut dire, près des dents, et désignait, dans les anciens auteurs, les épulies et autres tumeurs des gencives.

PAROI. Mot employé dans les livres anatomiques pour désigner les parties qui forment les clôtures, les limites des diverses cavités du corps. Les parois de la bouche sont les lèvres, les joues, le palais, etc. (Voyez le mot *Bouche*.) ; celles de l'antre d'Hygmore seront indiquées au mot *Sinus*.

PAROLE. On donne ce nom à la voix articulée. Les vices de la parole sont fréquemment dus au défaut des dents et à la disposition anormale des arcades dentaires.

PAROTIDE. On donne ce nom à la plus considérable des glandes salivaires, et qui remplit une excavation profonde existant sur le côté de la face, entre le bord postérieur de la branche de l'os maxillaire inférieur, le conduit auditif externe et l'apophyse mastoïde du temporal. (Voyez, pour plus de détails, à l'égard de cet organe, le mot *Glande*.)

On désigne aussi par ce mot l'inflammation et la tuméfaction des glandes parotides connues plus généralement sous le nom d'*Oreillons*. (Voyez ce mot.)

PAROTIDIEN. On donne quelquefois le nom de canal parotidien au conduit de Sténon.

PARULIE. Nom donné à de petits abcès qui se forment sur les gencives, et qui se développent souvent sans cause bien appréciable, mais qui sont, dans un grand nombre de cas, déterminés par la carie des dents ou par la consomption de leurs racines. Pour les guérir, il faut les inciser et opérer l'extraction de la dent à l'état maladif de laquelle ils sont dus

PASSERAGE. Plante de la famille des crucifères, connue

aussi sous le nom de cresson alénois, qui est amère, fébrifuge et antiscorbutique.

PASSIF. Mot opposé à actif. Les organes passifs de la mastication sont les mâchoires et les dents qui les garnissent. Les organes actifs de cette fonction sont les muscles temporal, masseter, buccinateur, etc., qui contribuent à leurs mouvements.

PATIENCE. Nom d'un genre de plantes de la famille des polygonées, qui offre un grand nombre d'espèces qui sont toutes plus ou moins toniques et antiscorbutiques. Parmi elles se trouvent : le *rumex patientia*, le *rumex acutus*, le *rumex sanguineus*, et le *rumex aquaticus*. Ce dernier, peu connu en France, est très employé en Angleterre et en Suède contre l'atonie des gencives et contre les affections scorbutiques de la bouche.

PASTILLE. Médicament sec, solide et arrondi, formé le plus souvent d'une huile essentielle et de sucre. Il y a aussi des pastilles de fer, de bi-carbonate de soude, etc.

PASTILLES vermifuges de Barthen. On les fabrique de la grandeur d'une pièce de 1 franc. On les donne aux enfants attaqués et sujets aux convulsions que cause très souvent la sortie des dents de lait. La dose est deux par jour. Voici leur formule :

Sucre . . . . 500 gram.
Muriate doux de mercure . . . . 7 — 84 centigram.
Mucilage de gomme adragante G. S.

PATHOLOGIE. La pathologie dentaire est la partie de notre art qui s'occupe de la nature et de la cause des maladies qui peuvent atteindre les organes dentaires et leurs annexes.

PAVOT. Genre de plantes de la famille des papavéracées, qui contient les espèces *papaver rhocas*, *papaver orientale*, et le *papaver somniferum*. C'est ce dernier qui fournit l'opium dont nous avons parlé. Les têtes ou capsules de pavot sont très employées en décoction pour former des collutoires calmants. Quelquefois les nourrices font de la bouillie aux enfants avec de la décoction de tête de pavot, pour calmer leurs douleurs; cette pratique imprudente a donné lieu à des cas d'empoisonnement rapportés par Wendt. L'on ne saurait être trop circonspect; M. Mélier a vu de grosses capsules de povot recueillies dans le midi de la France, dont le suc contenait le quart de leur poids de morphine.

PEAU. On nomme ainsi la membrane qui forme l'enveloppe générale du corps et qui se continue avec les différentes muqueuses du corps au niveau des yeux, des narines, de la bouche, de l'anus et des parties génitales. La peau est formée de dehors en dedans de l'épiderme, du corps muqueux ou papillaire (voyez le mot *Papille*) et du chorion. Sa face externe est en quelques endroits couverte de poils; dans d'autres elle présente des rides, qui sont tantôt dues à la contraction des muscles et tantôt à l'arrangement des papilles du corps muqueux. Elle présente partout une quantité prodigieuse de pores qui sont les ouvertures des canaux sudorifères, des follicules sebacées et des vaisseaux absorbants. La couleur de la peau varie beaucoup selon les races, les âges, les sexes et les individus. Elle est blanche ou rosée chez les Européens, noire chez les Nègres, cuivreuse chez les Aborigènes de l'Amérique et basanée chez les Arabes. La peau adhère aux parties qu'elle recouvre par du tissu cellulaire dont l'élasticité diffère selon les endroits du corps; d'autre trefois, elle donne attache à des muscles, comme cela à lieu au front, au menton et à la paume des mains. Elle est fine et souple dans la jeunesse, sèche et aride chez les vieillards.

PEAUCIER. C'est le nom d'un muscle large, aplati et quadrilatère qui est placé superficiellement sur les parties latérales du cou. Ses fibres toutes parallèles les unes aux autres sont obliquement dirigées de bas en haut et de dehors en dedans. Ce muscle a son origine dans le tissu cellulaire qui couvre la partie antérieure et supérieure de la poitrine et après avoir passé au devant de la clavicule, il vient fixer ses fibres à la partie inférieure de la symphyse du menton, à la ligne oblique externe de l'os maxillaire inférieur et à la commissure des lèvres. Celles qui se fixent à la commissure forment un faisceau distinct, auquel quelques anatomistes ont donné le nom de *ris orius* de Santorini. Ce muscle a pour usage d'abaisser et de porter en dehors la commissure des lèvres, d'abaisser la mâchoire inférieure et de froncer la peau du cou.

PÊCHER. Les feuilles et les fleurs du pêcher ou *Amygdalus persica* sont légèrement purgatives et anthelmentiques. Le sirop qu'on en fait est souvent donné aux enfants dont la santé est dérangée par les effets d'une dentition difficile.

PÉDICULE. Nom donné dans la chirurgie dentaire à la portion étranglée des polypes et de certaines tumeurs qui se développent dans l'interieur de la bouche.

PÉDILUVE. Les pédiluves, ou bains de pieds sinapisés, suffisent quelquefois pour dissiper certaines odontalgies accompagnées d'un gorgement inflammatoire des gencives.

PÉLICAN. Instrument de chirugie qui est courbé à son extrémité comme un crochet, ou comme le bec de l'oiseau dont il porte le nom. Il est composé d'une tige terminée à une extrémité par un manche et à l'autre par une surface dentelée qui forme le point d'appui. Pour extraire une dent avec cet instrument, on place le point d'appui sur l'alvéole et le crochet embrassant la dent, la renverse et l'emporte par le mouvement de bascule qu'on fait faire à l'instrument. Le pélican est aujourd'hui remplacé par le davier, et bien que quelques dentistes persistent encore à l'employer, nous croyons qu'il devrait cesser de faire partie de l'arsenal opératoire du dentiste, car il a tous les inconvénients qu'on attribue à la clé de Garangeot sans présenter aucun des avantages offerts par cette dernière.

PERCEPTION. Pouvoir attribué au cerveau d'apprécier, de sentir l'impression faite aux organes des sens. Toute sensation suppose trois choses : d'abord l'impression faite par des agents extérieurs ou autres aux extrémités nerveuses; ensuite, la transmission par le tronc nerveux de l'impression au cerveau ; et enfin, le pouvoir du cerveau de percevoir l'impression transmise.

PERFORATIF. On donne ce nom à une espèce de trépan employé pour faire aux os de petites ouvertures. C'est une lame d'acier poli, en losange, terminée par une pointe triangulaire destinée à couper et piquer en même temps.

PERFORATEUR. Petit instrument employé par les dentistes pour pratiquer dans la racine des dents de la bouche le canal qui doit loger le pivot d'une dent artificielle. Nous avons, au mot *Instrument*, passé en revue les modifications principales qu'on a fait subir au perforateur des racines. Nous nous bornerons ici à décrire celui auquel nos confrères ont donné le nom de *perforateur-Rogers* et qui est aujourd'hui généralement adopté par les bons dentistes de Paris. Ce perforateur consiste en plusieurs pièces mobiles les unes sur les autres et qui sont un foret carré terminé par un sommet triédrique et pointu. Ce foret se serre dans une pince à coulant qui se trouve au bout d'un porte-foret, long d'environ onze centimètres, et dont le dehors dans toute sa longueur est chargé de pas de vis. Ce porte-foret est lui-même mobile sur un demi-anneau, destiné à embrasser le bord radial de la main gauche, entre le pouce et l'index. Un anneau épais à circonférence interne marquée de rainures qui s'engrènent avec les pas de vis est fixé par son côté externe à un manche en ivoire, et sert à mettre le porte-foret en mouvement. La manière de faire fonctionner cet instrument, qui est une véritable vis d'Archimède est des plus simples. Le bord de la main gauche embrassé par le demi-anneau sur lequel tourne le porte-foret tient le point de l'instrument au milieu de la section de la dent et le dirige dans sa marche. La main droite tenant le manche de l'anneau, fait monter et descendre alternativement ce dernier sur la spirale du porte-foret, 'qu'il tourne et qui communique ses mouvements au foret qui creuse la dent. Ce perforateur est certainement la chose la plus parfaite, dans son genre, qu'on puisse employer dans notre art.

PERICRANE. Nom donné au périoste qui revêt l'extérieur du crâne.

PERICYPHISMUS. Opération faite selon Paul Égine, pour guérir les fluxions habituelles des yeux, des dents et des autres parties de la tête. Elle consistait dans une incision que l'on pratiquait autour du crâne.

PÉRIÉRÈSE. Incision circulaire employée dans l'extirpation des tumeurs.

PERIODYNIA. Mot souvent employé par Hippocrate, pour désigner une douleur circonscrite et tensive et dont les différentes parties de la bouche sont fréquemment le siége.

PÉRIOSTE. Membrane fibreuse, blanche et résistante qui revêt la surface extérieure des os. Le périoste ne recouvre pas les parties des os qui sont encroûtées de cartilage. Sa face interne adhère aux os par des prolongements fibreux, et par une multitude de petits vaisseaux sanguins qui, en quittant le périoste, pénètrent dans la substance osseuse. Sa face externe est unie aux parties qui entourent l'os par du tissu cellulaire plus ou moins dense. Le périoste a pour objet d'unir les os aux organes qui les entourent et de soutenir les seaux qui pénètrent dans leur substance pour y porter les matériaux de leur nutrition. Le périoste, dans la fracture des os contribue à la formation du col. L'os privé de son périoste est frappé de nécrose.

PÉRIOSTOSE. On nomme ainsi des tumeurs qui se forment sur le trajet des os maxillaires comme sur les autres os du corps. Ces tumeurs dues au gonflement du périoste diffèrent des exostoses en ce qu'elles ont un développement plus rapide et une constance moins considérable.

PÉRIPYEMA. On nomme ainsi la suppuration qui se

forme autour d'une dent par la consomption de la racine ou par l'enflammation du périoste alvéo-dentaire.

PÉRISTAPHYLIN. Le muscle péristaphylin *interne* est grêle, allongé, arrondi en haut, aplati en bas. Il est placé sur les côtés des ouvertures postérieures des fosses nasales et s'implante à la face inférieure du rocher, au-devant de l'orifice externe du canal carotidien et à la partie voisine du fibro-cartilage de la trompe d'Eustache. De ces points d'insertion il descend obliquement en arrière et en dedans, s'élargit en descendant, et se termine à la partie moyenne du voile du palais en se confondant avec celui du côté opposé, avec le palato-staphylin et son aponévrose, et avec le pharyngo-staphylin. Ce muscle a pour usage de relever le voile du palais.

PERYSTAPHYLIN. Le muscle pérystaphylin *externe* est placé dans l'épaisseur du voile du palais. Il est aplati, mince, allongé transversalement, et angulaire à sa partie moyenne. Il s'insère dans la fosse scuphoïdienne de l'apophyse ptérygoïde, au fibro-cartilage de la tompe d'Eustache à la grande aile du sphénoïde jusqu'à l'épine de cet os. Il descend le long de l'aile interne de l'apophyse ptérigoïde, se tourne sur le crochet qui la termine, et se porte horizontalement en dedans, pour s'épanouir au-devant du muscle précédent, dans le voile du palais. Il s'unit ensuite au péristaphylin externe du côté opposé, et se termine à la crête transversale dont est marquée la face inférieure de la portion horizontale de l'os du palais. Ce muscle a pour usage de tendre transversalement le voile du palais, et de s'opposer au passage des aliments dans les ouvertures postérieures des fosses nasales au mouvement de la déglutition.

PERKINISME. Moyen de traitement des névralgies faciales et dentaires, nommé d'après son auteur, Perkens, médecin américain, et qui consistait à promener sur la peau des parties douloureuses deux aiguilles dont chacune était faite d'un métal différent. Aussi vanté que le mesmérisme, il est abandonné comme lui.

PERLE. On nomme ainsi une concrétion dure et d'un blanc argentin qui se forme dans plusieurs sortes de coquillages, mais surtout dans l'*avicule* ou *mater perlarum* qui vit dans les mers des pays intertropicaux. La perle n'est guère employée aujourd'hui que comme objet de parure chez les riches. Autrefois on la faisait entrer en poudre dans la composition des électuaires dentifrices destinés aux dames du grand monde.

PERMÉABILITÉ. On nomme ainsi la propriété qu'ont certains corps de laisser pénétrer des corps liquides avec lesquels on les met en contact. C'est la perméabilité de l'hippopotame qui se laisse pénétrer des sucs salivaires et muqueux de la bouche qui l'empêche d'être la substance la plus utile qu'on connaisse pour la fabrication des dents artificielles.

PESANTEUR spécifique. On nomme ainsi le rapport qui existe entre le poids d'un corps quelconque, et celui d'une quantité d'eau égale en volume à lui. Ainsi la pesanteur spécifique du mercure est 13 1/2, celle de l'or 19, c'est-à-dire que 1 centimètre cube d'eau ne pesant que 1 gramme, 1 centimètre cube de mercure en pèsera 13 grammes 1/2, et un volume égal d'or en pèsera 19.

PÉTRO-STAPHYLIN. Nom donné au muscle péristaphylin interne. (Voyez cet mot.)

PETUNZÉ. Ce mot, d'origine chinoise, est employé par les porcelainiers, et par les fabricants des dents minérales pour désigner une variété de feldspath constitué de silicate d'alumine et de chaux. C'est de lui qu'on fait l'émail ou couverte pour les dents minérales. (Voyez le mot *Minérales*).

PEZIZE. Nom d'une plante cryptogame, dite aussi oreille de Judas, qu'on faisait autrefois infuser dans du vin blanc, comme remède souverain contre les maux de gorge.

PHARYNGEUM pal. On donnait autrefois ce nom à un composé de nitre, de crême de tartre, d'alun calciné, de vinaigre et de miel. On délayait ce mélange dans l'eau de plantain pour faire des gargarismes contre les enflammations de l'arrière-bouche et de tonsilles. On ne l'emploie plus.

PHARYNGÉ. Épithète imposée par les anatomistes aux parties qui ont rapport au pharynx ou arrière-gorge, tels que les muscles, les nerfs, les artères et les veines de cet organe.

PHARYNGOTOME. Nom d'un instrument inventé par J.-L. Petit, pour pratiquer des scarifications sur les amygdales enflammées, ou pour ouvrir les abcès dont elles sont quelquefois le siége. C'est une lame longue, étroite et pointue, renfermée dans une canule d'argent recourbée. On porte le bout de la canule sur la partie malade, et en pressant sur un bouton qui se trouve au pharyngotome, du bout on fait sortir la lame qui opère l'incision, et qui est ramenée dans la canule par un ressort à boudin.

PHARYNX. Le pharynx, qui est nommé aussi arrière-bouche, arrière-gorge, et gosier, est un canal symétrique à parois musculo-membraneuses. Il est placé sur la ligne médiane du corps; il est irrégulièrement infundibuliforme, et se trouve situé entre la base du crâne et l'œsophage, au-devant de la colonne vertébrale. On peut considérer le pharynx comme une cavité incomplète, à parois éminemment contractiles, qui fait suite aux cavités de la bouche, des fosses nasales et des trompes d'Eustache, et qui sert d'orifice commun aux voies digestives et aériennes. Les dimensions du pharynx varient beaucoup, selon le moment où on les examine, pendant le repos ou pendant le passage du bol alimentaire. Au niveau de la base de la langue, son diamètre antéro-postérieur est de 40 centimètres son diamètre transverse est plus grand à sa partie moyenne qu'à ses extrémités. On peut considérer au pharynx deux faces : une face *externe*, qui est en rapport, en arrière, avec les vertèbres cervicales et les muscles, et latéralement avec les artères carotides primitive et interne, la veine jugulaire interne et les nerfs pneumogastrique, glosso-pharyngien et hypo-glosse; une face *interne*, dont la partie postérieure est lisse et unie, et qui présente dans ses régions latérales les orifices du pavillon de la trompe d'Eustache, au niveau de l'orifice postérieur des fosses nasales. La région antérieure de cette face interne présente, sur un plan qui est incliné, en bas et en arrière, l'orifice postérieur des fosses nasales, le voile du palais, l'isthme du gosier, la base de la langue, l'épiglotte, l'entrée du larynx et la face postérieure de cet organe. La voûte du pharynx se fixe à l'apophyse basilaire de l'occipital, au moyen de l'aponévrose céphalo-pharyngienne. L'extrémité inférieure de cette cavité présente un rétrécissement circulaire qui se continue avec l'œsophage.

Dans son organisation, le pharynx offre des *muscles extrinsèques* et des *muscles intrinsèques ou constricteurs*, qui sont au nombre de trois, et qui ont pour caractère commun de n'entourer le pharynx qu'en arrière et sur les côtés, et de se recouvrir les uns les autres de bas en haut. La *membrane muqueuse* du pharynx est rouge, lisse, et revêtue d'épithelure; elle se continue avec celles des fosses nasales, de la trompe d'Eustache, de la bouche et du larynx. Les *artères* du pharynx viennent de la carotide externe et de la maxillaire interne; ses veines forment un plexus veineux remarquable avant de se vider dans les jugulaires internes et dans les thyroïdiennes. Ses nerfs sont fournis par le glosso-pharyngien, le pneumo-gastrique et les ganglions cervicaux.

PHELLANDRE. Sorte de fenouil de la famille des ombellifères, dont les semences ont été données contre les squirrhes des lèvres.

PHÉNOMÈNE. Toute action, tout effet appréciable à nos sens est un phénomène, mais on l'emploie plus souvent pour désigner un événement extraordinaire et inattendu.

PHILETIS. Nom d'un collutoire dont on parle dans les ouvrages de Celse.

PHILTRE. Quelques anatomistes ont donné ce nom à la

gouttière que présente la lèvre supérieure au-dessous de la cloison du nez.

PHLEBOTOMIE. Ouverture faite à une veine pour en tirer du sang. Nous parlerons de cette opération au mot *Saignée.*

PHLEGMASIE. Nom générique donné aux maladies connues sous le nom d'inflammation. (Voyez ce dernier mot.)

PHLEGMON. Nom donné à l'inflammation qui a son siége dans le tissu cellulaire des organes. Ses causes sont celles des inflammations en général ; il s'annonce par une douleur plus ou moins vive qui augmente par la pression ; la partie devient, plus tard, le siége d'une tumeur arrondie ; dure, et circonscrite, d'une couleur rouge, surtout au centre. Cette rougeur ne disparaît pas sous la pression du doigt, la chaleur de la tumeur est douce et aliteuse ; les douleurs, d'abord pulsatives, deviennent gravatives, et ce changement annonce que le pus commence à se former. Peu après, la tumeur s'amollit, devient fluctuante, la rougeur disparaît, et si on ne l'ouvre pas, la tumeur devient blanche au centre, crève, et laisse échapper une quantité plus ou moins considérable de pus. Les phlegmons peuvent occuper toutes les parties molles de la bouche, mais surtout les gencives, les lèvres, les joues et les amygdales. Avant que la suppuration se forme, on peut chercher à faire avorter le phlegmon au moyen de la saignée, des sangsues et des révulsifs sur le canal intestinal ; mais dès qu'il y a un commencement d'abcès, que les douleurs changent de nature, et qu'en percutant la tumeur on y sent de la fluctuation, il faut se hâter d'y plonger, du côté de la muqueuse, une lancette ou un bistouri. Cette incision doit être faite dans un point déclive de la tumeur, de manière à laisser échapper plus facilement le pus. Celui-ci sorti, la tumeur s'affaisse, les symptômes généraux disparaissent, et un gargarisme émollient qu'on prescrira au malade terminera le traitement.

PHLOGOSE. Mot qui a presque la même signification que les mots *phlegmasie, inflammation*, etc.

PHLOGOSE gencivale. Pendant les difficultés de la première dentition, l'inflammation des gencives devient parfois intense et fait des progrès alarmants; les organes digestifs en souffrent : il faut, dans ce cas, recourir aux boissons adoucissantes, entretenir la liberté du ventre, faire respirer au petit malade un air chargé de molécules aqueuses chaudes; employer les sédatifs qui peuvent diminuer la congestion cérébrale et prévenir les convulsions. Si le gonflement des gencives tend à augmenter, on doit en pratiquer l'incision, mais avec beaucoup de prudence et avec les précautions mentionnées dans mon *Encyclopédie du dentiste*.

PHYLACTÈRE odontique. Sorte d'amulette qu'on portait autrefois sur soi pour se préserver des maux de dents.

PHYSIONOMIE. On donne ce nom à l'expression de la figure fournie par l'ensemble des traits. Rien ne contribue plus à rehausser la beauté et la majesté de la physionomie que la blancheur des dents et la bonne conformation des arcades dentaires.

PHYSIOGRAPHIE dentaire. On nomme ainsi des ouvrages qui ont trait à notre art et qui s'occupent spécialement de tout ce qui a rapport à la composition, au développement, à l'éruption et à la chute des dents de l'homme.

PHYSIQUE dentaire. Partie de notre art qui a pour objet l'étude des substances destinées aux besoins de la prothèse, leur nature, leur propriété, leur influence les unes sur les autres, et sur les organes vivants de la bouche, avec lesquels on les met en contact.

PICOTEMENTS. Sensation de piqûres légères et multipliés qu'on éprouve a la peau, aux gencives, etc. Elle est souvent accompagnée de chaleur et de prurit et forme le prélude de plusieurs affections graves de la bouche.

PIE-MÈRE. C'est une membrane fine et très vasculaire, qui enveloppe immédiatement le cerveau et qui pénètre dans toutes les anfractuosités et dans toutes les cavités de cet organe. Elle résulte des divisions et des subdivisions des vaisseaux encéphaliques qui semblent se résoudre en vaisseaux capillaires à l'extérieur de l'encéphale, avant de pénétrer dans la substance délicate de cet organe. La face externe de la pie-mère est séparée de la dure-mère par les feuillets de l'arachnoïde.

PIÈCES. Nom donné à deux ou plusieurs dents artificielles réunies entre elles par des ligatures ou montées sur une plaque palatine en métal, ou en ivoire ou en hippopotame.

PIERRE à l'huile. Nom donné à une pierre dure destinée à donner un tranchant vif aux instruments et aux outils qu'on vient de faire passer sur la meule. On met sur cette pierre un peu d'huile fine.

PIERRE de touche. On nomme ainsi une pierre, la cornéenne lydienne, employée par les bijoutiers et par les dentistes pour faire l'essai des bijoux d'or. Voici ce qu'on fait : on frotte le bijou ou l'alliage qu'on veut essayer sur la pierre, jusqu'à ce qu'on en ait une petite couche ; alors on passe sur cette couche un liquide composé de 25 parties d'eau, 38 d'acide nitrique et 2 d'acide chlorhydrique. Si la couche reste jaune et brillante, l'or est au titre de 0,750 ; si au contraire elle devient rouge-brun et s'efface facilement lorsqu'on l'essuie, l'alliage a un titre inférieur, et il a d'autant moins d'or pur, qu'il s'efface plus facilement.

PIERRE infernale. On donne ce nom à des cylindres de nitrate d'argent fondu et coulé dans des moules de verre que les dentistes emploient pour cautériser les chaires fongeuses qui se développent à la surface des plaies et des ulcères de la bouche, pour toucher les aphthes isolés des adultes et autres usages semblables. La pierre infernale est plus caustique que le nitrate d'argent cristallisé. Ce dernier, quand il est fondu, doit être coulé dans des tubes de verre, car, quand on le coule, comme cela se fait très souvent, dans des tubes de cuivre enduits de suif, ses cylindres sont noirâtres, moins caustiques et moins solubles parce qu'ils renferment une petite quantité d'oxyde d'argent qui est inerte.

PILE. Nous avons parlé de la pile de Volta, de ses modifications, de ses usages et de son application à l'art du dentiste à l'article *Galvanisme*, auquel nous renvoyons le lecteur.

PILIERS. On donne le nom de *piliers du voile du palais* aux positions latérales et adhérentes de cet organe. Chaque pilier est formé de deux forts replis, dans l'intervalle desquels se trouvent les glandes tonsillaires ou amygdales.

PILON. On nomme ainsi un instrument formé ordinairement d'agate ou de la substance minérale, dite wedgeword, et qui est destiné à diviser ou à mêler dans un mortier de la même matière des ingrédients employés à la confection des poudres dentifrices et autres choses semblables.

PILULE. On nomme ainsi, dans les pharmacies, des fragments de pâtes médicamenteuses, auxquels on donne une forme sphéroïde. Les dentistes les prescrivent rarement.

PINCES. On nomme ainsi des instruments qui sont trop connus de tout le monde pour que nous entrions dans beaucoup de détails à leur égard. Elles sont cependant très variées dans leurs formes, selon l'emploi auquel elles sont destinées, et nous croyons devoir dire quelques mots sur celles d'entre elles qui offrent la plus grande utilité dans l'atelier comme dans le cabinet du dentiste.

PINCES. Il y a de pinces plates et des pinces rondes qu'on emploie pour contourner et pour donner aux pièces les formes convenables et qui servent encore à une infinité d'autres usages.

PINCE à coulant. C'est un instrument dont on se sert pour tenir les pièces qu'on lime, quand ces pièces sont trop menues pour être tenues commodément entre les doigts. Les branches et les mors de cette pince ont beaucoup d'épaisseur. Sur la face interne d'une des branches et près de l'articulation est soudée une petite lame élastique d'acier qui sert à tenir les branches et les mors légèrement écartés. Autour des branches est soudée une virole en fer que, quand on a saisi dans les mors l'objet qu'on veut tenir, on fait glisser sur les branches qui s'élargissent vers leur extrémité et qui sont alors serrées ensemble par la pression de la virole. L'objet à limer est ainsi tenu fermement dans les pinces sans que la main exerce aucun effort sur elles.

PINCES à extraction. Les pinces à extraction des dents sont *droites* ou *courbes*. Ces dernières, pour être convenablement faites, doivent être longues de deux cent dix-sept millimètres : la longueur de ses mors ne doit pas dépasser vingt. Ces mors ont une légère courbure dans le sens contraire de leur articulation, courbure qui se prolonge le long de ses branches, mais dans une direction opposée. On se sert des pinces courbes principalement pour extraire du fond de la bouche des dents qui sont à moitié extraites, et qui n'offrent que peu de résistance.

Les pinces droites à extraction présentent les mêmes dimensions que les précédentes, mais elles n'offrent pas de courbure, ni aux mors, ni aux branches. Cette pince convient en général pour opérer l'avulsion des dents incisives, des canines et des petites molaires. Le dehors de ces branches doit être dépoli et cannelé pour qu'il ne glisse pas dans la main de l'opérateur. Pour se servir de la pince droite, on soulève la lèvre avec l'index de la main gauche dont on place le pouce sur les bords des dents; dirigeant ensuite le bout de l'instrument vers la dent que l'on veut extraire. On la saisit le plus près possible de son collet et en dessous de la gencive, puis on la serre de manière à ne pas la briser, mais assez cependant pour que la dent ne glisse pas. Cela fait, on exécute des mouvements de demi-rotation et en ébranlant la dent on la dirige vers le bord externe de l'alvéole.

PINCES à tirer. Ce sont de grosses tenailles dont on se

sert dans les ateliers de dentiste pour tenir les fils métalliques dont on amoindrit le calibre en les faisant passer par
les trous de plus en plus petits de la filière.

PINCES coupantes. Ce sont des pinces très fortes dont les
mors arrondis en arc de cercle se regardent par leur face
concave et qui sont terminées par un bord très tranchant.
On s'en sert dans les ateliers pour couper les fils métalliques.

PINCES de Fay. Ces pinces, qui sont encore connues dans
les cabinets des dentistes sous les noms de pinces coupantes, pinces à résections, pinces à amputations des dents, etc.,
ont été introduites dans la pratique, il y a vingt ans, par le
dentiste américain dont elles portent le nom. On verra aux
articles *Excision* et *Résection* plus de détails à l'égard de
ces instruments, et nous nous bornerons ici à dire qu'aujourd'hui leur utilité est partout reconnue, et quelle que
soit leur forme, droite ou courbe, on peut avec ces instruments, dont les mors sont très tranchants, couper nettement
et d'un seul coup les dents les plus grosses et cela sans occasioner la moindre douleur au malade.

PINCES-ROGERS. Il y en a deux qui sont employées à détacher des gencives nos pièces artificielles à succion dont l'adhésion est si forte que les doigts et les ongles sont impuis-
sants à les arracher. (Voyez notre *Encyclopédie du Dentiste*
pour les gravures qui représentent ces pinces.) « Celle qui
« est destinée à détacher les dents d'en haut, présente un
« crochet mobile placé sur un pivot courbé, où il est attaché
« par une coulisse fortement serrée : l'on s'en sert en pla-
« çant la boule qui termine le crochet sur la dent et l'autre
« crochet sur la dent artificielle. On pousse avec le doigts
« selon l'exigence du cas. » *Encyclopédie*, page 458.

« L'autre pince-Rogers, destinée à détacher les pièces artifi-
« cielles de la mâchoire inférieure, présente deux branches
« qui s'allongent ou se racourcissent moyennant la vis du
« milieu que l'on change de place à volonté. » *Encyclopédie du Dentiste*, page 458.

PINCETTES. Longues pinces, très flexibles, dont on se sert pour tasser et placer le charbon dans les fourneaux.

PITE. Nom donné au crin de Florence qui est fourni, dit-on, par le ver-à-soie au moment ou il va filer. On le trempe dans le vinaigre, et on le met sécher sur une planche en l'attachant fortement aux deux extrémités. Cette ligature est si transparente qu'on l'aperçoit à peine sur les dents. Le seul inconvenient qu'elle présente est sa tendance à s'allonger par le fait de l'humidité.

PITUITAIRE. On donne se nom à la membrane muqueuse qui tapisse les fosses nasales et qui se prolonge dans les cellules et dans les sinus qui y aboutissent. Cette membrane est épaisse et comme fongeuuse, rouge et depouilllée d'épéchorion sur le vomer, sur les cornets et sur le plancher des fosses nasales. Elle se continue en arrière avec la muqueuse qui tapisse la face postérieure du voile du palais et le pharynx.

PIVOT. On donne ce nom à des tiges minces de platine dont on se sert pour fixer les dents minérales à façade et à talons aux plaques métalliques sur lesquelles elles doivent être montées, ou pour fixer une dent minérale ou naturelle sur une racine de dent dont on a enlevé la couronne cariée au moyen de la lime ou des pinces à résection. Nous avons déjà, en parlant des crampons des dents minérales, dit les inconvénients qu'on reproche à l'emploi des pivots pour fixer ces dents sur leurs bases métalliques, et nous avons également fait voir l'absurdité des moyens qu'on proposait d'y substituer, et nous ne pouvons mieux faire que de répéter ici ce que nous avons dit dans notre *Encyclopédie du dentiste,* sur les pivots employés comme moyen de fixer des dents naturelles dans les racines des dents qui restent encore dans les alvéoles. Après avoir égalisé la surface de la racine avec une lime, et après avoir cautérisé le nerf dentaire, on fait choix d'une dent de la même dimension que celle qu'on veut remplacer. On en lime ou on en scie la racine : on évite sa face interne, et on la fore suivant sa longueur, pour y adapter et y fixer un pivot dont le bout libre entre dans le canal dentaire de la vieille racine. La loi mécanique veut que la partie libre du pivot soit plus longue d'un tiers que la dent. Pour que le pivot entre avec justesse, les dentistes ont coutume de l'entourer d'un fil de soie. Cette dernière substance, bien sèche, donne de la solidité à la dent, et ne contracte pas d'odeur, si le canal dentaire n'est pas d'une dimension plus grande que le pivot. L'utilité des racines paraissait si grande à Jourdain et à Magliolo, que pour fixer les dents artificielles on imagina aussi de fabriquer des racines. Lorsqu'une vieille racine était trop faible, trop délabrée pour soutenir une dent à pivot, ou entièrement enchâssée dans son alvéole, et que cette partie possédait toute sa capacité naturelle, on pouvait y suppléer par une racine d'or. M. Magliolo, auteur d'un bon ouvrage sur l'art du dentiste, inventa un moyen de fixer les dents à pivots dans les racines naturelles ou artificielles au moyen d'un ressort. Ce procédé était certainement ingénieux, parce que la personne qui portait la dent artificielle pouvait entretenir dans sa bouche la plus grande propreté, et se garantir des mauvaises odeurs. (Voyez *Dictionnaire des Sciences médicales*, tome VIII.) Le placement des dents artificielles à pivots est souvent suivi des douleurs plus ou moins intenses, et de divers accidents tels que l'inflammation des gencives; pour y remédier, on a recours aux gargarismes, aux émollients, aux bains des pieds et aux lotions narcotiques. Quand ces précautions médico-chirurgicales restent impuissantes, et que le patient demande à grands cris d'être délivré des dents à pivots qui causent son supplice, on est obligé de les ôter et de trouver quelque autre moyen de les attacher sur le bord des arcades.

PLAIE. On entend par ce mot une lésion de continuité mécaniquement faite aux diverses parties du corps, et qui diffère de l'ulcère en ce qu'elle tend à se cicatriser, tandis que l'ulcère tend toujours à s'élargir de plus en plus. La plaie qu'on néglige peut devenir ulcère. Les plaies sont produites par des instruments coupants, piquants et contondants; elles varient en gravité selon l'endroit du corps qu'elles occupent, et selon l'importance de l'organe lésé. Dans toute plaie récente, il faut chercher à en obtenir la guérison par première intention, c'est-à-dire en affrontant les lèvres de la plaie, et en les tenant en contact au moyen des bandelettes de charpie ou des points de suture. Dans la division des lèvres et des joues, etc., la suture employée est celle dite *suture entortillée.*

PLANTAIN. On met quelquefois de la poudre de la racine de cette plante sur les dents qui sont le siége d'odontalgie. Quelques-uns prétendent qu'elle diminue momentanément les douleurs.

PLAQUES. Celles dont on se sert pour passer les pièces artificielles au feu sont de trois sortes : les premières sont carrées ou rondes et en même terre que les mouffles, les secondes sont des morceaux de tôle rougie au feu, puis frappés à coups de maillet, et les troisièmes qui sont de beaucoup préférables aux deux précédentes sont en platine.

PLATINE. Nom d'un métal connu en Europe depuis près d'un siècle, et qui se trouve aux Indes occidentales et dans les sables aurifères du mont Oural. On le trouve en graines ou en paillettes qui contiennent en même temps du fer, du rhodium, du palladium, etc. Le platine est solide, brillant, d'un blanc d'argent, c'est le plus beau et le plus ductile de tous les métaux ; il est très dur et d'une grande ténacité; le feu le plus fort de forges ne peut le fondre, et l'oxygène, l'air, l'eau n'ont aucune action sur lui. On prépare ce métal pour les besoins de l'art en faisant dissoudre son minerai dans de l'eau régale, et on précipite le platine de la dissolution à l'état de platine en éponge. On le convertit en lingots en chauffant ce dernier fortement et en le soumettant à l'action de puissants marteaux. Par les efforts répétés de MM. Jannety et Bréaut, on est parvenu à rendre ce métal aussi malléable que l'or pur. Le platine sert aux dentistes pour former les plaques, les pivots etc., des pièces artificielles pour la bouche et, réduit en feuilles minces, il est employé par un grand nombre de dentistes pour l'obturation des dents cariées. Il est inattaquable par les acides simples; il l'est aussi par le mercure à froid : il ne coûte aujourd'hui que le quart du prix de l'or, bien que sa valeur, depuis quelques années, soit considérablement augmenté. On le paie aujourd'hui de 28 à 30 francs les 30 grammes : en 1816, il ne valait que 14 fr.

PLATRE. On donne ce nom au sulfate de chaux calciné au point de lui avoir fait perdre son eau de cristallisation. Après avoir été calciné, on le fait tamiser et on le livre dans cet état aux sculpteurs et aux dentistes. La propriété principale du plâtre est d'absorber l'eau avec laquelle on le met en contact et de se solidifier avec elle. On a conseillé, pour rendre cette propriété plus marquante, de le mêler avec un dixième de son poids de chaux, mais M. Gay-Lussac a complètement réfuté cette assertion. Les expériences de M. Payen établissent que la cuisson la plus utile du plâtre a lieu à environ 80°, et que si on le chauffe au-dessous de la chaleur à laquelle il devient rouge, il perd totalement la qualité essentielle de se solidifier avec l'eau. Nous avons indiqué au mot *Modèle* la manière de battre le plâtre et de l'introduire dans l'empreinte.

PLOMB. Ce métal est solide, blanc-bleuâtre et assez mou pour qu'on puisse le rayer avec l'ongle. On le trouve dans la nature à l'état d'oxyde, de sulfure et de sel; on le range dans la quatrième section de Thénard. Il est plus malléable que ductile, d'onze fois plus pesant que l'eau, et très facile à fondre. Pendant longtemps ce métal, réduit en feuilles très minces, était exclusivement employé par les dentistes pour l'obturation des dents cariées; aujourd'hui, on lui substitue presque partout les feuilles d'or, de platine, d'étain, l'alliage fusible de Darcet, et des pâtes minérales, car le plomb finit par s'oxyder et laisse sur la dent un détritus sale et noirâtre. Le deutoxyde de ce métal, le minium, est employé par quelques dentistes pour faire le rouge avec lequel on incruste les blocs d'hippopotame, mais il est loin de valoir pour cet objet le cinabre en poudre. Le plomb sert à faire le modèle *en creux* dont on a besoin pour former les plaques qui doivent soutenir dans la bouche les dents artificielles. Voyez à cet égard ce que nous avons dit au mot *Modèle*.

PODIS. Dans tous les ateliers de dentiste on trouve encore un assortiment de poids anciens et de poids nouveaux. Nous croyons devoir placer ici un tableau de comparaison des anciens poids avec ceux du système décimal pour ceux qui ne se sont pas encore habitués à se servir de ces derniers.

TABLE DE CONVERSION

Des anciens Poids en nouveaux, et des nouveaux Poids en anciens.

ANCIENS POIDS EN NOUVEAUX.		
	gram.	milligr.
1 grain.	»	35
2 id.	»	106
3 id.	»	159
4 id.	»	212
5 id.	»	246
6 id.	»	319
7 id.	»	372
8 id.	»	425
9 id.	»	478
10 id.	»	531
20 id.	1	42
30 id.	1	593
40 id.	2	125
50 id.	2	656
60 id.	3	187
70 id.	3	718
1 gros.	3	824
2 id.	7	649
3 id.	11	473
4 id.	15	297
5 id.	19	121
6 id.	22	946
7 id.	26	770
1 once.	30	594
2 id.	61	188
3 id.	91	782
4 id.	122	376
5 id.	152	971
6 id.	183	565
7 id.	214	159
1 id.	244	753

NOUVEAUX POIDS EN ANCIENS.					
	marc.	onc.	gros.	grains.	cent.
1 gramme.	»	»	»	18	83
2 id.	»	»	»	37	65
3 id.	»	»	»	56	48
4 id.	»	»	1	3	24
5 id.	»	»	1	22	14
6 id.	»	»	1	40	96
7 id.	»	»	1	59	79
8 id.	»	»	2	6	62
9 id.	»	»	2	25	44
1 décagr.	»	»	2	44	27
2 id.	»	»	5	16	54
3 id.	»	»	7	60	81
4 id.	»	1	2	93	09
5 id.	»	1	5	5	36
6 id.	»	1	7	49	63
7 id.	»	2	2	21	90
8 id.	»	2	4	66	17
9 id.	»	2	7	38	44
1 hectogr.	»	3	2	10	72
2 id.	»	6	4	21	43
3 id.	1	1	6	32	15
4 id.	1	5	0	42	86
5 id.	2	0	2	53	58
6 id.	2	3	4	64	29
7 id.	2	4	7	3	10
8 id.	3	2	1	13	72
9 id.	3	5	3	24	44
1 kilogr.	4	0	5	35	15

PLOMBER. Nom donné à l'action d'obturer une dent cariée avec un métal ou un alliage métallique. Les substances employées le plus souvent pour servir à cet objet sont le plomb, l'étain, l'alliage fusible de d'Arcet, le platine et l'or. Peu de dentistes se servent ajourd'hui du plomb, car ce métal s'oxyde promptemement et laisse sur la dent un détritus noirâtre. L'étain pur est trop dur; celui qui est connu sous le nom d'étain de Job et dont les miroitiers se servent pour étamer les glaces, est celui qui doit être préféré. L'alliage fusible de d'Arcet, composé de plomb, de bismuth et d'étain, et auquel M. Regnard conseille d'ajouter un dixième de son poids de mercure, a, avec quelques bonnes qualités, l'inconvénient de noircir les dents par le mercure qu'elle renferme, et de les faire éclater par suite de la chaleur qu'il faut employer à sa fusion. On peut employer le platine pour plomber les dents qui ne sont pas trop visibles; mais, en général, l'or est le seul métal qu'on devrait mettre en usage pour obturer les dents de la partie antérieure de la bouche. L'or employé à cet objet doit être pur ou de vingt-quatre karats; il doit être recuit et de plus gaufré, car autrement, il se casse dans les doigts qui le roulent et ne forme jamais dans la dent une masse suffisamment compacte. — Avant de procéder au plombage d'une dent, on doit s'assurer d'avance qu'il n'existe pas le moindre suintement dans le canal, que ni le froid, le chaud, ni le contact de l'instrument ne l'affectent pas trop douloureusement. On se sert pour cela d'une sonde fine et coudée qu'on promène dans tous les recoins de la dent cariée. En tout cas, il faut toujours cautériser la dent, d'abord pour détruire le nef dentaire si le canal est ouvert, puis pour faire cesser le progrès de la carie et pour débarrasser l'intérieur de la dent du détritus qu'elle renferme. On se sert aussi pour ce dernier objet d'un équarrissoir et d'une brosse. Après avoir bien séché l'intérieur de la dent, ont met de gros tampons de coton de chaque côté de l'arcade dentaire pour empêcher que la salive n'y reflue pendant l'opération. Cette dernière consiste à rouler entre les doigts une quantité suffisante des feuilles métalliques dont nous avons parlé et de les faire combler, en les pressant avec un fouloir dans la cavité de la dent. On pique la masse avec un instrument pointu de temps en temps pour faire mieux pénétrer le tampon dans les anfractuosités de la cavité. Pour finir, on polit la surface du tampon au moyen d'un petit brunissoir.

POILS. On donne ce nom à des petits prolongements filiformes et flexibles de matière cornée qui couvrent plusieurs endroits de la surface du corps. Ils portent des noms différents selon les parties qu'ils occupent. Ainsi ceux qui couvrent la tête, sont nommés *cheveux*; ceux qui forment des arcades au-dessus des yeux, sont dits *sourcils*; *cils*, ceux qui bordent les paupières, et *barbe*, ceux qui couvrent les lèvres, le menton et les joues. C'est à l'ensemble des poils du corps qu'on donne le nom de *système pileux*. Chaque poil est formé d'une tige creuse, terminée en cône et d'une racine vasculaire contenue dans une bulbe à double tunique, qui est logée dans l'épaisseur du derme. Nous avons déjà remarqué que presque toutes les maladies et vices de constitution qui détériorent le système pileux, ont aussi une action désastreuse sur les dents et sur les moyens d'union avec les alvéoles.

POINÇON. Morceau d'acier très effilé dont on se sert pour marquer, pour percer et pour tracer des lignes.

POLES magnétiques. On donne ce nom aux deux extrémités d'un aimant dans lesquelles la vertu magnétique est concentrée et qui se tournent vers les pôles de la terre lorsque l'aimant est suspendu, ou qu'il tourne librement sur un pivot. — On sait que dans les aimants, les pôles de noms contraires attirent, tandis que les pôles de mêmes noms se repoussent.

POLYPES. On donne ce nom à des productions morbides de consistance et de grosseur variables, qui peuvent se développer dans toutes les cavités du corps et qui se montrent assez fréquemment dans la profondeur des fosses nasales, dans la cavité du sinus maxillaire et dans le pharynx. Il y en a deux sortes : les *vésiculeux*, qui sont demi transparents, mous et faciles à déchirer, et les *fibreux*, qui sont durs, résistants et pédiculés, et qui semblent prendre leur origine dans le tissu fibreux qui est sous-jacent aux membranes muqueuses des cavités dans lesquelles ils se développent. Les polypes fibreux qui se forment dans le sinus maxillaire et ceux qui pénètrent dans cette cavité, après avoir pris naissance dans les fosses nasales, peuvent défigurer le visage d'une manière terrible. Ils distendent, usent et perforent les parois de cette cavité, de manière à soulever les téguments de la face et à pénétrer dans la bouche et dans l'orbite. Les moyens généraux employés pour les détruire sont la cautérisation, l'excision, l'arrachement et la ligature de leurs pédicules. Mais ces moyens de guérison regardent plutôt la chirurgie générale que celle de notre art.

POMMADE. Nom donné à des onguents aromatisés et colorés, employés le plus souvent à adoucir les parties sur lesquelles on les applique. Nous en citerons les deux suivants :

POMMADE pour les lèvres.

Huile d'amandes douces	2	parties.
Cire blanche.	1	—.
Racine d'orcanette.	$\frac{1}{8}$	—

Faites digérer ces matières au bain-marie; passez à travers un linge, avec expression, quand la masse a pris une belle couleur rouge, et remuez jusqu'à ce que la liqueur commence à se refroidir. Ajoutez, par 30 grammes, deux ou trois gouttes d'essence de rose, et coulez dans des petites boîtes faites exprès. Cette pommade empêche le dessèchement des lèvres et conserve à ces organes leur vermeil naturel.

POMMADE à la sultane. Elle adoucit la peau et fait disparaître les rougeurs. On s'en sert avec succès pour frictionner les joues des enfants pendant l'éruption des premières dents de lait ; elle diminue les douleurs cruelles que les enfants éprouvent à cette époque.

Cire blanche	14 gram. 75 centigram.
Blanc de baleine	62 — 50 —
Baume de la Mecque.	12 $\frac{1}{2}$ gouttes.
Lait virginal à la rose.	3 gram. 91 centigram.

On fait fondre la cire et le blanc de baleine : on verse la fusion dans un mortier de marbre blanc ; on y ajoute ensuite le baume et le lait virginal, après quoi on bat ensemble le tout jusqu'à ce que la pommade soit parfaitement blanche.

POMMETTE. On donne ce nom à la partie saillante de la figure qui se trouve au-dessous de l'angle externe de l'œil. Cette éminence est formée par l'os dit molaire, ou os de la pommette, dont la forme est quadrilataire et qui s'articule avec les os temporal, coronal, sphénoïde et maxillaire supérieur.

POPULEUM. L'onguent populeum est formé d'axonge et de feuilles de pavot, de jusquiame, de morelle noire et de belladone. On l'emploie en friction dans quelques cas de tuméfaction douloureuse des mâchoires.

PORPHYRISER. Terme de pharmacie, qui désigne la réduction en poudre impalpable d'une substance quelconque. C'est dans un mortier de porphyre que les dentistes pulvérisent les ingrédients de leurs dentifrices.

PORTE-EMPREINTE-ROGERS. Nous en avons déjà parlé au mot *Cuvette*, et nous l'avons fait représenter dans les planches de notre *Encyclopédie du dentiste*. Ce porte-empreinte est articulé et se meut en arrière et en avant, moyennant le manche et la vis régulateurs. Le manche de la cuvette A est enclavé dans celui de la cuvette B. L'on se sert de cette cuvette dans le cas où il ne reste plus de dents : s'il y en a, on fait usage des cuvettes creuses adaptées à ce même manche.

PORTE-LIME et foret à rotation. Nous avons, dans les planches de notre *Encyclopédie de dentiste*, donné une représentation exacte de cet instrument, dont nous sommes l'inventeur. L'anneau, que l'on pose entre le pouce et l'index, supporte le manche cannelé à rivet libre, qui est surmonté d'un porte-foret à coulisses, qui se serre et se desserre à volonté, pour contenir la lime à tête ronde ou le foret. Ces deux derniers petits instruments peuvent être de diverses grosseurs. Le porte-lime est d'une utilité éminente, pour nettoyer la carie des dents et des racines, dans le cas de plombage. L'inconvénient des équarrissoirs ordinaires est connu de mes confrères, qui savent qu'ils dévient sous les doigts et qu'ils occasionent la cassure des dents faibles. Mon instrument a pour but d'aplanir toutes les difficultés. Les forets et limes à rotation sur des porte-limes, mis en mouvement par des crochets, doivent être rejetés par les dentistes comme un appareil trop effrayant pour les clients.

PORTE-MÈCHE. Instrument dont on se sert pour porter profondément des mèches dans des ouvertures fistuleuses des gencives, dans les sénus et dans les clapiers de certains abcès. C'est une tige d'acier ou d'argent, longue de quatorze centimètres et portant une échancrure à une de ses extrémités et un bouton à l'autre.

PORTE-PIERRE. On donne ce nom à un petit instrument fait comme un porte-crayon, qui s'enferme dans un étuis à vis et sert à fixer et à retenir la pierre infernale, ou nitrate d'argent fondu, dont on se sert pour cautériser les aphthes de la bouche et les productions fongiformes qui se développent quelquefois aux gencives.

POTENTIEL. Épithète appliquée aux cautères qui n'agissent que quelque temps après leur application. La potasse, le beurre d'antimoine, etc., sont des cautères potentiels.

POUDRE. On donne ce nom à des substances médicamenteuses, divisées en molécules fines, au moyen de la pulvérisation. Nous allons énumérer quelques poudres qui doivent être connues du dentiste.

POUDRE dentifrice du docteur Louselaud :

Quinquina rouge pulvérisé..............	62 gram.	50 centigram.
Bois de santal rouge pulvérisé.........	31 —	25 —
Huile volatile de girofle.............	12 gouttes.	
Huile volatile de Bergamotte..........	8 —	

Cette poudre nettoie parfaitement les dents, elle raffermit
les gencives et donne à l'haleine une odeur ravissante. On
emploie cette poudre en en frottant légèrement les dents, au
moyen d'une brosse, qui ne doit être ni trop forte ni trop
faible.

POUDRE de Rosenstein. Ingrédients :

Magnésie anglaise	31 gram.	25 1/2 centigram.
Ecorce d'orange en poudre........	3 —	91 —
Semence de fenouil.............	3 —	91 —
Sucre blanc.................	7 —	81 1/4 —

Cette poudre augmente le lait des nourrices et l'empêche
de s'aigrir. Elle contribue, par conséquent, à maintenir en
bonne santé les petits nourrissons, qui font leurs premières
dents sans danger. On mêle ces poudres avec le plus grand
soin et on divise le tout en paquets de 8 grammes 81 centigrammes, dont on prend trois par jour.

POUDRE détersive.

Magnésie anglaise...............	500 gram.		
Crême de tartre................	500 —		
Sulfate de quinine.............	19 —	53 centig.	
Cochenille...................	46 —	39 —	
Huile essentielle de menthe anglaise.....	15 —	63 —	
Huile essentielle de cannelle.........	11 —	72 —	
Huile essentielle de Néroli..........	7 —	81 —	
Esprit d'ambre musqué.............	3 —	91 —	

Cette poudre nettoie les dents et fortifie les gencives : il faut la conserver dans un endroit bien sec. On peut, sans inconvénient, s'en servir deux ou trois fois par semaine. Les enfants et les adultes ne doivent y recourir qu'à de longs intervalles. Il faut que tous les ingrédients de cette poudre soient réduits en poudre impalpable. Cette poudre détersive donne à la bouche une fraîcheur des plus agréables.

POUDRE tonique. Quelques praticiens ont fait, avec du charbon et du quinquina, une préparation tonique qui a eu quelque vogue, mais dont le succès n'a jamais été bien constaté. Voici les ingrédients de cette poudre tonique, qui contribue beaucoup à purifier les gencives et à raffermir les dents vacillantes.

Charbon de bois blanc porphyrisé.	250 gram.		
Quinquina rouge en poudre.	123 —		
Sucre blanc.	250 —		
Huile essentielle de menthe anglaise. . .	15 —	83 centigram.	
Huile de cannelle	7 —	84 —	
Esprit d'ambre rosé et musqué	2 —	50 —	

Mêlez le tout intimement, et gardez-le hermétiquement fermé.

POURPRE de Cassius. On donne ce nom à un précipité qu'on obtient en mêlant une dissolution de chlorhydrate d'étain avec une autre de chlorhydrate d'or. La pourpre de Cassius est employé par les dentistes pour la coloration de la couverte des dents minérales. Elle donne à cette dernière une couleur rose ou violette, selon le degré de cuisson.

PRÉCEPTE. Nous croyons utile de fournir ici un certain nombre de préceptes généraux pour la conservation des dents, et qu'on peut résumer de la manière suivante :

1° Ne jamais se laver la tête avec de l'eau froide; ne pas employer de répercussif pour faire disparaître les taches du visage, ni aucune pommade métallique pour teindre les cheveux;

2° Ne pas casser des corps trop durs avec les dents ;

3° Ne pas rompre, comme le font les femmes et les enfants, des fils ou tout autre lien avec les incisives ;

4° Ne laisser séjourner aucune substance étrangère dans les cavités que les dents peuvent laisser ;

5° Avoir la précaution de ne pas prendre des aliments ou des boissons froides, après des aliments ou des boissons chaudes : la transition est ordinairement très funeste ;

6° Éviter les lieux bas et humides, les bords des rivières, des étangs, et surtout des marais ;

7° S'abstenir de tous les aliments et boissons qu'on sait être funestes aux organes dentaires.

PRÉCEPTES. Voici quelques préceptes d'odontotechnie qui résument tout ce qui a été dit sur les dents artificielles :

1° Il faut renoncer aux dents faites avec la nacre de perle, l'émail tendre, les os de bœuf, la cire vierge et l'ivoire ;

2° Dans quelques circonstances, seulement, on peut, mais avec la plus grande réserve, employer les dents de bœuf, de cerf et de mouton ;

3° L'hippopotame est la meilleure de toutes les substances pour fabriquer des dents artificielles ;

4° Les dents humaines ne peuvent être employées, parce qu'elles inspirent une trop grande répugnance ;

5° Les dents, dites incorruptibles, gênent horriblement les gencives, ne tiennent jamais d'une manière bien solide, et ne peuvent pas servir à la mastication.

PROCÉDÉ. On donne ce nom aux diverses manières de pratiquer une opération de chirurgie générale ou dentaire.

PROCIDENCE. Quelques auteurs donnent ce nom à l'interversion ou obliquité antérieure des dents. Ce sont ordinairement les dents antérieures permanentes de la mâchoire supérieure qui sont affectées de cette disposition vicieuse. Nous en parlerons au mot *Redressement.*

PRONOSTIC. On donne ce nom au jugement qu'on porte d'avance sur les changements qui doivent avoir lieu pendant le cours d'une maladie, et sur la manière probable de sa terminaison. Dans le plus grand nombre des affections morbides des dents, on peut hardiment porter un pronostic favorable.

PRONONCIATION. L'influence qu'exercent les dents sur la prononciation est très considérable. Cicéron compare les dents aux cordes d'une lyre qui rendent des sons plus ou moins harmonieux. On croit généralement que la perte des dents ne change rien au timbre de la voix; mais la prononciation en est complètement modifiée. Les personnes privées des incisives supérieures et inférieures prononcent difficilement les consonnes gutturales; toutes les syllabes s'échappent de la bouche en sons aigus, il s'opère une grande déperdition de salive, et la physionomie prend un aspect presque repoussant. (Voyez, pour plus de détails, mon *Encyclopédie du dentiste*.)

PROPHYLAXIE. Ce mot veut dire moyen préservatif, et a rapport à toutes les précautions conseillées par l'hygiène dentaire pour garantir les organes de la bouche de l'influence pernicieuse des agents extérieurs.

PROPRETÉ. Nous avons dit, dans notre *Traité d'hygiène dentaire*, que la propreté de la bouche est, sans contredit, le meilleur moyen de conserver les dents et de les préserver d'un grand nombre d'accidents plus fâcheux les uns que les autres. L'eau pure est un préservatif souverain; elle rafraîchit les parois de la bouche, échauffées par la mastication ou par la chaleur, suite ordinaire du sommeil. Aussi, chaque matin, riches et pauvres ont recours aux lotions, aux frictions; et, ce qui n'est chez nous qu'une mesure de propreté, est, chez les Turcs, un acte de religion. « Les Musulmans, dit « Tournefort dans son *Voyage du Levant*, pour faire la pe- « tite ablution, tournent la tête du côté de la Mecque; ils se « rincent la bouche trois fois, et se nettoient les dents avec « une brosse. » Mahomet, le grand législateur, qui avait acquis une grande science médicale, regardait donc les dents comme un bienfait de la Providence divine, puisqu'il met au nombre des obligations imposées par le Coran la propreté de la bouche et les soins quotidiens pour conserver l'organe dentaire. Pour entretenir la propreté de la bouche, chez les enfants, il faut employer l'eau pure et très fraîche, soit en gargarisme, soit en l'employant avec une brosse douce et fine ; cela suffit pour préserver les dents des enfants des premières atteintes du mal. Quelquefois des taches jaunes altèrent tout-à-coup l'émail des incisives ou des canines, et, dans ce cas, il faut agir avec beaucoup de prudence et de précaution. Il serait dangereux de poser l'acier ou le fer sur un émail qui n'a pas encore pris toute sa consistance ; d'ailleurs, ces taches jaunes ne sont pas nuisibles aux dents ; elles disparaissent plus tard, sans qu'il soit possible de recourir à l'art du dentiste. Mais on ne doit pas hésiter, aussitôt qu'on voit un tartre épais et jaunâtre incruster les dents, les envahir, il faut enlever promptement cette substance étrangère, qui chauffe la bouche, la remplit d'exhalaisons fétides, et finit par engendrer des aphthes et des ulcères entre les gencives et les jours. Chez les adultes, la plus ou moins grande propreté des dents varie suivant le tempérament des individus. Il y a plusieurs personnes qui, sans donner le moindre soin à leurs dents, ne les ont jamais sales ni atteintes par le tartre. Mais le plus grand nombre, après le sommeil surtout, les sentent comme agglutinées par la substance limoneuse, qui augmente chaque jour, si on néglige d'entretenir la propreté de la bouche.

PROSOPALGIE. Nom donné au tic douloureux de la face.

PROTHÈSE. On nomme ainsi une partie de la thérapeutique chirurgicale, qui a pour but de substituer des pièces artificielles aux parties de l'économie qui ont été détruites par les accidents ou par les maladies. Généralement parlant, la fabrication des jambes de bois, des yeux artificiels, des nez en carton, en métal ou en osanore, font partie de la prothèse; mais c'est sur la prothèse dentaire exclusivement que nous devons ici diriger l'attention de nos lecteurs. La prothèse dentaire, odontotechnie ou mécanique de la bouche, est l'ensemble des moyens inventés pour réparer la perte des dents naturelles. J'ai eu déjà occasion de parler des progrès rapides de la prothèse chez les peuples anciens, et je crois qu'il est inutile de revenir sur cette matière qui a été traitée à fond dans le *Magasin encyclopédique* de 1805. Le célèbre Urbain Hénard, qui vivait en 1581, fabriqua, dit-on, des dents artificielles. Cependant l'odontotechnie resta stationnaire jusqu'au commencement du XVIIIe siècle, quand Fauchard, le père de la mécanique dentaire, jeta le premier les fondements de notre art qui est appelé à un développement indéfini. Son ouvrage suscita une foule d'imitateurs, qui, pendant longtemps, ont fait de vains efforts pour surmonter les obstacles que l'homme éprouve toutes les fois qu'il veut imiter la nature, renouvelant l'admirable fable de Prométhée, qui fut cruellement puni pour avoir tenté de ravir le feu sacré aux dieux de l'Oylmpe. Les substances employées dans la fabrication des pièces de prothèse dentaire ont été passées en revue dans une autre partie de cet ouvrage. (Voyez mon *Encyclopédie du Dentiste*, page 123.)

PROTOXIDE. On désigne par ce mot le moins oxygéné de tous les composés, formé d'un corps simple et de l'oxygène.

PRURIT. Vif sentiment de démangeaison; il siége souvent aux gencives et aux joues des jeunes enfants qui font leurs premières dents.

PSELLISME. Sauvage a réuni sous ce nom tous les vices de la parole. Un grand nombre d'entre eux sont dus à la perte des dents, à la mauvaise disposition des arcades dentaires et aux maladies connues sous les noms de bec-de-lièvre, grenouillette et autres qui regardent plus ou moins directement les personnes qui se destinent à exercer l'art du dentiste.

PSILASTHRE. Ancien nom des compositions dépilatoires.

PTÉRYGO-ANGULI-MAXILLAIRE. Nom donné par Dumas au ptérygoïdien interne.

PTÉRYGO-COLLI-MAXILLAIRE. Nom donné par Dumas au muscle ptérygoïdien externe.

PTÉRYGO-PALATIN. On donne le nom de conduit ptérygo-palatin à un petit conduit qui se trouve à la partie antérieure de la fosse gutturale et qui est formé par l'aide interne de l'apophyse ptérygoïde et par l'os palatin. Son usage est de livrer passage aux vaisseaux du même nom, qui, après l'avoir traversé, se distribuent à la partie supérieure du pharynx et à la trompe d'Eustache.

PTÉRYGOIDE. On donne ce nom aux deux apophyses qui se trouvent à la face inférieure de l'os sphénoïde, parce qu'on a comparé les deux ailes qui les forment à des *ailes*.

PTÉRYGOIDIEN interne. On nomme ainsi un muscle fort et épais qui se trouve en dedans et en arrière de la branche de l'os maxillaire inférieur. Il se fixe dans toute la fosse ptérygoïde par des fibres aponévrotiques très prononcées et qui s'appliquent en partie sur la face interne du muscle. Ce dernier, après avoir reçu des fibres insérées sur la gouttière moyenne de la tubérosité palatine, se porte en arrière et en dehors pour s'amincir et se terminer en dedans de l'angle de la mâchoire où il s'insère au moyen d'une autre série de fibres aponévrotiques, qui s'interposent dans le corps charnu du muscle. La face interne du muscle ptérygoïdien interne est en rapport avec le constricteur supérieur du pharynx et avec la glande sous-maxillaire; la face externe est séparée en haut de la branche de la mâchoire par un intervalle qui loge les nerfs lingual et dentaire et l'artère dentaire inférieure. Quand les deux muscles ptérygoïdiens internes agissent ensemble, ils élèvent la mâchoire en la portant un peu en avant; quand un seul d'eux agit, il porte la mâchoire obliquement de côté.

PTÉRYGOIDIEN externe. Ce muscle est situé dans la fosse zygomatique; il est conique, court et s'insère à la face externe de l'apophyse ptérygoïde du sphénoïde à la tubérosité palatine et un peu à la face zygomato-temporale du spénoïde. L'artère maxillaire interne passe souvent entre les faisceaux de ce muscle dans un intervalle rempli par du tissu cellulaire. Ayant ainsi pris naissance, le muscle se dirige en dehors et en arrière, en devenant de plus en plus mince pour se fixer à la partie antérieure du col du condyle de la mâchoire inférieure dans une fossette particulière et au fibro-cartilage inter-articulaire qui coiffe le condyle. *Sa face externe* est en rapport avec l'artère maxillaire externe et le muscle temporal. *Sa face interne* répond au ptérygoïdien interne au nerf maxillaire inférieur et à l'artère mencugée moyenne. *Sa face supérieure* touche à la voûte de la fosse zygomatique. L'usage de ce muscle est à-peu-près celui du muscle précédent.

PTULÉMASI évergetæ stamaticæ. Collutoire décrit par Marcellus Empiriens, très employé dans les maladies de la bouche, mais dont la compostion est aujourd'hui inconnue.

PTYALAGOGUE. Mot qui est synonyme de syalagogue. (Voyez ce mot.)

PTYALISME. Employé dans le même sens que le mot salivation

PUISSANCE. On donne ce nom à toute sorte de force simple ou composée, employée à vaincre un obstacle. C'est une des trois parties dont se compose un levier.

PULPE. La pulpe dentaire, dit un célèbre anatomiste dont nous citons les mots, est contenue dans la cavité dentaire comme dans une moule, et représente la forme de la dent à laquelle elle appartient. Cette pulpe tient aux vaisseaux et aux nerfs dentaires, par un pédicule nerveux et vasculaire, qui pénètre dans la cavité dentaire, par l'ouverture dont est percé le sommet de la racine, et qui, parcourant le petit canal, va se continuer avec elle. Cette pulpe, par des analogies dont on appréciera la justesse, et qui doivent faire considérer comme une bulbe, une grosse papille, paraît formée par un renflement nerveux, pénétré d'un grand nombre de vaisseaux. Du reste les artères qui lui sont destinées proviennent toutes de la maxillaire interne : les nerfs dépendent des branches maxilaires supérieure et inférieure de la cinquième paire. Une membrane difficile à démontrer, à raison de sa ténuité, sert d'enveloppe à cette pulpe qui est douée d'une sensibilité exquise; c'est à elle qu'il faut rapporter les douleurs dentaires et tout ce qui a été dit sur la sensibilité des dents.

PULVÉRISATION. Opération qui consiste à réduire en poudre plus ou moins fine, les substances dont le dentste fait ses dentifrices secs ou la fritte dont il colore la couverte de ses dents minérales. C'est ordinairement dans un mortier de porphyre, et avec un pilon de la même matière qu'il opère cette pulvérisation qui doit être assez complète pour que les poudres produites soient impalpables et assez divisées pour être passées par des tamis les plus fins.

PUNEX. Mot qui veut dire pierre ponce ou pana. (Voyez ce mot.)

PURGATIFS. On donne ce nom à une classe de médicaments qui ont pour propriété de déterminer des évacuations alvines. On les a divisés selon l'intensité de leur action en drastiques, purgatifs proprement dits, et laxatifs. Parmi eux se trouvent l'aloès, la rhubarbe, le jalap, les sulfates de soude et de magnésie, les huiles de croton, d'épurge et de ricin ou palma-christi. L'administration, à propos d'un purgatif, fait cesser souvent des odontalgies et des tuméfactions douloureuses des mâchoires et des gencives.

PUS. On donne ce nom à un liquide sécrété par des tissus vivants enflammés. Il est le plus souvent opaque, inodore, crémeux, blanc-jaune, et coagulable par l'alcool, par les acides ou par la chaleur. Du moment où on constate sa présence dans une tumeur (voyez le mot *Abcès*), on devrait lui ouvrir un passage en introduisant une lancette ou la pointe d'un bistouri dans les tissus qui l'enveloppent. Celui qui s'échappe des trajets fistuleux des gencives est souvent séreux, sanieux et noirâtre, et ne cessera de couler que lorsqu'on aura détruit par le cautère actuel la surface cariée de l'os d'où il s'est échappé.

PUSTULE. On donne ce nom à toutes les petites tumeurs qui se forment dans les diverses parties de l'économie quand elles contiennent du pus. Celles qui se développent sur les gencives et sur les autres parties de la muqueuse buccale portent le plus souvent le nom d'aphthes.

PUTRÉFACTION. On donne ce nom à la décomposition des substances qui contiennent de la matière animale; elle forme le grand vice d'une foule de substances qu'on a voulu employer pour les besoins de la prothèse dentaire, telles que les dents de cheval, de mouton, de cerf, de baleine, d'éléphant et de cheval marin. Ces substances converties en dents artificielles et placées dans la bouche, se trouvent dans les conditions les plus favorables pour éprouver la décomposition putride. Aussi la plupart d'entre elles se noircissent bientôt, et exhalent une odeur fétide, par l'effet de la tiède humidité dans laquelle elles se trouvent. Celles qui résistent le plus à l'influence de la chaleur de la bouche et des sucs salivaires dont elles sont baignées, sont l'ivoire et l'hippopotame. A part le défaut de la décomposition, cette dernière matière est infiniment préférable à toute autre qu'on pourrait imaginer pour la fabrication des dents artificielles.

PYRETHRON. On donne ce nom à la racine d'une plante l'anthenaïs pyrethrum qui croît dans le midi de la France, et qui appartient au genre camomille. C'est un très-puissant syalagogue et souvent employé comme tel, et comme ingrédient des meilleures compositions anti-odontalgiques.

PYROMÈTRE. Instrument employé pour indiquer le degré de chaleur des fourneaux dans lesquels cuisent les dents minérales. Les meilleurs pyromètres sont très défectueux. On arrive mieux à son objet en attachant quelques-unes des dents à des fils de platine, et en les retirant de temps en temps du four.

QUADRAM. Ancien poids médicinal équivalant à 93 grammes.

QUANDROS. Pierre précieuse imaginaire, qu'on croyait exister daus le cerveau du vautour, et qui avait la propriété d'augmenter la sécrétion du lait chez les nourrices, et d'empêcher chez les nourrissons les douleurs qui accompagnent l'éruption des dents.

QUARTATION. On nomme ainsi une opération qui consiste à ajouter à un alliage d'or et d'argent une assez grande quantité de ce dernier métal pour que, dans la masse produite, l'or n'y soit que pour un quart. C'est pour pouvoir faire le *départ* de l'or, qu'on change ainsi les proportions de l'alliage, car l'expérience a prouvé qu'en séparant l'argent de l'or, au moyen de l'acide nitrique, qui doit dissoudre tout l'argent, il est presque impossible à l'acide de s'emparer de ce dernier métal en entier, si l'or se trouve dans l'alliage pour plus d'un quart.

QUARTZ. Nom d'un minéral presque infusible formé de silice, et dont il y a plusieurs variétés, telles que le quartz *hialin* ou cristal de roche, l'agate, le jaspe, etc.

QUASSIA-AMARA. Le bois de cet arbre, qui croît à Surinam, est excessivement amer et peut être avec avantage employé en décoction pour former des collutoires et des gargarismes toniques et antiscorbutiques.

QUEUE. On donne quelquefois ce nom, dans les ateliers, au plâtre qu'on fait dessécher sur la partie postérieure de deux modèles qu'on articule l'un avec l'autre. La queue de plâtre présente, sur une de ses facees, des rainures dans lesquelles glissent des éminences verticales en forme d'arètes qu'offre la partie supérieure des modèles. C'est à la réunion des deux modèles avec la queue qu'on donne le nom d'*Articulation*. (Voyez ce mot).

QUEUE DE RAT. Ce mot est employé dans les ateliers

pour désigner une petite lime ronde à grins fins, et qui diminue de diamètre depuis son union avec le manche jusqu'à l'autre extrémité qui est pointue. On s'en sert principalement
pour incruster es blocs d'hippopotame.

QUININE. Alcali végétal découvert par les chimistes dans
plusieurs espèces de quinquina. Il s'unit avec l'acide sulfurique pour former le *sulfate de quinquine*, médicament si
puissant contre toutes les affections qui portent le caractère
de la périodicité. Dans certaines fièvres larvées, il y a des
retours périodiques de névralgies faciales et dentaires, d'engorgements tonsillaires et de salivation, sans que le malade
éprouve les phénomènes ordinaires des accès, c'est-à-dire le
frisson, la chaleur et la sueur. Dans tous ces cas, l'administration du sulfate de quinine, comme antipériodique, fait
promptement cesser les retours du mal ; mais nous ne croyons
nullement à la puissance du sulfate de quinine contre les
odontalgies ordinaires, bien qu'un pharmacien d'aujour-
d'hui en ait formé *un baume*.

QUINQUINA. On donne ce nom à l'écorce de plusieurs
arbres de la famille des rubiacées. Il y en a plusieurs espèces
dans le commerce. Parmi elles se trouvent le quinquina gris,
le quinquina jaune, le quinquina rouge, qui sont tous des
toniques, des fébrifuges et des antiseptiques par excellence.
Depuis la découverte de la quinquine et de ses sels, le quinquina en nature est rarement employé dans la guérison des
fièvres intermittentes ; mais dans une foule d'autres cas de
pathologie générale et buccale, il rend les plus grands services à l'humanité. Remarquons ici que les quinquinas ne
sont pas absolument doués des mêmes propriétés et de la
même énergie. Par exemple, *le quinquina gris* est un léger
tonique stomachique et antiscorbutique, que le dentiste doit
prescrire dans les cas où les organes dentaires s'altèrent par
suite de l'état de faiblesse et d'atonie des premières voies ou
d'un vice scorbutique de la constitution. Le *quinquina jaune*
lui sera utile dans ces cas d'odontalgie et de névralgie

maxillaire et faciale, qui reviennent chez quelques malades à des périodes fixes. Le *quinquina rouge*, qui est très riche en tannin, doit être préféré pour la composition des poudres dentifrices toniques et pour les lotions et les collutoires qu'on destine à fortifier les gencives et à rétablir la couleur et la tonicité de la membrane muqueuse buccale.

QUINTESSENCE. Nom donné par les alchimistes aux particules les plus volatiles des corps soumis à la distillation et qu'ils regardaient comme les parties les plus essentielles, les plus exquises de la matière qu'on élaborait.

RACHIDIEN. On donne cette épithète à tout ce qui a rapport au rachis, c'est-à-dire à la colonne vertébrale. Pour le rachis, le canal et les nerfs rachidiens voyez le mot *Vertébral*.

RACHITISME. On donne ce nom à une maladie générale de l'économie, dont les symptômes sont une altération dans la direction, la longueur et le volume des os du corps, joints à une grande faiblesse musculaire, et à un volume anormal de la tête et du ventre, tandis que toutes les autres parties du corps sont emacées. Le rachitisme commence à se montrer entre la deuxième et la quatrième année de l'enfant. Cette maladie se montre le plus souvent dans les lieux froids et humides, chez les enfants mal nourris, ou nés de parents scorbutiques et scrofuleux. On conçoit bien que la détérioration du système dentaire est très prononcée chez les rachitiques, et que les moyens locaux adressés aux dents, resteront sans effet tant que la maladie principale ne sera pas guerie. Même traitement que pour les scrofules.

RACINE des Dents. Nous n'allons pas revenir ici sur ce que nous avons dit au mot *Dent* et dans d'autres parties de cet ouvrage par rapport à la formation, la structure et la composition de la racine des dents; mais nous dirons un mot sur un point de pratique qui, bien que généralement admis, rencontre encore un certain nombre d'adversaires. Un confrère des États-Unis établit, il y a vingt ans, que sur mille

cas d'odontalgie avec carie de la couronne, dans neuf
cent quatre-vingt-dix la douleur a son siége dans cette dernière, et que pour la faire cesser, la meilleure manière est
d'enlever avec des pinces coupantes la couronne, et de laisser la racine, qui est presque toujours saine, rester dans l'alvéole. Il ajoute, qu'outre la guérison de l'odontalgie, qu'on
obtient constamment par cette pratique, la présence de la
racine dans l'alvéole empêche l'affaissement des parois de ce
dernier, affaissement qui altère désagréablement la forme du
visage, et de plus, que la racine qui reste peut servir à loger
le pivot d'une dent artificielle pour remplacer celle qu'on
vient d'enlever. Le procédé du dentiste américain est aujourd'hui, et avec justice, très répandu en Europe. Cependant quelques-uns de nos confrères lui préfèrent l'extraction
pure et simple de la dent et disent, qu'en coupant la dent on
expose nécessairement à l'action de l'air le canal dentaire et
le filet nerveux qui le parcourt. Cette dernière objection est
futile, car il est facile, comme cela se fait toujours, de faire
suivre la résection de la dent de la cautérisation du nerf
dentaire. Mais, disent-ils, il est admis par les partisans du
procédé américain, que la racine d'une dent malade n'est
pas *toujours* saine, et qu'il est souvent difficile, pour ne pas
dire impossible, de s'assurer d'avance qu'elle l'est, ou qu'elle
ne l'est pas. Or, supposons, qu'on enlève par résection la
couronne d'une dent dont la racine est atteinte de consomption ou de carie; il est évident que l'extraction de cette
dernière ne se fera sans une augmentation considérable de
peine pour l'opérateur et de souffrance et d'ennui pour la
personne qu'il opère. Nous sommes loin de nier la valeur
de cet dernière objection, car, quoi qu'on en dise, l'extraction d'une racine de dent solidement fixée dans son alvéole
est toujours plus difficile que celle d'une dent qui est encore
munie de sa couronne. Cependant, comme les cas dans lesquels la racine de la dent est affectée, sont, comparativement
parlant, peu nombreux, ils ne peuvent former que l'excep-

tion, et sont loin d'infirmer la règle générale de résection établie par le dentiste américain, et adopté aujourd'hui par la grande majorité des dentistes. Avant cependant de se décider pour cette opération, qui a pour but la conservation de la racine, il faudrait mettre en usage tous les moyens de diagnostique pour s'assurer que cette dernière ne soit pas malade. Car si par une pression exercée sur la couronne on fait éveiller une douleur locale au fond de l'alvéole, si la racine est déjà vacillante dans ce dernier, s'il suinte d'entre ses parties des gouttelettes de pus séreux, ou si le malade se plaint de tuméfaction ou des abcès, qui se seraient reproduits à plusieures reprises sur les parties de la gencive qui correspondent à la dent qu'on examine, nous croyons qu'il vaudrait mieux opérer de suite l'extraction totale de l'organe malade, crainte de laisser dans la mâchoire un foyer d'infection qui se propagerait bientôt aux parois de l'alvéole, et de là aux autres dents de l'arcade qui l'avoisinent.

RACINE chinoise. Nous en avons déjà parlé au mot *Ligature*. Ce n'est autre chose qu'un cordonnet de soie écrue, bien tordu et empreint de résine de copal, pour l'empêcher de s'imbiber trop promptement de la salive et de se rétrécir. Il est généralement préféré au cordonnet de soie écrue.

RACINE de pyrèthre. Cette racine, dont nous avons parlé au mot *Pyrèthre*, fait partie de la célèbre composition anti-odontalgique dite *Paraguay-Roux*.

RACLOIR. Nom donné à un instrument fait en baleine, en acier, en écaille, en ivoire, et dont quelques personnes se servent le matin pour enlever la matière limoneuse qui se forme pendant la nuit sur la face dorsale de la langue.

RAGE des dents. On donne ce nom à une forme d'odontalgie aiguë que nous avons déjà décrite. (Voyez le mot *Odontalgie*.)

RAIFORT sauvage. On donne ce nom à la racine du *cochlearia armorica*, plante de la famille des crucifères. Cette racine est longue de deux pieds, grosse comme le bras, blanche et fibreuse à l'intérieur, jaune à l'extérieur. Sa saveur est amère et piquante, son odeur pénétrante. Elle contient un principe volatil âcre, de nature huileuse, qui paraît contenir du soufre. Les avantages qu'on a retirés de l'emploi de cette racine l'ont placée depuis longtemps à la tête des plantes antiscorbutiques. Donnée à la dose d'un centigramme et demi, en infusion dans un litre d'eau, elle stimule et relève le ton des organes digestifs, donne de la force à l'économie, dissipe les engorgements scrofuleux des mâchoires et donne de la tonicité aux gencives et à la muqueuse buccale, en même temps qu'il empêche la détérioration des arcades dentaires, qui dépend si souvent du vice scorbutique de la constitution.

RAMEAUX. Nom donné par les anatomistes aux subdivisions des artères et des nerfs, dont les troncs se partagent en branches, rameaux, ramuscules ou filets. Le système veineux, au contraire, se forme de radicules de racines et de troncs.

RAMIFICATION. Ce mot se dit de la distribution des extrémités vasculaires et nerveuses dans les différentes parties du corps. Ainsi les ramifications des branches des nerfs trijumeaux, c'est-à-dire des nerfs ophthalmique, maxillaire supérieur, maxillaire inférieur et celles du nerf facial, forment un vaste réseau qui recouvre toutes les parties de la face.

RANINE. Il y a une *artère ranine* et une *veine* du même nom. La première n'est autre chose que la partie terminale de l'artère linguale qui, une fois pénétrée dans la langue, se porte d'arrière en avant, en serpentant dans l'épaisseur de cet organe jusqu'à sa pointe, où elle se termine en s'anastomosant avec celle du côté opposé. Dans ce trajet, elle est accompagnée du nerf lingual qui, comme elle, se trouve placé entre les muscles génio-glosse et lingual. — *La veine ranine* se voit sur le côté du frein de la langue, où elle soulève la muqueuse de cet organe. Elle suit le trajet du nerf grand hypo-glosse, entre les muscles génio-glosse et hyo-glosse, et va se rendre au tronc commun des veines linguale et faciales On a conseillé la saignée de la veine ranine dans quelques cas d'inflammation rebelle de la langue.

RAPES. On donne ce nom à de grosses limes à dents fortes, saillantes et écartées les unes des autres. On se sert quelquefois de râpes dans les ateliers de dentiste, pour commencer à dégrossir les ouvrages en hippopotame. M. Froid, sur mes indications, est parvenu à fabriquer des râpes d'une taille particulière et d'une trempe supérieure; je me plais à lui donner ici ce témoignage public d'éloges.

RAPHÉ. Ligne saillante qui résulte de la jonction de deux parties latérales, et qui ressemble à une couture. On peut voir une sorte de raphé sur la ligne médiane du palais.

RAPPROCHEMENT. Quand une dent est enlevée aux arcades dentaires par maladie ou par accident, quelques dentistes, au lieu d'y suppléer par une dent factice, cherchent à combler le vide qu'elle laisse en rapprochant d'une manière permanente, l'une de l'autre, les deux dents qui la côtoyaient. Pour cela, on commence par extraire la racine, s'il en reste, puis on attache les dents qui sont trop écartées avec un cordonnet de soie de moyenne grosseur, et enduit de cire, qu'on passe autour du collet, et avec lequel on fait deux tours; puis on l'arrête par trois nœuds. Après deux jours, on le remplace par un autre, et ainsi de suite, jusqu'à ce que le vide soit réparti entre les dents voisines; ce qui s'opère ordinairement dans l'espace d'un mois. On substitue alors à la soie un lien de fil blanc, non plus pour rapprocher, mais pour maintenir les dents en position, jusqu'à ce qu'elles se consolident dans leur nouvelle situation avec les alvéoles. On peut tenter l'opération du rapprochement chez les sujets bien portants, entre l'âge de dix et trente; mais après ce dernier âge, il est rare qu'elle réussisse.

RATANHIA. On donne ce nom à un sous-arbrisseau de la famille des palygalées, qui croît au Pérou. La poudre de la racine de cette plante est éminemment astringeante, et peut

servir à la composition de poudres hémostatiques, et de collutoires destinés à produire un resserrement fibrillaire du tissu gencival et de la membrane muqueuse de la bouche.

RATELIERS. Ce mot, dans le langage de notre art, veut dire une double série de dents artificielles faisant corps, ou montées sur deux socles, qui s'adaptent avec justesse et précision, aux bords libres des arcades alvéolaires. Les socles, ou base de dentition, adhèrent aux gencives par la force de la succion, ou attraction adhésive; et ce n'est que quand ces socles sont mal confectionnés, ou formés sur un modèle infidèle, qu'on a besoin de recourir à l'emploi de ressorts élastiques en métal pour les soutenir dans la place qu'ils doivent occuper dans la bouche. Dans le cas de râteliers complets, on ne peut fixer ces socles au moyen des ligatures, car il manque des dents naturelles pour donner prise à ces dernières. Les pivots métalliques qu'on attachait autrefois aux socles, ou dont on les transperçait pour les fixer plus tard dans les racines des dents des arcades, entraînaient trop d'inconvénients et de tourments pour le malade, pour que personne aujourd'hui puisse songer à les employer. Les ressorts, il est vrai, sont loin de présenter tous les vices des pivots; mais ils en ont assez qui leur sont propres pour devoir les faire rejeter de la bonne pratique. Ils ajoutent considérablement au poids d'un appareil qui est déjà trop lourd; ils encombrent inutilement la bouche du malade; ils tendent à y établir des courants galvaniques, défaut qu'on peut reprocher à toutes les pièces, dans la composition desquelles entrent deux substances et surtout deux métaux différents; courants qui, bien qu'imperceptibles pour quelques individus, font éprouver à d'autres des sensations des plus insupportables. Outre cela, les parois de l'étroit sillon formé par la joue et la face externe des gencives qui logent les ressorts, sont tenus, par la présence et par les mouvements de ces derniers, dans un état d'irritation telle, qu'avec la meilleure volonté du monde, on est forcé de s'en débarrasser.

Depuis le commencement de notre carrière dans l'art du dentiste, nous nous sommes élevés contre l'emploi des ressorts, et nous renouvelons ici notre protestation contre eux. Quand un socle est bien perfectionné, quand il est suffisamment large et que sa gouttière présente des creux et des reliefs qui s'emboîtent exactement dans les inégalités correspondantes des gencives et du palais, de manière que toute la superficie du socle soit en contact parfait avec ces parties; il y adhère d'une manière trop solide pour qu'aucun effort de mastication d'expuition ou de parole, puisse le détacher. Pour peu, au contraire, qu'il [reste d'intervalle, quelque minime qu'il soit entre le palais et la pièce qui s'y adapte; on conçoit bien qu'à chaque aspiration une portion de l'air qui sort du larynx, s'y logera jusqu'à ce que petit-à-petit, et même à l'insu du malade, la force du contact entre les parties soit assez diminuée pour que la pièce, dans un moment de toux, d'éternuement ou d'expuition, soit brusquement et inopinément délayée. Mais quelle est la conséquence qui doit résulter de cet état de choses? Est-ce que cela veut dire qu'on doive faire soutenir les pièces qui se détachent au moyen de ressorts? Certainement non. Mais il doit engager le dentiste à fournir des pièces mieux confectionnées, des pièces qui soient exemptes des défauts que nous venons de signaler. Nous sommes à nous demander depuis longtemps, et tout dentiste consciencieux, se le demandera comme nous, s'il convient que la bouche d'un client soit encombrée d'un appareil incommode et tenue dans un état continuel de gêne et d'irritation lorsque le plus souvent cela ne tient qu'à l'insouciance, la précipitation, ou l'ineptie du praticien aux sentiments d'honneur et à l'habileté duquel il se confie. Nous renouvelons donc nos vœux pour que la fixation des râteliers au moyen de ressorts, cesse de faire partie de l'art du dentiste.

RÉACTIFS. On donne ce nom, dans la chimie, à certaines substances employées dans le dessein de connaître la nature des corps qui entrent comme ingrédients dans la composition des corps composés. Ainsi le papier bleu de tournesol fait découvrir, en devenant rouge, la présence d'un acide libre dans un liquide quelconque, et le même papier ainsi rougi redeviendra bleu, si le liquide est de nature alcaline. L'acide sulfurique fait découvrir le baryte dans tous les liquides qui peuvent le contenir, en formant avec lui un précipité blanc, et la présence de l'argent se décèle facilement, en versant dans la dissolution qui le contient un peu d'acide chlorhydrique; car il se forme à l'instant un chlorure d'argent blanc, caillebotté, et noircissant à la lumière. Le nombre de réactifs employés dans la chimie, est très considérable; ils peuvent quelquefois être utiles au dentiste.

REALQUE. On nomme ainsi une variété de sulfure d'arsenic qui entre dans la composition des pâtes dépilatoires, pâtes, dont nous avons condamné l'usage comme très nuisibles aux dents.

RECROUIR. On donne ce nom à une opération qui a pour but de diminuer la ductilité de certains métaux, et qu'on fait en soumettant le métal à de fortes percussions. L'or destiné à la formation des plaques, pour soutenir les dents artificielles, doit toujours être soumis à cette opération.

RÉDUCTION. On donne ce nom à une opération de chirurgie dentaire qui a pour but de remettre dans leur position première, une dent détachée, en partie ou en totalité, de son alvéole, et l'os maxillaire inférieur quand il est luxé. Quand tous les liens fébrilaires et vasculaires qui attachent la dent aux parois de son alvéole, ne sont pas rompus, et qu'elle n'est qu'en partie sortie, la réduction se fait par la simple pression d'un doigt sur la couronne de la dent. Quand, au contraire, tous les liens dont nous venons de parler se brisent, et que la dent a été brusquement arrachée de la bouche, il faut se hâter de la remettre en place; mais en ayant la précaution de raccourcir légèrement le sommet de la racine au moyen d'une lime, et de s'assurer que les différentes parties du contour de la racine se trouvent dans leur ancien rapport avec les parois de l'alvéole. Dans ces deux cas, la réduction opérée, il faut coiffer la dent réduite d'un petit appareil contentif qui appuie légèrement sur cette dernière, et qui s'accroche sur les dents qui se trouvent de chaque côté d'elle. Dans les cas de luxation incomplète, l'appareil contentif peut être levé au bout d'un septenaire ou deux; mais, dans les autres cas, il faut lui permettre de rester en place même pendant plusieurs mois. Cette opération ne réussit guère que quand le malade est jeune et bien portant. Quant à la réduction de l'os maxillaire inférieur, nous l'avons décrite en détail au mot *Luxation*, et nous y renvoyons le lecteur.

REDRESSEMENT. On donne ce nom à une opération de mécanique dentaire qui a pour but de faire revenir à une position régulière des dents que des causes naturelles ou accidentelles ont fait dévier de l'alignement normal des arcades dont elles font partie. Les premiers efforts que nous trouvons dans les annales de notre art, pour opérer le redressement des dents, sont dus à Fauchard. Il conseilla de luxer brusquement la dent, au moyen d'un pélican et de la fixer dans sa nouvelle position, au moyen des fils et d'une plaque d'argent. Ce moyen est aujourd'hui justement abandonné, car le bon sens indique qu'on ne devrait employer pour cet objet que des puissances qui n'agissent qu'avec lenteur, et qui permettent le mouvement graduel et simultané de la dent et des parois de l'alvéole avec lesquels elle doit toujours rester en contact parfait. Nous ne sommes pas de l'avis de ceux qui disent que de simples ligatures fixées sur les dents voisines suffisent dans tous les cas de redressement, car il est évident qu'il faut proportionner la puissance qu'on emploie à la difficulté qu'on cherche à vaincre, et il faut de plus avoir égard non-seulement à la quantité, mais à la direction de la force dont on se sert. Mais si nous taxons d'insuffisance la simplicité exagérée des ligatures en question, nous sommes loin d'admirer l'arsenal de plateaux, de plaques,

de barres, de grillages, de pivots, de crochets et de plans inclinés que la féconde ingénuité de quelques jeunes confrères
ont inventés pour former des appareils compliqués et gênants,
que peu de malades voudraient supporter, et qui sont loin
d'offrir l'utilité pratique qu'on leur suppose. Mais avant de
parler du moyen que nous substituons aux précédents, disons
quelques mots sur les circonstances générales qui doivent
décider le dentiste à entreprendre ou à rejeter l'opération du
redressement. Il n'y a pas de vices de position de dents et des
arcades dentaires qui ne puissent être heureusement modifiés,
quand les sujets que l'on traite sont encore jeunes et bien
portants. Nous ne sommes pas de l'avis de quelques confrères qui prétendent qu'on ne devrait jamais tenter le redressement des dents après l'âge d'adolescence. Il est vrai
que les opérations de cette sorte se font à cet âge avec plus
de facilité, de sûreté et de promptitude qu'à tout autre, mais
les cas nombreux de réussite parfaite que nous avons obtenus
dans notre pratique sur des personnes qui avaient atteint
et qui avaient considérablement dépassé leur trentième année, nous font déclarer qu'on peut reculer de beaucoup la
limite qu'on impose généralement à l'époque du redressement. Quand l'âge et la santé générale de l'individu permettent de songer à l'opération, il faut bien examiner l'étendue
du cercle alvéolaire, et la position générale des dents pour
voir si celle qu'on voulait faire entrer en ligne avec elles,
trouvera assez de place pour se loger. Il arrive souvent que
cet espace n'existe pas ; car c'est précisément à ce défaut
d'harmonie entre l'étendue d'arcade alvéolaire et le nombre
et la force des dents qu'est due la déviation dentaire qu'on
est appelé à corriger. Mais nous nous sommes livré à des
détails étendus sur la nature de cette cause de déviation,
à l'article *Chevauchement*, où nous renvoyons le lecteur.

Pour se procurer la place qui est nécessaire pour la réception de la dent déviée, on a recours à un des trois procédés suivants : 1° de limer les faces latérales de la dent qu'on veut redresser, la face latérale interne des deux dents entre lesquelles elle se trouve. Mais ce n'est que dans les cas où l'espace demandé est très peu considérable, qu'on peut mettre ce procédé à exécution, car bien que le limage des dents soit exempt des dangers qu'on lui attribue généralement, on ne peut trop choquer les préjugés du malade à cet égard, et d'ailleurs, la quantité de la substance dentaire qu'on serait forcé d'enlever, laisserait après le redressement un aspect difforme à la dent ou aux dents sur lesquelles on aurait opéré. Le deuxième procédé qui n'existe guère qu'en théorie, consiste à faire rétrograder vers les extrémités des arcades, toutes les dents qui les garnissent de chaque côté de celles qui est hors de ligne. On s'est vanté de s'être procuré dans l'espace de trois mois un agrandissement du cercle alvéolaire d'une valeur de huit lignes, au moyen de ce procédé. Mais quand on songe que, dans ces trois mois, on ne comprend pas le temps nécessaire au redressement des dents déviées, et que cependant, durant cette double opération, la bouche doit être garnie d'un appareil métallique, on y renonce facilement pour adopter le troisième procédé qui offre presque autant d'avantages qu'elle. Ce troisième procédé consiste à opérer l'avulsion d'une ou deux des petites molaires de la même mâchoire, opération qui a pour effet de permettre le recul graduel vers le vide produit, par des dents qui se trouvent entre lui et la dent qu'on cherche à redresser. Nous avons déjà dit que l'or est le seul métal qu'on devrait faire entrer dans les appareils de redressement, et nous avons démontré que l'argent, bien que recommandé par Fauchard, n'est nullement propre à un pareil emploi. Quant aux ligatures molles, c'est toujours au cordonnet de soie que nous donnons la préférence; d'abord, parce qu'il offre une parfaite égalité de grosseur dans tous ses points, et puis il s'altère dans la bouche moins promptement que les autres, et il se raccourcit beaucoup, selon le degré de torsion qu'on lui donne. Quant aux procédés de redresement en eux-mêmes, nous en parlerons au mot *Régulateur*, où nous aurons occasion de décrire l'appareil dont nous servons, et son application dans les différents cas que présente la déviation des dents.

RÉFLEXIONS. Nous avons, dans notre *Encyclopédie du Dentiste*, donné, sous le nom de *Conseils* pour la conservation des dents, les réflexions suivantes que nous croyons utiles de transcrire :

1° Il faut se garder de casser avec les dents des corps durs, tels que les noix et noyaux, crainte de faire mal à ces organes ;

2° On doit rejeter les pommades, caustiques et astingents, car, pour noircir les cheveux ou pour détruire les poils, on court le risque de perdre les dents ;

3° Un vieux proverbe dit : *Lave-toi les mains vingt fois par jour, et la tête jamais.* A cet axiôme utile, nous ajoutons que l'eau trop froide est nuisible aux dents.

4° Les dentifrices acidulés, le corail, la pierre-ponce, et la plupart des élixirs, sont funestes aux organes dentaires ;

5° Les modistes et les tailleuses perdent de bonne heure leurs incisives, par la funeste habitude de couper les fils avec leurs dents. Il ne faut pas les imiter ;

6° La propreté conserve les dents, et les matières alimentaires qui se logent dans la cavité des dents cariées doivent être extraites ;

7° L'humidité est nuisible aux dents ; les personnes qui le peuvent doivent éviter les lieux bas et humides ; le triste spectacle des habitants des vallées, édentés à la fleur de l'âge, doit leur servir de leçon ;

8° La transition subite d'une température à l'autre détériore les dents. On doit éviter de prendre des aliments froids après des boissons chaudes, et *vice versâ.*

9° La pipe et le cigare ne nuisent pas aux dents, pourvu qu'on ne s'expose pas au froid après avoir fumé.

10° Quand on porte habituellement les cheveux longs, on ne doit se faire raser la tête que graduellement;

11° Le genre d'aliments influe sur la santé des dents. *Deus superbus*, dit Horace, *non viles comedit carnes* : les personnes riches doivent choisir leur nourriture. Les paysans qui vivent de châtaignes sont édentés de bonne heure;

12° Les dents des gens carnivores se détériorent vite, à cause de la difficulté d'extraire de leurs interstices le résidu fibreux des viandes qui y séjournent et engendrent la corruption;

13° Le sucre pur ne nuit pas aux dents, car les Nègres en mangent toute l'année sans gâter les leurs. Les sucreries des confiseurs sont nuisibles aux dents des enfants;

14° Ceux qui veulent conserver leurs dents doivent s'abstenir de l'usage des viandes salées. Les marins, dans leurs voyages de long cours, ont souvent le scorbut par l'effet de cette nourriture;

15° Les jeunes filles, à un certain âge, et surtout quand elles sont tourmentées de chlorose et d'hystérie, dévorent toutes les substances acides. Rien de plus nuisible aux dents;

16° L'eau de puits détruit l'émail des dents. Dans les pays sans fontaines, les habitants ont les mâchoires délabrées;

17° Les vêtements tendent à conserver les dents;

18° Les dames, en hiver surtout, doivent se tenir en garde contre la coquetterie, qui les pousse à se décolleter, si elles ne veulent pas avoir de fluxions et perdre leurs dents;

19° Je conseille aux jeunes filles de ne pas se couvrir, et de s'exercer en plein air;

20° L'hiver est la saison des bals; nos dames y paraissent couvertes de fleurs et de mousseline. Aux époques mensuelles, la température exerce sur les dents une funeste influence;

21° L'usage d'éventails est préjudiciable à l'harmonie dentaire, en arrêtant la transpiration du visage ;

22° On doit se rincer la bouche avec de l'eau fraîche, en se levant ;

23° Les personnes qui ont l'haleine forte doivent se servir des élixirs dentifrices aromatiques.

RÉFRACTAIRE. Épithète donnée aux substances qui sont difficiles à fondre. Les gazettes ou plateaux sur lesquels on fait cuire les dents minérales sont en terre réfractaire.

RÈGLES. Nom donné vulgairement à l'écoulement mensuel des femmes. La suppression et le retour irrégulier des règles produisent souvent des odontalgies, des fluxions et des névralgies dentaires violentes.

RÉGLISSE. On donne ce nom à la racine du *glycy-rhiza glabra,* plante de la famille des légumineuses. Cette racine, sucrée, gommeuse et adoucissante, est quelquefois employée dans la confection des collutoires émollients.

RÉGULATEUR. Sous le nom de *Régulateur-Rogers,* nous désignons un petit appareil simple, élégant et efficace, applicable à tous les cas de redressement des dents, et que nous avons fait représenter dans les planches qui accompagnent notre *Encyclopédie du dentiste.* Voici une description succinte de sa construction, et de la manière de s'en servir. Le Régulateur-Rogers se compose de trois parties principales : un demi-cercle, qui est terminé en crémaillère, et qui s'emboîte dans deux cuvettes métalliques qu'on fixe sur les dernières dents molaires qui leur servent de point d'appui ; la crémaillère glisse sur ces cuvettes au moyen d'une petite roue que l'on fait tourner avec une clé de montre, et que l'on fixe au mayen d'un crochet élastique. Cet instrument, pour des raisons que nous avons données au mot *Redressement,* doit être en or, métal qui, du reste, a plus de résistance que tout autre. Voici maintenant quelques détails sur la manière de le faire fonctionner : Supposons, d'abord, un cas de préominence ou d'obliquité antérieure, et qu'on ait à redresser

une incisive qui fasse saillie hors de la bouche; on commence
par fixer solidement les cuvettes sur les dents molaires, et
l'on entoure le demi-cercle avec du caoutchouc, vis-à-vis de
l'endroit correspondant à la saillie de la dent; puis, au moyen
de la clé de montre, on fait entrer la crémaillère de chaque
côté, et cran à cran, jusqu'à ce que l'arc métallique garni de
caoutchouc s'applique contre la dent, et exerce une légère
pression sur elle. La dent cède graduellement à la pression;
on fait entrer d'un cran les crémaillères à droite et à gauche,
de manière à lui faire continuer sa marche rétrograde régulière, et au bout d'un temps plus ou moins court, selon les
individus et selon le degré de la déviation, on a la satisfaction
de voir l'organe dévié s'aligner sans secousse, et sans quitter pour un instant les parois de l'alvéole avec les autres
dents de l'arcade.

Supposons maintenant qu'il s'agisse d'un cas de rétroïtion
ou d'obliquité postérieure, et qu'on veuille ramener en devant
une dent qui fasse saillie dans l'intérieur de la bouche. On
fixe, comme dans le cas précédent, les cuvettes sur les molaires, et l'on fait reculer sur elles les crémaillères de l'arc
métallique jusqu'à ce que la concavité de celui-ci soit en contact avec la face antérieure de l'arcade dentaire. Quand cela
est fait, on jette autour de la dent déviée une anse de cordonnet de soie dont on noue les extrémités sur le bout convexe de l'arc. Alors, au moyen de la clé, on dégage chaque
jour les crémaillères d'un seul cran, et l'arc, en avançant, se
fait suivre de la dent déviée jusqu'au moment où elle s'aligne
parfaitement avec celles qui l'avoisinent de chaque côté. Il y
a un troisième cas de déviation dentaire contre lequel nous
employons avec succès notre Régulateur-Rogers; c'est celle
dite latérale, par pivotement ou rotation dans laquelle la
dent s'est tournée sur son axe de manière à présenter une de
ses faces latérales en devant, et l'autre, du côté de l'intérieur
de la bouche. Nous avons déjà parlé de cette sorte de déviation à l'article *Chevauchement.* Quand ce vice est très pro-

noncé, nous avons pour habitude de coiffer la dent déviée d'une petite grille métallique, et c'est sur les barres de cette grille qui regardent le dedans de la bouche, que se glisse le cordonnet de soie qui attache la dent à l'arc du régulateur. La double crémaillère dont notre instrument est muni, offre, dans cette occasion, les plus grands avantages ; car on peut faire entrer une de ses extrémités sur la cuvette, de manière à mettre l'arc en contact avec les dents, tandis qu'on dégage cran par cran celle qui est du côté de la dent déviée, et sur laquelle on noue le cordonnet de soie. A mesure que le redressement avance, on favorise le mouvement rotatoire de la dent, en faisant glisser l'anse de soie sur l'arc du régulateur, de manière à lui donner une position oblique par rapport au côté de la dent sur lequel elle exerce sa traction. Il est inutile de remarquer ici que, dans tous ces cas, il faut s'assurer avant d'appliquer l'appareil, que l'arcade dentaire présente à la dent qu'on redresse un espace suffisant pour se loger. Quand il n'existe pas, il faut se le procurer par un des trois moyens que nous avons indiqués à l'article *Redressement*.

RÉGULE D'ANTIMOINE. Nom donné à l'antimoine même.

RELACHEMENT. On emploie ce mot dans la pathologie dentaire, pour indiquer le manque de ton, le laxité excessif de certains tissus tel que celui des gencives. Ce relâchement du tissu gencival est accompagné en général d'une pâleur extrême, et indique souvent un état scorbutique de la bouche. On le combat par l'emploi des toniques à l'intérieur, et par des collutoires aromatiques et astringents.

RELEVEUR. Les muscles releveurs communs de l'aile du nez et de la lèvre supérieure, de l'angle des lèvres et du menton, sont décrits aux mots *Élévateur*, *Canin* et *Houppe*.

REMÈDE. On donne ce nom à tout ce qui opère un changement salutaire dans nos organes souffrants. Il porte le plus souvent la même signification que médicament ; mais il comprend de plus les moyens curatifs indiqués par la chirurgie. Ainsi le seul remède certain contre certaines odontalgies est la cautérisation du nerf de la dent.

REMÈDE (des bonnes femmes). Les moyens populaires employés pour guérir les maux de dents sont très nombreux, et chacun, d'ailleurs en connaît un qui, dans une circonstance ou dans une autre, lui a été utile. Nous sommes loin donc, comme nous l'avons dit dans notre *Encyclopédie du dentiste*, de rejeter entièrement ces moyens que les gens censés appellent *remèdes des bonnes femmes*. Pourvu qu'ils ne soient pas de nature à endommager les gencives ou les dents, nous ne voyons pas le moindre inconvénient à les essayer. Si on en permet l'usage, on gagne du temps, et souvent l'odontalgie se dissipe d'elle-même, guérison que l'on ne manque pas d'attribuer au prétendu spécifique.

RENVERSEMENT. Nom qui est quelquefois donné à la rétroïtion ou obliquité postérieure des dents.

RENVOIS. On nomme ainsi des matières liquides et gazeuses d'odeur désagréables qui passent par régurgitation de l'estomac dans la bouche. Le dentiste doit chercher à corriger l'état vicié des voies digestives qui donne naissance à ces renvois, car ils exercent le plus souvent une action très délétère sur les organes de la mastication.

RÉPERCUSSION. On nomme ainsi la disparition subite de quelques maladies cutanées au moyen de médicaments topico-actifs. Elle est souvent suivie des névralgies dentaires et de divers états pathologiques des organes buccaux.

REPLACEMENT. Opération qui consiste à replacer dans leurs alvéoles des dents qui viennent d'en être arrachées. Nous avons décrit cette opération au mot *Réduction*.

REPOUSSOIR. On donne ce nom à un petit instrument, de chirurgie dentaire employé à l'extraction, hors des alvéoles, des débris des dents cariées, dit chicots. C'est une tige d'acier longue de cinq centimètres, solidement fixée dans un manche d'ébène ou d'ivoire en forme de poire, qui s'ap-

puie dans la paume de la main. L'autre extrémité du repoussoir, se termine le plus souvent par deux petits crochets. —
M. Petit, de l'Académie royale de chirurgie, inventa un instrument particulier qu'il appela *repoussoir d'arêtes*, et dont
il se servait pour pousser dans l'estomac les corps étrangers
engagés dans l'œsophage.

RÉSECTION. C'est sous ce nom qu'on indique ordinairement l'opération de chirurgie dentaire qui a pour but d'enlever la couronne des dents atteintes par la carie, et de conserver dans l'alvéole la racine qui est le plus souvent saine,
et qui sert à recevoir le pivot d'une dent artificielle. Nous
avons, aux mots *Racine* et *Pivot*, exprimé notre opinon sur
la valeur pratique de cette opération, et nous nous bornerons ici à quelques considérations sur la manière de la pratiquer. Les instruments dont on se sert sont : la lime, la
scie et les pinces coupantes. La première n'est employée aujourd'hui que pour détruire les débris menus des couronnes
décomposées ou les inégalités qui restent quelquefois après
la section de la dent par la scie, ou par les pinces. Quelques dentistes préfèrent encore, nous ne saurions dire pourquoi, l'usage de la scie à celle des pinces pour cette opération. Quand on adopte cet instrument, il faut en avoir de
dimensions différentes, et montées sur l'arbre de telle sorte
qu'on puisse les mettre dans le plan de l'arbre ou dans une
position transverse à l'égard de ce dernier. Quand l'interstice
dentaire qui avoisine la dent qu'on va scier est considérable,
on peut y introduire l'instrument dans cette dernière position, c'est-à-dire à plat. Quand elle ne l'est pas, on introduit la lame verticalement, et on lui fait donner une position
horizontale par rapport à l'arbre, quand elle est arrivée dans
la portion évasée de l'interstice près de la racine des dents.
On peut aussi, au lieu de faire parcourir à la scie l'intervalle
dentaire de haut en bas, la faire passer comme une aiguille
d'avant en arrière dans la portion évasée, pour la visser plus
tard à l'arbre. D'autres dentistes, au lieu de faire attention

à ces précautions, opèrent la destruction de la couronne par un double trait de scie, dont le premier traverse obliquement la couronne jusqu'auprès du collet, et l'autre horizontalement dirigée enlève ce qui en reste. (Voir le mot *Scier*.) Pour notre part, et nous croyons être d'accord sur ce point, avec la grande majorité de nos confrères d'aujourd'hui, les pinces coupantes de l'Américain Faye sont en tout préférables à la scie pour cette opération. D'abord, elles offrent une grande économie de temps à l'opérateur ; la section qu'elles font est nette et instantanée, et on évite au malade ces sensations d'agacement et de crispation nerveuse que les mouvements de la scie invariablement produisent. Une bonne précaution à prendre dans cette opération est de faire avec une lime une petite entaille transversale au bas de la couronne qu'on va enlever. Cette entaille facilite la section de la dent et empêche le mors de la pince de glisser sur l'émail de la dent qu'on coupe.

RÉSISTANCE. La résistance qu'offre la bande de tissu fibreux gencival qui ferme en bas-âge l'ouverture des alvéoles aux efforts des dents de lait, est très considérable et cause quelquefois des troubles graves dans l'économie. Le meilleur moyen de faire cesser ces derniers est d'inciser le point de cette membrane soulevé et blanchi par la dent qui cherche à la percer, ce que l'on fait avec la pointe d'un bistouri ou avec une lancette.

RÉSOLUTION. On donne ce nom à un des modes de terminaison des phlegmons et des phlegmasies. Dans la résolution d'une partie enflammée tous les symptômes de la maladie, rougeur, douleur, chaleur et tuméfaction, se dissipent graduellement, et la partie revient sans suppuration à son état normal. Cette terminaison favorable de l'inflammation est quelquefois spontanée; mais le plus souvent elle est due aux moyens thérapeutiques employés pour la produire. Parmi eux se trouvent la saignée, les sangsues, les révulsifs et les applications émollientes.

RÉSORPTION. On donne ce nom à l'absorption des liquides, tel que le pus qui baigne les parties vivantes. Dans les maladies purulentes des alvéoles et des autres parties de la bouche, on doit, en attendant la guérison du mal, absterger souvent les parties malades, car l'absorption d'un pus altéré par son exposition à l'air, peut produire, dans l'économie, des affections très graves.

RESSORTS. Quelle que soit notre opinion personnelle sur l'emploi des ressots, et que nous avons exprimée au mot *Râtelier*, nous croyons devoir indiquer, d'une manière sommaire, la nature des ressorts qui ont été employés dans notre art, et la manière de fabriquer ceux qui sont le plus en usage aujourd'hui. Parmi les premiers ressorts employés se trouvent ceux qu'on faisait avec de la corne de bœuf et de baleine. Pour les fixer aux pièces, on creusait dans la partie postérieure de ces derniers une mortaise dans laquelle on faisait entrer le bout du ressort. Ce bout de ressort offrait un trou dans lequel passait une goupille qu'on enfonçait de haut en bas dans l'épaisseur de la pièce. Plus tard, on faisait des ressorts en or plat, et quelques dentistes s'en servent même aujourd'hui. Pour offrir quelque utilité, il faut que l'or dont on les fait soit récroui à point juste, car quand l'or est trop récroui, les ressorts plats sont cassants, et quand il ne l'est pas assez, ils n'ont pas l'élasticité voulue. Nous passerons sous silence les ressorts *en barillet, en compas, en pied de sauterelle*, etc., dont personne ne se sert plus. Quant aux ressorts en spirale, les seuls en usage aujourd'hui, ils se font de la manière suivante : on prend du fil d'or de vingt-et-un karats et d'une grosseur telle que trois ou quatre traits de filière lui donneront le diamètre convenable. Quand il est recuit pour la dernière fois, l'action de la filière le récrouit assez pour faire les ressorts. Quand on l'a reduit au diamètre voulu, on le déroche dans l'eau seconde bouillante, et on le polit avec une peau de chamois saupoudrée de ponce très fine. Quant à la manière de convertir le fil en spirale, chaque dentiste a la sienne; nous citerons les deux suivantes : on fixe dans l'étau un morceau de bois percé d'un trou; on engage dans ce dernier, d'une manière serrée, l'extrémité du mandrin et celle du fil d'or. Ce point d'appui établi, on tend le fil, on y attache avec des pinces, dont les mors sont garnis de papier, un poids de un kilogramme, tandis qu'avec une autre pince on le tourne sur le mandrin en rapprochant plus ou moins les anneaux, selon le degré d'élasticité qu'on veut donner au ressort. L'autre manière consiste à faire tourner le mandrin dans les deux branches d'une poupée, au moyen d'une manivelle; le bout du fil est dans ce cas inséré dans un petit trou que présente le mandrin sur un point de sa longueur. On tend le fil, on fait agir la manivelle, et le mandrin tourne en s'enlaçant dans les anneaux du fil. Pour attacher les ressorts aux dentiers, on faisait autrefois entrer leurs extrémités dans des *canons* ou tubes soudés ou rivés aux extrémités des pièces. Aujourd'hui, on fixe les ressorts au moyen d'une tige métallique, dont une des extrémités est aplatie et perforée pour pouvoir tourner sur un pivot qu'offre la face latérale des extrémités du dentier, tandis que la tige elle-même, taraudée dans toute sa longueur, pénètre à pression dans le canal du ressort.

RESSUAGE. Les chimistes donnent ce nom à une opération par laquelle on sépare l'argent qui était allié au cuivre, en faisant fondre l'alliage avec une certaine quantité de plomb.

RÉTRACTION. Quelques dentistes mettent à profit la rétraction d'une bande de caoutchouc dont les extrémités sont attachées à des grilles métalliques qu'on fixe sur les dents molaires pour opérer le redressement des dents canines et incisives affectées de proéminence ou obliquité antérieure.

RETRAIT. On donne ce nom au rapprochement des molécules d'un corps qui diminue par conséquent de volume. Le retrait ou rapprochement des molécules d'un corps argileux, dépend de ce qu'il perd de son humidité quand on le chauffe, ou de ce qu'il se forme, dans sa masse, une combinaison plus intime des corps qui le constituent. Ce retrait, qui est très marqué dans les pâtes qu'on emploie pour la fabrication des dents minérales, fait que ces dernières, en sortant du four, ont un volume beaucoup moindre que celui qu'ils avaient en entrant et que les dentures faites en pâte minérale ne s'adaptent jamais bien aux gencives.

RÉTROVERSION, Rétroïtion, etc. Ces mots sont employés pour désigner l'obliquité postérieure des dents dont nous avons parlé aux mots *Régulateur* et *Redressement.*

RÉVULSIF. Épithète donnée aux moyens thérapeutiques employés dans le dessein de détourner le principe d'une maladie de l'organe qu'il occcupe. Les moyens révulsifs sont les purgatifs, les vésicatoires, les rubéfiants et la saignée du pied. Les médicaments révulsifs sont très utiles au dentiste dans les irritations inflammatoires de la bouche, du palais, des amygdales et des gencives.

RHIZAGRE. Nom d'un instrument employé par les anciens dentistes pour opérer l'extraction des racines des dents. Il avait à-peu-près la forme de l'instrument connu aujourd'hui sous le nom de repoussoir. (Voyez ce mot.)

RHODIUM. Nom d'un métal découvert par le docteur Wollaston, et qui n'existe que dans la mine de platine. Ce métal qui occupe la sixième section de M. Thénard, est solide, blanc, fragile, et plus difficile à fondre que tous les autres métaux. Quand il est isolé, il ne se dissout pas, ni dans les acides, ni dans l'eau régale; mais quand il est allié avec le bismuth, le cuivre ou le plomb, ce dernier a la propriété de le dissoudre. Il n'est pas encore employé dans les arts.

RHUBARBE. On nomme ainsi un genre de plantes de la famille des polygonées, dont plusieurs des espèces sont employées dans la médecine. La racine de ces plantes est jaune, amère et nauséabonde. Les meilleures espèces viennent de la Chine et de la Moscovie. On l'administre en poudre, à petites doses, comme tonique et fortifiant; donnée à la dose de 1 gramme et plus, elle forme un purgatif qui est très employé. Le sirop composé de chicorée sauvage, donné comme laxatif, aux jeunes enfants pendant les douleurs de la première dentition, doit son activité à la teinture de rhubarbe qu'il renferme.

RHUMATISMALE. Les douleurs rhumatismales siégent assez fréquemment dans le tissu fibreux des gencives et des alvéoles. On applique aussi ce qualificatif à une sorte d'odontalgie que nous avons déjà décrite.

RICIN. Nom d'une plante, la ricinis-communis ou palma-christi, de la famille des euphorbiacées qu'on croit être originaire des Indes et du nord de l'Afrique. L'huile de ricin si connue comme laxatif doux, est obtenue par la pression et par l'ébullition des graines de cette plante. L'huile de ricin, connue en Angleterre sous le nom de castor oil, acquiert en rancissant des propriétés délétères. L'on ne doit s'en servir comme médicament que lorsqu'elle est dans un parfait état de fraîcheur.

RIDES. On nomme ainsi les sillons qui se forment sur la peau du visage et du front, par suite des contractions musculaires répétées, de la perte de l'embonpoint, etc. Les rides de la figure sont dues le plus souvent aux chagrins, aux contentions de l'esprit, aux travaux intellectuels et aux progrès de l'âge. Par un esprit de coquetterie, quelques personnes cherchent à déguiser les ravages du temps au moyen de pâtes cosmétiques que tout dentiste doit condamner.

RIRE. C'est un mouvement involontaire des muscles des lèvres, et du visage qui accompagnent souvent nos sentiments de satisfaction et de bonheur, et qui est excité par tout ce qui nous paraît ridicule ou comique. Les personnes d'un caractère gai auxquelles le rire est habituel, doivent veiller surtout à la blancheur et à l'intégrité de leurs arcades dentaires qui sont toujours mises à nu dans le rire, et qui embellissent ou dégradent l'expression de la physionomie, selon qu'elles soient en bon état ou délabrées.

RISORII dentes. Nom donné autrefois aux dents canines et incisives, parce que, plus que toutes les autres, elles se montrent dans l'action de rire.

RISORIUS. On donne le nom de muscle risorius de Santorini, à la portion du muscle peaucier qui se porte de la joue vers la commissure des lèvres.

RIZ. On nomme ainsi le fruit d'une plante de la famille des graminées qui croît abondamment dans les pays chauds. Le riz bien mondé est formé de fécule presque pure; il est par conséquent très nutritif. L'eau de riz, c'est-à-dire, 15 grammes de riz qu'on fait bouillir dans une pinte d'eau, est un excellent remède contre les phlegmasies du canal intestinal qui surviennent chez les enfants au moment de la première dentition.

RIVOIRS. Nom donné dans les ateliers à des bouts d'acier qu'on emploie ordinairement pour river les têtes des goupilles à l'aide d'un marteau.

ROB. Mot arabe employé pour désigner le suc épuré des plantes et des fruits, auquel on donne la consistance du miel, avant qu'il ait éprouvé la fermentation. Le fameux rob antisyphilitique de Laffecteur, est un sirop concentré, préparé avec la salsepareille, la sguine, le sassafras et le gayac.

ROCHER. Nom donné à la portion dure de l'os temporal qui loge dans son épaisseur les oreilles moyennes et internes.

RONCE. Plante de la famille des rosacées dont les feuilles sont astringentes.

ROSAT. Mot ajouté aux préparations pharmaceutiques où il entre des roses, tel que le miel rosat, l'onguent rosat.

ROSE. Nom donné à la fleur de certaines espèces de rosiers. Les pétales de la rosa gallica ou rose de Provins sont légèrement astringentes. Les cynorrhodons, fruits de la rosa canina ou églantier sauvage qui contiennent beaucoup de tannin, font la base de la conserve ou électuaire de roses rouges qu'on employait beaucoup autrefois contre la diarrhée chronique des enfants. Les pétales du rosier blanc et du rosier à cent-feuilles sont au contraire laxatifs. L'huile essentielle, ou essence, obtenue par la distillation des fleurs des rosiers est un odoriférant délicieux, employé souvent pour embaumer les poudres dentifrices et les elixirs.

ROUE à calibrer. C'est une plaque circulaire en métal, dont la circonférence présente une série d'entailles qui se dépassent en calibre les unes les autres, d'une manière régulière et graduée. On s'en sert, dans les ateliers de dentistes, pour mesurer l'épaisseur des plaques, des fils d'or et de platine, dont on a besoin pour confectionner les pièces artificielles pour la bouche.

ROUGE. Nom donné dans les ateliers au mélange d'huile et de minium ou d'huile de vermillon, qu'on emploie pour incruster les pièces d'hippopotame et d'ivoire.

ROUGE. On désigne aussi par ce nom une sorte de fard employé par quelques femmes comme cosmétique. Il contient toujours du vermillon, qui est un sulfure de mercure, et qui est éminemment nuisible à la peau, sur laquelle il produit souvent des éruptions dartreuses. L'absorption de ce sel, par les pores du visage, détériore la santé générale, et noircit et dégrade les organes dentaires.

ROUSSEURS. Les rousseurs, taches rousses de la peau, du visage et du cou, dites aussi éphélides, sont dues à une distribution inégale du pigmentum, ou matière colorante de la membrane cutanée. Celles qui ne sont pas dues à des maladies constitutionnelles acquises ou transmises par des parents malades, sont incurables.

RUBÉFACTION. Nom donné à la rougeur et à l'engorgement sanguin de la peau, qu'on produit au moyen des frictions ou par l'application de matières légèrement irritantes, dans le dessein de révulser, de déplacer des douleurs rhumatismales et autres, qui se localisent dans une partie quelconque du corps. La rubéfaction de la peau de la nuque, du cou et des mâchoires, fait souvent cesser des odontalgies rhumatismales commençantes.

RUGINE. On nomme ainsi un instrument formé d'un manche, d'une tige et d'une plaque, et dont on se sert pour râcler les os, pour en détacher le périoste dans les préparations anatomiques et dans les opérations de chirurgie. La plaque, qui doit être en acier trempé et taillée en biseau sur un de ses bords, est triangulaire, quadrilatère, ou en croissant, selon le besoin. On emploie la rugine pour gratter la surface cariée d'un os, sur laquelle on va appliquer le cautère actuel. On emploie un petit instrument du même genre pour débarrasser la cavité des dents cariées du détritus qu'elle contient avant de la cautériser ou de la plomber.

RUPTURE. La rupture des dents ne doit pas être confondue avec la fraction de ces organes dont nous avons déjà parlé. La rupture est souvent un accident de l'extraction; elle peut dépendre d'une fragilité morbide du tissu dentaire, de la profondeur de la carie, des mouvements brusques du malade, ou de la disposition barrée des racines. C'est un accident fâcheux, mais dont les suites ne sont jamais graves.

RUSMA. Nom donné par les Égyptiens à une composition corrosive, formée de chaux vive et d'orpiment, et dont les deux sexes se servent comme moyen épilatoire. Il ne diffère guère des pâtes épilatoires dont se servent les Européennes pour détruire le duvet et les poils du visage.

RUBIACÉES. Nom de la famille des plantes qui donnent le quinquina, le café et autres médicaments utiles.

RUTACÉES. Autre famille végétale, qui renferme le quassia amara, le sumarouba et l'augusture vraie, qui sont tous toniques et utiles pour faire cesser divers états atoniques des premières voies, qui ont une influence pernicieuse sur les organes de la bouche.

SABLE. On donne le nom de sable de Fontainebleau, à un grès très fin et très égal, dont quelques dentistes se servent pour user les dents minérales sur le tour. On se sert encore de ce grès, imbibé d'eau, pour user et tailler ces mêmes dents minérales avec une lime détrempée.

SABURRAL. On donne le nom d'état saburral de la bouche à un état dans lequel cette cavité se trouve glutineuse, ou couverte d'un enduit blanchâtre et qui est toujours lié avec un état atonique des premières voies. Il accompagne, le plus souvent, l'embarras gastrique, auquel le malade peut remédier au moyen d'un médicament eureto-cathartique. Le dentiste, dans ce cas, doit conseiller de rincer et nettoyer souvent la bouche et les dents avec de l'eau aiguisée avec un bon élixir dentifrice.

SAFRAN. On nomme ainsi les stigmates du crocus sativus, ou safran cultivé. Ces stigmates sont jaunes et leur odeur aromatique est très prononcée. Le safran entre comme ingrédient odorant, colorant et calmant, dans des collutoires et dans des élixirs dentifrices recherchés.

SAIGNÉE. Cette opération, qui consiste à ouvrir une des veines du bras pour en extraire une quantité déterminée de sang, ne fait pas positivement partie de notre art. Cependant il se présente des cas où la vie d'un individu dépend de la promptitude qu'on met à pratiquer une saignée, et comme tout dentiste devrait savoir agir en pareille occasion, nous croyons utile d'en établir ici brièvement les règles. Les veines qu'on saigne au pli du bras, sont : la céphalique, la basilique, la médiane céphalique, la médiane basilique et la cubitale antérieure. Avant de choisir la veine qu'on va ouvrir, il faut savoir s'écarter de celle sous laquelle bat l'artère radicale, car la lésion de ce vaisseau est d'une extrême gravité. Quand ce choix est fait, on met une ligature assez serrée sur le bras, à une largeur de main au-dessus de l'endroit qu'on va piquer. On se place alors, debout, devant le malade, on lui pose la main à plat du côté de l'opérateur, et celui-ci embrasse, dans le plein de sa main gauche, la face postérieure de l'avant-bras du malade, de manière que son pouce vienne s'appuyer sur la veine qu'il va ouvrir et un peu au-dessous de l'endroit qu'il doit piquer. Alors, avec la lancette dont la lame doit faire un angle droit avec la chàsse et qui est tenue entre le pouce et l'index de la main droite, il ouvre la veine dans une direction oblique à sa longueur; il reçoit le sang qui sort de la veine dans un vase quelconque, et quand il s'en est assez écoulé, il détache la ligature qu'il a serrée sur le bras, pour appliquer ensuite sur la piqûre quelques compresses, soutenues par un bandage contentif.

SALEP. Nom d'une substance amilacée contenue dans les bulbes de quelques plantes de la famille des orchidées. Il est comme le sagou, fort analeptique, et forme un aliment doux pour les jeunes enfants qui souffrent des difficultés de la première dentition.

SALIVAIRES. On nomme *glandes salivaires* les organes qui concourent à la sécrétion et au transport de la salive. Les glandes salivaires sont placées au nombre de trois de chaque côté de la face, sous la mâchoire et derrière elle. Leur forme est irrégulière et leur volume varie suivant les individus. On les trouvera décrites au mot *Glande.* Elles versent dans la bouche la salive qu'elles sécrètent au moyen des conduits de Sténon, de Wharton, etc. (Voyez le mot *Canal.*) Il y a une quantité innombrable de *glandules salivaires* cachées sous tous les endroits de la muqueuse buccale et dont les conduits excréteurs s'ouvrent isolément à la surface de cette membrane. Les *calculs salivaires* sont des matières crétacées et du mucus endurci qui se forment dans l'intérieur des conduits de la salive (voyez le mot *Calculs.*) et qui donnent naissance à des *fistules salivaires,* pour le traitement desquelles nous renvoyons le lecteur à ce que nous avons dit au mot *Fistule.*

SALIVATION. On désigne par ce mot une supersécrétion de la salive. Elle est souvent *morbide* et complique d'une manière fâcheuse l'administration imprudente des mercuriaux dans les cas de syphilis. La salivation provoquée dans un but thérapeutique au moyen de masticatoires irritants tels que le pyrèthre, le gingembre, etc., font cesser souvent des odontalgies violentes et des engorgements des gencives. La salivation qui survient chez les jeunes enfants au moment de la première dentition est en général favorable à l'éruption des dents. Elle ne peut nuire dans ce cas que par sa durée et par son intensité. Il convient donc de l'entretenir, en couvrant chaudement l'enfant et en humectant souvent sa bouche. Quand elle se supprime, on l'éveille en faisant sur les parties latérales des mâchoires, des onctions avec de l'huile chaude et en humectant la bouche avec des substances mucilagineuses. Dans le cas d'inertie des organes salivaires, on a recours aux purgatifs doux et aux vésicatoires. (*Encyclopédie du Dentiste*).

SALIVE. Liqueur sécrétée par les glandes et par les glandules salivaires de la bouche. Elle est fluide, inodore, insipide, visqueuse, formée de sels, de matière animale et d'eau. La salive est alcaline ; elle se mêle aux matières alimentaires broyées et triturées par les dents, et leur fait éprouver un commencement d'élaboration à laquelle on a donné le nom de digestion buccale.

SALPINGO-STAPHYLIN. Nom donné par Santorini au muscle péristaphylin interne.

SALUBRE. Ce mot est synonyme des mots pur, sain, favorable à la santé. La salubrité des habitations, leur éloignement des marais, des routoirs, des égoûts et des terrains malsains où l'air est corrompu par des émanations fétides, est une des premières conditions de la santé générale comme de celle de la bouche et des organes dentaires.

SAMOLE. Le samolus valerandi ou mouron d'eau, plante aquatique indigène, est mangé en salade et donné aux enfants comme antiscorbutique et apérient.

SANG. Liquide contenu dans le cœur, dans les artères, dans les veines et dans les vaisseaux capillaires sanguins des animaux. Celui qui est chassé par les cavités gauches du cœur dans les artères, connu sous le nom de sang artériel, est rouge, rutilant, écumeux et plus difficilement coagulable que le sang veineux qui revient par les veines aux cavités droites du cœur. Ce dernier est d'une couleur rouge-brun. Laissé à lui-même, après sa sortie de la veine, le sang se divise en deux portions, qui sont : le sérum, liquide transparent et verdâtre formé d'eau, d'albumine et de sels, et le cruor ou caillot formé de globules sanguins et d'une quantité plus ou moins considérable de fibrines. Dans les maladies inflammatoires, la quantité de cette dernière est très considérable et donne au caillot une consistance remarquable; dans les fièvres typhoïdes intermittentes, et autres, le caillot est mou, diffluent et mêlé de sérum. Le sang veineux devient sang artériel en se mêlant à la lymphe et au chyle et après s'être mis en contact avec l'air des poumons dont il s'approprie l'oxygène.

SANG-DRAGON. On donne ce nom à un suc résineux contenant beaucoup de tannin qui est fourni par le ptérocarpus-draco, plante de la famille des légumineuses. Cette substance se trouve dans le commerce en masses ovales ou en fragments informes, qui sont durs, opaques, fragiles, d'une cassure nette et d'une saveur presque nulle. On le forme avec des poudres et avec des liqueurs hémostatiques, et il entre dans la composition des collutoires astringents, et dans celle des élixirs et des opiats dentifrices.

SANGSUE. L'application de quelques sangsues derrière les oreilles est souvent nécessaire pendant les symptômes d'irritation cérébrale qui surviennent chez quelques enfants durant les difficultés de la première dentition. On fait aussi avec succès l'application d'une ou de deux sangsues aux gencives des adultes, pour calmer des odontalgies inflammatoires, et pour faire avorter des phlegmons qui commencent à s'y montrer.

SANTÉ. On donne ce nom à l'état de l'économie animale dans lequel toutes les fonctions s'exécutent avec régularité et avec harmonie. La santé des organes de la bouche dépend en général de celle du corps, aussi le dentiste chargé de surveiller les progrès de la dention doit-il porter sa sollicitude sur toutes les parties de l'organisation. La conservation de la santé de la bouche et celle des organes qui y sont contenus forme le sujet d'une partie très impor-tante de notre art, c'est-à-dire l'hygiène dentaire dont nous avons publié un traité complet dans lequel se trouvent les règles hygiéniques les plus importantes dans leurs rapports avec les diverses classes et professions de la société. Les per-sonnes du monde comme les dentistes y trouveront des ren-seignements et des conseils qui ne manqueront pas de leur être utiles.

SASSAFRAS. On donne ce nom au laurus sassafras, ar-bre de la famille des lauriers qui croît dans plusieurs parties de l'Amérique septentrionale. Son bois, qui a une odeur très agréable d'anis, est très employé comme sudorifique, et fait partie du célèbre rob anti-syphilitique de Laffecteur et autres compositions semblables.

SATURNE. Nom donné par les alchimistes au plomb; de là le nom *d'extrait de saturne* donné à l'acétate de ce métal.

SAUGE. Plante de la famille aromatique des labiées. Il y en a plusieurs espèces, telles que le sauge officinale, la toute-bonne, et le hormin qui jouissent toutes de propriétés sti-mulantes et toniques très prononcées.

SCALPEL. On donne ce nom à un instrument d'anato-miste formé d'une lame d'acier trempé, qui est tranchante, acérée, de forme et de grandeur variables, et solidement fixée dans un manche d'ébène. Le scalpel est employé dans les dis-sections pour séparer les tissus les uns des autres.

SCAMMONÉE. C'est un suc gommo-résineux, concret, fourni par une plante de la famille des convolvulacées. Il est drastique.

SCARIFICATIONS. Ce mot désigne de petites incisions que l'on fait souvent dans la chirurgie dentaire, au moyen d'une lancette ou d'un bistouri, dans le dessein de se procu-rer un dégorgement local. C'est ordinairement dans la turgescence inflammatoire de la muqueuse buccale et des gencives qu'on pratique les scarifications, mais on en fait aussi dans le scorbut, et pour guérir certaines espèces d'odontalgies. Il convient de scarifier les gencives de haut en bas, et autant que possible dans l'intervalle des dents. Quand l'instrument agit sur la portion de la gencive qui entoure le collet, les bords de la division se retirent, et la dent reste découverte. Quand, au contraire, il agit entre deux dents, les bords de la petite plaie se retirent aussi, mais le tissu gencival, de chaque côté, se fixe d'une manière plus ferme autour des organes qu'il embrasse. Nous recommandons ce procédé à l'attention de nos confrères.

SCIE. On a besoin dans l'atelier et dans le cabinet du dentiste de scies de diverses formes et de diverses grandeurs. Celle qu'on emploie pour couper en rondelles les défenses de l'hippopotame est une lame forte, montée sur un arbre en métal, qui lui fait l'office de ressort et aux extrémités duquel elle est fixée au moyen de vis. Quelques dentistes préfèrent pour cet usage la scie anglaise qui n'est qu'une lame très large, dont une des extrémités est fixée dans une poignée. Pour évider la rondelle d'hippopotame qu'on vient d'incruster, on se sert d'une scie à lame étroite et à dents fines qu'on peut tourner au fur et à mesure qu'on scie sur l'arbre qui la soutient. Quant aux scies dont on se sert dans le cabinet pour enlever la couronne des dents, nous en avons parlé au mot *Résection.*

SCLERO-SARCOME. On nomme ainsi une tumeur dure et charnue, en forme de crête de coq, qui se développe quelquefois sur les gencives.

SCORBUT. La plus commune des maladies qui appartiennent particulièrement aux gencives, est celle à laquelle on a donné le nom de *scorbut,* parce qu'elle a les caractères extérieurs du scorbut de mer. Elle s'annonce par une rougeur extraordinaire des gencives, par le gonflement occasioné par celui des vaisseaux et qui fait que par les efforts de la mastication ou par le moindre coup de brosse, les gencives perdent du sang. Plus tard, les gencives deviennent molles et spongieuses; elles sont alors douloureuses et si sensibles, qu'à peine la mastication peut se faire. La maladie se déclare souvent par un écoulement et par une ulcération extérieure aux extrémités des gencives, en sorte que bientôt les parties charnues qui forment l'arc autour du collet des dents, se trouvent détruites et que ce dernier reste à découvert. La maladie ne tarde pas à gagner les alvéoles dont l'absorption détruit la substance; les dents deviennent vacillantes et au bout de quelques années, elles tombent les unes après les autres. C'est par cette maladie que beaucoup de personnes perdent leurs dents à la fleur de l'âge. Les premiers symptômes de cette maladie sont vraiment dignes d'attention; on peut les faire disparaître en piquant avec une lancette les parties où la rougeur et l'enflure se sont déclarées. L'écoulement du sang est suivi d'un prompt soulagement et l'on tirera un grand avantage de la scarification des gencives toutes les fois qu'on y sentira la plus légère douleur, accompagnée de gonflement. Quand elles sont devenues spongieuses et molles, on ne doit pas craindre de faire agir la lancette. Dans cet état de maladie, l'application de sangsues sur les gencives ne peut qu'être favorable. On fera un emploi fréquent de ce remède auquel on pourra joindre des lotions astringentes, telles que l'infusion de roses dans une teinture de myrrhe, avec une décoction d'écorce et de solution d'alun. Si l'on peut se procurer de l'eau de mer, on fera bien de s'en servir, avec la précaution de la faire chauffer pour ne point causer des douleurs trop vives aux gencives devenues sensibles. Lorsque, dans cette maladie, il y aura tendance à l'inflammation, on pourra faire couler un peu de sang au moyen de la brosse à dents qui produira le même effet que la lancette. Quand les gencives tendent à s'ulcérer, on doit prescrire au malade de se laver très souvent la bouche avec de l'eau d'orge miellée pour revenir plus tard aux lotions de teinture de myrrhe.

délayée dans de l'eau. Pendant ce traitement local, le malade doit respirer un air sec et chaud, habiter les lieux élevés, exposés au soleil et bien aérés, porter de la flanelle sur la peau, faire usage de médicaments anti scorbutiques et suivre un régime acidulé, analeptique et légèrement excitant.

SCROFULES. On donne ce nom à une maladie du système lymphatique, qui doit son origine, à ce qu'on croit, au froid humide, à la privation des rayons solaires, à une nourriture insuffisante ou mauvaise, celle surtout qui consiste dans l'usage des aliments farineux, ou lait d'une nourrice de constitution scrofuleuse et à l'hérédité. Le symptôme principal de cette maladie est l'engorgement des ganglions lymphatiques des diverses parties du corps, mais surtout de ceux du cou et de la région sous-maxillaire. Cet engorgement se remarque principalement chez les enfants et chez les adolescents à peau fine et blanche, à cheveux blonds, dont les traits sont délicats, le teint rosé, les lèvres grosses et la mâchoire inférieure volumineuse. L'engorgement ne fait jamais que des progrès très lents, et ne s'accompagnant, dans le principe, d'aucun symptôme inflammatoire, d'aucun changement de couleur de la peau ni d'aucune douleur; mais, plus tard, si on n'arrête pas les progrès de la maladie, la peau, par la distension, prend une couleur rouge-vineux, elle s'anime et finit par s'ulcérer. Les ulcères qui se forment sont blafards et laissent écouler un liquide séreux, mêlé de grumeaux et de flocons albumineux. Le vice scrofuleux agit souvent sur les tissus charnus et osseux de la bouche; ces derniers s'ulcèrent, se carient et donnent naissance à des écoulements sanieux, qu'on ne peut tarir qu'en détruisant, avec le fer chaud, les surfaces malades qui les fournissent. Le vice scrofuleux se montre quelquefois dans les os du palais, qu'il perfore, et nécessite l'emploi d'obturateurs. Il fait gonfler l'os des mâchoires; les cloisons des alvéoles peuvent se boursoufler et présenter des exostoses qui séparent les dents les unes des autres et qui les dévient de leur direction naturelle. Quant à ces dernières, elles sont le plus souvent, chez les personnes scrofuleuses, ternes, noirâtres, friables et exposées de bonne heure à la carie. Le traitement de cette maladie est principalement hygiénique. Il faut donner au malade beaucoup d'exercice en plein air, une habitation sèche et exposée au soleil, des vêtements de flanelle, des viandes rôties, du bon vin, etc.; à cela on ajoute les bains aromatiques, les bains de mer, les frictions sèches sur toutes les parties du corps, les boissons faites avec des plantes amères, quelques cuillerées par jour du sirop d'iodure de fer et des frictions avec des pommades iodées sur les parties engorgées.

SÉCRÉTION. Mot par lequel on désigne la fonction des différentes glandes du corps qui puisent dans le sang les matériaux dont ils forment des liquides nécessaires à l'économie animale. La bile, le lait, et la salive sont des produits de la sécrétion glandulée.

SÉDATIF. Médicament destiné à modérer l'irritation organique et la douleur d'une partie souffrante. (Voyez, pour ce mot, le mot *Calmant.*)

SÉDIMENT. Mot qui désigne les particules solides suspendues dans les préparations liquides et qui s'accumulent au fond des flacons pendant le repos. Les élixirs et les lotions dentifrices qui garnissent le cabinet du dentiste doivent être d'une transparence parfaite et n'offrir jamais de sédiment.

SEDLITZ. L'eau de Sedlitz vendue dans les pharmacies, est de l'eau simple chargée de sulfate de magnésie et d'acide carbonique. C'est un purgatif doux, que le dentiste peut souvent prescrire avec avantage dans les affections inflammatoires de la bouche et des gencives.

SEL. Nom donné par les chimistes aux corps composés d'une base alcaline et d'un acide. Il y a un nombre assez considérable de sels qui doivent être connus du dentiste. Tels sont : le borax ou sous-borate de soude, l'acétate de plomb, les sels mercuriaux, etc.

SELENIUM. Nom d'un métal découvert par Berzélius et rangé dans la quatrième classe de Thénard. Il est solide, brillant, brun, fragile et volatile. Il n'est pas employé dans les arts.

SÉMÉIOTIQUE. On nomme ainsi la partie de la médecine qui s'occupe de la connaissance des signes des maladies. Dans l'état de santé et de maladie, les dents offrent des signes ou caractères qui permettent d'étudier à coup sûr la constitution physique des individus. Les observations que nous avons faites depuis nombreuses années à cet égard, nous permettent de consigner ici quelques remarques importantes que nous avons déjà insérées dans notre *Encyclopédie du dentiste* et dont le médecin peut tirer des éléments utiles de diagnostique :

Les dents épaisses, fortes, fermes dans leurs alvéoles, cohérentes avec des gencives vermeilles, qui avancent angulairement sur l'émail; des dents bien proportionnées, d'une bonne conservation, d'un bel émail blanc d'ivoire, bien poli et se salissant difficilement de mucosités et de tartre, indiquent une bonne santé habituelle et une forte complexion.

Les dents dont l'émail est terne, aussitôt que la couronne sort de l'alvéole; les dents qui se carient prématurément annoncent chez l'individu une diathèse scrofuleuse, dartreuse ou syphilitique.

Les dents minces, fragiles, disposées au ramollissement et à la carie, quand leur émail est d'un blanc de lait éblouissant, annoncent une personne atteinte de phthisie ou qui y est fortement prédisposée.

Les dents atrophiées indiquent chez l'enfant en bas âge, une affection grave antécédente, comme les convulsions intrà ou extrà-utérines. Ces mêmes dents, chez l'adulte, indiquent qu'il a éprouvé une maladie organique très grave.

Les dents habituellement couvertes d'un enduit sale, gluant, brun et tenace, et qui sont en même temps affectées de carie, annoncent des digestions difficiles.

Les dents atteintes d'usure prématurée, indiquent un tempérament nerveux et des mouvements convulsifs habituels.

Les dents des personnes bilieuses sont, après le sommeil, chargées d'un enduit saburral. Celles des personnes catarrhales sont couvertes d'un enduit muqueux.

Les dents des personnes sanguines sont ordinairement nettes à leur réveil. Quand elles cessent de l'être, ces personnes doivent craindre un malaise prochain.

Les dents atteintes d'odontalgies habituelles indiquent des affections rhumatismales et goutteuses, vagues, et des anomalies nerveuses.

Le grincement des dents annonce, chez les enfants, des vers intestinaux; chez les adultes, une irritation cérébrale.

L'usure prématurée des dents est un signe caractéristique d'épilepsie.

Les dents qui sont vacillantes dans leurs alvéoles, qui sont noires, ternes, déchaussées, indiquent que l'individu qui les porte est atteint de scorbut constitutionnel ou qu'il a fait abus des mercuriaux.

Dans les fièvres adynamiques, un enduit glutineux, qui devient plus tard gris, brun, noirâtre et fuligineux, couvre les dents. Ce dernier état indique la gravité de la maladie. Il n'a guère lieu que vers le neuvième ou dixième jour.

SENS. On nomme ainsi les facultés par lesquelles un animal reçoit l'impression des qualités des corps qui l'environnent. Les sens sont au nombre de cinq : la vue, l'ouïe, l'odorat, le goût et le toucher.

La vue, lorsqu'elle est trop exaltée, surexcite le nerf optique et les nerfs dentaires. Les personnes nerveuses doivent éviter la trop grande lumière si elles veulent se soustraire aux odontalgies.

L'ouïe fait également éprouver des commotions douloureuses aux dents et à toutes les parties de la tête.

L'odorat a sur l'organisation dentaire un degré d'action

qui varie à l'infini. Des dames qui avaient contracté des odontalgies par l'usage immodéré des parfums ont cruellement souffert des maux de dents.

Le goût. Ce sens est parfois très funeste aux dents. On doit éviter de manger trop chaud ou trop froid, et de mâcher des substances âcres et aromatiques.

Le tact, ou *le toucher*, agit fortement sur l'organisation dentaire : qu'une personne délicate touche des corps rudes, elle éprouve des crispations nerveuses qui se communiquent aux dents.

SENSIBILITÉ. La sensibilité des dents réside entièrement dans la pulpe nerveuse de ces organes. La coque dentaire est entièrement calcaire, non organisée et incapable de sentir les impressions. (Voyez le mot *Agacement.*)

SEPTENAIRE. Terme employé par quelques pathologistes pour indiquer l'espace de sept jours.

SEPTUM-NARIUM. Nom donné à la cloison du nez.

SÉQUESTRE. On nomme ainsi une portion d'os frappée de nécrose, séparée du reste de l'os. Quand il est superficiel et peu étendu on lui donne le nom d'exfoliation.

SEROTINI dentes. Mots latins qui indiquent les dents de la seconde dentition.

SÉRUM. Le sérum du sang est jaune-verdâtre, visqueux, fade, coagulable par le feu, les acides et l'alcool. Il précipite l'infusion de noix de galle, et une foule de sels métalliques.

SEVERE-COLLUTORIUM. Collutoire recommandé par Ætius et composé avec du suc de fenugrec, de la cadmie, de la céruse et de la gomme adragante.

SEVRAGE. On nomme ainsi l'époque à laquelle on cesse de donner le lait maternel à un enfant. Nous avons déjà dit, dans notre *Encyclopédie du Dentiste,* qu'il est imprudent de sevrer les enfants avant qu'ils aient tous les organes nécessaires pour broyer les aliments. L'enfant qui souffre d'une dent prête à percer refuse toute espèce d'aliments autres que le lait, qui est une nourriture saine et qui calme l'irritation des gencives. Les mères doivent donc attendre, pour sevrer leurs enfants, la sortie de toutes les dents de lait

SIALAGOGUES. On donne ce nom à certaines substances de saveurs âcres et piquantes qui ont pour propriété de stimuler l'action des glandes salivaires et de faire couler la salive en plus grande abondance. Parmi les sialagogues se trouvent le gingembre, la racine de pyrèthe, le girofle et la fameuse mixture dite Paraguay-Roux. Leur emploi est utile dans quelques cas d'odontalgie et dans la tuméfaction séreuse des gencives; leur action trop prolongée peut amener l'épuisement des forces.

SIBBING. On donne ce nom, dans les montagnes d'Écosse, à une maladie contagieuse de la bouche, qu'on croit être une variété de la syphilis.

SIMILOR. Alliage de cuivre et de zinc : c'est le laiton.

SINAPISME. On désigne ainsi un cataplasme formé de farine de moutarde et de farine de graine de lin, qu'on applique à la plante des pieds, aux jambes, pour produire une rubéfaction révulsive sur ces parties dans certains cas d'irritation inflammatoire de la bouche.

SINUS maxillaire. On donne ce nom à une grande excavation en forme de pyramide triangulaire, creusée dans l'épaisseur de chaque os sus-maxillaire, et qui s'ouvre, par un orifice fort rétréci, dans la fosse nasale correspondante. La base de la pyramide triangulaire que représente cette cavité est formée par la paroi qui la sépare des fosses nasales; le sommet répond à l'apophyse molaire; la paroi supérieure forme le plancher de l'orbite; la paroi antérieure répond à la fosse canine, et la paroi postérieure à la tubérosité maxillaire. Ces deux dernières parois sont traversées par des crêtes qui répondent aux conduits dentaires postérieurs et inférieurs. La partie inférieure du sinus maxillaire répond aux dents canines et petites molaires, dont les racines se prolongent quelquefois jusque dans son intérieur. Cette dernière cìrconstance permet de vider le pus et la sérosité qui se forment quelquefois dans le sinus par la simple extraction d'une de ces dents.

SINUS maxillaire. Disons un mot sur les maladies du sinus maxillaire, connu, dans les anciens auteurs, sous le nom d'antre maxillaire, antre d'Hygmore. L'inflammation de la membrane muqueuse qui tapisse cette cavité, dit le célèbre Fox, est quelquefois occasionée par des maladies des dents; mais elle arrive souvent quand elles sont parfaitement saines. L'ouverture naturelle par laquelle cette cavité communique avec les fosses nasales, se trouve communément obstruée, et le pus qui se forme est obligé de s'ouvrir un passage, en ulcérant un de ses côtés, et particulièrement celui qui est situé sur la joue. Ordinairement le malade attribue d'abord le mal que lui cause cette inflammation à la rage des dents; mais quand elles ne sont pas malades, il observe mieux les sensations qu'il éprouve, et s'en rend un compte plus exact. Ordinairement la douleur s'étend au front, dans la direction du sinus frontal, et l'on ressent à l'un des côtés du visage une sorte de contraction et de pesanteur; bientôt la joue devient rouge et bombée, elle est dure au toucher, surtout à la naissance de la lèvre. Le traitement à suivre est celui qui est en usage pour tous les abcès : il faut ouvrir une issue à la matière, et le meilleur moyen d'y parvenir est d'extraire une des dents molaires, et de faire une ouverture à travers l'alvéole, jusqu'à l'antre maxillaire. La présence des chicots cariés dans la mâchoire suffit pour faire naître des maladies bien graves dans l'intérieur du sinus. Nous avons vu l'extraction de quelques vieilles racines suivie d'un long écoulement de sérosité glaireuse, à la suite duquel la tuméfaction de la joue disparut complètement, et le malade fut guéri d'une hydropisie du sinus maxillaire qui avait longtemps duré. Le sinus maxillaire est quelquefois, mais rarement, le siége de tumeurs cancéreuses et de polypes qui peuvent naître dans le sinus même, ou que des ramifications de ceux qui se développent dans l'intérieur des fosses nasales peuvent produire.

SIROP. Mot d'origine arabe qui désigne un médicament officinal, interne, liquide; d'une consistance assez visqueuse pour couler lentement, inventé pour conserver, au moyen du sucre et du miel, des principes fixes et volatifs qu'il peut tenir en dissolution. Depuis quelques années, on a découvert mille et mille sirops antiodontalgiques et antiscorbutiques, dont il ne faut se servir qu'avec beaucoup de précaution.

SOIE. Pour l'usage de la soie, pour la fixation des dents, et pour leur redressement, voyez le mot *Ligature*.

SOINS de la bouche. Depuis quinze ans que j'exerce mon art avec succès, le but constant de mes études et de mes travaux a été de persuader à mes clients de donner des soins à leur bouche.

J'attribue à la trop grande quantité de sucreries improprement appelées *bonbons*, qu'on donne en France, aux enfants, la plupart des cas où ils perdent leurs dents par suite de la carie. Les plus célèbres dentistes disent tous, d'un commun accord, que les aliments exercent une grande influence sur les organes dentaires; je conseille donc aux mères de famille de ne pas se fier aux nourrices et aux bonnes, d'agir avec vigilance, et de laver les dents de leurs enfants avec une éponge imbibée d'eau aromatisée avec quelques gouttes de cognac, d'eau de Cologne, ou mieux, de mon eau antiscorbutique, dont le prix est à la portée de tout le monde, et dont j'ai établi des dépôts chez les parfumeurs de toute la France. S'il arrive qu'une dent de lait se carie, on ne doit rien négliger pour entretenir autour d'elle la plus grande propreté. Je sais que la brosse n'est point faite pour les dents des enfants, mais il faut, dans ce cas, s'en servir pour prévenir la perte des autres dents. A l'époque de la seconde dentition, il arrive que les dents sont trop pressées les unes contre les autres; il faut, dans ce cas, sacrifier une dent pour donner de la place aux autres pour se développer. On doit bien se garder d'arracher une canine, ce qui pourrait défigurer l'enfant; je conseille de donner la préférence à une molaire, et de se fier à la nature, qui fera le reste. Avant l'âge de quinze ans, il suffit de nettoyer la bouche avec une brosse très douce, et de purger l'enfant quand on voit du tartre sur ses dents; quand il a dépassé sa quinzième année, on peut faire usage de la brosse ordinaire; je conseille pourtant de ne se servir que de celle dont j'ai, le premier, donné l'idée de la confection : c'est la Brosse-Rogers. (Voyez le mot *Brosse.*)

SOINS des pièces artificielles. En sortant des mains de l'artisan les pièces de dents minérales montées sur métal doivent être chauffées dans de l'acide chlorhydrique, pour les débarrasser des matières crasseuses qui peuvent y adhérer, et ensuite passées plusieurs fois à l'eau pure. Les pièces en hippopotame doivent d'abord être bien frottées avec de la ponce fine, au moyen d'une brosse, puis avec du savon, et ensuite passées à l'eau pure. On ne saurait prendre trop de soin des pièces artificielles pour les maintenir dans un état de propreté parfaite ; il est prudent d'avoir les pièces en double pour les substituer à la première, en cas d'accident. Il convient en outre de laisser reposer pendant quelques jours, les dentiers en substances animales, et de les nettoyer très souvent. Les dents artificielles osseuses, maintenues d'après l'ancien système, par des crochets ou des ressorts exigent des soins particuliers, et une plus grande propreté parce que, étant appuyées sur des parties molles, elles engendrent un limon qui répand une odeur nauséabonde. On doit renouveler leurs attaches, surtout lorsque les ligatures sont végétales ou animales, et ne pas attendre pour cela que les dents vacillent : on sent trop la nécessité des soins journaliers pour qu'il soit besoin d'en parler.

SOLANÉES. Nom d'une famille de plantes qui renferme le tabac, la belladone, la jusquiame et plusieurs autres plantes employées comme masticatoires ou anti-névralgiques.

SOLIDITÉ. C'est un des caractères essentiels de toute pièce artificielle bien faite.

SOLUTION. La solution de continuité est une expression médicale qui veut dire la division des parties qui sont naturellement continues. Nous avons parlé de la solution de continuité des os au mot *fracture*, celle des parties molles est décrite aux mots *Ulcères*, *Plaies*.

SONDE. C'est un instrument de chirurgie qui sert à pénétrer dans certaines cavités, et à explorer les trajets fistuleux. (Voyez le mot *Stylet*). Il y a une sonde cannelée qui guide le bistouri dans les incisions de dedans en dehors. On donne aussi le nom de *sonde* au cautère actuel. Celui que nous avons inventé porte deux ronflements pyraphores qui le rendent, pour la cautérisation des dents, infiniment supérieur à tout autre instrument de la sorte.

SOPHRANISTÈRES den̲t̲es. Terme grec, par lequel on désignait les dents de sagesse ou dernières grandes molaires.

SORDIDE. Ce mot veut dire sale et blafarde ; il s'applique à certains ulcères de mauvaise nature qui fournissent une sanie d'un aspect dégoûtant. Quand pareils ulcères siégent dans la bouche, il faut les saupoudrer de quinquina, de myrrhe, etc., et faire rincer souvent la bouche avec des lotions stimulantes et détersives.

SOTIRELLA. Nom d'une ancienne composition anti-odontalgique formée d'opium, des extraits de plusieurs plantes narcotiques, de muscade, de safran, de camphre et de suie. Ce remède n'est plus employé.

SOUBRESAUT. On donne le nom de soubresaut des tendons à des mouvements brusques et involontaires des muscles des membres. Quand ce symptôme se manifeste pendant les troubles de l'économie excités chez les enfants, dans les dentitions pénibles, on doit être sur ses gardes contre une irritation cérébrale grave.

SOUDURES. On donne ce nom aux alliages dont on se sert pour réunir entre elles les diverses pièces de métal qui entrent dans la composition d'un dentier artificiel. Toutes les soudures sont plus fusibles que l'or même ; celle de ce dernier métal a presque le même titre que celui de l'or qu'on emploie pour les plaques et les crochets des pièces. Les principales sont les suivantes :

Celle dite au 6ᵉ se fait avec 5 parties d'or et 1 d'alliage.
   —   au 5ᵉ   —   4   — — 1   —
   —   au 4ᵉ   —   3   — — 1   —
   —   au 3ᵉ   —   2   — — 1   —
   —   au 2ᵉ   —   1 partie de chaque.

SOURCIL. Les sourcils sont deux éminences arquées, convexes et saillantes, qui sont couchées sur l'arcade sourcilière de l'os frontal, et qui surmontent la paupière. Elles sont recouvertes de poils courts et raides, qui ont ordinairement la même couleur que les cheveux, et qui sont dirigés obliquement en dehors. Leurs extrémités internes où les poils sont nombreux et forts, se nomment *têtes*, les autres extrémités portent le nom de *queues*. Les sourcils éprouvent des mouvements, par suite de la contraction des muscles frontal, orbiculaire et sourcilier sur lesquels ils reposent. Ils embellissent le visage, diminuent l'éclat de la lumière, et interceptent la poussière et les corps légers qui pourraient léser l'œil.

SOUS-MAXILLAIRE. (Voyez les mots *Glande* et *Salivaire*.) Le *ganglion sous-maxillaire* se trouve au niveau de la glande sous-maxillaire. C'est un petit ganglion nerveux qui semble être formé par le rameau supérieur du nerf vidian, et qui communique avec le nerf lingual du maxillaire inférieur ; il donne des filets qui forment un plexus dans le corps de la glande salivaire sous-maxillaire.

SOUS-ORBITAIRE. Nom donné à plusieurs parties, qui sont : 1° le *canal sous-orbitaire*, petit conduit qui parcourt obliquement l'épaisseur de la paroi inférieure de l'orbite et qui se divise en deux branches, dont l'une descend dans la paroi antérieure du sinus maxillaire et l'autre s'ouvre dans la fosse canine ; 2° l'*artère sous-orbitaire*, et 3° le *nerf sous-orbitaire*, qui parcourent le canal précédent et qui fournissent des rameaux aux lèvres et aux dents.

SOUS-MAXILLO-CUTANÉ. Un des noms de la houppe du menton.

SOUS-MAXILLO-LABIAL. Nom donné au muscle triangulaire des lèvres.

SOUS-NITRATE. C'est avec le sous-nitrate de bismuth qu'on fait le blanc de farel.

SPARADRAP. On donne ce nom à du linge enduit d'un emplâtre agglutinatif. Il a pour objet de maintenir les topiques appliqués sur la peau, et de tenir rapprochées les lèvres d'une plaie.

SPASME. Contraction convulsive des organes intérieurs, tels que le cœur, l'œsophage, la glotte, etc.

SPATULE. Petit instrument dont on se sert pour étendre les onguents, les élixirs, les emplâtres, etc., sur du linge, du cuir, ou sur la peau d'une partie malade.

SPÉCULUM-ORIS. Ce nom s'applique également au petit miroir dont se servent les dentistes, ou à l'abaissement de la langue. (Voyez les mots *Miroirs* et *Glosso-catoche*.)

SPHÉNO-MAXILLAIRE. La fente sphéno-maxillaire se trouve placée à la partie postérieure de l'angle de réunion des parois interne et inférieure de l'orbite. Le bord inférieur de cette fente est formé par les os maxillaire supérieur et palatin.

SPHÉNO-PALATIN. Nom donné au muscle péristapyhlin externe. Le *trou sphéno-palatin* fait communiquer les fosses nasales avec la fosse zygomatique ; l'*artère sphéno-palatine* est la branche terminale de l'artère maxillaire interne ; le *ganglion sphéno-palatin* est un ganglion nerveux, logé dans la fente ptérygo-maxillaire et connu généralement sous le nom de ganglion de Meckel : les nerfs sphéno-palatins, au nombre de six, se distribuent dans la muqueuse des fosses nasales.

SPHÉNOÏDE. Os d'une forme très bizarre qui se trouve sur la ligne médiane, à la base du crâne, et qui s'articule avec presque tous les os du crâne et de la face.

SPHINCTER des lèvres. Nom donné au muscle labial ou orbiculaire.

SPHINCTER du gosier. Ce sont les trois muscles constricteurs du pharynx.

SPILANTE. Cette plante, dite aussi cresson de Para, est âcre, piquante et antiscorbutique.

SPINA-VENTOSA. Nom donné à une maladie des os caractérisée par un gonflement avec raréfaction, boursoufflement du tissu osseux. On la regarde comme une variété d'ostéosarcome; elle peut affecter les os des deux mâchoires et, selon quelques dentistes, la racine des dents.

SPUTATION. Mot qui est synonyme de cracher.

SQUELETTE. Nom donné par les anatomistes à l'ensemble des os du corps humain, retenus dans leur position naturelle, les uns par rapport aux autres, par leurs ligaments desséchés, ou par des fils d'archal.

SQUINANCIE. Le même qu'esquinancie ou angine tonsillaire.

SQUIRRHE. On donne ce nom à des tumeurs dures, indolentes, sans changement de couleur à la peau. C'est le premier degré du cancer. Il peut affecter tous les organes de l'économie, au milieu de laquelle il se trouve mobile et isolé, mais bientôt il contracte des adhérences avec les tissus qui l'entourent, s'agrandit aux dépens de ces derniers qu'il désorganise; il devient ensuite bosselé et fait sentir des douleurs lancinantes.

SQUIRRHE des lèvres. Il commence presque toujours à la lèvre inférieure, sur quelque point de son bord libre ou à la commissure. On ne le voit guère que chez les hommes d'un certain âge et surtout de ceux qui ont vécu dans la malpropreté ou qui ont l'habitude de fumer avec des pipes courtes, que les gens de campagne appellent brûle-gueules. Il commence par un bouton d'abord indolore, mais à base profonde et dure ; la peau qui le recouvre devient mince, livide et adhérente. Il ne fait que des progrès excessivement lents, mais à la fin, les douleurs lancinantes se font sentir, la tumeur s'ulcère et offre tous les caractères du cancer au deuxième degré. Ce dernier, si on n'arrête pas sa marche, détruit peu-à-peu la lèvre ; la salive s'écoule hors de la bouche, la maladie envahit la membrane gencivale et attaque l'os maxillaire inférieur. A une époque variable de la maladie, les ganglions sous-maxillaires s'engorgent, s'ulcèrent, l'ulcération s'étend jusqu'au cancer principal, et le visage prend un aspect hideux. Le seul moyen de détruire cette terrible maladie est de l'attaquer quand elle est encore à l'état de squirrhe commençant, ce que l'on fait avec le cautère actuel, en ayant soin d'aller au-delà du point endurci, car, pour peu qu'on laisse la moindre partie du bouton squirrheux, on peut être sûr de voir revenir la tumeur ; ou bien on l'enlève avec le bistouri, et alors il faut comprendre toute la partie dure dans l'intervalle de deux profondes incisions en V, qui se rencontrent au-delà du squirrhe, du côté du bord adhérent de la lèvre.

STAUNUM. Mot latin qui désigne l'étain.

STAPHYLIN. Mot grec qui désigne la luette et qui qualifie toutes les parties qui composent cet organe.

STELACHITES. Nom d'un corps fossile de la nature des belamnites et qu'on employait autrefois pour faire des dentifrices.

STELLION. Sorte de reptile saurien qui habite les pays orientaux. Les dames égyptiennes se servent de ses excréments comme cosmétique et dentifrice.

STERNUTATOIRE. Épithète donnée aux substances qui, comme la poudre du tabac, provoquent des éternuements.

STOMACACE. Nom donné par quelques auteurs au scorbut, à cause des symptômes que présente la bouche dans cette maladie; d'autres appliquent ce nom aux irritations aphtheuse, pultacée, gangréneuse de cette cavité.

STOMACHIQUE. Mot qui désigne les substances médicamenteuses qui fortifient l'estomac et qui facilitent les digestions. Elles sont indirectement utiles aux organes de la bouche, car la solidité et la blancheur des dents dépendent souvent de l'état de santé des premières voies.

STOMALGIE. Ce mot désigne toute douleur qui affecte la bouche.

STOMATIQUE. Mot qui qualifie les remèdes employés contre les affections morbides de la bouche et des dents.

STOMATORRHAGIE. Nom donné aux suintements sanguins et aux hémorragies de la muqueuse buccale : elle se montre souvent chez les personnes atteintes de scorbut.

STRIDOR dentium. Terme latin qui veut dire grincement des dents; signe, comme nous avons déjà dit, des affections vermineuses ou des irritations cérébrales.

STRONTIANE. Oxyde métallique dont les sels font brûler l'alcool avec une magnifique flamme purpurine : on sait que le borax donne à cette flamme une couleur verte.

STRUCTURE. Nous avons, au mot *Dent*, et dans d'autres parties de cet ouvrage, examiné la structure et la composition des dents et nous ne croyons pas nécessaire de revenir ici sur ce sujet.

STUPÉFIANT. Ce mot est synonyme de narcotique.

STYLET. Le stylet boutonné est une petite sonde qu'on emploie pour explorer les trajets fistuleux de la bouche, des gencives et des autres organes.

STYLO-GLOSSE. Nom d'un muscle qui fait partie de la langue : il est placé à la partie antérieure et supérieure du cou; il est allongé, mince et étroit en arrière, mais large en avant; il se fixe dans le premier sens à l'apophyse styloïde du temporal et au ligament stylo-maxillaire; dans le second sur le côté de la langue. Il élève la base de cet organe et le tire en arrière.

STYLO-HYOIDIEN. *Le muscle stylo-hyoïdien* se trouve à la partie supérieure et latérale du cou, il est comme le précédent étroit en arrière : à sa partie antérieure il se laisse traverser par le tendon du muscle de gastrique. Il se fixe en haut à l'apophyse styloïde du temporal et en bas à l'os hyoïde qu'il élève et porte en arrière. Le ligament stylo-hyoïdien est une corde fibreuse et plate qui s'étend entre l'apophyse styloïde et la petite corne de l'os hyoïde.

STYLO-MAXILLAIRE. Le ligament de ce nom est un cordon fibreux aplati qui s'étend entre l'apophyse styloïde et l'angle de la mâchoire.

STYPTIQUE. Mot qui a presque la même signification que le mot astringent. (Voyez ce dernier.)

STYRAX. Substance balsamique qui contient beaucoup d'acide benzoïque et qui entre dans la composition de certaines lotions dentifrices et cosmétiques.

SUBLIMÉ. Nom ordinaire du bi-chlorure de mercure ; c'est un puissant antidote contre le virus syphilitique qui infecte l'économie ; mais quand son usage est trop prolongé ou quand il est administré avec imprudence, il produit des désordres bien graves dans les organes de la bouche.

SUBLINGUALE. Pour *la glande salivaire sublinguale*, voyez le mot *Glande* : *l'artère sublinguale* est pour quelques auteurs l'artère linguale même, qui provient de l'artère carotide externe ; pour d'autres anatomistes, c'est une petite branche de l'artère linguale qui se distribue dans la glande susdite.

SUBMENTAL. L'artère submentale est une branche de l'artère faciale, fournie par ce vaisseau près de la base de la mâchoire, qu'elle parcourt en côtoyant l'attache du muscle mylo-hyoïdien. Elle donne des rameaux aux muscles du menton et de la région sus-hyoïdienne.

SUC. Liquide qu'on obtient en pilant dans un mortier des herbes fraîches et en les exprimant à travers un linge. Les sucs végétaux dépuratifs obtenus de cette manière sont souvent utiles dans les affections scorbutiques et scrofuleuses de la bouche.

SUCCIN. Il est connu aussi sous les noms de karabé et d'ambre jaune. C'est une substance solide, ambrée et insipide, capable de recevoir un beau poli qu'on trouve sur les rives de la mer Baltique. On le fait entrer dans quelques poudres dentifrices.

SUCCION. Nom donné vulgairement à l'attraction adhésive qui existe entre deux objets dont les surfaces se touchent d'une manière assez intime pour qu'aucun vide ni aucune particule d'air ne se trouve entre elles. La succion qui s'exerce entre un socle bien fait, et les gencives qu'il coiffe, suffit dans la grande majorité des cas pour soutenir les râteliers complets, sans l'aide de ressorts et de pivots.

SUCCION. Action d'attirer un fluide dans la bouche en y faisant le vide, à l'aide de l'aspiration. L'adhérence congéniale de la langue avec les gencives et avec le fond de la bouche, le bec-de-lièvre, etc., sont des vices de conformation qui rendent la succion de l'enfant difficile ou impossible.

SUCRE. Le sucre lui-même ne paraît pas aussi nuisible aux dents que les sucreries des confiseurs. Nous avons déjà, dans un article sur les soins de la bouche, démontré combien ces dernières contribuent à la décoloration et à la carie des dents des enfants.

SUINTEMENT. Le suintement de pus, de sanie ou de sérosité qui se fait dans la cavité d'une dent cariée ou entre la gencive et le collet d'une dent apparemment saine, indique une maladie grave de l'alvéole ou de la racine, et doit décider de l'extraction de la dent.

SULFATE. Nom d'un genre de sels formés d'acide sulfurique et d'une base quelconque. L'*alun* est un sulfate d'alumine et de potasse ; le sulfate de baryte est employé comme fondant dans les fonderies de cuisine ; le sulfate de quinine guérit les odontalgies intermittentes et plusieurs autres sulfates sont utiles dans les arts.

SULFURIQUE. Pour l'acide sulfurique, voyez le mot *Acide*.

SUPPURATION. Ce mot veut dire la formation du pus dans une tumeur, dans un tissu enflammé. C'est un des moyens de terminaison les plus fréquents des phlegmasies. L'accumulation du pus dans un tissu enflammé, forme ce qu'on appelle un abcès. Nous avons, à l'article consacré à ce dernier mot, indiqué les signes auxquels le dentiste peut reconnaître la présence du pus dans une tumeur de la bouche et la conduite qu'il doit tenir à cet égard.

SURDENT. On donne ce nom à une dent surnuméraire qui pousse hors des autres dents et qui est plus ou moins éloignée de l'arcade dentaire. Les surdents sont le résultat ou des dents de la première dentition qui persistent après la venue de celles de la seconde, ou bien d'un germe surnuméraire, suite de la conformation primitive. Le plus souvent les surdents n'existent qu'aux canines et aux incisives : on remédie à la gêne et à la difformité qu'elles occasionent en les faisant extraire.

SURNUMÉRAIRES. Les dents surnuméraires, ainsi que l'indique leur nom, viennent en plus du nombre ordinaire; elles sont plus ou moins longues et diffèrent des autres par leur forme. On n'en voit communément qu'à la mâchoire supérieure et leur siége est dans les deux grandes incisives : la canine, la première et la seconde petites molaires. La plupart de ces dents n'ont pas plus de volume que les deux tiers des incisives moyennes. Les dents surnuméraires situées derrière les grandes incisives viennent ordinairement par deux ; elles ont presque la même grosseur que celles qui viennent antérieurement. La racine a une courbure particulière et leur couronne a la forme du *carré aplati*. Les dents surnuméraires sont loin d'être toujours bien conformées ou bien rangées : tantôt elles sont coniques et se placent entre les incisives, soit en dedans ou en dehors de l'espace qui sépare ces dents ; tantôt elles sont régulières et bien placées ; tantôt aussi on en trouve en dehors des grosses molaires. Il faut, comme nous avons déjà dit, opérer l'extraction de toutes ces dents.

SUS-MAXILLAIRE. Nom donné par Chaussier aux os maxillaires supérieurs. (Voyez ces derniers mots).

SUS-MAXILLO-LABIAL. Chaussier a donné le nom de grand, moyen et petit sus-maxillo-labial aux trois muscles suivants que nous avons déjà décrits : élévateur commun de l'aile du nez et de la lèvre supérieure, élévateur propre de la lèvre supérieure, et canin. (Voyez ces mots).

SUTURE. Ce mot désigne en chirurgie une opération qui consiste à coudre les lèvres d'une plaie pour en obtenir la réunion. Il y a sept ou huit espèces de suture, mais la seule dont on se serve dans les divisions des lèvres et de la joue, est celle dite *suture entortillée,* dont on trouvera un exemple au mot *Bec-de-lièvre.*

SYMPHYSE. On nomme ainsi le point de jonction de deux moitiés latérales d'un os sur la ligne médiane.

SYMPTOMES. On donne ce nom à des phénomènes anormaux qui se présentent dans une partie malade et qui servent à faire connaître la nature de la maladie dont elle est atteinte. Ainsi, l'inflammation a toujours pour symptômes locaux, la rougeur, la chaleur, la douleur et la tuméfaction de la partie qu'elle atteint. Quelques auteurs donnent à tort le nom de symptômes aux phénomènes qui précèdent et qui accompagnent l'éruption des dents. (Voyez les mots *Développement, Éruption, Dentition,* etc.)

SYNANCHE. Ancien nom de l'angine tonsillaire.

SYNARTHROSE. Nom donné aux articulations immobiles.

SYNCOPE. On donne ce nom à une perte subite et complète du sentiment et du mouvement, avec une diminution considérable ou une cessation absolue des mouvements des poumons et du cœur. La lypothymie offre des phénomènes semblables, mais à un degré beaucoup moins prononcé. Il y a des individus puérils et hématophobes sur lesquels le dentiste ne peut faire la moindre opération sans qu'ils ne tombent en syncope. Quand cet accident arrive, il faut se hâter de desserrer le malade, de le coucher sur le dos près d'une fenêtre ouverte, de lui asperger la figure avec de l'eau vinaigrée et de lui placer sous le nez un flacon d'ammoniaque dont le cabinet du dentiste doit être toujours garni.

SYNCRANIEN. Chaussier donne le nom de mâchoire syncrânienne à l'os maxillaire supérieur.

SYNOVIALE. Sorte de membrane de nature séreuse ayant la forme d'un sac, sans ouverture, qui occupe l'intérieur des articulations mobiles, dont la face externe est adhérente aux surfaces articulaires et dont la face interne sécrète une liqueur visqueuse et transparente qui favorise le mouvement de l'articulation. L'accumulation de cette liqueur qu'on appelle *synovie*, par suite de l'irritation inflammatoire de la membrane qui la sécrète, est connue dans la pathologie par le nom de *synovite*; mais c'est une maladie qui attaque rarement la membrane synoviale de l'articulation temporo-maxillaire.

SYNTHÈSE. On désigne sous ce nom toutes les opérations de la chirurgie qui ont pour objet la réunion des parties divisées.

SYPHILIS. Nom donné par la plupart des auteurs à la maladie vénérienne. Le virus qui produit cette détestable maladie agit de deux manières. D'abord sur la partie avec laquelle il a été mis eu contact, et le *chancre primitif* peut se développer aux lèvres, à la langue, etc., par suite des baisers d'une personne infectée; la bouche d'un enfant peut être infectée par le mamelon excorié d'une nourrice syphilitique, et le dentiste même peut contracter cette maladie en tenant entre ses lèvres l'instrument avec lequel il opère ou il panse certaines personnes qui se présentent à son cabinet, ou en introduisant dans leur bouche un doigt gercé ou depouillé de son épiderme. Mais le plus souvent le virus syphilitique n'agit sur la bouche que par suite de son absorption et de l'infection générale de l'économie, et les ulcères secondaires ou symptomatiques qu'il produit dans cette cavité, peuvent en occuper toutes les parties indistinctement; on les voit aux lèvres, aux joues, aux gencives, à la langue, à la membrane palatine, au voile du palais, au palais même, qu'ils perforent quelquefois, aux amygdales et au pharynx. Les ulcères dus à l'infection générale s'étendent plus que les chancres primitifs, soit en largeur, soit en profondeur et entraînent, comme cela se voit au palais, la carie des os subjacents. L'action du virus syphilitique sur les dents semble s'exercer particulièrement sur la pulpe nerveuse et sur la périste alvéol dentaire qu'il ramollit et qu'il corrode de manière que les dents perdent leur vitalité, deviennent vacillantes, et sont souvent spontanément expulsées de leurs alvéoles. Nous parlerons au mot *Ulcères* du traitement local que réclament ces désordres syphilitiques de la bouche. Mais il est évident que, pour les voir disparaître, il faut soumettre le malade à un traitement anti-syphilitique général, au moyen des mercuriaux, de l'iodure de potassium ou des Robs sudorifiques de Feltz, Laffecteur, etc., selon les circonstances.

TABAC. Nom d'une plante, la *nicotiana tabacum*, de la famille des solanées, originaire de l'Amérique, mais qui est aujourd'hui naturalisée en Europe. Les feuilles de cette plante, soumises à un commencement de fermentation sont employées, réduites en poudre, comme errhin; roulées en corde, comme masticatoire, et brûlées dans des pipes ou sous forme de cigares par les fumeurs. Nous n'avons pas ici à nous occuper de l'usage du tabac par rapport à ses effets sur la santé générale, et nous allons nous borner à quelques mots sur les organes de la bouche. Nous avons déjà dit que, comme masticatoire, il est loin d'avoir sur les dents l'influence destructive du bétel des Orientaux, et, quoi qu'on en dise, nous croyons que son plus grand vice est de donner, par l'imbibition de son jus, une couleur jaune-sale à l'émail de ces organes. La pipe, comme la mastication du tabac, doit son origine à notre désir de sensation. L'action de fumer désennuie, elle engendre la gaîté, et porte au recueillement; et quand elle a été souvent reproduite, elle devient la source d'un besoin impérieux dont les retours sont fréquents. Ses inconvénients pour les organes de la bouche, tiennent moins au tabac même qu'à la pipe, car la substance dure dont elle est formée produit l'usure de la couronne des dents, et exerce sur la lèvre inférieure une pression qui n'est pas toujours innocente. Les pipes trop courtes, dit un médecin distingué, deviennent promptement brûlantes pour les lèvres, et les exposent à l'action de l'huile empyreumatique très âcre qui se forme pendant la combustion du tabac; ce qui, joint à la pression qu'elles excercent sur ces parties, les excoriations, y détermine de la tuméfaction, et par suite des engorgements cancéreux. C'est ordinairement chez les vieux fumeurs qu'on rencontre le cancer de la lèvre inférieure. L'usage des cigares qu'on fait brûler jusqu'auprès de leur extrémité, c'est-à-dire le bout de cigares agit à-peu-près de la même manière nuisible que les pipes trop courtes.

TABLE. Nom donné par les anatomistes aux lames de tissus compactes qui forment l'extérieur des os plats.

TABLETTES. On donne ce nom, dans les pharmacies, à un médicament solide, composé d'une poudre incorporée à un mucilage sucré, doué d'une saveur agréable, et auquel on donne la forme de petits disques. On fait des tablettes amères et aromatiques pour fortifier le tissu des gencives; les tablettes alcalines de d'Arcet tendent à corriger les renvois âcres de l'estomac, qui exercent une action si nuisible sur les arcades dentaires, et celles dont nous allons citer la composition, sont excellentes pour détruire ou pour musquer les émanations désagréables de l'haleine et de la bouche.

Chlorure sec de chaux. . . . .   16 grammes.
Sucre en poudre.   500   —
Amidon   125   —
Gomme adragante.   8   —
Carmin . . . . $\frac{1}{2}$ —

Mêlez ces ingrédients, et, avec une quantité suffisante de fleurs d'oranger, faites une masse, que vous diviserez en tablettes de 4 grains. Cinq ou six de ces tablettes, dans l'espace de deux heures, suffisent pour désinfecter complètement l'haleine.

TACHE. On donne ce nom à un changement de couleur circonscrit, qui se montre sur l'émail des dents, et qui est presque toujours dû à une carie qui commence. On peut voir au mot *Carie* que les taches qui apparaissent sur les dents sont jaunes, brunes, noirâtres, etc., selon le genre de carie dont ces organes vont être affectés. Les taches de la peau, connues sous le nom d'*éphélides*, sont incurables quand elles sont congéniales, et les efforts que font quelques femmes pour les faire disparaître n'aboutissent, le plus souvent, qu'à produire des éruptions dartreuses à la figure, et la désorganisation des dents, par l'effet des ingrédients qui forment les lotions et les pâtes cosmétiques qu'elles emploient à cet objet. Le dentiste donc, doit toujours condamner l'usage de ces dernières.

TAFFETAS. On donne le nom de taffetas gommé ou taffetas d'Angleterre, à une sorte de sparadrap préparé, en appliquant, au moyen d'un pinceau, sur du taffetas blanc ou noir, plusieurs couches successives de colle de poisson dissoute dans la teinture de benjoin à chaud. Quand le taffetas, ainsi gommé, est sec, on ajoute par-dessus une couche de teinture forte de benjoin unie à la térébenthine pure. On se sert de ce taffetas pour coapter les lèvres de légères solutions de continuité qui se font à la figure, etc.

TAILLE. Nous avons, au mot *Meule*, parlé de la manière

de tailler les dents artificielles minérales, et nous y avons démontré combien peu les meules en grès sont propres à cet usage, et cela, surtout, quand il s'agit de tailler les dents à texture fine dites dents transparentes ou anglaises.

TAMARIN. On donne ce nom à la pulpe acidule, rafraîchissante et laxative, contenue dans la gousse ou fruit du tamarinier, plante de la famille des légumineux, qui croît abondamment dans les deux Indes.

TAMIS. Les dentistes se servent de tamis pour passer ou tamiser les poudres dont ils forment leurs dentifrices et autres choses semblables. Nous préférons les tamis à toile métallique très fine aux tamis de soie; car tout en remplissant le même but, ils ont l'avantage de durer beaucoup plus longtemps.

TAMPONS. On met quelquefois dans la cavité des dents cariées des tampons de coton imbibé d'une liqueur narcotique pour l'irritation du nerf dentaire et de l'odontalgie qu'elle occasione; mais on conçoit bien que le soulagement ainsi obtenu ne peut être que momentané, et pour guérir le mal, il faut que la dent soit extraite ou plombée. Les tampons de coton, conseillés par quelques praticiens pour nettoyer les dents, sont loin de convenir à cet objet. Ils n'enlèvent, tout au plus, que les matières adhérentes à la superficie des dents, et ne pénètrent pas dans les interstices où s'amoncèlent et séjournent les substances étrangères.

TANNIN. Principe astringent qui existe dans le cachou, la noix de Galle, la gomme kino, le sang-dragon, les écorces de chêne, de quinquina, etc., et qui donne à ces substances une des propriétés essentielles qui les font employer dans la confection des poudres dentifrices et des collutoires corroborants et détersifs.

TAPIOKA. On nomme ainsi une fécule d'une apparence blanche, dure et demi transparente, fournie par la racine du patropha manioc. On fait, avec le tapioca, un chocolat analeptique et des bouillies légères et nourrissantes, qui conviennent aux jeunes enfants pendant le travail de la dentition.

TARTAREI morbi dentium. Terme employé par Para celse pour désigner certaines maladies de la bouche, qu'il attribue au tartre des dents.

TARTRE. La matière tartreuse qui se forme sur les dents, varie autant dans sa couleur que dans sa consistance, qui est tantôt celle d'une pulpe granuleuse, tantôt celle d'une concrétion calcaire très dure. Le tartre est jaune, gris, verdâtre, rouge ou tout-à-fait noir : ces variétés de couleur dépendent de la partie qu'il occupe sur les dents ou sur les gencives. Il ne présente pas d'organisation régulière, et on peut le comparer à la matière du col qui sert à souder les os fracturés. Les concrétions se montrent d'abord près du collet des dents, sous la forme d'une croûte, plus ou moins sèche et dure, qui, peu-à-peu, s'étend sous les gencives, qu'elle soulève légèrement. Elles peuvent, dans certains cas, atteindre un volume tel, qu'elles blessent les gencives, les joues et la langue. Analysé avec le plus grand soin par plusieurs chimistes français, anglais et allemands, le tartre n'a jamais fourni les mêmes résultats d'analyse. Cependant il est bien prouvé aujourd'hui que ces concrétions dentaires ressemblent aux os par la nature de leur base, mais qu'elles en diffèrent par la matière animale qui en lie les parties; car elle est analogue au mucus et nullement organisée. M. Vauquelin, dans un rapport fait en 1825, à la section de pharmacie de l'Académie royale de Médecine, donna l'analyse suivante du tartre :

Cette matière réduite en poudre fine, donne sept centièmes de son poïds de matière animale par la distillation. — Dissoute dans l'acide chlorhydrique, elle a laissé treize centigrammes de son poïds de matière animale d'un blanc jaunâtre. — Cette matière animale, soumise à l'action de l'eau bouillante pendant au moins deux heures, n'a pas été dissoute, et la décoction, réduite sous un très petit volume, n'a pas donné la plus légère trace de gélatine, ce qui prouve que la matière animale n'est pas de même nature que dans celle qui existe dans les os. — Le phosphate de chaux précipité par l'ammoniaque de la dissolution muriatique étant jaunâtre après la distillation, ce qui annonce la présence d'une certaine quantité de matière organique. En effet, le phosphate a noirci quand on l'a fait chauffer dans un creuset fermé. Dans cet état, son poids représentait les soixante-dix centièmes du tartre employé.—Dans la liqueur dont le phosphate de chaux avait été séparé, nous avons mis de l'oxalate d'ammoniaque : le précipité produit par cette opération, formait les douze centièmes du poids du tartre employé, et représentait environ neuf centièmes de carbonate de chaux.— Les produits obtenus par les opérations ci-dessus ne représentent pas exactement la quantité de tartre soumise à l'analyse, et nous avons fait évaporer le liquide. Donc, le phosphate et le carbonate de chaux avaient été précipités pour savoir s'il contenait encore quelques parties de matière animale. En effet, le muriate d'ammoniaque desséché et chauffé doucement dans un creuset de platine, est devenu noir, et après s'être dissipé, il a laissé une matière brune, pesant trois cents grammes qui ressemblait à l'oxyde de fer, et qui était en effet composé de fer et de phosphate de magnésie. — Un fragment de tartre exposé à une forte chaleur pendant une heure, est devenu parfaitement blanc jusqu'au centre et a perdu 42.6 pour cent. Une des dents que le tartre recouvrait ayant été parfaitement nettoyée et chauffée ensuite jusqu'à ce qu'elle fût devenue parfaitement blanche, a perdu 33.2 pour cent. Dans le cas du tartre, en retranchant 7 d'humidité, nous aurons 15.6 pour la matière animale, et en supposant que la dent contienne la même quantité d'eau que le tartre, elle renfermait beaucoup plus de matière animale, et c'est là, sans doute, une des causes pour lesquelles les dents sont plus dures, plus élastiques et consistantes que le tartre qui les recouvre. Il résulte de cette analyse que le tartre est composé d'une matière animale différente de celle qui est dans les os ; d'une matière organique, de phosphate et de carbonate de chaux, et d'une matière brune ressemblant à l'oxyde de fer.

TÉGUMENT. C'est la peau ou membrane extérieure qui recouvre le corps de l'homme. (Voyez le mot *Peau*.)

TEINDRE. L'habitude de teindre les cheveux, est de toutes les pratiques ridicules que la coquetterie des temps modernes a inventées, une des plus funestes à l'organisation dentaire. Nous avons, aux mots *Couleur* et *Coloration*, démontré l'influence vicieuse exercée sur les dents, les alvéoles et les gencives par l'absorption des ingrédients métalliques qui entrent dans la composition des pommades et des lotions que l'on vend généralement pour teindre les cheveux. A l'exception du *mélainocome* qui n'est qu'un mélange de pommade simple et de charbon léger, qui, en noircissant les cheveux, noircit aussi les doigts et tout ce qui les touche, les préparations dont nous parlons, et elles sont nombreuses, contiennent de l'eau ammonicale, du chlorure de bismuth, de l'acide sulphyridryque, de l'acétate et des sous-acétate de plomb, de litharge, de la chaux, du plombite de chaux, du nitrate d'argent et autres corps semblables qui sont aussi nuisibles pour les cheveux eux-mêmes qu'ils le sont pour les organes spécialement confiés aux soins du dentiste.

TEINTURE. Nom donné à de l'alcool, de l'éther ou de l'eau tenant en dissolution la résine et les principes actifs de certaines plantes médicinales. En voici quelques-uns qui doivent être connus du dentiste :

Teinture de suie fétide.

Suie	2 parties.
Assa-fœtida.	1 —

Faites macérer pendant huit jours dans vingt-quatre parties d'alcool à 22°. — Cinq ou six gouttes de cette teinture dans un verre d'eau sucrée est un excellent remède contre les convulsions des jeunes enfants, produites par les douleurs de la première dentition.

Teinture aqueuse de rhubarbe. A l'imitation de Sydenham, je donne aux enfants dont l'estomac est faible, de l'eau de rhubarbe avec du vin. L'usage de cette boisson, en fortifiant le canal intestinal, les délivre de la présence des vers, empêche leur génération, prévient les autres maladies, et rend moins cruelles les douleurs qui précèdent l'éruption des dents. Comme cet amer peut leur être désagréable, voici la manière dont je les accoutume à cette eau de rhubarbe pour boisson, manière que j'ai déjà indiquée dans mon *Encyclopédie du Dentiste.* Je mets dans deux litres d'eau cinq centigrammes de rhubarbe en poudre, je donne cette eau à l'enfant avec du vin ; après un jour ou deux, je fais jeter cette eau et j'augmente la dose de rhubarbe, en la renouvelant ainsi tous les deux jours, en ayant soin de porter la dose de rhubarbe jusqu'à soixante centigrammes, d'une manière progressive. Les enfants, comme le dit bien l'auteur de l'*allaitement maternel*, s'habituent peu-à-peu à cette eau, de la même manière qu'ils s'accoutument à la bière houblonnée.

Teinture d'opium composée :

Opium pur.	60 grammes.
Clous de girofle	4 —
Suie lavée.	16 —
Eau de cannelle.	250 —
Eau-de-vie.	125 —

Un petit boulet de coton imbibé de cette teinture, et mis dans le creux d'une dent cariée, calme momentanément les douleurs les plus violentes.

TELLURE. Nom d'un métal qui n'a pas d'usage dans les arts. Il est solide, blanc, bleuâtre, brillant, lamelleux et fragile. On le trouve dans les mines de Transylvanie, allié avec l'or, l'argent et le plomb.

TEMPÉRAMENT. Les physiologistes reconnaissent quatre sortes de tempéraments, qui sont les suivants :

1° *Le tempérament nerveux*, qui est propice à l'harmonie dentaire, pourvu qu'on s'abstienne de liqueurs alcooliques et d'excitants;

2° *Le tempérament musculaire*. Ceux qui en sont doués ne perdent leurs dents que très tard; mais ils doivent éviter tout ce qui est de nature à exciter l'organisme;

3° *Le tempérament lymphatique*. Les personnes qui ont ce tempérament ont rarement une belle denture. L'hygiène leur prescrit les toniques, les boissons amères, les bains froids et l'exercice. Le tabac à fumer fortifie et purifie leurs gencives;

4° *Le tempérament sanguin* est propice à l'harmonie buccale. Les personnes sanguines doivent se vêtir légèrement, éviter les grandes réunions, travailler modérément; elles éviteront ainsi les odontalgies.

Le tempérament bilieux est très funeste aux dents.

TEMPÉRATURE. On entend par ce mot le degré de chaleur qui règne dans un lieu ou dans un corps. Nous avons, au mot *Climat*, parlé de la température qui règne dans les divers pays du globe, et de son influence variée sur l'organisation dentaire; on trouvera, au mot *Métaux*, la température à laquelle chacun d'eux entre en fusion. Nous dirons ici un mot sur les moyens que le dentiste doit mettre en usage pour entretenir dans son cabinet et dans les pièces où il reçoit ses clients, une température douce et égale. Les *cheminées* renouvellent rapidement l'air d'un appartement, ce qui ajoute beaucoup à sa salubrité; mais, par contre, elles ne chauffent la pièce, si elle est un peu grande, que difficilement, et consomment une grande quantité de combustible. Elles ont, de plus, l'inconvénient de faire rayonner la chaleur sur les parties qui regardent le foyer, de les échauffer à l'excès, tandis que les autres parties sont froides; et, quand elles ne tirent pas bien, elles remplissent l'appartement de fumée.

Les *bouches de chaleur*, quand elles sont bien construites, sont un excellent moyen d'élever la température d'un appartement ; elles ont l'avantage de ne pas dégager des vapeurs nuisibles, d'échauffer d'une manière à-peu-près égale toutes les parties de la pièce, et de ne pas rayonner directement le calorique pour brûler les vêtements de ceux qui s'approchent trop d'elles. Les *poêles* chauffent mieux que les cheminées ; mais ils ne conviennent pas à un cabinet de dentiste, car la chaleur qu'ils donnent est souvent trop forte, et beaucoup de personnes, surtout celles qui ont la respiration courte, ou qui sont sujettes à des congestions sanguines, les personnes pléthoriques, etc., ne peuvent supporter les poêles, et le dentiste doit avoir soin de ne pas exposer ses clients aux incommodités qu'ils produisent.   –

TEMPES. Les anatomistes donnent ce nom à la partie latérale de la tête, comprise entre le front et les yeux, qui sont en avant, et l'oreille, qui est en arrière. Les tempes correspondent aux fosses temporales du crâne.

TEMPORARII dentes. Nom latin des dents de lait.

TEMPORO-MAXILLAIRE. Nom donné par Chaussier au *muscle crotaphyte* ou *temporal*. C'est un muscle large, aplati, et triangulaire qui remplit la fosse temporale dans toutes ses parties ; ses fibres charnues prennent naissance dans toute l'étendue d'une aponévrose qui couvre la face externe du muscle, et qui se fixe sur la ligne courbe temporale. Elles prennent naissance aussi sur le périoste de la fosse temporale, et sur la petite crête qui sépare celle-ci de la fosse zygomatique. Toutes ces fibres se rendent sur les deux faces d'une autre aponévrose qui occupe le milieu du muscle qui s'épaissit à mesure qu'elle descend, et qui, au niveau de l'arcade zygomatique, se sépare des fibres charnues pour se changer en un tendon très fort. Celui-ci descend verticalement jusqu'à l'apophyse coronoïde de l'os maxillaire inférieur, qu'il embrasse pour s'insérer à tout son contour, excepté en dehors, où cette apophyse est en rapport avec le muscle masséter. Le muscle temporal, crotaphite, ou temporo-maxillaire que nous venons de décrire, est un des agents les plus puissants de la mastication ; il élève fortement la mâchoire inférieure, et serre les dents les unes contre les autres.

TEMPORO-MAXILLAIRE. *L'articulation temporo-maxillaire* est celle qui a lieu entre les condyles de l'os de la mâchoire inférieure et la cavité glénoïde de l'os temporal. On la trouvera décrite en détail au mot *Articulation*.

TÈNACITÉ. On donne ce nom à la propriété de certains corps de supporter des poids, des tiraillements, etc., sans se rompre. De tous les métaux réduits en fils, le fer est celui qui possède cette propriété au plus haut degré.

TENDONS. Ce sont des cordes fibreuses rondes ou aplaties, qui terminent les muscles. Ils reçoivent, par une de leurs extrémités, les fibres charnues de ces dernières; et, par l'autre, ils se fixent aux os.

TENSIVE. Ce mot qualifie la douleur qui se fait sentir dans les inflammations commençantes des tissus.

TENTIPELLE. Nom donné, autrefois, par les charlatans à une préparation cosmétique qu'ils vendaient pour effacer les rides de la peau.

TÉRÉBENTHACÉES. Nom d'une famille de plantes qui renferme un grand nombre de végétaux dont les produits sont très utiles aux arts et à la médecine.

TÉRÉBINTHE. C'est un genre de plantes de la famille précédente, qui offre quelques espèces intéressantes : *le pistachier*, dont les amandes émulsives forment des loochs et des collutoires calmants ; *le térébinthe commun*, qui donne la térébenthine de Scio ; et *le lentisque*, dont le tronc et les branches laissent découler le mastic; les Romains en mâchaient les feuilles et leurs nervures pour blanchir les dents et parfumer la bouche.

TÊTE. C'est l'extrémité supérieure du corps, qui surmonte le cou, et qui est composée du crâne et de la face. (Voyez ces deux derniers mots.)

THAYS. Nom d'un ancien fard, ou préparation cosmétique qu'on employait pour donner de la couleur aux joues.

THÉ. Quelques dentistes emploient une forte décoction de thé, comme ils emploient aussi le marc de café pour donner aux pièces artificielles, faites en hippopotame, leur blancheur trop éclatante.

THÉADOCIA. Nom d'un collutoire décrit par Alius. Inusité.

THÉRAPEUTIQUE dentaire. On entend, par ces mots, l'application raisonnée de tous les moyens propres à soulager les souffrances occasionées par les dents, à arrêter les progrès des maladies dont ces organes peuvent être atteintes, et à remplacer par des pièces artificielles celles que les accidents, les maladies ou l'âge font disparaître de la bouche. Les moyens pharmaceutiques, chirurgicaux et mécaniques de la thérapeutique dentaire sont exposés en détail dans les diverses parties de cet ouvrage.

THÉRIAQUE Nom donné à une sorte d'électuaire hécatopharmaque inventée pour Néron par son médecin Andromaque de Crète. Il est tonique, calmant et très employé même aujourd'hui.

THERMOMÈTRE. On donne ce nom à un instrument employé à mesurer la température de l'air ou de l'eau. Il y en a plusieurs sortes, mais le plus simple et le plus employé, celui dit centigrade, se fait de la manière suivante : on prend un tube de verre d'un calibre petit et partout égal, terminé en boule à une de ses extrémités et ouverte à l'autre. On chauffe la boule et le tube pour en expulser l'air qui y est contenu, et on plonge l'extrémité ouverte dans une cuvette de mercure bien pur. La pression atmosphérique fait monter ce dernier dans l'appareil, et quand il s'y trouve en quantité suffisante, on ferme l'extrémité ouverte du tube à l'aide d'une lampe d'émailleur. Pour graduer le thermomètre, on marque de zéro l'endroit du tube auquel descend le sommet du mercure quand on plonge la boule dans de la glace fondante : on marque de nouveau l'endroit du tube auquel monte le mercure quand la boule de l'instrument est placée dans un vase d'eau bouillante. L'espace compris entre ces deux points est divisé en cent parties égales, et les points de division sont marqués de bas en haut des chiffres 1, 2, 3, etc. Quand la température de l'air, de l'eau, etc., s'élève, le métal se dilate et marque un chiffre plus élevé; quand elle s'abaisse, le métal se contracte et s'approche de zéro. Le cabinet du dentiste et les appartements destinés à la réception de ses clients doivent être munis de thermomètres élégants qui, pendant toute la durée de l'hiver, marquent entre 15 et 20 degrés.

THYM. On donne ce nom à un genre de plantes de la famille des labiées, dont les individus sont stimulants, toniques et aromatiques. Les eaux distillées du thym ordinaire et du serpolet entrent quelquefois comme ingrédients dans les cullutoires antiscorbutiques, et dans les élixirs dentifrices.

THYMINIA. Mot grec qui veut dire fumigation aromatique.

THYMIATECHNIE. Mot créé pour désigner l'art d'employer les parfums en médecine, et surtout en médecine dentaire. Le dentiste doit se connaître en parfums, car il importe beaucoup au succès de son cabinet que ses préparations dentifrices unissent à leurs propriétés principales celle d'affecter d'une manière agréable l'organe olfactif de ses clients.

TIC douloureux. Nom donné à une névralgie faciale qui est accompagnée de mouvements convulsifs de quelques-uns des muscles du visage. La cause de cette maladie n'est pas toujours facile à reconnaître, mais il est indubitable que le tic douloureux n'est souvent qu'une maladie sympathique d'une irritation des nerfs dentaires produite par la carie ou par la consomption de la racine des dents. Le premier devoir du dentiste, en face de cette maladie, est donc d'examiner bien l'état de ces derniers organes, et s'il en trouve qui soient très douloureux à la pression, fracturés ou affectés de carie, il doit en opérer l'extraction. Il faut en même temps s'assurer qu'à côté des dents saines, il ne se trouve pas des alvéoles, des débris à moitié couverts par le tissu gencival, car il n'en faut que des débris très menus pour entretenir dans la région maxillaire une sourde irritation, qui peut produire et entretenir la maladie dont nous parlons. Le tic douloureux cependant est souvent idéopathique et existe sans que les dents ou leurs annexes soient en aucun degré affectées; quand cela est, l'extraction des dents est inutile et ne ferait même qu'aggraver le mal; il faut alors chercher à faire cesser la maladie au moyen des frictions narcotiques, des frictions faites avec une pommade formée d'axonge et de carbonate de plomb, etc. On a souvent recours à la section du nerf sous-orbitaire et à l'administration des pilules de nuglin à haute dose, de manière à tenir le malade dans un état d'ivresse pendant un temps considérable. Ce dernier moyen compte beaucoup de succès; mais il est dangereux et ne doit être mis en usage qu'avec beaucoup de circonspection.

TILLEUL. Les fleurs du tilleul commun, *tillæ europeæ* sont très employées comme antispasmodiques.

TINTINABULUM. Nom donné autrefois à la luette.

TINKAL. Un des noms du borax dont les dentistes se servent comme fondant pour souder l'or.

TIRTOIR. On donne ce nom à un instrument de chirurgie dentaire qui ne sert le plus souvent qu'à l'extraction des dents antérieures de la bouche. Cet instrument est façonné sur le principe de la clé de Garengeot, avec cette différence que le manche fait suite à la tige, que le panneton et le crochet se présentent directement à l'extrémité de cette dernière. Pour s'en servir, on saisit le manche à pleine main, le pouce et l'indicateur le plus près possible de l'extrémité agissante de l'instrument, et fixant à la fois la tige du panneton, et celle du crochet. On commence l'extraction de la dent par un léger mouvement de renversement en dehors. Quand on sent la dent céder, on rehausse légèrement le panneton sur la gencive ; puis on recommence ce mouvement de renversement, de manière à faire sortir progressivement, par des mouvements alternatifs, la dent de l'alvéole, sans fracturer ni l'un ni l'autre. Le tirtoir n'est aujourd'hui que peu employé, et ne sert, comme nous l'avons déjà dit, qu'à l'extraction des dents antérieures.

TISANE. Nom donné à des boissons médicamenteuses qu'on administre par verres, dans la plupart des maladies. Les tisanes rafraîchissantes et calmantes, sont très utiles pendant la durée des maladies inflammatoires de la bouche.

TISSU. On donne ce nom aux éléments anatomiques du corps animal et de ses organes. On admet généralement treize sortes de tissus ; un grand nombre d'entre eux se trouvent dans la structure de la bouche. Ce sont le tissu cellulaire ou lamineux, le tissu adipeux, le tissu vasculaire, le tissu nerveux, le tissu osseux, le tissu fibreux, le tissu cartilagineux, le tissu musculaire, les tissus muqueux et cutané, les tissus séreux et synovial, les tissus corné et épidermique, les tissus parenchymateux et glandulaire.

TITANE. Nom d'un métal qu'on trouve à l'état d'oxyde dans le schorl rouge de Hongrie. Il est très rare ; ses propriétés sont peu connues ; mais on sait qu'il est attaquable par la plupart des acides forts, et qu'il est infusible au feu des meilleures forges.

TITRE. On entend par ce mot, le degré de finesse ou de pureté de l'or et de l'argent. (Voyez à ce sujet les mots *Or*, *Argent* et *Alliage*.)

TONIQUE. On donne ce nom, en matière médicale, à des substances qui ont la propriété d'augmenter graduellement l'énergie des organes. Administrés à petites doses, les médicaments toniques agissent localement, et à la manière des astringents, mais à doses considérables, ils activent la nutrition, non-seulement par leur action sur l'économie en général ; mais encore par les modifications qu'ils font éprouver aux organes digestifs. Les médicaments toniques sont tirés en général des règnes végétal et minéral. Les toniques végétaux sont remarquables par les principes amers qu'ils contiennent, et auxquels ils doivent en grande partie leurs propriétés thérapeutiques. Le dentiste profite de l'influence fortifiante des toniques, pour relever les forces générales dans certains états de faiblesse constitutionnelle qui sont le point de départ de plusieurs maladies dont les organes de la bouche peuvent être affectées. Il emploie aussi ces mêmes toniques localement, sous forme de poudres, de lotions et de collutoires pour faire disparaître l'état de flaccidité et de paleur dont les gencives et la muqueuse buccale sont souvent atteintes. Parmi les toniques les plus employés, sont le fer et ses préparations, le quinquina, le quassia amara, l'angusture vraie, la gentiane, la bardane, le houblon et la patience. (Voyez les mots *Poudre*, *Elixir*, *Collutoire*, etc.)

TONSILLES. Nom donné aux amygdales. (Voyez pour la nature, la structure, la fonction et les rapports de ces organes, le mot *Amygdale*).

TOPIQUE. On donne ce nom à des pommades, des emplâtres, etc., chargés de principes médicamenteux qu'on place à séjour sur une partie malade ou douloureuse. Les médicaments topiques, opiacés, astringents et résolutifs, sont souvent utiles au dentiste pour dissiper des névralgies, des phlegmons commençants et des engorgements chroniques des ganglions sous-maxillaires.

TONSILLAIRE. L'artère tonsillaire naît de l'artère labiale ou maxillaire externe, et après avoir monté le long de l'insertion du muscle stylo-glosse, elle se distribue en partie dans la langue, et en partie dans l'amygdale.

TOUX. La toux qui affecte les enfants pendant la première dentition, est celle dite nerveuse; elle a pour cause principale l'irritation et la douleur des gencives. Il est une autre espèce de toux qu'on appelle gastrite, qui est caractérisée par le gonflement de l'épigastre, et par l'augmentation des souffrances pendant le travail de la digestion. Dans la toux nerveuse, on emploie comme excellent remède les vapeurs humides dirigées dans la bouche. Un sage emploi des narcotiques administrés en friction est aussi très utile. Quelques dentistes sont parvenus à suspendre la toux, et la difficulté de la respiration, en frictionnant la partie interne et supérieure des bras, le dessous des aisselles, les parties latérales du thorax et du cou, avec un demi-gros de laudanum liquide. La toux gastrique n'est plus combattue avec l'émétique, remède trop violent pour de si petits malades. On lui substitue des légers purgatifs et surtout la manne en larmes, qui est celui de tous les purgatifs que je conseille d'employer. (Voyez mon *Encyclopédie du dentiste.*)

TOUR DE DENTISTE. Comme nous l'avons dit, dans la première édition de ce Dictionnaire, le tour de dentiste est composé de deux poupées en cuivre, de 185 millimètres de haut, percées toutes deux dans leurs têtes. La poupée de gauche est taraudée de manière à recevoir une vis et une contre-vis. Entre les deux, est un arbre auquel est adapté une petite roue qui est maintenue en place, d'une part, par les vis, et de l'autre, par la poupée de droite, qu'il dépasse d'environ 27 millimètres. Comme il est percé d'un tiers de sa longueur, il reçoit des mandrins auxquels sont fixés les meules, qui sont maintenues en place par une petite roue. On adapte ces poupées sur une table convenable. Au-dessus de cette table est une roue qu'on fait tourner à l'aide d'une pédale; une corde à boyau l'entoure, passe par deux trous au travers de la table, et entoure de même la petite roue qui est entre les deux poupées. Quelques dentistes se servent de ce tour pour user les dents dites incorruptibles avec des meules d'acier et pour travailler l'hippopotame. A ce tour nous préférons celui que nous avons fait confectionner, et que nous avons décrit au mot *Meule.*

TRAGUS. Petite éminence aplatie et triangulaire qui fait partie du pavillon de l'oreille. Le nom tragus ou *bouc* lui est donné, de ce que chez les vieillards elle se couvre de poils.

TRANSMUTATION. Opération par laquelle les alchimistes cherchaient à changer les métaux imparfaits en or et en argent.

TRANSPIRATION. On nomme ainsi l'exhalation qui se fait normalement à toute la surface de la peau, et qui prend le nom de sueur, quand elle est assez abondante pour former des gouttelettes sur cette membrane. La sensation subite de la transpiration, l'effet de l'humidité et de l'air froid, produisent souvent des odontalgies rhumatismales très graves et des fluxions.

TRANSPLANTATION dentaire. Comme nous l'avons dit dans notre *Encyclopédie du dentiste,* la transplantation des dents eut pour fondateur un chirurgien de Paris, qui exerçait au commencement du XVIIe siècle. Depuis quelques années, elle est complètement abandonnée en France. Cette opération consistait à extraire une dent cariée ou douloureuse, qu'on remplaçait de suite par une dent saine qu'on arrachait à des malheureux qui se laissaient martyriser à prix d'argent. D'après les règles générales et invariables de l'anatomie, la transplantation des dents était une opération cruelle et inutile. Je m'étonne que des praticiens éclairés aient pu croire que les alvéoles de plusieurs individus, les racines de leurs dents étaient faites les unes pour les autres. Fort heureusement, l'art du dentiste a fait, depuis quelque temps, trop de progrès pour qu'on ose employer encore une si horrible mutilation. De longues études sur l'anatomie et la pathologie de la bouche humaine, m'ont convaincu de l'inefficacité de cette prothèse, et j'adjure tous mes confrères de la rejeter, d'abord, parce qu'elle est inutile, et en second lieu, parce qu'elle est un acte de cruauté que l'humanité réprouve.

TRÉPAN. Dans la chirurgie générale, on donne ce nom à un instrument de chirurgie en forme de villebrequin, employé à percer les os, et surtout ceux du crâne. Archigène, dentiste grec, inventa un petit trépan, pour perforer les dents affectées d'une vive douleur, qui résistait aux médicaments, mais cet instrument n'est plus employé dans notre art.

TRICBOULET. Nom donné dans les ateliers à un porte-foret surmonté d'un poids; les dentistes s'en servent, pour percer perpendiculairement les plaques métalliques épaisses, et les substances minérales.

TRIENS. Ancien poids de 91 grammes.

TRIFACIAL. Nom donné par le professeur Chaussier aux nerfs tri-jumeaux ou nerfs de la cinquième paire parce qu'il se divisent, dans l'intérieur du crâne, en trois branches qui se distribuent à la face. Ces branches sont le nerf opthalmique de Willis, le nerf maxillaire supérieur et le nerf maxillaire inférieur. (Voyez le mot *Nerf*).

TRI-JUMEAUX. Nom des nerfs de la cinquième paire. (Voyez le mot *Nerf*).

TRIPOLI. Sorte de terre argileuse, rougeâtre ou jaunâtre, qui est difficile à fondre, et qui ne forme pas pâte avec l'eau. Il se réduit facilement en poudre fine, et sert comme la ponce à polir les métaux.

TRISMUS. On nomme ainsi une sorte de tétanos partiel qui détermine la contraction permanente des muscles éléva-teurs de la mâchoire. Les arcades dentaires, dans cette ter-rible maladie, sont serrées l'une contre l'autre. Pour intro-duire des liquides dans la bouche, ou pour laisser passer la sonde œsophagienne creuse, au moyen de laquelle on fait passer des aliments semi-liquides dans l'estomac, on est obligé d'enlever, avec une gouge et un maillet, deux ou trois dents de la partie antérieure de la bouche.

TRITURATION. On nomme ainsi l'action exercée sur les matières alimentaires par les dents molaires.

TROCART. C'est un instrument de chirurgie qui sert à évacuer des liquides morbidement sécrétés dans diverses cavités du corps. Il est formé d'un poinçon terminé par une pointe triangulaire, et renfermé dans une canule d'argent. Quand on fait la ponction qui introduit l'extrémité de l'instrument dans la cavité, on retire le poinçon en laissant la canule dans l'ouverture qu'on vient de faire. Le liquide sort en traversant la canule.

TROMPE d'Eustache. Les anatomistes donnent ce nom à un conduit qui est en partie osseux, et en partie membraneux, et qui s'étend depuis l'oreille moyenne jusqu'à la partie supérieure du pharynx. L'extrémité par laquelle la trompe se termine dans ce dernier, est évasée et renflée. L'occlusion de la trompe d'Eustache peut être produite par la tuméfaction des amygdales, par l'engorgement scrofuleux de l'arrière-gorge, ou par le gonflement inflammatoire de la membrane muqueuse qui tapisse la trompe. L'occlusion de ce conduit occasione souvent une surdité complète.

TUBERCULE. On donne ce nom à une dégénérescence qui peut affecter tous les organes de l'économie, et qui se présente sous la forme d'une matière blanche ou grisâtre, opaque, friable, et qui est susceptible de se ramollir et de se convertir en un liquide puriforme. Quand cette dégénérescense siége dans les ganglions lymphatiques, elle porte le nom de *scrofules*, quand elle siége dans les poumons; elle est connue sous le nom de *phthysie pulmonaire*. Nous avons dit à l'article *seméiotique* que les personnes prédisposées à cette dernière maladie, ont les dents minces, fragiles, disposées au ramollissement, et d'un blanc de lait éblouissant. Il y a cependant beaucoup d'exceptions à cette règle.

TUBERCULE. Ce nom est aussi donné aux éminences arrondies qui se trouvent sur la face triturante de la couronne des dents molaires. *Les petites molaires* ont chacune deux tuberculaires dont l'externe est le plus considérable; les grandes molaires en ont quatre, séparées les unes des autres par une rainure cruciale, ou par de petites fossettes; et la dent de sagesse n'en a que trois dont deux sont externes.

TUMÉFACTION. Augmentation dans le volume d'une partie malade. C'est un des quatre phénomènes qui caractérisent l'inflammation d'une partie quelconque du corps.

TUMEUR. On nomme ainsi toute éminence anormale qui se forme à la surface du corps ou qui proémine dans une de ses cavités. Les tumeurs qui se forment dans la bouche et dans l'épaisseur de ses parois peuvent être dues à des épanchements de sang, de pus ou de sérosité qui se forment dans les tissus; à des engorgements scrofuleux, cancéreux, etc., à des épulies et à des exostoses de dents, et de leurs alvéoles. Les indications à remplir, par rapport à ces tumeurs, sont indiquées aux mots abcès, phlegmon, fluxion, cancer, épulie, etc.

TUNGSTATE de fer. Les dentistes se servent de ce sel pour se procurer de l'acide tungstique. Il est connu sous le nom de *Wolfram*.

TUNGSTÈNE. Mot suédois qui veut dire *terre pesante*, et qui désigne un métal solide, dur, grisâtre, fragile, et inattaquable par la lime, que les chimistes ont rangé dans la quatrième classe de M. Thénard. Il est inusité.

TUNGSTIQUE. L'acide tungstique, corps qui résulte de la combinaison du tungstène avec l'oxygène, est employé par quelques dentistes pour colorer les pâtes minérales qui doivent former, après la cuisson, le corps des dents, et la couverte ou émail. Le moyen le plus simple, pour obtenir cet acide, est de précipiter du tungstate d'ammoniaque par l'acide chlorhydrique avec excès. Le précipité est blanc, mais il devient jaune quand on le fait bouillir avec l'excès de l'acide; on le lave ensuite, et on le fait sécher.

TURQUOISE. On donne le nom de turquoise osseuse, ou de nouvelle roche, à de l'ivoire fossile coloré en bleu par l'imbibition de certains sels.

ULCÉRATION. Nom donné aux ulcères superficiels, ou au développement d'un ulcère.

ULCÈRE. On nomme ainsi une solution de continuité de

parties molles, dont la suppuration est entretenue par un vice local ou par une cause interne. Il diffère d'une plaie, en ce que cette dernière n'est entretenue que par une irritation locale, et qu'elle tend toujours à ce cicatriser, tandis que l'ulcère tend à s'agrandir. Les ulcères qui peuvent occuper la langue, les gencives et les parois internes de la bouche, sont de natures très variées. Ils peuvent être dus au contact irritant des parties molles avec les aspérités des dents cariées, à des affections des racines des dents, et des alvéoles qui donnent naissance à des ulcères fistuleux, à des affections syphilitiques constitutionnelles, et aux diathèses strumeuses, scorbutiques, etc. (Voyez les mots *Aspérité*, *Consomption de la racine*, *Scrofules*, *Scorbut*, *Syphilis* et *Gangrène*.) Le traitement des ulcères qui siégent dans l'intérieur de la bouche exige souvent l'administration des médicaments internes, et l'observation des règles hygiéniques pour faire disparaître l'état vicié de la constitution qui les entretient. On doit en même temps agir localement sur les ulcères, pour changer l'état de leur surface, qui est souvent sanieuse et blafarde. On stimule la vitalité de cette dernière en la touchant avec du nitrate d'argent, avec de l'acide chlorhydrique affaibli et avec des collutoires qui contiennent du chlorure de soude, du quinquina, etc. Quand il existe, avec l'ulcère, une irritation inflammatoire des tissus qui l'entourent, il faut détruire cette dernière au moyen d'une saignée générale, des sangsues, et des boissons rafraîchissantes.

UNQUIS. L'os unguis, ou os lacrymal, est mince, transparent et quadrilatère; il fait partie de l'orbite, et concourt à former la gouttière lacrymale et le canal nasal. Il s'articule avec l'os maxillaire supérieur, l'os coronal, l'éthmoïde, et le cornet inférieur des fosses nasales.

UNISSANT. Pour le bandage unissant, voyez le mot *Bandage*.

USAGE des dents. Un célèbre anatomiste d'aujourd'hui résume de la manière suivante les usages des dents : 1° Les dents sont des agents immédiats de la mastication. Les incisives coupent, les canines déchirent, les molaires broient; la position de ces diverses dents semble calculée d'après la résistance qu'elles ont à surmonter. — 2° Les dents forment une espèce de chaussée qui prévient l'effusion continue de la salive en dehors. — 3° Les dents servent à l'articulation des sons, en fournissant à la langue un point d'appui dans l'articulation de certaines consonnes que les grammairiens ont appelées dentales. — 4° Les dents peuvent fournir des caractères importants pour les classifications zoologiques. On conçoit, en effet, qu'étant en rapport nécessaire avec le mode d'alimentation des animaux, lequel exerce sur toute leur organisation une influence très puissante, la forme des dents est, jusqu'à un certain point, un des caractères par lesquels s'exprime ou se résume cette organisation.

USURE des dents. C'est une lésion organique dans laquelle la substance dentaire est plus ou moins détruite; elle se manifeste chez tous les animaux. Elle est l'effet de la mastication, et sa cause réside principalement dans le rapport réciproque des deux arcades dentaires l'une avec l'autre. M. Duval, auquel j'emprunte cette explication, a observé, en conséquence de cette théorie, que l'usure est partielle ou totale, verticale ou horizontale, d'où il résulte un changement de volume et de forme dans les dents. Les incisives, les canines, les petites molaires ayant leur couronne détruites, soit en totalité, soit à moitié, ne sont plus reconnaissables par leurs caractères distinctifs. L'usure frappe ordinairement plutôt les incisives que les molaires, à cause, sans doute, de l'usage plus multiplié des premières dans la mastication; c'est pour cette raison que plus la mâchoire est dégarnie de molaires, plutôt on voit les dents incisives atteintes d'usure. Les dents qui n'ont aucune part à la mastication sont préservées de l'usure; ce qui se remarque constamment aux dents dont les correspondantes ont été extraites dans la jeunesse. L'examen de l'intérieur des dents usées nous a fait voir les mêmes variétés de couleur qu'on trouve aux faces triturantes. Selon quelques dentistes, l'usure prématurée des dents, indique le grincement de ces organes pendant le sommeil, et doit en quelques cas être considérée comme signe d'une prédisposi-- tion à l'épilepsie. Nous avons dit que la mastication, et surtout la mastication de corps durs est la cause principale de l'usure; et nous croyons que l'objet de l'émail dont le corps des dents est recouvert, est simplement de rendre plus difficile l'usure de ces organes.

VACILLANT. Les dents deviennent *vacillantes*, c'est-à-dire mobiles dans leurs alvéoles, par suite d'une foule de causes, parmi lesquelles nous citerons les suivantes : toutes les violences extérieures assez fortes pour produire la rupture de la membrane alvéo-dentaire ou les attaches fibrillaires, qui unissent la racine de la dent aux parois de l'alvéole, les exostoses de la racine des dents, l'atrophie de la pulpe dentaire par les vices syphilitiques et scorbutiques, par l'abus des mercuriaux et par le progrès de l'âge. Quand les dents deviennent vacillantes par suite des violences extérieures il faut, pour les raffermir dans leurs alvéoles, avoir recours aux moyens indiqués à l'article *Luxation*. Quand la vacillation des dents reconnaît pour causes la syphilis constitutionnelle ou le scorbut, il faut combattre ces maladies par les moyens que nous avons déjà indiqués; quand elle dépend de l'usage intempestif ou prolongé du mercure, il faut suspendre l'emploi de cet agent, et se servir des collutoires toniques et astringents; quant à celle qui est due au progrès de l'âge elle ne fait que précéder la chute définitive de ces organes, et on ne peut la guérir. Nous n'avons pas de foi dans les moyens mécaniques mis en usage pour affermir les dents vacillantes. Les ligatures d'or, de platine et de soie, à l'aide desquelles on cherche à les consolider ne font qu'ébranler et précipiter la chute des dents voisines sur lesquelles ces ligatures s'appuient. En pareil cas il vaudrait mieux laisser tomber la dent ou en opérer l'extraction, pour com--

bler plus tard le vide qu'elle laisse par une dent artificielle bien confectionnée.

VAISSEAUX. On donne ce nom à des canaux ramifiés, élastiques et fermés par la superposition de deux tuniques et quelquefois de trois. Ces vaisseaux qui parcourent l'économie animale dans toutes les directions, ont reçu des noms différents selon la nature des liquides qu'ils charrient. Les principaux sont les suivants.

VAISSEAUX artériels. Ils sont formés de trois tuniques : une calluleuse ou externe, une moyenne ou musculeuse, et une interne de nature séreuse. L'intérieur de ces vaisseaux n'offre pas de valvules : ils portent le sang artériel du cœur à toutes les autres parties du corps. Pour ceux de ces vaisseaux dont la distribution doit être connue du dentiste, voyez le mot *Artère*.

VAISSEAUX lymphatiques. (Voyez les mots *Lymphe* et *Lymphatique*.)

VAISSEAUX veineux. Ils rapportent le sang veineux de toutes les parties du corps au cou. (Voyez le mot *Veines*.)

VALÉRIANE. La racine de cette plante est amère, styptique et douée d'une odeur aromatique et pénétrante. C'est un puissant antispasmodique : elle fait partie des pilules de Méglin qu'on emploie contre le tic douloureux de la face et contre certaines névralgies dentaires.

VANILLE. On donne ce nom au fruit siliquiforme d'une plante sarmenteuse de la famille des achillées, qui croît dans plusieurs parties de l'Amérique méridionale. La vanille contient beaucoup d'acide benzoïque et donne une odeur aromatique des plus suaves. Elle est très employée par les confiseurs, les parfumeurs et par les dentistes. Outre son arôme délicieux, elle possède des propriétés stimulantes, qui la rendent propre à entrer dans la composition des poudres, des lotions et des élixirs qu'on destine à l'entretien des gencives et des dents.

VARIÉTÉS. Les variétés qui se présentent quelquefois

dans le nombre, la position et la forme des dents sont très curieuses. Nous en avons cité plusieurs cas très remarquables dans notre *Encyclopédie du Dentiste*. Les dents dites *surnuméraires* (et qui constituent ce qu'on appelle vice ou *variété par excès*), ne sont pas toujours bien conformées ni bien rangées ; tantôt elles sont coniques et se placent entre les incisives, soit en dedans, soit en dehors de l'espace qui sépare ces dents, et tantôt on en trouve en dehors des grosses molaires. Anold cite le cas d'un enfant de quatorze ans, qui, semblable à Mithridate, roi de Pont, avait une double rangée de dents à chaque mâchoire. A côté de ces *variétés par excès*, se trouvent des cas de *variétés par défaut*. C'est ainsi que Bamès et Borelli ont vu un homme et une femme qui avaient atteint un âge avancé sans avoir eu jamais de dents. Fox cite une dame qui n'avait que quatre dents permanentes à chaque mâchoire ; mais le plus souvent, on ne voit manquer qu'une ou deux dents, et c'est ordinairement une incisive, une canine ou une petite molaire qui fait défaut. Nous croyons pouvoir affirmer que ce vice est presque héréditaire dans quelques familles. On cite des cas très nombreux de personnes qui ont conservé pendant toute leur vie un nombre plus ou moins considérable de leurs dents de lait. En général, quand les dents permanentes manquent, ce n'est pas parce qu'elles n'existent point, mais parce qu'elles ne se sont pas développées et qu'elles restent à l'état rudimentaire dans l'épaisseur des mâchoires. Les variétés que présentent les dents par rapport à leur forme, peuvent être attribuées à la persistance des dents de lait qui restent petites et qui n'ont jamais la forme des dents permanentes qui auraient dû les remplacer. Maury prétend avoir rencontré des incisives supérieures recourbées en haut, en forme de baïonnette, et d'autres fois, dit-il, les dents ont paru monstrueuses. Nous pouvons ajouter à ces variétés la longueur démesurée des dents incisives chez quelques individus, longueur qui est due le plus souvent à un état scrofuleux de la constitution pendant la première jeunesse. C'est à cette même cause qu'on doit attribuer l'accollement des dents par leurs bords. Ce vice n'est pas très rare, et le professeur Jules Cloquet cite le cas d'un prince asiatique dont les dents de chaque mâchoire étaient soudées les unes avec les autres, de manière à ne former qu'une seule pièce. Pour les variétés de direction, voyez les mots *Vices, Déviation, Redressement.*

VEINES. Les veines sont les vaisseaux qui rapportent le sang veineux de toutes les parties du corps pour le verser dans l'oreillette droite du cœur. Elles font suite aux dernières divisions des artères, et se réunissent en ramuscules, rameaux, branches et troncs. Elles ne sont pas régulièrement cylindriques, et présentent, quand elles sont infectées, des nodosités qui correspondent aux valvules. Les valvules, dont l'intérieur des veines est garni, n'existent que dans celles de grandeur moyenne ; on ne les trouve ni dans les radicales ni dans les gros troncs. Les veines, comme les artères, sont formées de trois membranes, une celluleuse, une musculeuse, et une pseudoséreuse qui, par ses replis, forme les valvules dont nous venons de parler. Les veines sont beaucoup plus nombreuses que les artères ; elles suivent le plus souvent le même trajet et portent les mêmes noms qu'elles. Les veines qui doivent être spécialement connues du dentiste sont décrites aux mots *Jugulaire, Ranine,* etc.

VELUM. Les noms de velum palati, velum staphylinum et velum-pendulum sont donnés, dans les anciens traités d'anatomie, au voile du palais.

VÉNÉRIEN. Ce mot est employé comme synonyme de syphilitique.

VERMILLON. On donne ce nom au cinabre ou sulfure rouge de mercure réduit en poudre fine. Nous avons déjà dit qu'il est de beaucoup préférable au minium pour former le rouge à l'aide duquel on incruste les blocs d'hippopotame. Quelques dentistes ajoutent un peu de vermillon à la cire en fusion, destinée à former les gâteaux à l'aide desquels on prend l'impression de la bouche : nous préférons, dans ce cas, employer le kermès animal, la garance ou l'orcanette. Le vermillon fait partie du fard rouge, cosmétique dont le dentiste doit condamner sévèrement l'usage.

VERMINEUX. Les maladies vermineuses de jeunes enfants sont souvent liées avec le trouble général de l'économie, produit par les douleurs de la première dentition. (Voyez à cet égard le mot *Anthelmintique*.)

VERTÈBRE. Nom donné à chacun des vingt-quatre os qui, par leur réunion, constituent la colonne vertébrale.

VERTEX. Ce mot est synonyme de *sinciput* et désigne la partie la plus élevée de la tête.

VÉSICATOIRE. Nom donné à toute substance qui, appliquée sur la peau, y détermine une sécrétion séreuse abondante, et le soulèvement de l'épiderme. Les vésicatoires qui sont le plus souvent employés se font avec de l'onguent épispastique, étendu sur un morceau de toile et saupoudré de cantharides ou avec la pommade ammoniacale de Goudret. Un vésicatoire volant, placé derrière l'angle de la mâchoire ou derrière l'oreille, fait souvent cesser des névralgies dentaires très violentes ; l'effet est plus certain si on saupoudre le derme denudé avec trois ou quatre centigrammes de chlorhydrate de morphine. (Voyez le mot *Morphine*.)

VICES de conformation. Pour ceux qui affectent la bouche en générale, nous renvoyons le lecteur aux mots *Congénial*, *Bec-de-lièvre*, *Filet et Adhérence*.

VICES de conformation des arcades dentaires. Nous avons, au mot *Variété*, offert quelques considérations sur les états anormaux des dents isolées, sous le rapport de leur nombre, de leur forme, de la position qu'elles occupent, et de leur transposition entre elles. Nous voulons dire ici quelques mots sur les vices de direction, qui affectent les dents dans leur ensemble, ou les arcades qu'elles forment et qui sont connus sous les noms de *Proéminence*, *Rétroïtion* et *Inversion*. La direction vicieuse des arcades dentaires est due, le plus souvent, à un défaut d'harmonie entre l'étendue de l'arc de cercle représenté par la partie antérieure de la mâchoire et la largeur de la couronne des dents qui s'y trouvent implantées. La position normale des dents de l'homme est verticale; mais quand les couronnes sont naturellement larges et fortes, il faut que l'arc antérieur de l'arcade alvéolaire s'étende d'une manière proportionnelle à leur largeur et à leur accroissement, autrement elles seront déviées de leur position. Les dents deviennent d'abord trop serrées les unes contre les autres ; pour l'accroissement continuant, il arrive une des deux choses suivantes : ou la pression latérale exercée par les dents les unes sur les autres n'est pas réciproquement égale, alors l'une d'elles cédant, se laisse graduellement tourner sur son axe, de manière à produire la difformité dont nous avons parlé au mot *Chevauchement ;* quand cela arrive à deux ou trois d'entre elles, on dit que les dents sont *engrénées.* Dans le second cas, la pression exercée par les dents les unes sur les autres étant partout réciproquement égale, ces organes, en croisant, sont forcés de suivre un mouvement excentrique, de manière à décrire une courbe qui est beaucoup plus considérable que celle décrite par la série des alvéoles. La proéminence peut affecter les deux mâchoires à la fois; quand elle n'existe qu'à l'inférieure, les dents d'en bas, battant contre la face extérieure des incisives et des canines d'en haut, peuvent à la longue produire la rétroïtion de ces dernières, et on aura alors, quand les mâchoires sont rapprochées, la disposition vicieuse des arcades connue sous le nom d'*Inversion.* Pour les moyens préventifs qui s'adressent à ces vices, voyez le mot *Chevauchement ;* pour les moyens curatifs, voyez les mots *Redressement* et *Régulateur.*

VIN. On donne ce nom au liquide produit par la fermentation du moût du raisin. Les vins sont divisés en *rouges, blancs, mousseux* et *sucrés.* Leur usage, dans l'économie domestique, est connu de tout le monde ; ils sont employés en médecine comme stimulants et diffusibles. Les vins vieux de Bordeaux, qui contiennent beaucoup de tannin, sont toniques et astringents. Cette dernière sorte de vin est donnée avec avantage pour dissiper les affections scrofuleuses et scorbutiques qui agissent d'une manière si nuisible sur les organes de la bouche.

VIN antiscorbutique. On le prépare en macérant dans du vin blanc les racines contuses de raifort sauvage et de bardane, les feuilles fraîches de cochléaria, de cresson, de biccabunga et de fumeterre, les graines de moutarde et la chlorhydrate d'ammoniaque.

VIN d'opium composé. C'est le laudanum liquide de Sydenham.

VINAIGRE. L'emploi fréquent du vinaigre, comme de tous les autres acides, ramollit l'émail des dents et hâte leur décomposition.

VIRUS. On donne ce nom au principe qui sert d'agent de contagion, dans la transmission de certaines maladies des personnes qui en sont atteintes à celles qui ne le sont pas. Les principaux virus sont ceux de la rage, de la variole, de la vaccine, de la rougeole et de la syphilis. (Voyez ce dernier mot.)

VITRIFICATION. Nom donné à la fusion de certaines substances, telles que la couverte des dents minérales, qui, après le refroidissement, offrent l'éclat et le poli du verre.

VITRIOL. Nom vulgaire de l'acide sulfurique.

VOILE du palais. On donne ce nom à une cloison molle, quadrilatère et musculo-membraneuse, attachée à l'extrémité postérieure de la voûte palatine, et qui sépare la bouche du pharynx. La *face antérieure*, qui borde en arrière la bouche, présente à sa partie moyenne une légère saillie ; la *face postérieure*, qui regarde le pharynx, est lisse et plane ; le bord inférieur, qui est libre, présente la saillie alongée et conique, connue sous le nom de luette, et ses extrémités forment, de chaque côté, les piliers du voile du palais, au nombre de deux, et entre lesquels se trouvent l'amygdale. Le voile du palais est formé d'un dédoublement de la muqueuse bucco-pharyngienne, renfermant entre ses feuillets les muscles péri-staphylin, palato-staphylin, etc., et un grand nombre de glandules salivaires et muqueuses. Il est sujet à toutes les maladies qui peuvent atteindre les autres parois de la bouche. Ses artères viennent de la carotide externe, et ses nerfs du ganglion de Meckel et du glosso-pharyngien.

VOIX. L'intégrité des dents, et la bonne conformation des arcades dentaires contribuent pour beaucoup à la pureté et à la netteté de la voix articulée ou parole.

VOLATIL. Épithète qui désigne les corps que la chaleur fait réduire à l'état de gaz. Presque tous les liquides sont volatiles; l'éther, l'esprit-de-vin et les différentes essences à l'aide desquelles le dentiste compose ses élixirs dentifrices, sont en même temps volatiles et odorantes.

VOMER. On donne ce nom à un os impair qui forme la partie postérieure de la cloison des fosses nasales. Il est mince et quadrilatère, s'articulant en bas avec les os maxillaires supérieurs et les os palatins; en haut avec le sphénoïde, l'ethmoïde et les cornets de Bertin.

VOUTE palatine. Nom qui est quelquefois donné au palais de la bouche. Pour la description de la voûte palatine, les imperfections et les maladies dont elle peut être atteinte, voyez le mot *Palais*.

WILLIS. On donne le nom de branche opthalmique de Willis au nerf ophtalmique, une des trois branches du nerf tri-jumeau ou de la cinquième paire. (Voyez le mot *Nerf*.)

WOLFRAM. Nom donné à un minéral composé de tungstate de fer, de silice et de magnésie. (Voyez le mot *Tungstate*.)

XEROTRIBIE. Mot grec qui veut dire *friction sèche*. (Voyez le mot *Friction*.)

XIR. Un des anciens noms du mercure. (Voyez ce dernier mot.)

YTTRIA. Sorte de terre qu'on regarde comme un oxyde d'un métal dit ytrium, qui est peu connu et inusité dans les arts.

ZINC. Nom donné à un métal que les dentistes emploient fréquemment pour former le modèle de la bouche quand il s'agit de monter les dents artificielles sur des plaques palatines métalliques. (Voyez le mot *Modèle.*) Ce métal est placé dans la troisième classe de M. Thénard ; il est solide, blanc-bleuâtre, lamelleux, ductile et malléable. Il ne fond qu'à un degré de chaleur beaucoup plus élevé que le plomb ; aussi quand on veut avoir un modèle en creux de ce dernier métal, on peut mettre le modèle en zinc dans le plomb fondu, sans craindre de le ramollir ou de le défigurer.

ZOOLOGIE. On donne ce nom à la partie de l'histoire naturelle qui traite de l'organisation, de la manière de vivre et de la classification des animaux ou des êtres animés qui couvrent la surface du globe. Les dents et les autres parties de l'appareil masticatoire fournissent, comme nous l'avons déjà dit, des caractères importants pour la classification des animaux. Sous ce rapport, et sous plusieurs autres, la zoologie est une partie des sciences naturelles qui offre au dentiste des sujets d'études intéressants.

ZYGOMATIQUE. 1° *L'arcade zygomatique* sur laquelle s'insère le muscle masseter, est formé d'une apophyse du même nom, qui naît sur la face externe de l'os temporal par deux racines qui interceptent entre elles la cavité glénoïde. La portion antérieure de cette cavité qui s'articule avec le condyle de la mâchoire, est borné en avant par la racine transverse de l'apophyse dont nous parlons. Quand, dans le fort abaissement du menton, le condyle franchit la racine transverse, il y a luxation de la mâchoire. (Voyez le mot *Luxation*). Pour compléter l'arcade, l'apophyse zygomatique se porte en avant pour s'unir à l'angle postérieur de l'os molaire, ou os de la pommette.

2° *Muscle grand zygomatique.* C'est un muscle long,

grêle et arrondi placé obliquement sur la partie latérale et antérieure de la face. Il s'insère, d'une part, sur la face externe de l'os molaire, et de l'autre, à la commissure des lèvres, où il mêle ses fibres à celles des muscles canin, orbiculaire, triangulaire et buccinateur. Ce muscle est séparé de la peau de la face par une quantité plus ou moins considérable de graisse. Ce muscle agit principalement dans le rire, en portant la commissure des lèvres en arrière et en dehors.

3° *Muscle petit zygomatique.* Quand il existe, car on ne le trouve pas chez tous les sujets, il est mince, alongé, aplati et placé au-dessus du muscle précédent. Il se fixe en haut à l'os molaire, et en bas, se perd dans le muscle orbiculaire des lèvres, ou dans l'élévation propre de la lèvre supérieure. Il agit comme le muscle précédent.

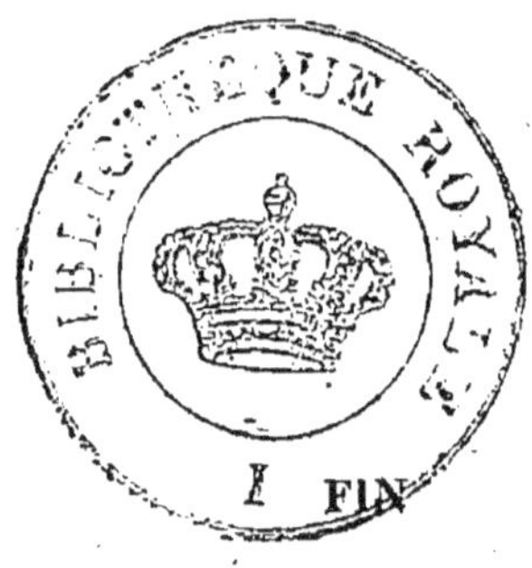

Imprimerie et Stéréotypie de Giroux et Vialat, à Lagny.